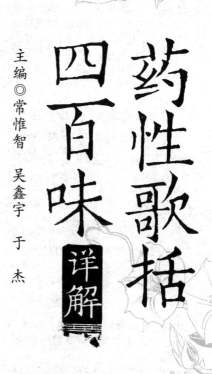

药性歌括四百味详解

主编◎常惟智 吴鑫宇 于杰

中国健康传媒集团
中国医药科技出版社

U0232916

内容提要

　　明代医家龚廷贤所撰《药性歌括四百味》，是学习中医的启蒙读物，数百年来广泛流传，原书以四言韵语文体，介绍了 400 余味常用中药的性味、功能、主治。其编纂内容紧凑，且朗朗上口、易于记诵，深受中医初学者的欢迎。本书参照现代《中药学》规划教材的编写体例，将原书 400 余味药物按主要功效分列为 21 章介绍。每章首先简要概括介绍该章药物的概念、药性特点、功用及主治证等内容。每味药忠实保留其原著歌诀内容，译注力求深入浅出、通俗易懂。再分项介绍应用、用法用量、使用注意和现代研究等内容。附录中药中文名称索引部分以笔画顺序排列药名，方便查阅。

　　本书主要供中医药院校本科生、专科生及研究生学习使用，对其他从事中医药教学、医疗、科研、生产及管理工作者亦有参考和使用价值。

图书在版编目（CIP）数据

　　《药性歌括四百味》详解/常惟智，吴鑫宇，于杰主编.—北京：中国医药科技出版社，2022.11

　　ISBN 978 – 7 – 5214 – 2481 – 2

　　Ⅰ.①药…　Ⅱ.①常…②吴…③于…　Ⅲ.①中药性味—方歌—注释—中国—明代　Ⅳ.①R285.1

　　中国版本图书馆 CIP 数据核字（2022）第 224996 号

美术编辑　陈君杞
版式设计　诚达誉高

出版　**中国健康传媒集团** | 中国医药科技出版社
地址　北京市海淀区文慧园北路甲 22 号
邮编　100082
电话　发行：010 – 62227427　邮购：010 – 62236938
网址　www. cmstp. com
规格　880 × 1230mm ¹⁄₃₂
印张　17 ⅜
字数　534 千字
版次　2022 年 11 月第 1 版
印次　2024 年 2 月第 2 次印刷
印刷　北京盛通印刷股份有限公司
经销　全国各地新华书店
书号　ISBN 978 – 7 – 5214 – 2481 – 2
定价　**49.00 元**

获取新书信息、投稿、为图书纠错，请扫码联系我们。

《药性歌括四百味》详解

主　　编　常惟智　吴鑫宇　于　杰

副主编　米宏图　蒋　蕾　隋方宇　田洪昭
　　　　　　曲　苗

编写人员　(以姓氏笔画为序)

　　　　　　于　杰　王玉莹　王欣航　王晓迪
　　　　　　卢柠霞　田洪昭　毕珺辉　曲　苗
　　　　　　关子赫　米宏图　孙　敏　吴鑫宇
　　　　　　张　淼　张文钊　旺建伟　单　博
　　　　　　柴剑波　徐　畅　高明珠　常思潮
　　　　　　常惟智　隋方宇　蒋　蕾　魏名卓

主　　审　高长玉

序

中华医学，源远流长，博大精深，理、法、方、药浑然一体，为华夏之瑰宝。学医之始，须先明药性，临证之要，妙在遣药组方。古今之大医者，无不深悟医理，熟谙药性。

《药性歌括四百味》为明代医家龚廷贤所著，问世伊始，备受医家青睐，为医者日读之书，入门必诵之著，可与孩童启蒙之《三字经》《百家姓》齐名。该书以四言韵语文体，介绍了400余味常用中药之性味、功能、主治等。其内容言简意赅，读之朗朗上口，押韵合辙，便于诵记，是一本学习中药知识的启蒙书。近300年来其影响巨大、流传甚广，实为医林所罕见。但原书或药物编排顺序失于条理，或歌括文字比较简奥，加之成书年代久远，文句晦涩，不易准确理解本意，且囿于古今对药性认识之差异等原因，为初学者带来诸多不便。

本书作者所编写之《〈药性歌括四百味〉详解》，按现代学习中药的体例编写，将原书400余味药物按主要功效分列为21章介绍。在保留龚氏原著歌诀内容基础上进行评注，所作评注深入浅出、通俗易懂。尤可称道的是，紧密结合当今中药运用的实际情况，每味药物均分项介绍应用、用法用量、使用注意和现代研究等知识内容。阐释全面，使初学者既可牢牢熟背歌诀，又可深刻理解难点。添加的"详注"中，摘要介绍药物之来源、别名、性味归经、功效、主治病证和配伍要点等，使读者能够全面而准确地掌握相关药物知识，以更好地指导临床实际应用。

吾辈习医之处，亦熟诵《药性歌括四百味》，确有诸般未曾领悟之句。有幸受学生之邀为本书作序，初读略阅，已见后生博学之斑，故欣然命笔，作序以赞，愿与同道共悟大医要旨之妙。

岐黄学者、全国名中医
二级教授、博士研究生导师
黑龙江中医药大学原副校长　　李　冀
2022 年 8 月

编写说明

中药的认识和使用是以中医药学基本理论为指导，具有独特的理论体系和应用形式，充分反映了我国历史、文化、自然资源等方面的特点。掌握药性，才能合理用药，更好地防治疾病。因此，熟谙中药，是学好中医的关键。明代医家龚廷贤所撰《药性歌括四百味》，是学习中医的启蒙读物，数百年来广泛流传。原书以四言韵语文体介绍了400余味常用中药之性味、功能、主治等。其编纂内容紧凑，朗朗上口，易于记诵，深受初学者的欢迎。但药物编排顺序失于条理，加之成书年代久远，有的文句晦涩，理解较难，且有些内容也与当今临床实际应用不符，于是我们编写了这本《〈药性歌括四百味〉详解》。

本书参照现代《中药学》规划教材的编写体例，将原书400余味药物按主要功效分列为21章介绍。每章首先简要概括介绍该章药物的概念、药性特点、功用及主治证等内容。每味药忠实保留其原著歌诀内容，译注力求深入浅出、通俗易懂。其次分项介绍应用、用法用量、使用注意和现代研究等知识内容。添加的"详注"中，扼要介绍药物的来源、别名、性味归经、功效、主治病证和配伍要点等，使读者在把握重点的同时，又对一般内容有一定的了解。附录中药中文名称索引部分以笔画顺序排列药名，方便查阅。

本书的编写：常惟智、旺建伟编写解表药；吴鑫宇编写清热药；于杰编写温里药、化痰止咳平喘药、平肝息风药、补虚药；米宏图编写利水渗湿药、安神药、收涩药；常思潮、单博编写泻下药；卢柠霞、孙敏编写祛风湿药；隋方宇、张淼编写化湿药；田洪昭、张文钊编写理气药；魏名卓编写消食药；高明珠、王欣航编写驱虫药；柴剑波、关子赫编写止血药；蒋蕾、毕珺辉编写活血祛瘀药；曲苗编写开窍药；王玉莹编写涌吐药；

王晓迪编写解毒杀虫燥湿止痒药；徐畅编写拔毒化腐生肌药。

本书若有不足之处，恳望同道及广大读者不吝赐教，以便今后修订提高。

编　者

2022 年 8 月

目录

第三章　泻下药

第九章 消食药

第十章 驱虫药

第十一章 止血药

第十二章 活血化瘀药

第十三章　化痰止咳平喘药

第十四章　安神药

第十五章　平肝息风药

第十六章　开窍药

第十七章　补虚药

第十八章　收涩药

第十九章　涌吐药

第二十章　解毒杀虫燥湿止痒药

第二十一章　拔毒化腐生肌药

第一章　解表药

凡以发散表邪、解除表证为主要作用的药物，称为解表药，又称发表药。

本类药以味辛，轻宣疏散，主入肺、膀胱二经为其性能特点。主要作用是发汗解表，部分解表药兼有利水消肿、止咳平喘、透疹、止痛等作用。适用于治疗恶寒发热、头身疼痛、无汗或有汗不畅、脉浮之外感表证，部分尚可用治水肿、咳喘、麻疹、风疹、风湿痹痛等。

麻　黄

【原文】麻黄味辛，解表出汗，身热头痛，风寒发散。

【详注】麻黄味辛能发散，善开腠理、透毛窍，有较强的发汗解表作用，用治风寒外郁，腠理闭密，恶寒发热、头痛无汗的外感风寒表实重证。

麻黄为麻黄科植物草麻黄、中麻黄或木贼麻黄的草质茎。味辛、微苦，性温。归肺、膀胱经。功能发汗解表，宣肺平喘，利水消肿。本品长于宣肺气、开腠理、透毛窍，发汗力强，为发汗解表之要药，善治外感风寒表实重证；且辛散苦泄，可外开皮毛之郁闭，内降上逆之气，宣肺平喘力强，为治肺气壅遏喘咳之要药；又上宣肺气、发汗解表，可使肌肤之水湿从毛窍外散，并通调水道，下输膀胱以下助利尿之力，故宜于风邪袭表，肺失宣降的水肿、小便不利兼有表证者。

【应用】

1. 风寒表实证　本品辛温发散，善开腠理，透毛窍而发汗解表，发汗力强，为发汗解表之要药。宜用于风寒外郁，腠理闭密无汗之风寒表实证，每与桂枝相须为用，以增强发汗解表之力，如麻黄汤。

2. 咳嗽气喘　本品辛散苦泄，宣畅肺气而善平喘，为治肺气壅遏喘咳实证之要药，常与杏仁配伍以增强平喘之力，如麻杏甘石汤。因本品长于发散风寒而解表，对风寒外束，肺失宣降之喘逆咳嗽者尤为适宜。

3. 风水水肿 本品上宣肺气、通调水道，下输膀胱以利水，且发汗解表，可使肌肤之水湿随汗外泄，故宜于风邪袭表，肺失宣降之水肿、小便不利者，常配伍生姜、白术等同用，如越婢加术汤。

此外，取本品散寒通滞之功，亦可用治风寒湿痹、阴疽、痰核等。

【用法用量】 煎服，2～10g。发汗解表宜生用，止咳平喘多蜜炙用。

【使用注意】 本品发汗宣肺力强，自汗、盗汗及肺肾虚喘者均当忌用；又本品能兴奋中枢神经系统、升高血压，故失眠及高血压患者慎用，运动员禁用。

【现代研究】

1. 化学成分：含麻黄碱、伪麻黄碱、甲基麻黄碱、麻黄次碱等多种生物碱，挥发油，黄酮类化合物，麻黄多糖，儿茶酚鞣质及有机酸等。

2. 药理作用：有发汗、解热、平喘、镇咳、祛痰、抗炎、抗病原微生物、抑制流感病毒、利尿等作用；可强心，升高血压，抑制胃肠平滑肌，兴奋中枢神经系统。

附药：麻黄根

麻黄根为麻黄科植物草麻黄、中麻黄的根及根茎。味甘，性平。功能固表止汗。主要用治自汗、盗汗之证。煎服，3～9g。因有收敛作用，故有表邪者须忌服。

桂 枝

【原文】 桂枝小梗，横行手臂，止汗舒筋，治手足痹。

【详注】 桂枝是桂树的细嫩枝，辛甘和缓，行散温通，具有发汗解肌、温通经络、散寒止痛之效，可治风寒表虚，汗出恶风及风寒湿痹、四肢关节酸痛等证。

桂枝为樟科植物肉桂的嫩枝。味辛、甘，性温。归心、肺、膀胱经。功能发汗解肌，温经通脉，助阳化气。本品有行里达表之效，可通阳扶卫，其开腠发汗解表之力较缓，善于宣阳气，畅营血，有发汗解肌之功，凡风寒感冒，无论表实无汗、表虚有汗均可用之。又可温助阳气，温通血脉经络，用治胸痹、痰饮、小便不利、经闭痛经及虚寒腹痛等阳虚寒凝血滞诸证。

【应用】

1. 风寒表实、表虚证　本品辛甘温煦，发汗解表之力较麻黄温和，且甘温通阳扶卫，故对于外感风寒表实无汗、表虚有汗者均宜使用。用治外感风寒，表实无汗者，常与麻黄配用以增强发汗解表之力，如麻黄汤；若治外感风寒，表虚有汗者，常与白芍同用以调和营卫，发汗解肌，如桂枝汤。

2. 阳虚寒凝血滞诸证　本品辛散温通，具有温通经脉，助阳化气之效。若胸阳不振，胸痹心痛者，取其温通胸阳之效，如枳实薤白桂枝汤；心悸、脉结代者，取其助心阳以通血脉、止悸动之效，如炙甘草汤；脾阳不运之痰饮证，取其助脾阳以运水之功，如苓桂术甘汤；肾阳气化无力之蓄水证，取其温肾阳以助膀胱气化，如五苓散；中焦虚寒，脘腹冷痛者，取其温中散寒止痛，如小建中汤；寒凝血滞之月经不调、痛经者，取其温散血中之寒凝，如温经汤；风寒湿痹、肩臂疼痛者，取其祛风散寒、通痹止痛之功，如桂枝附子汤。

【用法用量】　煎服，3～10g。

【使用注意】　本品辛温助热，易伤阴动血，故凡有热象者均当忌用。孕妇及月经过多者慎用。

【现代研究】

1. 化学成分：含桂皮醛等挥发油、酚类、有机酸、多糖、苷类、香豆精及鞣质等。

2. 药理作用：有发汗、解热、镇痛、抗病原微生物、抗炎、抗过敏、强心、镇静、抗惊厥、止咳、祛痰、利尿、缓解胃肠道痉挛等作用。

紫　苏

【原文】　紫苏叶辛，风寒发表，梗下诸气，消除胀满。

【详注】　紫苏味辛气香，性温，可疏表解肌、祛散外邪，又辛香透达气机，可治风寒感冒、恶寒无汗，或兼湿阻气滞及气郁气逆诸证。其叶长于发表散寒，梗善于行气消胀，可以消除气滞胸脘胀满。

紫苏为唇形科植物紫苏的茎、叶，其叶称紫苏叶，其茎称紫苏梗。味辛，性温。归肺、脾经。功能解表散寒，行气宽中。本品解表散寒之力较为缓和，无过汗伤人之虞，药性温和不偏，又辛香透达气机，可外散风寒，内行脾肺滞气，尤宜于风寒表证而兼湿阻气滞者。长于理气，能和胃止呕、安胎，可用治中焦气机郁滞之胸脘胀满，恶心呕吐及妊娠胎气上逆，胎动不安诸证，乃理气、安胎之良药。

【应用】

1. 风寒感冒　本品辛散性温，发汗解表散寒之力较为缓和，轻证可以单用，重证须与其他发散风寒药合用。因其外能解表散寒，内能行气宽中，且略兼化痰止咳之功，故宜于风寒表证而兼气滞胸闷或咳喘痰多者，常配用陈皮、杏仁等。

2. 脾胃气滞，呕吐，胎动不安　本品辛行，能行气宽中以除胀，并可和胃止呕，用治中焦气机郁滞之胸脘胀满、恶心呕吐者，常与丁香、陈皮等同用。兼能理气安胎，又可治胎气上逆，胎动不安者，常与砂仁、陈皮等理气安胎药同用。用治七情郁结，痰凝气滞之梅核气证，常与半夏、厚朴、茯苓等同用，如半夏厚朴汤。

3. 鱼蟹中毒，腹痛吐泻　本品能解鱼蟹毒，对于进食鱼蟹中毒而致腹痛吐泻者，能和中解毒。可单用本品煎汤服，或配伍生姜、陈皮、藿香等同用。

【用法用量】煎服，5～10g，不宜久煎。

【现代研究】

1. 化学成分：含紫苏醛、紫苏酮、薄荷醇、薄荷酮、紫苏醇、左旋柠檬烯及少量α-蒎烯等。

2. 药理作用：有解热、抗病原微生物、减少支气管分泌、缓解支气管痉挛等作用；可缩短血液凝固时间；促进消化液分泌，增强胃肠蠕动。

附药：紫苏梗

紫苏梗为唇形科植物紫苏的茎。味辛，性微温。归肺、脾、胃经。功能宽胸利膈，顺气安胎。主要用治胸腹气滞、痞闷作胀及胎动不安、胸胁胀痛等证。煎服，5～10g。

生 姜

【原文】生姜性温，通畅神明，痰嗽呕吐，开胃极灵。

【详注】生姜性温，可散风寒，又辛辣入肺，开豁冲散，入胃而运湿化痰，具有散风寒、止呕、化饮之功，可治风寒感冒、胃寒呕吐及肺有寒邪之痰多咳嗽诸证。尤善温中焦、理胃气，善治各种原因引起的腹痛呕恶，可开胃增进食欲。

生姜为姜科植物姜的新鲜根茎。味辛，性温。归肺、脾、胃经。功能解表散寒，温中止呕，温肺止咳。本品辛散温通，能发汗解表，祛风散寒，但药力缓和，故适用于治疗风寒感冒轻证，更多是作为辅助之品。能祛寒开胃、止痛止呕，可用治寒犯中焦或脾胃虚寒之胃脘冷痛、食少、呕吐者。其止呕功良，随证配伍可治疗多种呕吐。又能温肺散寒、化痰止咳，随证配伍可治多种原因导致的肺寒咳嗽。

【应用】

1. 风寒感冒　本品辛散温通，发汗解表散寒，但作用较弱，故适用于治疗风寒感冒轻证。临床多与辛温解表药同用，以增强发汗解表之力。

2. 胃寒呕吐，脾胃寒证　本品辛温，功善温胃散寒、和中降逆止呕，随证配伍可治疗多种呕吐，故有"呕家圣药"之称，尤宜于胃寒呕吐者，常与半夏配伍，如小半夏汤。尚可温中散寒而止痛，用治寒犯中焦或脾胃虚寒之胃脘冷痛、食少者。

3. 肺寒咳嗽　本品辛温发散，可温肺散寒、化痰止咳，对于肺寒咳嗽，不论有无外感风寒，或痰多痰少，皆可选用。

此外，本品对生半夏、生南星等药物之毒性，以及鱼蟹等食物中毒，均有一定的解毒作用。

【用法用量】煎服，3～10g。或捣汁服。

【使用注意】本品助火伤阴，故热盛及阴虚内热者忌服。

【现代研究】

1. 化学成分：含姜醇、α-姜烯、β-水芹烯、柠檬醛、芳香醇、甲基庚烯酮、壬醛、α-龙脑、姜辣素等。

2. 药理作用：有解热、抗病原微生物、镇痛、抗炎等作用；可抗溃疡、止吐、保肝、利胆；有兴奋血管运动中枢、升高血压的作用；可兴奋呼吸中枢；有防止血吸虫卵孵化及杀灭血吸虫作用。

附药：生姜皮

生姜皮为生姜根茎切下的外表皮。味辛，性凉。功能和脾行水消肿。主要用治水肿、小便不利等证。煎服，3～10g；亦可入丸散剂。

香 薷

【原文】香薷味辛，伤暑便涩，霍乱水肿，除烦解热。

【详注】香薷辛温解表散寒，气香化湿、祛暑和中，兼能通利小便，用治夏天感受暑邪湿冷之头痛恶寒、小便赤涩、腹痛吐泻及水湿内停之水肿证；理脾胃、化浊气，还可用于霍乱吐泻，肢冷烦渴之证。

香薷为唇形科植物石香薷及江香薷的地上部分。味辛，性微温。归肺、脾、胃经。功能发汗解表，化湿和中，利水消肿。本品能宣透外邪、化湿和中而祛暑，多用于风寒感冒而兼脾胃湿困；又辛散温通，能宣肺通调水道，发散水湿，以行水消肿，可用治水肿、小便不利及脚气浮肿而兼表证者。

【应用】

1. 风寒感冒　本品辛温发散，入肺经能发汗解表而散寒；其气芳香，入于脾胃又能化湿和中而祛暑，多用于暑天贪凉饮冷，外感风寒内伤暑湿，症见恶寒，发热，头痛身重，无汗，脘满纳差，苔腻，或恶心呕吐，腹泻者，故前人称"香薷乃夏月解表之药"，常配伍厚朴、扁豆，如香薷散。

2. 水肿脚气　本品辛散温通，外能发汗以散肌表之水湿，又能宣肺气启上源，通畅水道，以利尿退肿，多用于水肿而有表证者。可单用，或配伍健脾利水的白术，如薷术丸。

【用法用量】煎服，3～10g。用于发表，量不宜过大，且不宜久煎；用于利水消肿，量宜稍大，且须浓煎。

【使用注意】本品辛温发汗之力较强，表虚有汗及暑热证当忌用。

【现代研究】

1. 化学成分：主要含挥发油，油中主要有香荆芥酚、百里香酚等成分；另含甾醇、黄酮苷等。

2. 药理作用：能发汗解热、抗病毒，对金黄色葡萄球菌、伤寒杆菌、脑膜炎双球菌等有较强的抑制作用。另有刺激消化腺分泌、促胃肠蠕动及利尿作用。

荆 芥

【原文】荆芥味辛，能清头目，表汗祛风，治疮消瘀。

【详注】荆芥味辛，辛散气香，轻扬透散，能发汗解表、散风寒、清头目，可治风寒引起的头痛、目赤及皮肤疮疹或麻疹不易透发等证。

荆芥为唇形科植物荆芥的地上部分。味辛，性微温。归肺、肝经。功能祛风解表，透疹消疮，止血。本品长于发表散风，且微温不烈，药性和缓，表寒表热皆可用之；又质轻透散，祛风透疹止痒，尤宜于治疗风邪所致之瘾疹瘙痒；能祛风解表，透散邪气，宣通壅结而消疮，故可用治疮疡初起而有表证。

【应用】

1. **外感表证** 本品微温不烈，药性和缓，长于发表散风，对于外感表证，无论风寒、风热或寒热不明显者，均可使用，如荆防败毒散、银翘散分别用治风寒、风热外感。

2. **麻疹，风疹** 本品味辛透散，祛风止痒，宣散疹毒，用治表邪外束、疹出不畅之麻疹初起及风疹瘙痒，常与薄荷、蝉蜕等同用。

3. **疮疡初起** 本品味辛祛风透散，宣通壅结而达消疮之功，用治疮疡初起而有表证者，常与辛散解表、消疮之品同用。

4. **吐衄下血** 本品炒炭，其性味变为苦涩平和，长于理血止血，用治吐血、衄血、便血、崩漏等多种出血证。

【用法用量】煎服，5～10g，不宜久煎。发表透疹消疮宜生用；止血宜炒炭用。

【现代研究】

1. 化学成分：含右旋薄荷酮、消旋薄荷酮、胡椒酮及少量右旋柠檬烯。另含荆芥苷、荆芥醇、黄酮类化合物等。

2. 药理作用：能解热、镇痛、抗炎、抗病原微生物。生品不能明显缩短出血时间，而荆芥炭则能使出血时间缩短。

防 风

【原文】防风甘温，能除头晕，骨节痹疼，诸风口噤。

【详注】防风味甘，性微温。能散肌表风邪，又除经络留湿，可治风寒感冒之头痛头晕、身痛等表证及风湿筋骨痹痛；既辛散外风，又息内风以止痉，可治因风邪引起的牙关紧闭、口不能张、颈项强直、四肢抽搐等。

防风为伞形科植物防风的根。味辛、甘，性微温。归膀胱、肝、脾经。功能祛风解表，胜湿止痛，止痉。本品辛而发散、微温不燥，甘缓不峻烈，气味俱升，发散作用温和，功善祛风解表，又能胜湿、止痛，故外感风寒、风热、风湿表证均可配伍使用；亦为较常用之祛风湿、止痹痛药。又能息内风以止痉，可治风毒内侵引动内风之破伤风证。本品祛风之力较强，为"治风之通用药""风药之润剂""风药之卒徒"。

【应用】

1. **外感表证**　本品甘缓微温不峻烈，以辛散祛风解表为主，虽不长于散寒，但能胜湿止痛，故外感风寒、风热、风湿表证者均可用治。治风寒表证，头痛身痛、恶风寒者，常配以荆芥、羌活、独活等药同用，如荆防败毒散；治外感风湿，头痛如裹、身重肢痛者，每与羌活、藁本、川芎等药同用，如羌活胜湿汤；治风热表证，发热恶风、咽痛口渴者，常配伍薄荷、蝉蜕、连翘等辛凉解表药。

2. **风疹瘙痒**　本品以祛风见长，辛散祛风止痒，药性平和，可治疗风邪所致之瘾疹瘙痒。风寒、风热所致之瘾疹瘙痒皆可配伍使用。治疗风寒者，常与麻黄、白芷、苍耳子等配伍；治疗风热者，常配伍薄荷、蝉蜕、僵蚕等药；治疗湿热者，可与土茯苓、白鲜皮、赤小豆等同用；若血虚风燥者,常与当归、地黄等配伍;若兼里实热结者,常配伍大黄、芒硝、黄芩等药,如防风通圣散。

3. 风湿痹痛 本品辛温,祛风散寒,胜湿止痛,为治风寒湿痹常用药物。治疗风寒湿痹,肢节疼痛、筋脉挛急者,可配伍羌活、独活、桂枝、姜黄等药,如蠲痹汤;若风寒湿邪郁而化热,关节红肿热痛者,可与地龙、薏苡仁、乌梢蛇等药同用。

4. 破伤风证 本品既能辛散外风,又入肝经息内风以止痉,用治风毒内侵,贯于经络,引动内风而致肌肉痉挛、四肢抽搐、项背强急、角弓反张之破伤风证,常与天麻、天南星、白附子等药同用,如玉真散。

此外,本品炒用,又可止泻,以其升清燥湿之性,亦可用治脾虚湿盛,清阳不升所致的泄泻。

【用法用量】煎服,5~10g。

【使用注意】本品药性偏温,阴血亏虚、热病动风者不宜使用。

【现代研究】

1. 化学成分:含挥发油、甘露醇、β-谷甾醇、苦味苷、酚类、多糖类及有机酸等。

2. 药理作用:能解热、抗炎、抗病原微生物、镇静、镇痛、抗惊厥、抗过敏、提高机体免疫力。

羌 活

【原文】羌活微温,祛风除湿,身痛头疼,舒筋活络。

【详注】羌活性温,具有发汗解表、散风寒、除湿之功,用治风寒表证,头身疼痛;有舒筋活络的作用,善治风寒湿邪引起的上半身肩背筋骨关节痹痛。

羌活为伞形科植物羌活或宽叶羌活的根茎及根。味辛、苦,性温。归膀胱、肾经。功能解表散寒,祛风胜湿,止痛。本品辛散苦燥性温,主散太阳经风邪及寒湿之邪,有较强的祛风湿、散寒止痛之功,宜于治疗外感风寒夹湿之表证及风寒湿痹;又因其主入太阳经,善除头项肩背之痛,故尤宜于治疗上半身痹痛。

【应用】

1. 风寒表证 本品辛温发散，气味雄烈，善于升散发表，有较强的解表散寒、祛风胜湿、止痛之功。故外感风寒夹湿，恶寒发热、肌表无汗、头痛项强、肢体酸痛较重者，尤为适宜，常与防风、细辛、川芎等药同用，如九味羌活汤；若风湿在表，头项强痛、腰背酸重、一身尽痛者，可配伍独活、藁本、防风等药，如羌活胜湿汤。

2. 风寒湿痹 本品辛散祛风、味苦燥湿、性温散寒，有较强的祛风湿、止痛作用，常与其他祛风湿、止痛药配伍，主治风寒湿痹，肢节疼痛。因其善入足太阳膀胱经，以除头项肩背之痛见长，故对上半身风寒湿痹，肩背肢节疼痛者尤为多用，常与防风、姜黄、当归等药同用，如蠲痹汤。

【用法用量】煎服，3~10g。

【使用注意】本品辛香温燥之性较烈，故阴血亏虚者慎用。因其气味浓烈，用量过多，易致呕吐，脾胃虚弱者不宜服。

【现代研究】

1. 化学成分：含挥发油、β-谷甾醇、香豆素类化合物、酚类化合物、胡萝卜苷、欧芹属素乙、有机酸及生物碱等。

2. 药理作用：能解热、镇痛、抗炎、抗病原微生物；抗垂体后叶素引起的心肌缺血和增加心肌营养性血流量、抗实验性心律失常；抑制小鼠迟发性超敏反应。

白　芷

【原文】白芷辛温，阳明头痛，风热瘙痒，排脓通用。

【详注】白芷辛温芳香燥散，其性上达，能发表散风寒，善治风寒侵犯阳明经之头痛；又能祛风除湿止痒，燥湿止带，用治皮肤风湿瘙痒及带下过多等。此外，还具散结消肿排脓之功，可治痈疽疮毒，乳痈肿痛等证。

白芷为伞形科植物白芷或杭白芷的根。别名香白芷。味辛、甘，性微温。归膀胱、肝、脾经。功能解表散寒，祛风止痛，宣通鼻窍，燥湿止带，消肿排脓。本品辛香化湿，祛风解表散寒之力较温和，而以止痛、通鼻窍见长，善治表证兼鼻塞头痛及鼻渊等证；长于止痛，且善入足阳明胃经，为阳明经引经药，故阳明经头额痛及牙龈肿痛尤为多用。又善除阳明经湿邪而燥湿止带，治疗带下证。对于疮疡初起、红肿热痛或脓成难溃者，可收散结消肿止痛、排脓之功。

【应用】

1. 风寒感冒　本品辛温解表散寒，且善止头痛、通鼻窍，宜于外感风寒见头身疼痛、鼻塞流涕者，常与防风、羌活等同用，如九味羌活汤。

2. 头痛，牙痛　本品辛行上达温通，主入足阳明胃经，长于止痛，故阳明经头痛及牙龈肿痛尤为多用。若治头痛者，可单用，如都梁丸；或配伍防风、细辛等同用，如川芎茶调散。

3. 鼻渊　本品味辛芳香，又可宣利肺气，升阳明清气，通鼻窍而止疼痛，故可用治鼻渊鼻塞不通等，常配苍耳子、辛夷等同用，如苍耳子散。

4. 带下证　本品性温而燥，可燥湿止带。治疗寒湿下注，白带过多者，可与鹿角霜、白术、山药等同用；若湿热下注，带下黄赤者，宜与车前子、黄柏等同用。

5. 疮痈肿毒　本品辛散温通以散结止痛、消肿排脓，用治疮疡初起，红肿热痛者，每与金银花、当归、皂角刺等药配伍，如仙方活命饮；若脓成难溃者，常与人参、黄芪、当归等益气补血药同用，共奏托毒排脓之功。

【用法用量】煎服，3～10g。外用适量。

【使用注意】本品辛香温燥，阴虚血热者忌服。痈疽已溃，脓出通畅者慎用。

【现代研究】

1. 化学成分：含挥发油、欧前胡素、白当归素等多种香豆素类化合物及白芷毒素、花椒毒素、甾醇、硬脂酸等。

2. 药理作用：有解热、抗炎、镇痛、解痉、抗病原微生物、抗癌、降血压作用；对抗蛇毒所致的中枢神经系统抑制；小量白芷毒素有兴奋中枢神经、升压作用，能引起流涎呕吐；大量能引起强直性痉挛，继以全身麻痹；呋喃香豆素类化合物为"光活性物质"，可用以治疗白癜风及银屑病。

细 辛

【原文】 细辛辛温，少阴①头痛，利窍通关，风湿皆用。

【详注】 细辛辛温，入少阴肾经，能散少阴经之风寒，并可止痛，常用于治疗少阴经头痛及寒湿引起的风湿痹痛；又具开窍通关之功，可治头痛、牙痛、痹痛及鼻渊等。

注：①少阴：即少阴经，乃十四经之一，这里指少阴经受风寒引起的头痛。

细辛为马兜铃科植物北细辛、汉城细辛或华细辛的根和根茎。味辛，性温。有小毒。归肺、肾、心经。功能解表散寒，祛风止痛，通窍，温肺化饮。本品辛温发散，芳香透达，外散在表之风寒，内除在里之沉寒痼冷。长于解表散寒，祛风止痛，又能通鼻窍，故宜于外感风寒，头身疼痛较甚者及风寒感冒而见鼻塞流涕者；且既入肺经散在表之风寒，又入肾经而除在里之寒邪，故为治阳虚外感之要药；辛香走窜，宣泄郁滞，上达颠顶，通利九窍，止痛之力颇强，尤宜于风寒性头痛、牙痛、痹痛等多种寒痛证；芳香透达，散风邪、化湿浊、通鼻窍，为治鼻渊之良药。

【应用】

1. 风寒感冒 本品辛温，善能发散风寒之邪，宜于外感风寒，头身疼痛较甚者，常配以羌活、防风等，如九味羌活汤；又善入少阴经而散阴经之寒邪，故寒邪入里在阴经之阳虚外感者宜用之，常与麻黄、附子配用，如麻黄附子细辛汤。

2. 头痛，牙痛，痹痛 本品味辛性温，善于祛风散寒，且止痛之力颇强，尤宜于治疗风寒性头痛、牙痛、痹痛等多种寒痛证。若治少阴头痛，常配以独活、川芎等；风冷牙痛者，可单用或配以白芷等同用；风寒湿痹者，常配以独活、防风等，如独活寄生汤。

3. 鼻渊 本品辛温香窜，善通鼻窍，为治鼻渊之良药，宜与白芷、苍耳子等散风寒、通鼻窍药配伍。

4. 寒饮咳喘 本品辛温，外能发散风寒，内能温肺化饮，用治外感风寒，水饮内停之喘咳而痰多清稀者，常与干姜、桂枝等同用，如小青龙汤。

【用法用量】煎服，1~3g；散剂每次服 0.5~1g。

【使用注意】阴虚阳亢头痛，肺燥伤阴干咳者忌用。不宜与藜芦同用。

【现代研究】

1. 化学成分：含甲基丁香油酚、细辛醚、黄樟醚等多种成分。另含 N-异丁基十二碳四烯胺、消旋去甲乌药碱、谷甾醇、豆甾醇等。

2. 药理作用：有解热、抗炎、抗病原微生物、镇静、抗惊厥、局部麻醉、强心、扩张血管、松弛平滑肌、增强脂代谢、升高血糖的作用；可对抗吗啡所致的呼吸抑制；大剂量挥发油可使中枢神经系统先兴奋后抑制，显示一定的毒性作用；其所含黄樟醚毒性较强，系致癌物质。

藁　本

【原文】藁本气温，除头颠顶，寒湿可祛，风邪可屏①。

【详注】藁本辛温香燥，上达颠顶，能发散太阳风寒湿邪，善治外感风寒湿邪引起的头部颠顶作痛；能除肌肤经络间寒湿之邪，还可祛风止痛，可用治风寒湿痹、关节疼痛等。

注：①屏：阻挡之意。

藁本为伞形科植物藁本或辽藁本的根茎及根。味辛，性温。归膀胱、肝经。功能祛风散寒，除湿止痛。本品性升浮，善达颠顶，发散太阳经风寒湿邪而止痛，常用治太阳风寒表证颠顶作痛者；又可祛除肌肉、经络、筋骨间之风寒湿邪，用治风寒湿痹之证。

【应用】

1. 风寒感冒，颠顶疼痛　本品辛温香燥，性味俱升，善达颠顶，以发散太阳经风寒湿邪见长，并有较好的止痛作用，常用治太阳风寒，循经上犯，症见头痛、鼻塞、颠顶痛甚者，每与羌活、苍术、川芎等药同用，如神术散；若外感风寒夹湿，头身疼痛明显者，常配伍羌活、独活、防风等，如羌活胜湿汤。

2. 风寒湿痹　本品辛散温通香燥之性，又能入于肌肉、经络、筋骨之间，以祛除风寒湿邪、蠲痹止痛，治疗风湿相搏，一身尽痛，可配羌活、防风、苍术等同用。

【用法用量】煎服，3～10g。

【使用注意】本品辛温香燥，凡阴血亏虚、肝阳上亢、火热内盛之头痛者忌服。

【现代研究】

1. 化学成分：含 3－丁基苯肽、蛇床酞内酯，辽藁本根含挥发油 1.5%。另含生物碱、棕榈酸等成分。

2. 药理作用：有镇静、镇痛、解热、抗菌、抗炎、降压等作用；可抑制肠和子宫平滑肌；能减慢耗氧速度，增加组织耐缺氧能力；可对抗由垂体后叶素所致的大鼠心肌缺血；还能使实验动物气管平滑肌松弛，有较明显的平喘作用。

苍耳子

【原文】苍耳子苦，疥癣细疮，驱风湿痹，瘙痒堪尝。

【详注】苍耳子辛可发散，苦燥而祛湿浊，故有散风除湿之功，可治疥癣、湿疹瘙痒等皮肤病；又性温通达，能祛风除湿、通络止痛，用治风寒湿痹证。

苍耳子为菊科植物苍耳的成熟带总苞的果实。味辛、苦，性温。有毒。归肺经。功能发散风寒，通鼻窍，祛风湿，止痛。本品上通颠顶，祛风散邪，温以祛寒，又通鼻窍、止痛，善治外感风寒兼鼻塞流涕者，因其发汗解表之力甚弱，故一般风寒感冒少用。本品药性偏升散，苦燥湿浊，有"诸子皆降，苍耳独升"之说，又能治风寒头痛和风湿上攻引起的鼻流浊涕而有腥臭味的鼻渊，为治鼻渊之良药；辛散苦燥，温以祛寒，通络止痛，可用治风湿痹证及风邪袭表所致皮肤瘙痒等证。

【应用】

1. 风寒感冒 本品辛温宣散，既能外散风寒，又能通鼻窍、止痛，用治外感风寒，恶寒发热、头身疼痛、鼻塞流涕者，可配防风、白芷、羌活、藁本等同用。

2. 鼻渊 本品温和疏达，味辛散风，苦燥湿浊，善通鼻窍以除鼻塞、止前额及鼻内胀痛，用治鼻渊头痛、不闻香臭、时流浊涕者，内服外用均可，常配辛夷、白芷等同用，如苍耳子散。

3. 风湿痹痛 本品辛散苦燥，性温散寒，能祛风除湿，通络止痛。

此外，本品与地肤子、白鲜皮、白蒺藜等药同用，治风疹瘙痒；又本品研末，用大风子油为丸，还可用治疗癣麻风，皆取其散风除湿作用。

【用法用量】 煎服，3～10g。或入丸、散。

【使用注意】 血虚头痛者不宜服用。过量服用易致中毒。

【现代研究】

1. 化学成分：含苍耳苷、脂肪油、生物碱、苍耳醇、蛋白质、维生素C等成分。

2. 药理作用：有降血糖、降压、镇咳、抑菌、抗真菌作用；小剂量有呼吸兴奋作用，大剂量则有抑制作用；对心脏有抑制作用，使心率减慢、收缩力减弱。

辛 夷

【原文】 辛夷味辛，鼻塞流涕，香臭不闻，通窍之剂。

【详注】 辛夷辛香升散，宣通肺气，可散风寒之邪，更具通利鼻窍之功，用治风寒表证及其所致鼻塞流涕、不闻香臭诸证。

辛夷为木兰科植物望春花、玉兰或武当玉兰的花蕾。别名木笔花。味辛，性温。归肺、胃经。功能发散风寒，通鼻窍。本品辛散温通，芳香通窍，其性上达，可散风寒，通鼻窍，为治鼻渊头痛、鼻塞流涕之要药。

【应用】

1. 风寒感冒 本品辛散温通，能发散风寒、宣通鼻窍。用治外感风寒，肺窍郁闭，恶寒发热、头痛鼻塞者，可配伍防风、白芷、细辛等同用；若风热感冒而鼻塞头痛者，亦可于薄荷、金银花、菊花等药中酌加本品，以增强通鼻窍、散风邪之力。

2. 鼻渊 本品辛温发散，芳香通窍，外能祛除风寒邪气，内能升达肺胃清气，善通鼻窍，为治鼻渊头痛、鼻塞流涕之要药，属风寒、风热者均宜。

【用法用量】 煎服，3～10g。本品有毛，易刺激咽喉，入汤剂宜用纱布包煎。

【使用注意】鼻病因于阴虚火旺者忌服。

【现代研究】

1. 化学成分：望春花花蕾含望春花素、α-蒎烯、桉叶素、生物碱、木脂素等成分；玉兰花蕾含柠檬醛、丁香油酚、桉叶素生物碱等。武当玉兰花蕾含挥发油、柳叶木兰碱、武当玉兰碱等成分。

2. 药理作用：可收缩鼻黏膜血管，保护鼻黏膜，并促进黏膜分泌物吸收，减轻炎症；有局部麻醉、兴奋子宫平滑肌、亢奋肠运动、抑菌、镇静、镇痛、抗过敏、降压等作用。

葱 白

【原文】葱白辛温，发表出汗，伤寒头疼，肿痛皆散。

【详注】葱白辛散温通，性善走窜，能达表入里，有解表发汗的作用，善治外感风寒、头痛等证；又具通阳散结、解毒消肿之功，用治痈肿疮毒诸证。

葱白为百合科植物葱近根部的鳞茎。味辛，性温。归肺、胃经。功能发汗解表，散寒通阳。本品辛香轻扬，善发散外邪，作用和缓，宜于外感之轻证；功专发散，通上下阳气，善治阳气不通之少阴病；又辛散温通，可通阳散结、解毒消肿，且长于通窍，可治疗乳汁郁滞不下、疮痈肿毒及寒凝腹痛、小便不利等。

【应用】

1. 风寒感冒　本品辛温不燥烈，发汗不峻猛，药力较弱，适用于风寒感冒、恶寒发热之轻证。可以单用，亦可与淡豆豉等其他较温和的解表药同用，如葱豉汤。风寒感冒较甚者，可作为麻黄、桂枝、羌活等的辅佐药，以增强发汗解表之功。

2. 阴盛格阳　本品辛散温通，能宣通阳气，温散寒凝，可使阳气上下顺接、内外通畅。治疗阴盛格阳，厥逆脉微、面赤、下利、腹痛，常与附子、干姜同用，如白通汤。单用捣烂，外敷脐部，再施温熨，治阴寒腹痛及寒凝气阻、膀胱气化不行的小便不通，亦取其通阳散寒之功。

此外，本品还具散结通络下乳之功，可治乳汁郁滞不下、乳房胀痛；兼可解毒散结，用治疮痈肿毒。

【用法用量】煎服，3~10g。外用适量。

【使用注意】表虚多汗者忌服。

【现代研究】

1. 化学成分：含蒜素，还含有二烯丙基硫醚、苹果酸、维生素 B_1、维生素 B_2、维生素C、维生素A类物质、烟酸、黏液质、草酸钙、铁盐等成分。

2. 药理作用：对白喉杆菌、结核杆菌、痢疾杆菌、链球菌、皮肤真菌有抑制作用，能杀灭阴道滴虫。此外，还有发汗解热、利尿、健胃、祛痰等作用。

胡 荽

【原文】胡荽味辛，上止头痛，内消谷食，痘疹发生。

【详注】胡荽味辛，有散风寒、透疹和开胃消食的作用，用治风寒头痛、疹出不畅及消化不良、食欲减退等。

胡荽为伞形科植物芫荽的全草。味辛，性温。归肺、胃经。功能发表透疹，开胃消食。本品辛温香窜，主散主升，可发表透疹，用治风寒束表，疹出不畅之证；入中焦，借其香气味厚而消食下气，芳香开胃，可供调味或配伍消导之品而奏消食化积之效。

【应用】

1. 麻疹不透 本品辛温香散，能发散风寒、透疹外达，用治风寒束表，疹发不畅或疹出而又复隐者，可单用煎汤局部熏洗，或与荆芥、薄荷等药同用；亦可用于风寒感冒恶寒发热者，因其发汗解表之力较弱，故临床少用。

2. 饮食不消，纳食不佳 本品气味芳香，能开胃消食、增进食欲，尤多用于饮食调味。若治疗饮食积滞、胃纳不佳者，可与健脾消食药、行气和中药同用。

【用法用量】煎服，3~6g。外用适量。

【使用注意】热毒壅盛而疹出不畅者不宜使用。

【现代研究】

1. 化学成分：含挥发油、苹果酸钾、维生素C、正癸醛、芳樟醇等成分。

2. 药理作用：能促进外周血液循环，有增进胃肠腺体分泌和胆汁分泌及抗真菌等作用。

西河柳

【原文】柽柳甘咸，透疹解毒，熏洗最宜，亦可内服。

【详注】西河柳味甘、辛，有发表透疹之功，用治麻疹初起、透发不畅，或感受风寒以致疹毒内郁、透发不出。可以煎汤外用熏洗，亦可内服。

西河柳为柽柳科植物柽柳的嫩枝叶。别名柽柳。味甘、辛，性平。归肺、胃、心经。功能发表透疹，祛风除湿。本品善入肺经，走气分，性平力缓而持久，功专发表透疹，又可散风除湿，善治麻疹不透、风疹瘙痒；亦可作为风湿痹痛治疗辅助之品。

【应用】

1. 麻疹不透，风疹瘙痒 本品辛散透发，功专发表透疹，主治麻疹初起，疹出不畅，或表邪外束，疹毒内陷，始见形而骤然收没者，常配伍牛蒡子、蝉蜕、竹叶等药同用，如竹叶柳蒡汤；亦可煎汤熏洗、擦摩。此外，本品煎汤沐浴，还可治皮肤风疹、周身瘙痒，可配伍防风、荆芥、薄荷等药。

2. 风湿痹痛 本品辛散，有祛风除湿作用，治疗风湿痹证，肢节疼痛，可与羌活、独活、秦艽等药同用。

【用法用量】煎服，3～10g。外用适量。

【使用注意】麻疹已透及体虚多汗者忌服。用量过大易致心烦、呕吐，故内服不宜过量。

【现代研究】

1. 化学成分：含挥发油、芸香苷、槲皮苷、有机酸、树脂、胡萝卜苷等成分。

2. 药理作用：可止咳、解热、解毒、抗炎；有减轻四氯化碳引起肝组织损害的作用；对肺炎球菌、甲型链球菌、白色葡萄球菌及流感杆菌有抑制作用。

薄　荷

【原文】薄荷味辛，最清头目，祛风散热，骨蒸宜服。

【详注】薄荷味辛，质轻上浮，辛散透邪，芳香透窍，善清利头目、利咽喉，用治头痛、目赤、牙痛、咽喉肿痛等风热上攻头目者；又散风热，可祛风透疹，用治风热感冒或温病初起及风疹瘙痒等。

薄荷为唇形科植物薄荷的地上部分。味辛，性凉。归肺、肝经。功能疏散风热，清利头目，利咽透疹，疏肝行气。本品清轻凉散，善清肺卫之风热，是辛凉解表药中最能宣散表邪且有一定发汗作用之药，为疏散风热常用之品。轻扬升浮、芳香通窍，功善疏散上焦风热，清头目、利咽喉，用治风热上攻，头痛眩晕、咽喉肿痛等；具祛风透疹、疏肝之效，故还可用治风疹瘙痒及肝气郁滞之证。

【应用】

1. 风热感冒，温病初起　本品味辛轻清凉散，辛散之性较强，功善疏散风热，多用于风热感冒和温病卫分证，常与牛蒡子、金银花等药同用，如银翘散。

2. 头痛，目赤，咽肿　本品轻扬升浮，气清性凉，善疏散上焦风热，清头目、利咽喉，用治风热上攻之头痛、目赤多泪、咽喉肿痛等，常与菊花、石膏等同用。

3. 麻疹，风疹　本品味辛质轻外达，功能疏表透疹、祛风止痒。用治风热束表所致的麻疹不透，常与牛蒡子、蝉蜕等同用；治风疹瘙痒，常与防风、荆芥等同用。

4. 肝郁气滞　本品辛香宣散，具有疏肝行气之功，用治肝郁气滞之胸胁胀痛、月经不调，常与柴胡、白芍、当归等同用，如逍遥散。

此外，本品芳香辟秽，兼能化湿和中，还可用治夏令感受暑湿秽浊之气，脘腹胀痛、呕吐泄泻，常与香薷、厚朴、金银花等同用。

【用法用量】煎服，3~6g；宜后下。

【使用注意】本品芳香辛散，发汗耗气，故体虚多汗者不宜使用。

【现代研究】

1. 化学成分：含薄荷醇、薄荷酮、异薄荷酮、薄荷脑、薄荷酯类等多种成分及异端叶灵、薄荷糖苷及多种游离氨基酸等。

2. 药理作用：能抗病原微生物、发汗、解热、祛痰、止咳、抗炎、镇痛、抑制胃肠平滑肌收缩、解痉、利胆、抗应激；有局部麻醉、抗受精卵着床、抗早孕的作用；刺激神经末梢的冷感受器而产生冷感；对癌肿放疗区域皮肤有保护作用。

牛蒡子

【原文】鼠黏子辛，能除疮毒，瘾疹风热，咽疼可逐。

【详注】牛蒡子辛散苦泄、性寒清热，清泄透散，具有疏散风热、宣肺透疹、利咽解毒之效，可治疮痈肿毒、麻疹、风疹、瘾疹及风热感冒、咽喉肿痛和痄腮、喉痹等。

牛蒡子为菊科植物牛蒡的成熟果实。别名鼠黏子、大力子、恶实。味辛、苦，性寒。归肺、胃经。功能疏散风热，宣肺祛痰，利咽透疹，解毒消肿。本品辛苦性寒，于升浮之中亦有清降之性，主入肺、胃经，具有良好的清热解毒作用，能外散其热，内泄其毒，又长于宣肺祛痰，消肿利咽，故常用治风热感冒而见咽喉红肿疼痛，或咳嗽痰多不利者及麻疹不透、痈肿疮毒、丹毒、痄腮、喉痹等热毒病证。

【应用】

1. 风热感冒，温病初起 本品辛散入肺，苦寒清泄，功能疏散风热，且长于清肺而利咽喉，故常用于风热感冒而见咽喉红肿疼痛或咳嗽痰多不利者，常与薄荷、金银花等同用，如银翘散。

2. 麻疹，风疹 本品味辛性寒，既能疏散风热，又可透泄热毒而促使疹子透发，常用治风热束表，热毒内炽之麻疹不透或透而复隐者及风疹瘙痒，常与薄荷、荆芥等同用。

3. 痈肿疮毒，丹毒，痄腮，喉痹 本品苦寒清热力强，有清热解毒、消肿利咽之效，用治痈肿疮毒、丹毒、痄腮、喉痹等热毒病证，常与清热解毒之品同用。因其性偏滑利，兼滑肠通便，故尤宜于兼有大便热结不通者。

【用法用量】煎服，6～12g。炒用可使其苦寒及滑肠之性略减。

【使用注意】本品性寒，滑肠通便，气虚便溏者慎用。

【现代研究】

1. 化学成分：含牛蒡子苷、脂肪油、拉帕酚、维生素 A、维生素 B_1 及生物碱等成分。

2. 药理作用：有抗病原微生物、解热、降低血糖、利尿、抗肿瘤、抗肾病变、抑制尿蛋白排泄增加等作用。

蝉 蜕

【原文】蝉蜕甘寒，消风定惊，杀疳除热，退翳侵睛。

【详注】蝉蜕甘寒，质轻上浮，长于疏散肺经风热，宣肺利咽，用治风热感冒和温病初起的发热及风热所致的失音证。又善疏散肝经风热，凉肝息风止痉，有明目退翳之功，故可用治风热上攻或肝火上炎之目赤翳障、小儿惊风或破伤风等。

蝉蜕为蝉科昆虫黑蚱羽化后的蜕壳。别名蝉衣、全蝉。味甘，性寒。归肺、肝经。功能疏散风热，利咽开音，透疹，明目退翳，息风止痉。本品功善疏散肺经风热之邪，以宣肺利咽、开音疗哑，为治疗音哑之良药，故风热感冒，温病初起，症见声音嘶哑或咽喉肿痛者尤为适宜；可宣散风热，透疹止痒，用治风邪外束，麻疹不透之证；入肝经，善疏散肝经风热而有明目退翳之功，又凉肝息风止痉，故可用治目赤肿痛、翳膜遮睛及小儿惊风、破伤风等。

【应用】

1. 风热感冒，温病初起，咽痛音哑 本品长于疏散肺经风热，用治风热感冒，温病初起者，常与薄荷、牛蒡子等同用。因兼能宣肺利咽，开音疗哑，故尤宜于治疗症见声音嘶哑或咽喉肿痛者。

2. 麻疹，风疹 本品疏散风热，其气清虚，善能透发，具有宣散透疹止痒之功。用治风热外束之麻疹不透，常与牛蒡子、升麻等同用；治风疹瘙痒，常配以荆芥、防风等，如消风散。

3. 目赤翳障 本品可疏散肝经风热而明目退翳，用治风热上攻或肝火上炎之目赤肿痛、目生翳障，常与菊花、决明子等同用。

4. 急慢惊风，破伤风 本品既疏散肝经风热，又能凉肝息风止痉，常用于小儿惊风、慢惊风及破伤风证牙关紧闭等，常与僵蚕、全蝎、天南星等同用。

【用法用量】 煎服，3～10g。或单味研末冲服。一般病证用量宜小；止痉则需大量。

【使用注意】《名医别录》有"主妇人生子不下"的记载，故孕妇当慎用。

【现代研究】

1. 化学成分：含大量甲壳质、异黄质蝶呤、赤蝶呤、蛋白质、氨基酸、有机酸、酚类化合物等成分。

2. 药理作用：有镇静、解热、抗惊厥等作用。

桑 叶

【原文】 桑叶性寒，善散风热，明目清肝，又兼凉血。

【详注】 桑叶性寒。质轻升散，善疏散风热，苦寒入肺经而能清泄肺热，入肝经而清肝明目，甘寒凉润肺燥，可治外感风热、肺热燥咳、目赤肿痛及头晕目眩等证。此外，本品还兼有凉血止血的作用，可治血热妄行出血诸证。

桑叶为桑科植物桑的叶。别名冬桑叶、霜桑叶。味甘、苦，性寒。归肺、肝经。功能疏散风热，清肺润燥，清肝明目。本品甘寒质轻，轻清疏散，长于凉散风热，虽疏散风热作用较为缓和，但能清肺凉润肺燥，可治风热感冒或温病初起兼温热犯肺者及肺热燥咳等。又苦寒入肝经而清泄肝热，且甘润益阴以明目，故常用治风热上攻、肝火上炎及肝肾精血不足所致的目赤、涩痛、多泪、目暗昏花等证。

【应用】

1. 风热感冒，温病初起 本品轻清发散，善能清疏肺经及在表风热，故常用于风热感冒或温病初起之发热、咽痒、咳嗽等症，多与菊花相须为用，如桑菊饮。

2. 肺热咳嗽，燥热咳嗽　本品甘苦性寒，既清泄肺热，又凉润肺燥。用治肺热者，常与杏仁、贝母等同用；燥热伤肺，咳嗽痰少者，常与沙参、麦冬等同用。

3. 目赤肿痛，目暗昏花　本品既能疏散风热，又能清泄肝热，且甘润益阴以明目。用治风热上攻、肝火上炎所致的目赤涩痛者，常配以菊花、决明子等；治肝肾精血不足，眼目昏花、视物不清者，可配以黑芝麻等滋补精血之品。

此外，本品尚能凉血止血，用治血热妄行之咳血、吐血、衄血。

【用法用量】煎服，5～10g。或入丸散。外用煎水洗眼。肺燥咳嗽多用蜜炙桑叶。

【现代研究】

1. 化学成分：含脱皮固酮、芸香苷、桑苷、槲皮素、异槲皮素、东莨菪素、东莨菪苷等成分。

2. 药理作用：能抗病原微生物、抑制钩端螺旋体、降低血脂水平、促进机体蛋白质合成、促进排除体内胆固醇；降糖但不影响正常动物的血糖水平。

菊　花

【原文】菊花味甘，除热祛风，头晕目赤，收泪殊功。

【详注】菊花味甘，疏散风热效佳，又入肝经而平肝潜阳、清肝泻火，可治外感风热感冒及肝热或肝阳上亢引起的头晕目眩、目赤多泪等头目诸疾。

菊花为菊科植物菊的头状花序。别名甘菊花、药菊。味辛、甘、苦，性微寒。归肺、肝经。功能疏散风热，清肝明目，平抑肝阳，清热解毒。本品体轻达表，气清上浮，微寒清热，善疏散上焦风热，长于治外感兼头痛、目赤者；平肝潜阳，清肝热，兼养肝阴，用治肝阳上亢、肝经热盛及肝阴不足之眩晕头痛、目赤目暗等。本品苦寒尚能清热解毒，可用治疗疮肿毒。

【应用】

1. 风热感冒，温病初起　本品辛散轻清，疏散上焦风热，用治外感风热之头痛、目赤及温病初起者，多与桑叶同用，如桑菊饮。

2. 目赤昏花 本品能清泄肝热以明目，可用治肝热目赤肿痛，与决明子、石决明等同用；若与枸杞、熟地黄等同用，可治肝肾精血不足所致的目暗昏花，如杞菊地黄丸。

3. 肝阳上亢 本品既清肝热，又能平肝阳，常用治肝阳上亢之头痛眩晕，每与石决明、天麻等同用，如天麻钩藤饮。

4. 疮痈肿毒 本品苦寒清热解毒，用治疮痈肿毒，常配以金银花、生甘草等同用。

【用法用量】 煎服，5～10g。疏散风热宜用黄菊花；平肝、清肝明目宜用白菊花。

【使用注意】 凡阳虚或头痛而恶寒者均应忌用。

【现代研究】

1. 化学成分：含龙脑、樟脑、菊油环酮、菊苷、腺嘌呤、胆碱、黄酮、水苏碱、微量维生素A、维生素B_1、维生素E、氨基酸及刺槐素等。

2. 药理作用：可抗炎、解热、镇静、抗病原微生物；能抑制流感病毒及钩端螺旋体；可扩张冠状动脉，增加冠状动脉血流量，对抗心肌缺血。

蔓荆子

【原文】 蔓荆子苦，头疼能医，拘挛湿痹，泪眼堪除。

【详注】 蔓荆子味苦气轻上行，辛散苦泄微寒，善散头面之邪，长于治疗风热感冒头痛及风热上攻所致目赤肿痛、目昏多泪；又辛散祛风止痛，可治风湿痹痛、四肢拘挛不得屈伸。

蔓荆子为马鞭草科植物单叶蔓荆或蔓荆的成熟果实。味辛、苦，性微寒。归膀胱、肝、胃经。功能疏散风热，清利头目。本品药性升发，主散头面之邪，有祛风止痛、清利头目之效，善治风热上攻所致头痛目赤及风湿痹痛、筋脉拘挛等。

【应用】

1. 风热感冒，头昏头痛 本品辛能散风，微寒清热，轻浮上行，解表之力较弱，偏于清利头目，故风热感冒而头昏头痛者较为多用，常与薄荷、菊花等同用。若风邪上攻之偏头痛，常配伍川芎、白芷、细辛等同用。

2. 目赤肿痛　本品辛散苦泄微寒，功能疏散风热，清利头目，可用治风热上攻，目赤肿痛、目昏多泪，常与菊花、蝉蜕、白蒺藜等同用。

此外，取本品祛风止痛之功，也可用治风湿痹痛，每与羌活、独活、川芎、防风等同用，如羌活胜湿汤。

【用法用量】煎服，5～10g。

【使用注意】血虚有火之头痛目眩及胃虚者慎服。

【现代研究】

1. 化学成分：含茨烯、蒎烯，并含蔓荆子黄素、脂肪油、生物碱和维生素 A 等成分。

2. 药理作用：可镇静、止痛、退热、抗菌、抗病毒；尚具有增进外周和内脏微循环的作用。

柴　胡

【原文】柴胡味苦，能泻肝火，寒热往来，疟疾均可。

【详注】柴胡味苦，具有良好的疏散解表退热之效，主入肝经，能条达肝气，疏肝解郁，使郁开火泻，用治表证发热及肝气郁滞或肝胆郁热等证；又芳香疏泄，善疏散少阳半表半里之邪，为治寒热往来之少阳证的主要药物。亦为治疗疟疾寒热的常用药。

柴胡为伞形科植物柴胡（北柴胡）或狭叶柴胡（南柴胡）的根。味苦、辛，性微寒。归肝、胆经。功能解表退热，疏肝解郁，升举阳气。本品辛散苦泄，微寒退热，善于解表退热和疏散少阳半表半里之邪，用治外感表证发热及伤寒邪在少阳寒热往来之证，乃治少阳证之要药；又辛行苦泄，性善条达肝气，疏肝解郁，治疗肝郁气滞证；能升举脾胃清阳之气，可用治中气不足，气虚下陷，脏器脱垂。此外，本品还可退热截疟，又为治疗疟疾寒热的常用药。现代用柴胡制成的单味或复方注射液，对于外感发热有较好的解表退热作用。

【应用】

1. 表证发热　本品善于祛邪解表退热，外感表证发热无论风热、风寒表证皆可用之，具有较好的解表退热作用。若外感风寒，入里化热者，多与葛根、黄芩同用，如柴葛解肌汤。

2. 少阳证　本品主入少阳胆经，善疏散少阳半表半里之邪，常与黄芩同用，共收和解少阳之功，用治伤寒邪在少阳之寒热往来者，如小柴胡汤。

3. 肝郁气滞　本品味辛善条达肝气，疏肝解郁，常用治肝失疏泄、气机郁阻者，如柴胡疏肝散；若肝郁血虚，脾失健运者，常与健脾养血药同用，如逍遥散。

4. 气虚下陷，脏器脱垂　本品善升举脾胃清阳之气，常与补气升阳药同用，用治中气不足、气虚下陷所致之证，如补中益气汤。

【用法用量】煎服，3～10g。解表退热宜生用，疏肝解郁宜醋炙，升阳可生用或酒炙。

【使用注意】本品性升散，古人有"柴胡劫肝阴"之说，阴虚阳亢、肝风内动、阴虚火旺及气机上逆者忌用或慎用。

【现代研究】

1. 化学成分：柴胡根含α－菠菜甾醇、春福寿草醇及柴胡皂苷 a、柴胡皂苷 c、柴胡皂苷 d，另含挥发油等。狭叶柴胡根含柴胡皂苷 a、柴胡皂苷 c、柴胡皂苷 d 及挥发油、柴胡醇、春福寿草醇、α－菠菜甾醇等。

2. 药理作用：可解热、抗病原微生物、抑制结核杆菌、抑制感冒病毒、抗炎、增强免疫功能、镇静、镇痛、镇咳、保肝、利胆、降血脂、兴奋肠平滑肌、抑制胃酸分泌、抗溃疡；有抗肿瘤、抗辐射及影响机体物质代谢，如促进蛋白的合成等作用。

升　麻

【原文】升麻性寒，清胃解毒，升提下陷，牙痛可逐。

【详注】升麻辛甘微寒，性能升散，善入阳明经，可发表退热，泄热解毒，又具升散之力，善清阳明热毒，适用于阳明经头痛及胃火上攻之牙龈肿痛、口舌生疮之证；入脾胃经，引清阳之气上升，为升阳举陷的要药，可治气虚下陷的脱肛、子宫脱垂等。

升麻为毛茛科植物大三叶升麻、兴安升麻或升麻的根茎。味辛、微甘，性微寒。归肺、脾、胃、大肠经。功能解表透疹，清热解毒，升阳举陷。本品主入肺、胃经，功善升散解表透疹，主要用于麻疹不透及阳明经头痛；入脾胃经，长于升举清阳之气，为治疗中气不足、气虚下陷所致脏器脱垂证之要药；以清热解毒功效见长，为清热解毒之良药，可用治热毒所致的多种病证。因其尤善清解阳明热毒，故胃火炽盛成毒的牙龈肿痛、口舌生疮、咽肿喉痛及皮肤疮毒等尤为多用。

【应用】

1. 外感表证 本品辛散微寒，有发表退热之功，多用治疗风热感冒，温病初起，发热、头痛等，可与桑叶、菊花、薄荷、连翘等同用；治风寒感冒，恶寒发热、无汗、头痛、咳嗽者，常配伍麻黄、紫苏、白芷等同用。

2. 麻疹不透 本品外散表邪，内清热毒而透发麻疹，用治麻疹初起，风热外束，热毒内炽而致疹邪透发不畅，常与葛根、白芍、甘草等同用，如升麻葛根汤。

3. 齿痛口疮，咽喉肿痛 本品性寒，为清热解毒之良药，可用治热毒所致的多种病证。因其善清解阳明热毒，故胃火炽盛者尤为多用，常伍以清热泻火之品生石膏、黄连等，如清胃散。

4. 气虚下陷，脏器脱垂 本品清轻上升，善引脾胃清阳之气上升，其升提之力较柴胡为强，常配黄芪、人参、柴胡等以补气升阳，用治中气不足、气虚下陷所致之证，如补中益气汤。

【用法用量】煎服，3～10g。发表透疹、清热解毒宜生用，升阳举陷宜蜜炙用。

【使用注意】麻疹已透、阴虚火旺及阴虚阳亢者均当忌用。

【现代研究】

1. 化学成分：含升麻碱、水杨酸、咖啡酸、阿魏酸、鞣质等；兴安升麻含升麻苦味素、升麻醇、升麻醇木糖苷、北升麻醇、异阿魏酸、齿阿米素、齿阿米醇、升麻素、皂苷等成分。

2. 药理作用：有抗病原微生物、解热、抗炎、镇痛、抗惊厥、抑制血小板聚集、减慢心率、降低血压、抑制肠管和妊娠子宫痉挛等作用。

葛 根

【原文】葛根味甘，祛风发散，温疟往来，止渴解酒。

【详注】葛根味甘辛，能发散表邪，有良好的解肌退热作用，又善走阳明经，用治外感表证见项背强痛；又甘而质润，主升脾胃清阳之气而达到生津止渴、止泻之功，用治热病烦渴、消渴、热泄热痢及脾虚泄泻等证；同时清阳得升则助脾运湿，善于解酒，可治饮酒过度。

葛根为豆科植物野葛或甘葛藤的根。别名粉葛根、甘葛根。味甘、辛，性凉。归脾、胃经。功能解肌退热，透疹，生津止渴，升阳止泻。本品主入脾、胃经，功善解肌退热，透发麻疹，为解肌之代表药，用治表证发热，无汗头痛、项背强痛之要药；又可治麻疹初起，表邪外束，疹出不畅；于清热之中，又能鼓舞脾胃清阳之气上升，而有生津止渴之功，用治热病津伤口渴及消渴病；能升发清阳，鼓舞脾胃清阳之气上升而奏止泻痢之效，用治泻痢及脾虚泄泻之证，然本品性凉，恐伤脾胃之阳，故当取煨品。

【应用】

1. 表证发热，项背强痛　本品具有发表解肌退热之功，故外感表证发热兼项背强痛者，无论风寒与风热，均可用之。

2. 麻疹不透　本品发表散邪，有透发麻疹之功，用治麻疹初起，表邪外束，疹出不畅者，常与升麻、芍药等同用。

3. 热病口渴及消渴证　本品甘凉，既可清热，又能生津止渴。用治热病津伤口渴，常与芦根、天花粉等同用；治内热消渴，常与乌梅、麦冬等同用，如玉泉丸。

4. 热泻热痢，脾虚泄泻　本品能升发清阳，鼓舞脾胃清阳之气上升而奏止泻痢之效。用治表证未解，邪热入里，身热下利或湿热泻痢，常与黄芩、黄连配用，如葛根芩连汤；配伍补气健脾药，亦可治脾虚泄泻。

此外，本品味甘能解酒毒，可用治酒毒伤中，恶心呕吐，脘腹痞满；又味辛能行，能通经活络，用治中风偏瘫，胸痹心痛，眩晕头痛等。

【用法用量】煎服，10～15g。解肌退热、透疹、生津宜生用；升阳止泻宜煨用。

【现代研究】

1. 化学成分：含大豆苷、大豆苷元、葛根素等黄酮类物质，及大豆素－4，7－二葡萄糖苷、葛根素－7－木糖苷、葛根醇、葛根藤素、异黄酮苷和淀粉。

2. 药理作用：解热、降血压、降血脂；对内脏平滑肌有收缩或舒张作用；改善微循环，抑制血小板聚集，对抗垂体后叶素引起的急性心肌缺血，扩张冠脉血管和脑血管，增加冠脉血流量和脑血流量，降低心肌耗氧量，抗心律失常。另外，还能促进学习记忆。

附药：葛花

葛花为豆科多年生落叶藤本植物葛的未开放花蕾。别名葛条花。味甘，性平。

归脾、胃经。功效解酒毒，醒脾和胃。主要用治饮酒过度所致的头痛头昏、烦渴、呕吐、胸膈饱胀等症。煎服3～15g；或入丸散。

淡豆豉

【原文】淡豆豉寒，能除懊憹，伤寒头痛，兼理瘴气。

【详注】淡豆豉性寒凉，质轻辛散，具有解表发汗、清除烦热之功，用治外感表证或温病初起，寒热头痛、胸闷不舒及邪热内郁、胸中虚烦之不眠证。此外，兼有解暑辟秽之效，可治暑秽夹湿、湿热瘴气等证。

淡豆豉为豆科植物大豆的成熟种子发酵加工品。味苦、辛，性凉。归肺、胃经。功能解表除烦，宣发郁热。本品辛散，疏风透邪，无论风寒或风热表证均可用之，且发汗解表之力颇为平稳，有发汗而不伤阴之说；又具宣郁透热除烦之效，用治热郁不透之证。

【应用】

1. 外感表证　本品辛散轻浮，发汗解表之力颇为平稳，无论风寒、风热表证，皆可配伍使用。用治风热感冒，或温病初起，发热、微恶风寒、头痛口渴，咽痛等症，常与金银花、连翘、薄荷、牛蒡子等同用，如银翘散；若风寒感冒初起，恶寒发热、无汗、头痛、鼻塞等症，常配葱白，如葱豉汤。

2. 热病烦闷　本品辛散苦泄性凉，既能透散外邪，又能宣散邪热、除烦，常与清热泻火除烦的栀子同用，治疗外感热病，邪热内郁胸中所致的心中懊恼、烦热不眠，如栀子豉汤。

【用法用量】煎服，10～15g。传统认为：本品以桑叶、青蒿发酵者多用治风热感冒，热病胸中烦闷之症；以麻黄、紫苏发酵者，多用治风寒感冒头痛。

【使用注意】凡寒邪入里，直入三阴经者应禁用。

【现代研究】

1. 化学成分：含脂肪、蛋白质、酶类、糖类及胡萝卜素、烟酸等成分。

2. 药理作用：有微弱的发汗作用，并有解热、健胃、助消化的作用。

大豆卷

【原文】豆卷甘平，内清湿热，外解表邪，湿热最宜。

【详注】大豆卷味甘，性平。善清利湿热，又可发汗解表，多用于治疗暑湿感冒、湿温初起，湿热内蕴，发热汗少、胸闷不舒等症。

大豆卷为豆科大豆属植物大豆的种子，浸水湿润发芽后晒干而得。味甘、淡，性平。归脾、胃、肺经。功能解表祛暑，清热利湿。本品有良好的清热利湿作用，且性味甘平，无性寒伤阳之弊，适用于暑湿、湿温初起，湿热内蕴所致发热汗少，恶寒身重，胸闷苔腻等症。本品以清水制者，名清水豆卷，长于清热利湿；用麻黄水制者，名大豆黄卷，偏于发汗解表。

【应用】

1. 暑湿感冒，湿温初起　本品为发表之轻剂，外可透发表邪，内可化除水湿，用于湿热兼有表证者，见发热汗少、恶寒、身重、胸闷、苔腻等症，常与藿香、佩兰等配伍应用。

2. 湿热内蕴，发热烦躁、胸闷不舒、身重体痛等　豆卷善于通达宣利，用于湿温、暑湿等湿热病证，每与茯苓、滑石、黄芩等配伍应用。

【用法用量】煎服，10～15g。

【现代研究】

1. 化学成分：含蛋白质、脂肪和糖类，以及胆碱、黄嘌呤、次黄嘌呤、胡萝卜素、钙、钾、硅、多种氨基酸等成分。

2. 药理作用：具有抑菌作用，对肺炎球菌、金黄色葡萄球菌等均有抑制作用，亦有一定的抗病毒作用。

浮　萍

【原文】浮萍辛寒，发汗利尿，透疹散邪，退肿有效。

【详注】浮萍辛散透表，性凉泄热，有发汗解表、利尿退肿之功，可治风热表证、发热无汗或小便不通、水肿等症。又辛散祛风止痒，用治麻疹不透、风疹瘙痒等症。

浮萍为浮萍科植物紫萍的全草。别名水萍、水白、水苏。味辛，性寒。归肺、膀胱经。功能疏散风热，透疹止痒，利尿消肿。本品性味辛寒，善通毛窍，可解表发汗，疏散风热，利水消肿，古有"发汗胜于麻黄，利水捷于通草"之说，为解表发汗之良药，适用于外感风热、温病初起之发热无汗之症或外感风热兼水肿、小便不利者。此外，尚有祛风止痒、透发斑疹的作用，寒可祛热，亦为散热透疹之良药，可治麻疹不透、风疹瘙痒、疥癣等。

【应用】

1. 风热感冒　本品辛寒，质轻上浮，有宣肺发汗、疏散风热之功，宜于风热感冒见发热无汗等症，可与薄荷、蝉蜕、连翘等同用；若风寒感冒，恶寒无汗，亦可与麻黄、香薷、羌活等同用。

2. 麻疹不透　本品辛散，能疏散风热，解表透疹。用于麻疹初起，疹出不畅，常与薄荷、蝉蜕、牛蒡子等同用。

3. 风疹瘙痒　本品辛散，具有祛风止痒之功，可用治风邪郁闭肌表，风疹瘙痒。偏于风热者，多与蝉蜕、薄荷、牛蒡子等同用；偏于风寒者，多与麻黄、防风、荆芥等同用。

4. 水肿尿少　本品上可开宣肺气而发汗透邪，下可通调水道而利尿消肿，故用以治疗水肿尿少兼风热表证者为宜，可单用，或与麻黄、连翘、冬瓜皮等同用。

【用法用量】煎服，3～10g。外用适量，煎汤浸洗。

【使用注意】表虚自汗者不宜使用。

【现代研究】

1. 化学成分：含红草素、牡荆素、异牡荆素等黄酮类化合物。此外，还含有胡萝卜素、叶黄素、醋酸钾、氯化钾、碘、溴代脂肪酸、蛋白质及氨基酸等成分。

2. 药理作用：能利尿、强心、收缩血管、升压。此外，尚有解热、抑菌及抗疟作用。

木　贼

【原文】木贼味甘，祛风退翳，能止月经，更消积聚。

【详注】木贼味甘，轻清宣上，具疏散风热、明目退翳之效，可治外感风热、目赤多泪、翳膜遮睛等目疾。此外，本品还有止血之功，能消瘀血积聚，用治肠风下血、妇科出血及其他出血证。

木贼为木贼科植物木贼的地上部分。味甘、苦，性平。归肺、肝经。功能疏散风热，明目退翳。本品功善明目退翳，为明目佳品，亦有疏散风热之效，一般风热感冒较少用之，而多用于风热上攻于目之证。兼有止血作用，与他药配伍可治诸出血证。

【应用】

1. 风热目赤，迎风流泪，目生翳障　本品功能疏散风热，明目退翳，主要用于风热上攻于目，目赤肿痛，多泪，目生翳障，常与蝉蜕、谷精草、菊花等同用；若肝热目赤，可与决明子、夏枯草、菊花等同用。

2. 出血证　本品兼有止血作用，但药力薄弱，较少单独使用，宜与其他止血药配伍治疗出血证。治疗肠风下血，可与槐角、荆芥等配伍；或用本品配伍黄柏、益母草、五倍子等，研末，外用或内服，治疗外伤出血、消化道出血、妇科出血等。

【用法用量】煎服，3~10g。

【使用注意】气虚、血虚目疾者应慎用。

【现代研究】

1. 化学成分：含挥发油、黄酮及犬问荆碱、山柰酚、果糖等成分。

2. 药理作用：有较明显的扩张血管、降压作用，并能增加冠状动脉血流量，使心率减慢。此外，还有预防动脉粥样硬化斑块形成、抑制中枢神经、镇静、抗炎及利尿等作用。

【小结】

表1-1 解表药简表

药名	性味归经	功效	主治	性能作用特点
麻黄	辛、微苦，温。归肺、膀胱经	发汗解表，宣肺平喘，利水消肿	风寒表实证；咳嗽气喘；风水水肿	辛温峻烈，发汗力强，又宣肺平喘、利水消肿
桂枝	辛、甘，温。归心、肺、膀胱经	发汗解肌，温经通脉，助阳化气	风寒表虚、表实证；阳气凝滞诸证	甘温助卫阳，又温经通阳
紫苏	辛，温。归肺、脾经	解表散寒，行气宽中，解鱼蟹毒	风寒感冒；脾胃气滞证；鱼蟹中毒	外散风寒，内行脾肺气滞，又安胎
生姜	辛，温。归肺、脾、胃经	解表散寒，温中止呕，温肺止咳，解毒	风寒感冒；胃寒呕吐，脾胃寒证；肺寒咳嗽	解表力弱，又温中止呕，温肺止咳
香薷	辛，微温。归肺、脾、胃经	发汗解表，化湿和中，利水消肿	风寒感冒，水肿脚气	外散风寒、祛暑内化湿浊、和中，又利水消肿
荆芥	辛，微温。归肺、肝经	祛风解表，透疹消疮，止血	外感表证；麻疹、风疹；疮疡初起；吐衄下血	辛而不烈，微温不燥，善祛风邪而解表，又透疹，消疮，炒炭止血

续表

药名	性味归经	功效	主治	性能作用特点
防风	辛、甘，微温。归膀胱、肝、脾经	祛风解表，胜湿止痛，止痉	外感表证；风疹瘙痒；风湿痹痛；破伤风证	甘缓不峻，善祛风，又胜湿止痛，止痉
羌活	辛、苦，温。归膀胱、肾经	解表散寒，祛风胜湿，止痛	风寒感冒；风寒湿痹	主散肌表游风及寒湿之邪，又止痛
白芷	辛，温。归肺、胃、大肠经	解表散寒，祛风止痛，通鼻窍，燥湿止带，消肿排脓，祛风止痒	风寒感冒；头痛、牙痛、鼻渊；带下证；疮痈肿毒	辛香温燥，散风寒，通窍止痛，燥湿止带，消肿排脓
细辛	辛，温。有小毒。归肺、肾、心经	解表散寒，祛风止痛，通窍，温肺化饮	风寒感冒；头痛、牙痛、痹痛；鼻渊；寒饮咳喘	有小毒，辛温性烈，善走窜，入肾经，散在表及阴经寒邪；化寒饮，通鼻窍，止痛
藁本	辛，温。归膀胱、肝经	祛风散寒，除湿止痛	风寒感冒，颠顶疼痛；风寒湿痹	祛风散寒，胜湿止痛
苍耳子	辛、苦，温。有毒。归肺经	发散风寒，通鼻窍，祛风湿，止痛	风寒感冒；鼻渊；风湿痹痛	祛风散寒除湿，通窍止痛
辛夷	辛，温。归肺、胃经	发散风寒，通鼻窍	风寒感冒；鼻渊	散风寒，通鼻窍
葱白	辛，温。归肺、胃经	发汗解表，散寒通阳	风寒感冒；阴盛格阳证	发汗力较弱，适于风寒感冒轻证，又通阳散寒
胡荽	辛，温。归肺、胃经	发表透疹，开胃消食	麻疹不透；饮食不消，纳食不佳	辛温香散，能发散风寒、透疹，又开胃消食

续表

药名	性味归经	功效	主治	性能作用特点
西河柳	辛，平。归肺、胃、心经	发表透疹，祛风除湿	麻疹不透，风疹瘙痒；风湿痹痛	辛散透发，功专发表透疹，又祛风除湿
薄荷	辛，凉。归肺、肝经	疏散风热，清利头目，利咽，透疹，疏肝行气	风热感冒；头痛目赤咽肿；麻疹风疹；肝郁气滞证	轻扬上浮，散风热力强，又清头目，利咽，透疹，疏肝解郁
牛蒡子	辛、苦，寒。归肺、胃经	疏散风热，宣肺祛痰，利咽透疹，解毒散肿	风热感冒；麻疹，风疹；痈肿疮毒	外散风热，内解热毒，又利咽，透疹
蝉蜕	甘，寒。归肺、肝经	疏散风热，利咽开音，透疹，明目退翳，息风止痉	风热感冒，咽痛音哑；麻疹，风疹；目赤翳障；急慢惊风，破伤风	宣肺利咽开音，入肝经，凉肝明目退翳，止痉，又透疹止痒
桑叶	甘、苦，寒。归肺、肝经	疏散风热，清肺润燥，清肝明目	风热感冒，温病初起；目赤昏花，肺热燥咳；出血证	清肺热，润肺燥，又平肝、清肝，凉血
菊花	辛、甘、苦，微寒。归肺、肝经	疏散风热，清肝明目，平抑肝阳，清热解毒	风热感冒；目赤昏花；疮痈肿毒；肝阳上亢	入肝经，清肝、养肝、平肝，又清热解毒
蔓荆子	辛、苦，微寒。归膀胱、肝、胃经	疏散风热，清利头目	风热感冒，头昏头痛；目赤肿痛	主散头面之邪，清利头目，又祛风止痛
柴胡	苦、辛，微寒。归肝、胆经	解表退热，疏肝解郁，升举阳气	表证发热；少阳证；肝郁气滞证；脏器脱垂	透达少阳之邪，善疏肝解郁，又升举阳气

续表

药名	性味归经	功效	主治	性能作用特点
升麻	辛、微甘，微寒。归肺、脾、胃、大肠经	解表透疹，清热解毒，升阳举陷	外感表证；麻疹；热毒证；脏器脱垂	升散力强，升阳举陷，又透疹，解毒
葛根	甘、辛，凉。归脾、胃经	解肌退热，透疹，生津止渴，升阳止泻	表证发热，项背强痛；麻疹；泻痢；津伤口渴	药性平和，解表又生津，透疹，升阳止泻
淡豆豉	苦、辛，凉。归肺、胃经	解表除烦，宣发郁热	外感表证；热病烦闷	辛散疏风透邪，发汗而不伤阴，长于宣郁透热除烦
大豆卷	味甘、淡，性平。归脾、胃、肺经	解表祛暑，清热利湿	湿温、暑湿初起；湿热内蕴、烦热胸闷	性味甘平，善清热利湿，又无性寒伤阳之弊
浮萍	味辛，性寒。归肺、膀胱经	疏散风热，透疹止痒，利尿消肿	风热感冒；风疹，麻疹；水肿尿少	性味辛寒，善通毛窍，解表利水，乃解表发汗，散热透疹之佳品
木贼	味甘、苦，性平。归肺、肝经	疏散风热，明目退翳	风热目赤，目生翳障；出血证	疏散风热，善明目退翳，又止血

（常惟智、旺建伟）

第二章 清热药

凡以清解里热、治疗里热证为主要作用的药物，称为清热药。

本类药物药性寒凉，具有清热泻火、燥湿、凉血、解毒及清虚热等作用，主要适用于治疗外感热病、高热烦渴、湿热泻痢、淋证、带下、黄疸等，以及热入营血、温毒发斑、痈肿疮毒、阴虚发热等里热证。

石　膏

【原文】石膏大寒，能泻胃火，发渴头疼，解肌立妥。

【详注】石膏性大寒，善清泄肺胃二经气分实热，并能除烦止渴，适用于温热病邪在气分之烦渴，以及胃火上炎之头痛等证。味辛以解肌，能外解肌表之热，内清肺胃之火，但重在清解。

石膏为含水硫酸钙纤维状结晶聚合体的矿石。味辛、甘，性大寒。归肺、胃经。功能清热泻火，除烦止渴，煅后外用收湿，敛疮，生肌，止血。本品清热泻火，其药性大寒，长于辛透邪热，有良好的退热作用，历代作为清泄气分热邪之首选药物。又清肺热，用治热邪郁肺、肺气上逆之气急喘促者；清胃热，用于胃火上炎所致的头痛、咽肿、口疮及消渴等。煅后研末外用，有收湿敛疮、止血作用，可促进疮面的愈合，用于疮疡不敛、湿疹浸淫、水火烫伤及外伤出血等。

历代大多认为本品入药宜打碎先煎，然目前也有认为不宜先煎者。持不宜先煎观点者认为，本品退热的主要成分在 30~40℃ 时其溶解度最大，随着温度升高，石膏的溶解度变小，从而影响其退热的疗效。

【应用】

1. 气分实热证 本品性寒清热泻火，辛寒解肌透热，甘寒清胃热、除烦渴，为清泄肺胃气分实热之要药。治温热病气分实热，症见壮热、烦渴、汗出、脉洪大者，常与知母相须为用，如白虎汤。若配清热凉血之玄参等，可治温病气血两燔，症见神昏谵语、发斑者，如化斑汤。

2. 肺热咳嗽 本品辛寒入肺经，善清肺经实热。常配麻黄、杏仁等同用，如麻杏甘石汤。

3. 胃火牙痛 本品能清泻胃火。常配黄连、升麻等同用，如清胃散。

4. 溃疡不敛，湿疹瘙痒，水火烫伤，外伤出血 煅石膏外敷，可清热收湿、敛疮生肌、止血。

【用法用量】煎服，15～60g，宜打碎先煎。内服宜生用；外用多火煅研末。

【使用注意】脾胃虚寒及阴虚内热证忌用。

【现代研究】

1. 化学成分：生品主要化学成分是含水硫酸钙。此外尚含少量硅酸、氢氧化镁、硫化物及微量铁、锰、铜等元素。煅石膏为无水硫酸钙。

2. 药理作用：有解热、抗炎、抗病毒、增强免疫功能、利尿、降血糖、促进胆汁排泄、促进骨缺失愈合等作用；小剂量兴奋心脏，而大剂量则有抑制作用；提高肌肉和外周神经的兴奋性。

寒水石

【原文】寒水石咸，能清大热，兼利小便，又能凉血。

【详注】寒水石味咸、性大寒，功能清热泻火，兼能利尿凉血。

寒水石为硫酸盐类矿物芒硝的天然结晶体，又称凝水石、盐精石。味辛、咸，性寒。归心、胃、肾经。功能清热泻火。本品用治温热病邪在气分之壮热烦渴及热陷心包，多与石膏等配伍同用。外用能清热泻火而消肿止痛，可用治热毒疮肿、丹毒、烫伤、风热火眼、咽喉肿痛、口舌生疮等。

近代寒水石药材有红石膏和方解石两种。北方习用红石膏，主含硫酸钙，杂质较多，其功效与石膏相似；南方习用方解石，主含碳酸钙，其功效较石膏力弱。

【应用】

1. 热病烦渴，癫狂 本品入心经能清泻心火以除烦，入胃经而清泻胃火以止渴，故可用治温热病邪在气分，壮热烦渴者，常配石膏、滑石用，如三石汤。用治伤寒阳明热盛之癫狂，多配黄连、甘草等同用。

2. 口疮，热毒疮肿，丹毒，烫伤 本品清热泻火，可用治热毒疮疡等。多外用研末撒敷或香油调涂。

【用法用量】煎服，10～15g。打碎先煎。外用适量。

【使用注意】脾胃虚寒者慎用。

【现代研究】

化学成分：本品主含硫酸钙（$CaSO_4 \cdot 2H_2O$）或碳酸钙（$CaCO_3$）。

知　母

【原文】知母味苦，热渴能除，骨蒸[①]有汗，痰咳皆舒。

【详注】知母味苦，具有清热泻火、滋阴润肺的作用，为清气分实热常用之品，用治温热病高热烦渴，肺热咳嗽等。又退热除蒸，可用治阴虚火旺所致的潮热骨蒸、五心烦热、盗汗、消渴等。

注：①骨蒸：热在骨中，其发热自骨髓蒸发而出，所以叫"骨蒸"，是肾阴亏损到一定程度时出现的一种虚热。

知母为百合科草本植物知母的根茎。味苦、甘，性寒。归肺、胃、肾经。功能清热泻火，滋阴润燥。本品苦寒清热，甘寒滋润，善入肺胃二经以清热泻火。其清泄气分实热的功效与石膏相似，亦为治疗温热病气分热邪亢盛所致的高热不退、汗出、心烦、口渴、脉洪大有力等症的常用药。入肺经，清肺热，滋肺阴，润肺燥，用治肺热咳嗽及阴虚燥咳。入胃经，苦寒能清胃火，存津液；其甘寒之性，又可滋养胃阴，生津止渴，用治津伤口渴及消渴证。既滋肾阴，又退虚热，清降相火以坚阴，用于肾阴不足，虚火内生，症见骨蒸潮热、虚烦、盗汗、遗精等。

【应用】

1. 气分实热证 本品苦、甘，性寒质润，功能清热泻火除烦，生津润燥止渴。常与石膏相须为用，如白虎汤。

2. 肺热咳嗽，阴虚燥咳 本品清肺热、养肺阴、润肺燥。常配贝母同用，如二母散。

3. 消渴证 本品甘寒质润，能滋阴润燥，生津止渴。常配天花粉、葛根等同用，如玉液汤。

4. 骨蒸潮热 本品盐制入肾经，滋肾阴、泻肾火、退骨蒸。常配黄柏、地黄等同用，如知柏地黄丸。

【用法用量】煎服，6～12g。滋阴降火宜盐水炒用。

【使用注意】本品性寒质润，有滑肠之弊，故脾虚便溏者不宜用。

【现代研究】

1. 化学成分：含多种甾体皂苷，芒果苷、异芒果苷等，以及多糖、鞣质、黏液质、烟酸、胆碱等成分。

2. 药理作用：具有抗肝炎病毒等病原微生物、解热、祛痰、抗炎、利尿、利胆、保护心肌、调节甲状腺素的分泌、降血糖、抑制血小板聚集、抗肿瘤、抑制免疫功能、改善学习记忆等作用。

芦 根

【原文】芦根甘寒，清热生津，烦渴呕吐，肺痈尿频。

【详注】芦根味甘、性寒，具有清热生津、止呕、除烦的作用。常用治热病烦渴、肺痈、消渴证；也可用于胃热呕吐及湿热淋证，尿频尿痛等。

芦根为禾本科草本植物芦苇的根茎。味甘，性寒。归肺、胃经。功能清热生津，除烦止呕。本品具清气分热邪之功，有退热、除烦、止渴之效，可用于温热病气分热证或表热证高热、汗出、烦渴者。然其作用缓和，只宜作为辅助药使用。既清泄胃热，又生津止渴、和胃止呕，对于胃热伤津之口渴多饮及胃热上逆之呕逆病证，均可使用。清肺热，且有一定的祛痰、排脓之功，用治肺热咳嗽痰多或肺痈咳吐脓痰。此外，本品略有利尿作用，可用于湿热淋证及湿热水肿、小便短赤。

芦苇的嫩茎称为苇茎或芦茎，其性能、功用、用法用量均与芦根相同，然苇茎更长于清肺排脓，多用于肺痈。

【应用】

1. 热病烦渴 本品性味甘寒，既能清透肺胃气分实热，又能生津止渴、除烦。常配麦冬、天花粉等同用。

2. 胃热呕逆 本品能清胃热而止呕逆。常配竹茹、生姜汁等同用。

3. 肺热咳嗽，肺痈吐脓 本品清透肺热，祛痰排脓。用治肺热咳嗽，常配黄芩、浙贝母、瓜蒌等同用；若治风热咳嗽，可配桑叶、菊花、苦杏仁等同用，如桑菊饮；若治肺痈吐脓，则多配薏苡仁、冬瓜仁等同用，如苇茎汤。

4. 热淋涩痛 本品功能清热利尿。常配白茅根、车前子等同用。

【用法用量】煎服，15～30g，鲜品 30～60g。或捣烂取汁服。

【使用注意】脾胃虚寒证慎用。

【现代研究】

1. 化学成分：主含多聚醇、甜菜碱、天门冬酰胺、游离脯氨酸等，还含有蛋白质、薏苡素、黄酮类、首蓿素及维生素等成分。

2. 药理作用：具有解热、镇痛、镇静、抗氧化、增强免疫、抑制 β-溶血性链球菌、止吐、降血压、降血糖、镇咳、溶解胆结石、抑制骨骼肌和消化道平滑肌收缩等作用。

天花粉

【原文】天花粉寒，止渴祛烦，排脓消毒，善除热痰。

【详注】天花粉性寒，具有清热生津、消肿排脓的作用。其养阴生津力强，常用治燥热咳嗽、消渴证，或热病津伤烦渴之证；能活血解毒排脓，可用治痈肿疮毒。

天花粉为葫芦科草本植物栝楼或双边栝楼的根。味甘、微苦，性微寒。归肺、胃经。功能清热生津，清肺润燥，解毒消痈。本品清泄气分实热之力较弱，但长于生津止渴，故多用于温热病气分热证烦渴或表热证而见口渴者；又能清泄胃热，故亦常用于胃热口渴及消渴；能清肺热，润肺燥，用于肺热燥咳，干咳或痰少而黏，或痰中带血等。此外，本品略有清解热毒和活血之力，可收消肿排脓之效，用治热毒炽盛，疮痈红肿热痛者，内服与外敷均可；脓成难溃者，可与益气、补血、活血药同用，以托毒排脓。

【应用】

1. 热病口渴，消渴多饮 本品既能清肺胃二经实热，又能生津止渴。用治热病烦渴，可配芦根、麦冬等同用；用治燥伤肺胃，咽干口渴，配沙参、麦冬、玉竹等同用，如沙参麦冬汤。

2. 肺热燥咳 本品既能泻火以清肺热，又能生津以润肺燥。可配天冬、麦冬、生地黄等同用。

3. 痈肿疮疡 本品既能清热泻火而解毒，又能消肿排脓以疗疮。用治疮疡初起，热毒炽盛，未成脓者可使消散，脓已成者可溃疮排脓，常与金银花、白芷、皂角刺等同用，如仙方活命饮。

【用法用量】 煎服，10～15g。外用适量。

【使用注意】 孕妇慎用。反乌头。

【现代研究】

1. 化学成分：含有淀粉、皂苷、多糖、氨基酸、酶类和一定量的蛋白质，其中含有一种蛋白质为天花粉蛋白，另含有栝楼酸、胆碱及甾醇类。

2. 药理作用：具有抗病原微生物、抗肿瘤、抑制蛋白质的生物合成、调节免疫、抑制艾滋病毒复制等作用；对高血糖小鼠有明显的降糖作用；天花粉蛋白有致流产、抗早孕作用。

竹 叶

【原文】 竹叶味甘，退热安眠，化痰定喘，止渴消烦。

【详注】 竹叶味甘性寒，具有清热除烦，清利小便的作用，能导火热下行而从小便出。常用治温热病发热、口渴、心烦、口舌生疮、小便短赤等。但药力较薄弱，一般仅作为辅助药物使用。

竹叶为禾本科多年生常绿灌木或乔木植物淡竹的叶。味甘、辛、淡，性寒。归心、胃、小肠经。功能清热泻火，除烦，生津，利尿。本品甘辛性寒，入胃经，能清泄气分实热，并有一定的解热作用，故宜于温热病邪入于气分的高热、汗出、烦渴等。上清心火，下利小便，可使心与小肠之热从小便排出，故可用治心火亢盛之心胸烦热，舌尖红赤，口舌生疮；或心热下移小肠的小便赤涩、尿道灼痛等。

【应用】

1. 热病烦渴 本品长于清心泻火以除烦，并能清胃生津以止渴，用治热病伤津，烦热口渴，常配石膏、知母、玄参等同用，如清瘟败毒饮；用治热病后期余热未清，气津两伤之证，常配人参、麦冬等同用，如竹叶石膏汤；用治外感风热，烦热口渴，常配金银花、连翘、薄荷等同用，如银翘散。

2. 口疮尿赤 本品上能清心火，下能利小便，用治心火上炎之口舌生疮或心火移热于小肠之小便短赤涩痛，常配木通、生地黄等同用，如导赤散。

【用法用量】煎服，6~15g，鲜品 15~30g。

【使用注意】阴虚火旺之骨蒸潮热者不宜使用。

【现代研究】

1. 化学成分：含黄酮类、多糖、茶多酚、矿质元素、氨基酸等。

2. 药理作用：本品煎剂对金黄色葡萄球菌、铜绿假单胞菌有抑制作用。还具有抗炎、抗过敏、抑制病毒、抗氧化物、保护心脑血管、抗衰老、抗疲劳、提高机体免疫力等作用。

附药：竹叶卷心

竹叶卷心为禾本科多年生常绿灌木或乔木植物淡竹卷而未放的幼叶。性味、功效、主治及用法用量同竹叶。其清泻心火作用更强，多用于温热病邪陷心包，神昏谵语之证，常配玄参、莲子心、连翘心等同用，如清宫汤。

栀 子

【原文】栀子性寒，解郁除烦，吐衄胃痛，火降小便。

【详注】栀子性寒，清轻上行，善泄心膈之热，常用治热病之心胸烦闷、高热神昏等；能清利三焦之湿热、凉血止血，适用于肝胆湿热郁结之黄疸、发热、小便短赤等，以及血热妄行之出血证。

栀子为茜草科灌木植物栀子的果实。味苦，性寒。归心、肝、肺、胃、三焦经。功能泻火除烦，清利湿热，凉血解毒，消肿止痛。本品苦寒清降之性较强，能清泄气分实热，可用于温热病气分热盛，高热不退。因其长于清解心经之热毒而除烦，故对邪郁心胸之心烦郁闷、躁扰不宁者，尤为多用；能清解血分之热，有止血之功，故可用于血热妄行所致的多种出血证；能通泻三焦之火，清热解毒，可用于多种热毒病证，内服、外用均可；有较强的清利肝胆湿热作用，能利胆退黄，亦可清利膀胱湿热，用治肝胆湿热黄疸及下焦湿热淋证等。

【应用】

1. 热病烦闷　本品善清泻心火而除烦，为治热病心烦之要药，常与淡豆豉同用，如栀子豉汤；若治热病火毒炽盛，三焦俱热而见高热烦躁、神昏谵语者，配黄芩、黄连、黄柏等，如黄连解毒汤。

2. 湿热黄疸　本品有清利肝胆湿热之功。用治肝胆湿热郁蒸之黄疸、小便短赤者，常配茵陈、大黄等同用，如茵陈蒿汤。

3. 血淋涩痛　本品善清利下焦湿热而通淋，清热凉血以止血。常配木通、车前子、滑石等同用，如八正散。

4. 热证出血　本品功能清热凉血，可用治血热妄行之吐血、衄血等，常配白茅根、大黄、侧柏叶等同用，如十灰散。

5. 热毒疮疡　本品功能清热泻火，凉血解毒。常配金银花、连翘、蒲公英等同用。

此外，生栀子粉以面粉或鸡蛋清或韭菜捣烂，调敷局部，对外伤性肿痛有消肿止痛之效。

【用法用量】煎服，5～15g。栀子皮偏于达表而去肌肤之热；栀子仁偏于走里而清里热。生用走气分而泻火；炒黑则入血分而止血。

【使用注意】本品苦寒，易伤脾胃，脾虚便溏者慎用。

【现代研究】

1. 化学成分：含栀子苷，其水解产物有羟异栀子苷、山栀苷、栀子新苷等多种环烯醚萜苷类。另含 D－甘露醇、β－谷甾醇、有机酸、色素及多种矿物元素。

2. 药理作用：有解热、镇痛、镇静、抗炎、抗病原微生物、保肝、利胆、降血压及止血等作用；促进胰腺分泌，增强胰腺炎时胰腺腺细胞的抗病能力，显著增加正常肝血流量，对胃黏膜损伤具有显著的保护作用。

夏枯草

【原文】夏枯草苦，瘰疬瘿瘤，破癥①散结，湿痹能瘳。

【详注】夏枯草味苦，具有清肝火、散郁结的作用。常用治肝火上炎，目赤肿痛，痰火结聚之瘰疬、瘿瘤、痰核，及疠腮、乳痈等。

注：①癥：即癥积，指腹内有肿块，按之坚硬不移的病证。

夏枯草为唇形科草本植物夏枯草的果穗。味苦、辛，性寒。归肝、胆经。功能清肝火，散郁结。本品苦寒入肝，性能清降，宜于肝火上炎，目赤肿痛、头痛眩晕等；寒以清肝泻火，辛以散郁结，还常用于痰火郁结所致的瘰疬、瘿瘤、乳癖及热毒疮痈等。

【应用】

1. 目赤肿痛，头痛眩晕 本品苦寒主入肝经，善泻肝火以明目。用治肝火上炎，目赤肿痛，可配桑叶、菊花、决明子等同用。

2. 瘰疬，瘿瘤 本品味辛能散结，苦寒能泄热。用治肝郁化火，痰火凝聚之瘰疬，常配贝母、香附等同用。

此外，本品有清肝降压之效，常用于高血压病属肝热、阳亢之证者。

【用法用量】煎服，10～15g。或熬膏服。

【使用注意】脾胃虚弱者慎用。

【现代研究】

1. 化学成分：含夏枯草苷、齐墩果酸、熊果酸，并含游离乌索酸和齐墩果酸等有机酸。此外尚含有鞣质、芸香苷、金丝桃苷、咖啡酸、水溶性无机盐、生物碱等成分。

2. 药理作用：有降压、兴奋子宫及增强肠蠕动、抗心律失常、抗炎、降血糖、抗病毒、抗菌、抗肿瘤、免疫抑制等作用。

决明子

【原文】决明子甘，能祛肝热，目疼收泪，仍止鼻血。

【详注】决明子味甘，具有除风散热，清肝明目，润肠通便的作用。

常用治目赤，眩晕，青盲内障，也可用于肠燥、血枯便秘。

决明子为豆科草本植物决明、小决明的种子。味苦、甘、咸，性微寒。归肝、肾、大肠经。功能清肝明目，润肠通便。本品苦寒，能入肝泻火以明目；其苦寒之性不甚，兼甘润而无苦燥伤阴之弊，故为目疾常用之药物，不论是肝火目疾，还是风热目疾及肝虚目疾，均可使用。又有苦寒清降之性，能润肠通便，故多用治内热肠燥之大便秘结不通。

【应用】

1. 目赤目暗　本品苦甘咸寒，清肝泻火明目，又兼益肾阴，为明目佳品。用治肝经实火，目赤肿痛，羞明多泪者，常与夏枯草、栀子等同用；若治风热上攻，头痛目赤者，常与菊花、桑叶等同用；若治肝肾阴亏，目暗不明者，常与沙苑子、枸杞子等同用。

2. 肠燥便秘　本品凉润，有清热润肠通便之效，故多用于内热肠燥之大便秘结不通，常与火麻仁、瓜蒌仁等同用。

此外，现代常用本品治疗高血压病、高脂血症等，均有一定的疗效。

【用法用量】　煎服，10～15g。用治便秘证不宜久煎；入丸、散剂更佳。

【使用注意】　气虚便溏者应忌用。

【现代研究】

1. 化学成分：含大黄酚、大黄素、芦荟大黄素、大黄酸、决明子素、甾醇、脂肪酸、糖类、蛋白质及微量元素等成分。

2. 药理作用：有抗病原微生物、降血脂、降血压、利尿、收缩子宫、抗肿瘤、明目、抗衰老等作用。

谷精草

【原文】　谷精草辛，牙齿风痛，口疮咽痹，眼翳通用。

【详注】　谷精草味辛，常用治肝经风热之目赤肿痛、羞明多泪及目生翳膜，也可用于风热头痛、齿痛。

谷精草为谷精草科草本植物谷精草带花茎的头状花序。味辛、甘，性平。归肝、肺经。功能疏散风热，明目退翳。本品味辛而性升浮，能疏散头面风热之邪，性寒又可清降肝热，用于肝热或风热目疾均可。其上行头目，疏散风热，对风热引起的头痛、牙痛及咽痛亦有一定之效。

【应用】

1. 风热目赤肿痛，羞明，目生翳膜 本品轻浮升散，善散风热、明目退翳，用治风热上攻所致目赤肿痛、羞明多泪、目生翳膜者，常配荆芥、决明子等同用。

2. 风热头痛 本品甘平，走行上焦，直达颠顶，善于疏散头部风热，用治风热头痛，常配薄荷、菊花、牛蒡子等同用。

【用法用量】煎服，5～10g。

【使用注意】阴虚血亏之眼疾者不宜用。

【现代研究】

1. 化学成分：本品含谷精草素。

2. 药理作用：本品水浸剂体外试验对某些皮肤真菌有抑制作用；其煎剂对铜绿假单胞菌、肺炎双球菌、大肠埃希菌有抑制作用。

密蒙花

【原文】密蒙花甘，主能明目，虚翳青盲①，服之效速。

【详注】密蒙花味甘，主要具有明目退翳的作用，专用于治疗眼科疾病，如肝热目赤肿痛、羞明多泪、火毒翳障及目暗昏花等。

注：①青盲：指眼睛外观无变化，除视力逐渐减退外，无其他明显的不适感，以至最后失明的一种目疾。

密蒙花为马钱科灌木植物密蒙花树的花蕾和花序。味甘，性微寒。归肝经。功能清热泻火，养肝明目，退翳。本品性偏寒凉，入肝清热，常用治肝火上炎，目赤肿痛、羞明多泪，或目生翳障等；略兼甘润之性，可养肝血，亦可用于肝虚有热的视物昏花等。

【应用】

1. 目赤肿痛，羞明多泪，目生翳膜 本品甘寒入肝经而清泻肝火，并能明目退翳。用治肝火上炎之目赤肿痛，常配夏枯草、决明子等同用；若治风火上攻，羞明多泪，多配木贼、菊花等同用；用治肝火郁滞，目生翳膜，常配蝉蜕、白蒺藜等同用。

2. 肝虚目暗，视物昏花 本品既能清肝，又能养肝，故可用治肝虚有热所致目暗干涩、视物昏花者，多配菟丝子、山药、肉苁蓉等同用。

【用法用量】煎服，9～15g。

【现代研究】

1. 化学成分：本品含刺槐苷、密蒙皂苷A、密蒙皂苷B、对甲氧基桂皮酰梓醇、梓苷、梓醇，刺槐苷水解后得刺槐素等。

2. 药理作用：本品所含刺槐素有维生素P样作用，能减轻甲醛性炎症，也能降低皮肤、小肠血管的通透性及脆性，有解痉及轻度利胆、利尿作用。

青葙子

【原文】青葙子苦，肝脏热毒，暴发赤障，青盲可服。

【详注】青葙子味苦，具有清肝明目、镇肝泻火的作用，能清、能泄、能降。常用治肝热目赤，热毒翳障，也可用治肝火上炎之眩晕、头痛等。

青葙子为苋科草本植物青葙的成熟种子。味苦，性微寒。归肝经。功能清热泻火，明目退翳。本品苦寒清降，专于清泻肝经之火而明目退翳，用治肝经实火上炎，目赤肿痛、目生翳膜、视物不清等。若与补肝肾药同用，亦可用治肝虚有热而目赤疼痛、干涩昏暗者。此外，本品能降血压，还可用于高血压病属于肝热证型者。

【应用】

1. 肝热目赤，目生翳膜，视物昏花 本品功专清泻肝经实火以明目退翳，用治肝火上炎所致目赤肿痛、眼生翳膜、视物昏花等，常配决明子、羚羊角等同用。

2. 肝火眩晕 本品清泻肝火以平抑肝阳，用治肝阳化火所致头痛、眩晕、烦躁不寐，常配石决明、栀子、夏枯草等同用。

【用法用量】煎服，10～15g。

【使用注意】本品有扩散瞳孔作用，青光眼患者禁用。

【现代研究】

1. 化学成分：本品含对羟基苯甲酸、棕榈酸胆甾烯酯、烟酸、β-谷甾醇、脂肪油及丰富的硝酸钾等成分。

2. 药理作用：本品有降血压、降血糖、保肝等作用，其所含油脂有扩瞳作用；其水煎液对铜绿假单胞菌有较强的抑制作用。

夜明砂

【原文】夜明砂粪，能下死胎，小儿无辜①，瘰疬堪裁。

【详注】夜明砂即蝙蝠的干燥粪便入药，有散瘀血、下死胎作用，并治小儿疳积，且有消散瘰疬之功。

注：①无辜：即无辜疳，是小儿疳积的一种。

夜明砂为蝙蝠科动物蝙蝠等多种蝙蝠的干燥粪便。味辛，性寒。归肝经。功能清热明目，散血消积。本品有明目的作用，善治视物不见的青盲症、视物模糊的夜盲症及目生翳膜等眼病；又散血消积，可用治疳积、瘰疬、痈肿、疟疾等。然《本草经疏》云："主疗虽多，性有专属，明目之外，余皆可略。"如现代用治瘰疬或下死胎等，已较少使用本品。

【应用】

1. 目盲翳障　本品入肝经，清热明目，用治肝经有热，目赤胞肿，夜盲羞明者，可配木贼、石决明、密蒙花等同用。

2. 小儿疳积　本品消积除疳，用治小儿疳积腹胀者，可配芦荟、青黛、胡黄连等同用，以杀虫疗疳。

【用法用量】煎服，3～10g，布包。或研末服，每次 1～3g。外用适量，研末调涂。

【使用注意】孕妇及目疾无瘀滞者慎用。

【现代研究】

1. 化学成分：本品含尿素、尿酸、胆甾醇及少量维生素 A 等成分。

2. 药理作用：提高视力。

蕤　仁

【原文】蕤仁味甘，风肿烂弦，热胀胬肉，眼泪立痊。

【详注】蕤仁味甘，有祛风散热明目之功，善治风热上攻所致目赤肿痛、羞明多泪、睑弦赤烂、胬肉攀睛等眼目疾患。

蕤仁为蔷薇科植物单花扁核木的核仁。味甘，性微寒。归肝、心经。功能疏风散热，明目，安神。本品甘寒入肝经，有散热、明目的作用，常用治目赤肿痛、翳障及羞明多泪等多种目疾；又入心经，有安神之功，可用治夜寐不安，安神多炒用。

【应用】

1. 目赤肿痛，翳障，羞明多泪等　本品具有疏风散热、明目的作用，善治风热目赤肿痛、翳障及羞明多泪、睑弦赤烂等症，内服、外用均可。

2. 夜寐不安　本品入心经，有安神之功。

【用法用量】煎服，3～10g。外用适量，去油研膏点眼；或煎水洗。

【现代研究】

化学成分：含β－谷甾醇、胡萝卜苷、香草酸、原儿茶酸、熊果酸、里白烯等。

茶

【原文】茶茗性苦，热渴能济，上清头目，下消食气。

【详注】茶叶味苦，具有清热降火，消食利尿，提神醒睡的作用。适用于暑热烦渴、头目昏眩、食积不消、小便不利及神疲嗜睡等。

茶为山茶科植物茶的嫩叶或嫩芽。别名茶叶、苦茶、细茶、茗。味苦、甘，性凉。归心、肺、胃、肾经。功能清热除烦止渴，消食，利尿，提神醒睡。本品清解暑热，除烦止渴，可用治暑热烦渴；质轻苦凉，清散泄降，用治风热上攻，头痛目昏目赤者。能清心火、肃肺气而利尿，用治水肿尿少、小便不利。本品内服，能消食开胃，用治食积、消化不良等。清头目，又能醒神悦志，用治昏睡多眠。此外，尚能清热解毒，用于湿热泻痢、咽肿、疮疡、水火烫伤等。

【应用】

1. 暑热烦渴　本品清解暑热，除烦止渴。轻证可单用，重证可配伍滑石、竹叶、西瓜翠衣等同用。

2. 风热上攻,头痛目昏 本品散风热,清头目,用治风热上攻,头痛目昏目赤,常配荆芥穗、薄荷、川芎等同用,如川芎茶调散。

3. 水肿尿少,小便不利 本品能利尿,常配车前子、木通、海金沙等同用。

4. 食积,消化不良 本品少量内服,能消食开胃,用治食积、消化不良等,喜食肉类、油腻及烤炙食品者尤宜。

5. 神疲嗜睡 本品清头目,能醒神悦志,症轻者单用有效。

【用法用量】开水泡服或煎服,10~15g。或入丸、散剂。

【使用注意】脾胃虚寒者慎服。失眠及习惯性便秘者禁服。服人参、土茯苓及含铁药物者禁服。过量易致呕吐、失眠等。

【现代研究】

1. 化学成分:本品含嘌呤类生物碱,以咖啡碱为主,另有可可豆碱、茶碱、黄嘌呤、胡萝卜素、维生素、精氨酸、鞣质、挥发油、三萜皂苷等。

2. 药理作用:所含茶碱和咖啡碱对中枢神经系统有强大的兴奋作用。绿茶提取物有明显的降压、抗动脉硬化、抗氧化作用。尚有利尿、降血脂、抗癌、抗病原微生物、抗炎和抗过敏等作用。

黄 芩

【原文】黄芩苦寒,枯泻肺火,子清大肠,湿热皆可。

【详注】黄芩味苦、性寒,具有清热燥湿、泻火解毒的作用。商品药材中有枯芩、子芩之分。枯芩为生长年久的宿根,又称片芩,中空而枯,体轻主浮,长于泻肺火,主治肺热咳嗽痰黄。子芩为生长年少的子根,又称条芩,体实而坚,质重主降,长于泻大肠之火,主治湿热泻痢腹痛。

黄芩为唇形科多年生草本植物黄芩的根。味苦,性寒。归肺、胃、胆、大肠经。功能清热燥湿,泻火解毒,止血,除热安胎。本品苦寒而燥,有较强的清热燥湿作用,能清泄肝、胆、胃及大肠经湿热,广泛用于湿温、暑湿及淋证、泻痢、黄疸等多种湿热病证。因其善清肺火,长于清半表半里之热,尤常用治肺热咳嗽及邪在少阳的寒热往来之证。又清热泻火解毒,常用治痈肿疮毒等热毒证;清热凉血以止血,可用治血热妄行之出血证。此外,有清热安胎之效,可用治妊娠热盛,下扰血海,迫血妄行,或热伤胎气所致胎漏下血、胎动不安者。

【应用】

1. 湿温暑湿,湿热痞闷,黄疸泻痢　本品苦寒性燥,清热燥湿力较强,善清肺胃胆及大肠之湿热,广泛用于多种湿热病证。因其长于清中上焦湿热,故湿温及暑湿初起尤为多用,常配滑石、白豆蔻等同用,如黄芩滑石汤。

2. 肺热咳嗽,热病烦渴　本品苦寒清热泻火,善清肺火及上焦实热,故常用治肺热壅遏之咳嗽及中上焦郁热之壮热烦渴等证,如清金丸、凉膈散等。

3. 少阳证　本品主入少阳胆经,长于清泄半表半里之邪热,常与柴胡配伍以疏透少阳之邪,共达和解少阳之效,用治邪入少阳之寒热往来,如小柴胡汤。

4. 血热吐衄　本品清热泻火凉血止血,为较常用的清热止血药,用治火毒炽盛迫血妄行之吐血、衄血等。

5. 痈肿疮毒　本品清热泻火解毒,用治火毒炽盛之痈肿疮毒,常与清热解毒药同用。

6. 胎动不安　本品除热安胎,常与清热、安胎药同用,用治胎热不安者,如保阴煎。

【用法用量】煎服 3～10g,或入丸、散剂。清热多生用,安胎多炒用,止血多炒炭用。

【使用注意】本品苦寒伤胃,脾胃虚寒者不宜使用。

【现代研究】

1. 化学成分:含黄芩苷元、黄芩苷、汉黄芩素、汉黄芩苷、黄芩新素、多种氨基酸、黄芩酶、甾醇、淀粉和挥发油等。

2. 药理作用:抗病原微生物,有较广的抗菌谱;抑制被动皮肤过敏反应;对前列腺素的生物合成有抑制作用;可预防血栓形成和抗动脉粥样硬化;还有抗氧自由基损伤、解热、降血压、降血脂、利尿、镇静、保肝、利胆、抗炎等作用。

黄　连

【原文】黄连味苦，泻心除痞①，清热明眸，厚肠止痢②。

【详注】黄连味苦，上可泻心胃肝胆实火，下可燥胃肠积滞之湿热。常用治湿热痢疾、胃火牙痛、呕吐、消渴、口舌生疮、目赤、不寐、血热吐衄及疮疡肿毒等。

注：①痞（hū）：音忽，多睡。这里作昏糊似睡解。

②厚肠止痢：本品苦寒，苦能燥湿，寒能清热，湿去热清，则肠胃功能得以恢复正常，痢可自止，故曰"厚肠止痢"。

黄连为毛茛科多年生草本植物黄连、三角叶黄连或云连的根茎。味苦，性寒。归心、肝、胃、大肠经。功能清热燥湿，泻火解毒。本品寒降苦燥之性尤强，其清热燥湿之力胜于黄芩、黄柏，且尤长于清中焦及大肠之湿热，对于湿热泻痢、呕吐之证，最为常用，为治湿热泻痢之要药。亦可用治黄疸、淋证及湿疹、湿疮等多种湿热病证。其清脏腑实热作用广泛，然尤以清泻心、胃二经实火见长，为治疗心、胃二经实热证之常用药。亦具良好的清解热毒作用，其功力胜于黄芩、黄柏，用治热毒痈疽疔毒及烧烫伤，内服、外用均可。

【应用】

1. 胃肠湿热，泻痢呕吐　本品清热燥湿之力胜，且长于清中焦、大肠湿热，对湿热泻痢尤为常用，单用或配伍使用，如香连丸。

2. 高热神昏，心烦不寐　本品苦寒泻火解毒，尤善清心经实火，用治心火亢盛所致神昏、烦躁之证。若配黄芩、黄柏、栀子等，可治三焦热盛，高热烦躁，如黄连解毒汤。

3. 胃火呕吐，牙痛，消谷善饥　本品善清胃火，用治胃火炽盛所致的呕吐、消谷善饥之消渴证，配用升麻、生地黄，如清胃散；本品兼能清肝火，与吴茱萸等配用，可治肝火犯胃之呕吐吞酸及肝热目赤，如左金丸。

4. 血热吐衄　本品可清热泻火而止血，用治邪火内炽，迫血妄行之吐衄，如泻心汤。

5. 痈肿疔毒，湿疮，耳目肿痛　本品清热解毒之力较强，为治疗皮肤疮痈等外科热毒证的常用之品，尤善治疗毒，亦可用于烧伤、烫伤。

【用法用量】煎服，2～10g。外用适量。

【使用注意】本品大苦大寒，过服久服易伤脾胃，脾胃虚寒者忌用。苦燥易伤阴津，阴虚津伤者慎用。

【现代研究】

1. 化学成分：含小檗碱（黄连素）、黄连碱、甲基黄连碱、掌叶防己碱等多种异喹啉类生物碱。此外，尚含木兰碱、有机酸及微量元素。

2. 药理作用：抗菌谱广泛，抗痢疾杆菌作用尤强；可抗细菌毒素、抑制腹泻、抗炎、解热、镇痛催眠、降血糖、抗溃疡、抗肿瘤；对心血管功能有影响，可增强心肌收缩力，降低心率，抗心律失常，降低血压，抗心肌缺血和脑缺血，抑制血小板聚集，还有降血脂、抗缺氧、益智等作用。

黄 柏

【原文】黄柏苦寒，降火滋阴，骨蒸湿热，下血堪任。

【详注】黄柏味苦、性寒，以燥湿热、降阴火见长。常用治湿热黄疸、泻痢、湿疹、带下、阴痒等证。盐制后能增强泻相火之力，多用治肾虚火旺之骨蒸潮热、盗汗、遗精、消渴等；炒炭后其苦寒之性大减，清湿热之中尚有收涩之性，长于凉血止血，可用治便血、尿血、崩漏等。

黄柏为芸香科乔木植物黄檗或黄皮树除去栓皮的树皮。味苦，性寒。归肾、膀胱、大肠经。功能清热燥湿，泻火解毒，退热除蒸。本品性味苦寒，与黄芩、黄连相似，亦有较强的清热燥湿作用，尤以清除下焦湿热见长，故较多用于治疗下焦黄疸、痢疾、淋证、带下、阴痒、湿疹、湿疮等下焦湿热证，亦常用于湿热下注，足膝红肿热痛、下肢痿弱等；清热解毒，主要用于皮肤及五官的疮痈疔疖，红肿疼痛，内服或外用均可；入肾经，苦寒清降，可退虚热，降火以坚阴，故宜用治肾阴不足，虚火上炎之证。

【应用】

1. 湿热带下，热淋，脚气，泻痢，黄疸　本品苦寒，长于清泄下焦湿热，故常用治带下、淋证、脚气、痿证、泻痢及黄疸等下焦湿热证。用治湿热带下，常配山药、芡实等同用；用治湿热泻痢，常配黄连、白头翁等同用，如白头翁汤。

2. 疮疡肿毒，湿疹湿疮　本品苦寒，既能清热燥湿，又能泻火解毒，用治疮疡肿毒，湿疹湿疮，阴痒阴肿，内服、外用均可，如黄连解毒汤。

3. 骨蒸劳热，盗汗，遗精　本品苦坚清降，长于入肾经泻相火、退骨蒸以坚阴，常与知母相须为用，用治阴虚火旺之骨蒸劳热、盗汗、遗精，如知柏地黄丸。

【用法用量】煎服，3～12g。外用适量。

【使用注意】本品苦寒伤胃，脾胃虚寒者忌用。

【现代研究】

1. 化学成分：含小檗碱、黄柏碱、木兰碱、掌叶防己碱等生物碱类和黄柏内酯、黄柏酮、黄柏酮酸及甾醇类。

2. 药理作用：其抗菌谱和抗菌效力与黄连相似；尚可利胆、利尿、降压、解热、镇咳、祛痰、降血糖、抑制乙肝表面抗原、保护血小板，外用可促使皮下渗血的吸收等。

龙　胆

【原文】龙胆苦寒，疗眼赤疼，下焦湿肿，肝经热烦。

【详注】龙胆味苦、性寒，功专燥湿泻火，为清泻肝胆实火之要药。常用治下焦肝胆湿热诸证，肝火上炎之目赤肿痛及肝风内动之惊风抽搐等。

龙胆为龙胆科草本植物龙胆、三花龙胆或条叶龙胆的根。味苦，性寒。归肝、胆经。功能清热燥湿，泻肝胆火。本品苦寒性燥，专入肝、胆经，既清肝胆湿热，又泻肝胆实火，用治肝胆、下焦湿热之黄疸、带下、阴痒阴肿、淋证、湿疹等；亦可用治肝火上炎之头痛、头晕、目赤、耳肿，或肝火内盛之胁痛、口苦等。尚能清泻胃火，用治胃火壅盛所致的口疮及吐血、便血等。此外，本品尚有一定的清热解毒功效，还可用于热毒痈肿。

【应用】

1. 湿热黄疸，阴肿阴痒，带下，湿疹瘙痒　本品苦寒，清热燥湿，尤善清下焦湿热，常用治下焦湿热诸证。用治湿热黄疸，常配茵陈、栀子等同用；用治阴肿阴痒、带下、湿疹，常配苦参、黄柏、车前子等同用。

2. 肝火头痛，目赤耳聋，胁痛口苦 本品苦寒，入肝胆经，善泻肝胆实火，用治肝火头痛及目赤耳聋等，常配柴胡、黄芩等同用，如龙胆泻肝汤。

3. 惊风抽搐 本品清泻肝胆实火，用治肝经热盛，热极生风，高热惊风抽搐，常配钩藤、黄连、牛黄等同用。

【用法用量】煎服，3~6g。

【使用注意】脾胃虚寒者禁用，阴虚津伤者慎用。

【现代研究】

1. 化学成分：含龙胆苦苷、獐牙菜苦苷、龙胆碱、秦艽乙素、β-谷甾醇等。

2. 药理作用：有抑菌、抗炎、镇静、松弛肌肉、降血压、减缓心率、抑制抗体生成、健胃、保肝、利胆、降低谷氨酸氨基转移酶及抗疟原虫等作用。

秦 皮

【原文】秦皮苦寒，明目涩肠，清火燥湿，热痢功良。

【详注】秦皮味苦、性寒，具有清热燥湿，收涩止痢作用。常用治热毒痢、赤痢、湿热痢等，又能清肝明目，可用治目赤肿痛、目赤翳膜等。

秦皮为木犀科乔木植物苦枥白蜡树或白蜡树的枝皮或干皮。味苦，性寒。归肝、胆、大肠经。功能清热燥湿，收涩止痢，止带，明目。本品苦寒，主入大肠以清热燥湿，并略有清解热毒之功，且兼涩性，能收涩止痢、止带，用治湿热痢疾、湿热带下等证。然其清热燥湿、解毒之力不强，故多作为辅助药使用；又能入肝清热，用治肝热目疾，内服外用均可。

【应用】

1. 湿热泻痢、带下 本品性苦寒而收涩，功能清热燥湿、收涩止痢、止带，故可用治湿热泻痢，里急后重，常配白头翁、黄连、黄柏等同用，如白头翁汤。

2. 肝热目赤肿痛、目生翳膜 本品能泻肝火、明目退翳，用治肝经郁火所致目赤肿痛、目生翳膜，可单用煎水洗眼，或配栀子、淡竹叶等同用。

【用法用量】煎服，6～12g。外用适量，煎洗患处。

【使用注意】脾胃虚寒者忌用。

【现代研究】

1. 化学成分：含七叶素、七叶苷、秦皮素、秦皮苷、丁香苷、宿柱白蜡苷、莨菪亭等及鞣质。

2. 药理作用：具有抑菌、抗炎、镇静、镇咳、祛痰和平喘作用；另有利尿、促进尿酸排泄等作用。

苦 参

【原文】苦参味苦，痈肿疮疥，下血肠风[①]，眉脱赤癞[②]。

【详注】苦参味苦、性寒，清热燥湿、杀虫止痒作用强，常用治湿热引起的痢疾、黄疸、带下、阴痒、疥癣等。炒炭具涩味，以止血为主，可用治便血、痔漏出血、血痢等证。

注：①下血肠风：泛指脏腑劳损、气血不调及风冷热毒搏于大肠所致的便血。

②眉脱赤癞：即指麻风。

苦参为豆科亚灌木植物苦参的根。味苦，性寒。归心、肝、胃、大肠、膀胱经。功能清热燥湿，杀虫，利尿。本品味极苦，性甚寒，既能清热燥湿，又兼能利尿，可使湿热之邪外出，用治泻痢、黄疸、带下等湿热病证；其清热解毒之功，可用治皮肤疮痈，咽喉、牙龈红肿疼痛，口舌生疮及水火烫伤等。局部外用有杀虫止痒之功，用治疥癣、阴痒、湿疹、风疹等皮肤瘙痒症。

【应用】

1. 湿热泻痢、黄疸、淋证 本品苦寒清热燥湿，用治胃肠湿热及下焦湿热所致的泄泻、痢疾、黄疸、淋证等。

2. 带下，阴痒，湿疹，疥癣，皮肤瘙痒 本品苦寒，既能清热燥湿，又能杀虫止痒，为治湿热带下及湿蕴肌肤所致皮肤病的常用药。

3. 小便不利 本品清热利尿，使湿热之邪外出，用治湿热蕴结之小便不利。

【用法用量】煎服，5～10g。外用适量。

【使用注意】脾胃虚寒忌用。反藜芦。

【现代研究】

1. 化学成分：含苦参碱、氧化苦参碱、槐定碱、金雀花碱、羟基苦参碱等多种生物碱及苦参醇、异苦参酮、苦参素等多种黄酮类化合物，并含有苦参苯醌、皂苷、氨基酸、挥发油等成分。

2. 药理作用：有抗病原微生物、杀灭阴道滴虫、抗阿米巴原虫、抗炎、抗过敏、镇静、镇痛、平喘、祛痰、抗肿瘤、抗心律失常、利尿等作用。

白鲜皮

【原文】白鲜皮寒，疥癣疮毒，痹痛发黄，湿热可逐。

【详注】白鲜皮性寒，具有清热燥湿、解毒、祛风止痒、通痹的作用。常用治湿热疮毒、疥癣、湿疹、风疹瘙痒及风湿热痹、湿热黄疸等。

白鲜皮为芸香科草本植物白鲜的根皮。味苦，性寒。归脾、胃、膀胱经。功能清热燥湿，祛风解毒。本品具有清热燥湿之功，对湿热黄疸、淋证、阴痒阴肿等均有一定作用；能清热解毒，故湿热与热毒郁阻肌肤所致的湿疹瘙痒、湿疮浸淫、脓水淋漓或疮痈肿痛，皆可使用；又能祛风以止痒、通痹，故湿热或风热所致的疥癣、瘾疹、皮肤瘙痒及湿热痹证、关节红肿疼痛均可选用。

【应用】

1. 湿热疮毒，湿疹，疥癣 本品性味苦寒，有清热燥湿、泻火解毒、祛风止痒之功。常用治湿热疮毒、肌肤溃烂、黄水淋漓者，可配苍术、苦参、连翘等同用；治湿疹、风疹、疥癣，常配苦参、防风、地肤子等同用，煎汤内服、外洗均可。

2. 湿热黄疸，风湿热痹 本品善清热燥湿，用治湿热蕴蒸之黄疸、尿赤，常配茵陈等同用；取其既能清热燥湿，又能祛风通痹，可治风湿热痹、关节红肿热痛者，常配苍术、黄柏、薏苡仁等同用。

【用法用量】煎服，5～10g。外用适量。

【使用注意】脾胃虚寒者慎用。

【现代研究】

1. 化学成分：本品含白鲜碱、白鲜内酯、胡芦巴碱、胆碱、谷甾醇、白鲜脑交酯、梣皮酮、黄柏酮、黄柏酮酸等成分。

2. 药理作用：有抑制多种致病性真菌作用，并有解热、促进子宫平滑肌收缩、兴奋心脏、抗癌等作用。

金银花

【原文】金银花甘，疗痈无对，未成则散，已成则溃。

【详注】金银花味甘、性寒，具有清热解毒，凉血止痢的作用。清热解毒之力较强，用治痈肿疮毒效佳。疮痈初起，红肿热痛，尚未成脓者，可使之消散；若已成脓者，可促使其早日溃破。

金银花为忍冬科木质藤本植物忍冬的花蕾。味甘，性寒。归肺、心、胃经。功能清热解毒，疏散风热。本品清热解毒，可清解温热疫毒之邪，故适用于温热病卫、气、营、血的各个阶段。清热解毒效佳，且甘寒不峻，不易损伤脾胃，为治热毒疮痈、咽喉肿痛之常用药。又凉血止痢，热毒血痢亦可使用。

【应用】

1. 痈肿疔疮　本品甘寒，清热解毒力强，且散痈消肿，为治一切痈肿疔疮阳证之要药。用治痈疮初起，红肿热痛者，常配当归、赤芍、白芷等同用，如仙方活命饮；用治疔疮肿毒者，常与紫花地丁、蒲公英等同用，如五味消毒饮。

2. 外感风热，温病初起　本品甘寒，芳香轻清疏散，善散肺经热邪，透热达表。与疏散风热药同用，可治外感风热或温病初起者，如银翘散；与清营凉血药同用，有透营转气之功，可治热入营血者，如清营汤。

3. 热毒血痢　本品清热解毒凉血而止痢。常用于热毒血痢便脓血者，单用浓煎即效，亦可与白头翁等清热凉血止痢药同用。

此外，能清解暑热，用治暑热烦渴等证，可用蒸馏法将本品制为金银花露，亦颇常用。

【用法用量】 煎服，6～15g。疏散风热、清泄里热以生品为佳；炒炭宜用于热毒血痢；露剂多用于暑热烦渴。

【使用注意】 脾胃虚寒及气虚疮疡脓清者忌用。

【现代研究】

1. 化学成分：含绿原酸、异绿原酸和木犀草素、肌醇、皂苷及挥发油。

2. 药理作用：广谱抗菌、抗内毒素、抗炎、解热、提高免疫功能、抗早孕、抗肿瘤、降血脂等。

附药：忍冬藤

忍冬藤为忍冬科植物忍冬的茎叶，又名银花藤。味苦，性微寒。功效与金银花相似，故可作金银花的代用品。本品清热解毒之力不及金银花，但又有通经络作用，可消除经络之风热而止痛，故常用于风湿热痹，关节红肿热痛、屈伸不利等症。煎服，15～30g。

连 翘

【原文】 连翘苦寒，能消痈毒，气聚血凝，湿热堪逐。

【详注】 连翘味苦、性微寒，具有清热解毒，消肿散结的作用。常用治热毒引起气血凝滞不通的疮疡肿毒、瘰疬等证。又外可疏散风热，故常用于风热表证及温病初起。

连翘为木犀科灌木植物连翘的果实。味苦，性微寒。归肺、心、小肠经。功能清热解毒，消痈散结，疏散风热。本品偏于苦寒，功用与金银花相似，亦为外可疏散风热、内可清热解毒之品，故常用于温热病卫、气、营、血的多种证候，多与金银花相须为用。轻宣疏散之力虽稍逊于金银花，但苦寒清降之性较强，尤长于清泻心经之热毒、实火，故治热邪内陷心包、高热、烦躁、神昏等症较为多用。除清热解毒作用外，其又具消肿散结之功，被誉为"疮家圣药"。

连翘临床有青翘、老翘及连翘心之分。秋季果实初熟尚带绿色时采收者，习称"青翘"；果实熟透时采收者，习称"黄翘"或"老翘"；筛取籽实作"连翘心"用。青翘清热解毒力较强；老翘长于透热达表，疏散风热。

【应用】

1. 痈肿疮毒，瘰疬痰核 本品苦寒，既能清心火，解疮毒，消痈肿，又能散热结，消瘀滞，故有"疮家圣药"之称。常配伍清热解毒、散结化痰消肿之品同用。

2. 外感风热，温病初起 本品质轻上行，既可清热解毒，又能疏散上焦风热，故可用治外感风热或温病初起，常与金银花、薄荷等疏散风热药同用，如银翘散。

3. 热入营血，热入心包 本品尤长于清泻心火，并能透营转气。若与生地黄、金银花等配用，可用治热入营血之舌绛神昏，心烦少寐者；若用连翘心与麦冬、玄参等配用，可用治热入心包，高热神昏者。

此外，本品兼有清心利尿之功，用治热淋涩痛。

【用法用量】煎服，6～15g。

【使用注意】脾胃虚寒及气虚疮疡脓清者忌用。

【现代研究】

1. 化学成分：含连翘酚、齐墩果酸、6，7－二甲氧基香豆素、连翘苷、皂苷等。尚含维生素P、多种烃类、醛酮类、醇酯醚类挥发性成分。

2. 药理作用：广谱抗菌、抗炎、解热、强心、利尿、降血压、止吐、抗肝损伤等，并可降低毛细血管通透性及脆性，防止出血。

附药：连翘心

连翘心为连翘的种子。性味、功效、主治及用法用量同连翘。更长于清泻心火，用治温热病邪陷心包，神昏谵语之证，常配玄参、莲子心、竹叶卷心等同用，如清官汤。

大青叶

【原文】大青气寒，伤寒热毒，黄汗黄疸，时疫宜服。

【详注】大青叶性大寒，具有清热凉血解毒的作用。常用治多种热毒证，如温疫热病、热毒发斑、汗出染衣的黄汗，以及一身皮肤面目发黄的黄疸等。

大青叶为十字花科草本植物菘蓝的叶片。味苦，性大寒。归心、胃经。功能清热解毒，凉血消斑。本品苦寒之性较甚，其解热及凉血消斑之力强，既可清气分实热，又可解血分热毒，常用治温病热入营血或气血两燔，症见高热、神昏、发斑等。善清解心胃实热火毒，可用治心热或热毒郁结所致的咽喉红肿疼痛及口疮、丹毒等心胃二经血分热毒证。

【应用】

1. 热入营血，温毒发斑 本品苦寒，清热解毒，凉血消斑，用治温热病热入营血，高热神昏，发斑发疹。若与疏散风热药同用，还可用治风热表证，温病初起，口渴咽痛。

2. 喉痹口疮，痄腮丹毒 本品解毒利咽，凉血消肿，用治心胃火盛，瘟毒上攻，痄腮喉痹，咽喉肿痛，口舌生疮及丹毒痈肿等。

【用法用量】 煎服，9～15g，鲜品30～60g。外用适量。

【使用注意】 脾胃虚寒证忌用。

【现代研究】

1. 化学成分：含色氨酸、靛红烷B、葡萄糖芸苔素、新葡萄糖芸苔素、靛蓝、腺苷、色胺酮。尚含甾醇、棕榈酸、氨基酸及挥发性成分。

2. 药理作用：广谱抗菌、抗病毒、抗炎、解热、提高机体免疫功能、抗肿瘤、保肝等。

板蓝根

【原文】 板蓝根寒，清热解毒，凉血利咽，大头瘟毒①。

【详注】 板蓝根味苦、性寒，具有清热解毒，凉血化斑，利咽散肿的作用。常用治多种热毒证，如温疫热毒发斑、咽痛、丹毒、痄腮等。

注：①大头瘟毒：是指发于头面部的丹毒。

板蓝根为十字花科草本植物菘蓝或爵床科灌木状草本植物马蓝的根茎及根。味苦，性寒。归心、胃经。功能清热解毒，凉血，利咽。本品功效、主治与大青叶相似，亦具有清热解毒，凉血化斑的作用，可用治温毒发斑、痄腮、丹毒及大头瘟疫等证。然尤长于解热毒以利咽喉、消肿痛，不论肺胃热盛还是风热郁肺所致的咽喉红肿疼痛，均较常用。此外，其具清热解毒、凉血之功，亦可用治疮肿、目赤及血热吐衄等病证。

【应用】

1. 咽喉肿痛 本品苦寒，清热解毒，其凉血消斑之力不及大青叶，但以解毒利咽散结见长，故热毒内盛、疫毒或风热上攻而致咽喉肿痛者尤为常用。

2. 温毒发斑，痄腮，痈肿疮毒，丹毒 本品清热解毒，凉血消肿，用治多种瘟疫热毒之证。

【用法用量】煎服，10～15g。

【使用注意】体虚而无实火热毒者忌服，脾胃虚寒者慎用。

【现代研究】

1. 化学成分：含靛蓝，靛红，β－谷甾醇，板蓝根乙素、丙素和丁素，尚含植物性蛋白、树脂状物、糖类、芥子苷和多种氨基酸。

2. 药理作用：广谱抗菌、抗病毒、抗内毒素、增强免疫、抗白血病、抗氧化、降低血清胆固醇和甘油三酯、解藜芦毒等。

青 黛

【原文】青黛味咸，能平肝木，惊痫疳痢，兼除热毒。

【详注】青黛味咸，有泻肝火的作用，常用治小儿惊痫、疳热、痢疾等证。又兼清热解毒之功，可用治热毒引起的痈肿、皮肤赤烂的丹毒、口疮、牙龈肿烂，以及虫蛇咬伤等证。

青黛为菘蓝、马蓝、蓼蓝、草大青等植物叶中的色素。味咸，性寒。归肝、肺经。功能清热解毒，凉血消斑，清肝泻火，定惊。本品具有与大青叶相似的清热解毒、凉血消肿之功，可用治温毒发斑、热毒咽喉肿痛、痄腮、痈肿疮疡，以及血热出血等证。因其解毒退热之力相对较弱，故在温热病中的使用不如大青叶广泛。长于入肝泻火，又略有清肺热之效，常用治肝火犯肺或肺热咳嗽，小儿肝热惊风等证。

【应用】

1. 温毒发斑，血热吐衄 本品寒能清热，咸以入血，故有清热解毒、凉血、止血、消斑之效。善治温毒发斑，常配生地黄、石膏、栀子等同用；若治血热妄行之吐血、衄血，常配生地黄、牡丹皮、白茅根等同用。

2. 咽痛口疮，火毒疮疡 本品有清热解毒，凉血消肿之效。用治热毒炽盛，咽喉肿痛，喉痹者，常与板蓝根、甘草同用；若口舌生疮，多与冰片同用，撒敷患处；用治火毒疮疡，痄腮肿痛，可与寒水石共研为末，外敷患处。

3. 咳嗽胸痛，痰中带血 本品咸寒，主清肝火，又泄肺热，且能凉血止血。用治肝火犯肺，咳嗽胸痛，痰中带血者，常与蛤粉同用，如黛蛤散。

4. 暑热惊痫，惊风抽搐 本品咸寒，善清肝火，祛暑热，有息风止痉之功。用治暑热惊痫，常与甘草、滑石同用，如碧玉散；用治小儿惊风抽搐，多与钩藤、牛黄等同用，如凉惊丸。

【用法用量】 内服 1～3g，本品难溶于水，一般作散剂冲服，或入丸剂服用。外用适量。

【使用注意】 胃寒者慎用。

【现代研究】

1. 化学成分：本品含靛蓝、靛玉红、靛棕、靛黄、鞣酸、β-谷甾醇、蛋白质和大量无机盐。

2. 药理作用：本品具有抗癌作用，其有效成分靛玉红对动物移植性肿瘤有中等强度的抑制作用。另有抗菌、保肝作用。

贯 众

【原文】 贯众微寒，解毒清热，止血杀虫，预防瘟疫。

【详注】 贯众性微寒，具有清热解毒之功，对风热表证、温热病初起邪在卫分及流行性感冒，均可使用，并有一定预防作用。又能凉血止血，用治温热病热入营血，温毒发斑，血热出血证，以及痄腮等。此外，有杀虫作用，可以驱除或杀灭绦虫、蛔虫、蛲虫、钩虫等多种肠道寄生虫。

贯众为鳞毛蕨科草本植物贯众、绵马鳞毛蕨或紫萁科草本植物紫萁等的带叶柄基部的根茎。味苦，性微寒。有小毒。归肝、胃经。功能清热解毒，凉血止血，杀虫。本品性味苦寒，既入气分，又入血分，对风热表证、温热病初起邪在卫分及流行性感冒，均可使用。凉血止血，用治温热病热入营血或血热妄行的出血证，较为多用；有杀虫作用，可以驱杀多种肠道寄生虫。此外，其清热解毒之功，还可用治热毒疮痈、烧烫伤等证。

不同品种的贯众，其毒性相差较大。绵马贯众过用，轻者可出现头昏、头痛、恶心呕吐、腹痛腹泻；重者可出现黄疸、惊厥、失明，甚至昏迷、呼吸麻痹、心力衰竭等。

【应用】

1. 风热感冒，温毒发斑　本品既能清气分之实热，又能解血分之热毒，故凡风热感冒或温热毒邪所致之证皆可用之。

2. 血热出血　本品苦寒入肝，凉血止血，用治血热出血，尤善治崩漏下血。

3. 多种肠道寄生虫病　本品有杀虫之功，可与驱虫药配伍使用。

此外，本品还可用于烧烫伤、带下证等。

【用法用量】煎服，5～10g。杀虫及清热解毒宜生用；止血宜炒炭用。外用适量。

【使用注意】本品有小毒，用量不宜过大。服用本品时忌油腻。脾胃虚寒者及孕妇慎用。

【现代研究】

1. 化学成分：绵马鳞毛蕨主含东北贯众素、三叉蕨素、东北贯众醇、绵马酸、绵马酚、粗蕨素、绵马三萜、鞣质、挥发油、树脂等成分。紫萁主含甾体类化合物松甾酮A、羟基促脱皮甾酮及促脱皮甾酮。

2. 药理作用：抑制乙脑病毒、流感病毒、腮腺炎病毒等；并可驱除绦虫、钩虫、蛔虫、鞭虫等；对离体子宫有较强的收缩作用。

蒲公英

【原文】蒲公英苦，溃坚消肿，结核能除，食毒堪用。

【详注】蒲公英味苦，具有清热解毒，消散痈肿的作用，能消除坚硬的肿块或结核，可治痈肿疔毒，尤其是乳房生痈。此外，食物中毒也可应用。

蒲公英为菊科草本植物蒲公英或其他多种同属植物的全草。味苦、甘，性寒。归肝、胃经。功能清热解毒，消痈散结，利湿通淋。本品清热解毒力较强，且味甘而不伤脾胃，用治痈肿疔毒，不论外痈或内痈，俱可选用；入肝、胃二经，兼能通经下乳，而乳头属肝，乳房属胃，故尤宜用于热毒壅结于肝胃而发为乳痈者。清肝及胃、肺之热，可用治肝热目赤，胃火牙龈肿痛，肺热咽喉不利及咳嗽等多种脏腑热证；又有较好的清利湿热作用，故常用治黄疸、淋证、泻痢等湿热病证。

【应用】

1. 痈肿疔毒，乳痈内痈　本品苦寒，清热解毒，消痈散结，用治内外热毒疮痈诸证。兼能通经下乳，为治乳痈之要药。配伍清热解毒消痈药可治疗肺痈、肠痈。鲜品捣敷可治疗毒蛇咬伤。

2. 湿热诸证　本品苦甘性寒，清热利湿，利尿通淋，用治淋证涩痛及黄疸等诸多湿热证者。

此外，本品尚有清肝明目之功，用治肝火上炎之目赤肿痛。

【用法用量】煎服，10～15g。外用鲜品适量，捣敷或煎汤熏洗患处。

【使用注意】用量过大可致缓泻。

【现代研究】

1. 化学成分：含蒲公英甾醇、蒲公英赛醇、蒲公英苦素、咖啡酸、胆碱、菊糖、果胶等成分。

2. 药理作用：抗病原微生物、抗内毒素、抗胃溃疡、利胆、保肝、利尿、提高免疫功能、抗肿瘤等。

紫花地丁

【原文】紫花地丁，性寒解毒，痈肿疔疮，外敷内服。

【详注】紫花地丁性寒，偏入血分，清热解毒力强，且长于凉血，常用治血热壅滞所致的痈疽发背、火毒疔疮、无名肿毒、恶疮等证，内服外敷均可。

紫花地丁为堇菜科草本植物紫花地丁的全草。味苦、辛，性寒。归心、肝经。功能清热解毒，消痈散结。本品为解疮毒的常用之品，用治热毒疮痈肿痛，不论内痈、外痈或兼血热瘀滞证者均可；苦泄辛散，入营血消散壅滞、消痈散结之效较佳，故尤以治疗疮肿毒见长；其清热解毒之功，还常用治咽喉肿痛、痢疾、黄疸、丹毒、虫蛇咬伤等热毒证。

【应用】

1. 疔疮肿毒，乳痈肠痈 本品清热解毒，凉血消肿，消痈散结，为治血热壅滞、痈肿疮毒、红肿热痛的常用药物，尤以治疗疗疮为其特长。用治痈肿、疔疮、丹毒等，可单用鲜品捣汁内服，以渣外敷，或配金银花、蒲公英、野菊花等同用，如五味消毒饮；用治乳痈，常与蒲公英同用，煎汤内服，并以渣外敷；用治肠痈，常配大黄、红藤等同用。

2. 毒蛇咬伤 本品兼可解蛇毒，治疗毒蛇咬伤，可用鲜品捣汁内服，亦可配雄黄少许捣烂外敷。

此外，还可用于肝热目赤肿痛及外感热病。

【用法用量】煎服，15～30g。外用鲜品适量，捣烂敷患处。

【使用注意】体质虚寒者忌服。

【现代研究】

1. 化学成分：本品含苷类、黄酮类。全草含棕榈酸、反式对羟基桂皮酸、丁二酸、二十四酰对羟基苯乙胺、山柰酚－3－O－鼠李吡喃糖苷和蜡，蜡中含饱和酸、不饱和酸、醇类及烃。

2. 药理作用：本品有明显的抗菌、抗病毒作用；尚有解热、抗炎、抗凝血、调节免疫、抗氧化等作用。

重　楼

【原文】蚤休微寒，清热解毒，痈疽蛇伤，惊痫发搐。

【详注】重楼性微寒，清热解毒，兼能凉肝定惊，常用治痈肿疔疮、乳核、喉痹、无名肿毒、虫蛇咬伤及惊风、癫痫等。

重楼为百合科草本植物云南重楼或七叶一枝花的根茎。别名蚤休、七叶一枝花。味苦，性微寒。有小毒。归肝经。功能清热解毒，消肿止痛，凉肝定惊。本品清解热毒、消肿止痛之效较佳，用治痈肿疔疮、毒蛇咬伤、咽喉肿痛等热毒证，内服、外用均可。入肝清热，有凉肝、息风止痉之效，可用治小儿肝热惊风，四肢抽搐。

【应用】

1. 痈肿疔疮，毒蛇咬伤 本品苦寒，清热解毒，消肿止痛，为治痈肿疔毒、毒蛇咬伤的常用药。

2. 小儿惊风抽搐 本品苦寒入肝，凉肝泻火，息风定惊，用治小儿肝热惊风，四肢抽搐。

3. 外伤出血，跌打损伤 本品入肝经血分，能消肿止痛，化瘀止血，用治外伤出血，跌打损伤，瘀肿疼痛等。

【用法用量】煎服，3~9g。外用适量，捣敷或研末调涂患处。

【使用注意】体虚、无实火热毒者，孕妇及患阴证疮疡者均不宜服用。

【现代研究】

1. 化学成分：含蚤休苷、薯蓣皂苷等多种皂苷，还含有单宁酸及氨基酸、生物碱、黄酮、甾酮、蜕皮激素、胡萝卜苷等。

2. 药理作用：抗病原微生物，广谱抗菌，抑制甲型及亚洲甲型流感病毒；镇咳、镇痛、平喘、抗炎、抗癌、抗蛇毒、杀灭精子及促进肾上腺皮质功能等。

漏 芦

【原文】漏芦性寒，祛恶疮毒，补血排脓，生肌长肉。

【详注】漏芦性寒，具有清热解毒，消痈散结作用，宜用于热毒较重的疮肿疔毒证。未化脓者，可以消肿；已成脓者，可以排脓、生肌长肉，促使疮面愈合。

漏芦为菊科草本植物祁州漏芦或蓝刺头（禹州漏芦）的根。味苦，性寒。归胃经。功能清热解毒，消痈散结，通经下乳，舒筋通脉。本品宜用治疮肿疔毒初起之证；因其兼通乳络，为治疗乳痈肿痛之良药。入阳明胃经，有通经下乳之功，故可用治产后乳络壅滞，乳汁不下，乳房胀痛等；性善通利，有舒筋活络、通脉之功，可用治湿痹所致筋脉拘挛，骨节疼痛。

【应用】

1. 乳痈肿痛，瘰疬疮毒 本品苦寒降泄，故有清热解毒、消痈散结之效，又因其能通经下乳，故尤为治乳痈之良药。用治乳痈肿痛，常配瓜蒌、蒲公英等同用；用治热毒壅聚，痈肿疮毒，常配大黄、连翘、紫花地丁等同用；用治痰火郁结，瘰疬欲破者，常配海藻、玄参、连翘等同用。

2. 乳汁不下 本品有良好的通经下乳之功，为产后乳汁不通的常用药。多用治乳络壅滞，乳汁不下，乳房胀痛，欲作乳痈者，常配穿山甲(代用品)、王不留行等同用；若属气血亏虚，乳少清稀者，常配黄芪、鹿角胶等同用。

3. 湿痹拘挛 本品性善通利，有舒筋通脉活络之功，用治湿痹所致筋脉拘挛、骨节疼痛，常配木瓜、地龙同用。

【用法用量】煎服，5～10g。外用，研末调敷或煎水洗。

【使用注意】气虚、疮疡平塌者及孕妇忌服。

【现代研究】

1. 化学成分：含挥发油，脂溶性部分含牛蒡子醛、牛蒡子醇、棕榈酸、β-谷甾醇、硬脂酸乙酯、蜕皮甾酮、土克甾酮、漏芦甾酮。

2. 药理作用：能抑制过氧化脂质的生成，有显著的抗氧化作用；并有降脂、保肝、抗动脉粥样硬化、抗衰老、抗疲劳、提高细胞的免疫功能等作用。

土茯苓

【原文】土茯苓平，梅毒宜服，既能利湿，又可解毒。

【详注】土茯苓味甘、淡，性平，具有清热解毒、利湿的作用，为治梅毒、解汞毒的要药。常用治杨梅毒疮、痈肿疮疖及淋浊带下、湿疹瘙痒等。

土茯苓为百合科藤本植物光叶菝葜的块茎。味甘、淡，性平。归肝、胃经。功能解毒，除湿，通利关节。本品清热解毒，兼能解汞毒，用治梅毒病有一定的疗效。自明代梅毒传入我国后，轻粉、升药等含汞的药物为当时治疗梅毒所常用。对因服用汞剂中毒而见肢体拘挛、牙龈肿痛、口颊溃烂者，本品可收治疗梅毒和缓解汞毒的双重功效。其清热解毒之功，亦可用治疮痈疔毒、咽喉、牙龈肿痛等。能清利湿热，故可用治淋证、痹病、带下、湿疹等湿热病证。

【应用】

1. 杨梅毒疮，肢体拘挛　本品解毒利湿，通利关节，又兼解汞毒，故对梅毒或因梅毒服汞剂中毒而致肢体拘挛、筋骨疼痛者疗效尤佳，为治梅毒的要药。可单用本品水煎服，或配金银花、白鲜皮、威灵仙、甘草等同用；若因服汞剂中毒而致肢体拘挛者，常配薏苡仁、防风、木瓜等同用。

2. 淋浊带下，湿疹瘙痒　本品甘淡渗利，解毒利湿，用治热淋，常配木通、萹蓄、蒲公英、车前子等同用；用治阴痒带下，可单用本品水煎服；用治湿热皮肤瘙痒，常配地肤子、白鲜皮、茵陈等同用。

3. 痈肿疮毒　本品清热解毒，兼可消肿散结，用治痈疮红肿溃烂，可以本品研末调敷，或配苍术、黄柏、苦参等同用。

【用法用量】　煎服，15~60g。外用适量。

【使用注意】　肝肾阴虚者慎服。服药时忌饮茶。

【现代研究】

1. 化学成分：本品含落新妇苷、异黄杞苷、胡萝卜苷、琥珀酸、β-谷甾醇等皂苷、鞣质、黄酮、树脂类等，还含有挥发油、多糖、淀粉等成分。

2. 药理作用：本品有利尿、镇痛、抑菌、抗肿瘤等作用；此外尚能缓解汞中毒，明显拮抗棉酚毒性。

鱼腥草

【原文】　蕺菜微寒，肺痈宜服，熏洗痔疮，消肿解毒。

【详注】　蕺菜性微寒，偏入肺经，清肺热、消痈，长于治疗肺痈及肺热咳嗽；煎汤熏洗，可用治痔疮肿痛；具有解毒消肿作用，可用治痈肿疮毒。

蕺菜为三白草科草本植物蕺菜的全草。别名鱼腥草。味辛，性微寒。归肺经。功能清热解毒，消痈排脓，利尿通淋。本品辛香而性寒，无苦寒败胃之弊，主归肺经，长于清肺中之热毒以排脓消痈，并清泄肺热以止咳，用治热毒壅滞之肺痈及肺热咳嗽；有解毒排脓消痈之功，亦可用治热毒疮肿。又能清利湿热，可用治淋证、带下、黄疸、泻痢等湿热证。

【应用】

1. 肺痈，肺热咳嗽 本品辛以散结，寒能泄降，专入肺经，善清解肺热，用治肺热咳嗽；且又消痈排脓，为治肺痈之要药。

2. 热毒疮痈 本品辛寒，清热解毒，消痈排脓，亦为外痈疮毒常用之品。

3. 湿热诸证 本品清热除湿，利水通淋，用治淋证、泻痢、带下、黄疸等多种湿热病证。

【用法用量】煎服15～25g。鲜品加倍，水煎或捣汁服。外用适量，捣敷或煎汤熏洗患处。

【使用注意】本品含挥发油，不宜久煎。虚寒证及阴证疮疡者忌服。

【现代研究】

1. 化学成分：含挥发油，油中有效成分为癸酰乙醛（鱼腥草素）及月桂醛，并含甲基壬酮、癸醛、α－蒎烯、莰烯等成分。

2. 药理作用：抗病毒、抗炎、提高机体免疫力、利尿、镇咳、抗过敏等。

大血藤

【原文】红藤苦平，消肿解毒，肠痈乳痈，疗效迅速。

【详注】大血藤味苦、性平，入大肠经，有清热解毒，活血散瘀消痈的作用，行胃肠之瘀滞，为治疗肠痈的要药，亦可用治乳痈、肺痈。

大血藤为大血藤科木质藤本植物大血藤的藤茎。别名红藤。味苦，性平。归大肠、肝经。功能清热解毒，活血，祛风，止痛。本品既可清热解毒，又可活血止痛，不论内痈或外痈均可选用。因其善入大肠，善清肠中之热毒，行肠中之瘀滞，故历代均将本品作为治疗肠痈的要药。亦可用治乳痈、肺痈及皮肤疮痈肿痛。又能活血止痛，可用治跌打损伤、痛经及风湿痹痛等瘀滞疼痛证。

【应用】

1. 肠痈腹痛，热毒疮疡　本品苦降开泄，长于清热解毒，消痈止痛，因其善散肠中瘀滞，为治肠痈要药。

2. 跌打损伤，经闭痛经　本品能活血散瘀，消肿止痛，用治瘀血阻滞之多种痛证。

3. 风湿痹痛　本品活血化瘀，又能祛风通络止痛，用治风湿痹痛，腰腿疼痛，关节不利。

【用法用量】煎服，9~15g。外用适量。

【使用注意】孕妇慎用。

【现代研究】

1. 化学成分：含鞣质、大黄素、大黄素甲醚、胡萝卜苷、β-谷甾醇及硬脂酸等成分。

2. 药理作用：抗病原微生物、防止损伤性肠粘连、提高耐缺氧能力、抑制血小板聚集、抑制血栓形成、抗心肌缺血等。

败酱草

【原文】败酱微寒，善治肠痈，解毒行瘀，止痛排脓。

【详注】败酱草性微寒，具有清热解毒，祛瘀止痛的作用，以排脓祛瘀见长，常用治肠痈、痈疽肿毒、毒蛇咬伤及痢疾、瘀滞腹痛等。

败酱草为败酱科草本植物黄花败酱或白花败酱的全草。味辛、苦，性微寒。归肝、大肠、胃经。功能清热解毒，消痈排脓，祛瘀止痛。本品清热解毒和活血止痛作用均与大血藤相似，亦为治疗肠痈的要药，并可用治肺痈及皮肤疮痈肿痛。本品活血止痛不及大血藤，但清热解毒之力过之，且尤长于排脓消痈，用治肠痈脓成或未成者均可。活血止痛之功除有助于消痈止痛以外，亦可用于瘀血阻滞所引起的妇女月经失调、痛经及产后恶露不止，产后腹痛、腰痛等瘀滞证。

【应用】

1. 肠痈腹痛，痈肿疮毒　本品辛散苦泄寒凉，清热解毒，可用治热毒炽盛之痈肿疮毒；主入大肠经，又善消痈排脓，活血止痛，为治肠痈要药，尤宜于肠痈脓已成者，如薏苡附子败酱散。

2. 瘀滞腹痛　本品辛行可破滞行瘀，通经止痛，用治瘀血阻滞之产后腹痛、痛经等。

【用法用量】煎服，6～15g，鲜品酌加。

【使用注意】脾胃虚弱，食少泄泻者不宜服用。

【现代研究】

1. 化学成分：黄花败酱含齐墩果酸及常春藤皂苷元、皂苷、挥发油、生物碱、鞣质等成分。白花败酱含白花败酱苷、番木鳖苷和莫诺苷。此外尚含少量挥发油。

2. 药理作用：抗病毒、镇静、促进肝细胞再生、防止肝细胞变性、改善肝功能、保肝等。

射　干

【原文】射干味苦，逐瘀通经，喉痹口臭，痈毒堪凭。

【详注】射干味苦，善清热解毒利咽喉，兼能祛痰散结，为治喉痹咽痛要药，尤以痰热壅盛所致的咽喉肿痛最为适宜，亦可用治痈肿疮毒。长于化痰，又活血通经，可用治肺热咳嗽痰多及妇女经闭、癥瘕等。

射干为鸢尾科草本植物射干的根茎。别名乌扇。味苦，性寒。归肺经。功能清热解毒，祛痰利咽。本品苦寒清降之力虽不及山豆根，但亦为较常用的清热解毒、利咽消肿药。因其兼有一定的祛痰作用，故对热毒或肺热所致的咽喉肿痛而兼痰浊阻滞者，尤为适宜。亦可用于疮痈肿毒、痄腮等热毒病证。兼能清肺热，故较宜于痰热所致之咳喘；适当配伍，也可用治寒痰咳喘。此外，本品还略有活血、消痰之效，可用治妇女经闭、癥瘕积聚、疝母及瘰疬痰核等。

【应用】

1. 咽喉肿痛 本品苦寒，清热解毒，利咽消肿，为治咽喉肿痛常用之品，并能祛痰，故尤宜于热毒痰火郁结者。

2. 痰盛咳喘 本品祛痰以止咳平喘，用治痰涎壅滞、喉中痰鸣之咳喘证。因其性寒清泄肺热，故尤宜于痰热咳喘者。

【用法用量】煎服，3~10g。

【使用注意】本品苦寒，脾虚便溏者不宜使用。孕妇慎用。

【现代研究】

1. 化学成分：含鸢尾苷、鸢尾黄酮、鸢尾黄酮苷等成分。

2. 药理作用：抗病毒、抗炎、解热、镇痛、利尿等。

山豆根

【原文】山豆根苦，疗咽肿痛，敷蛇虫伤，可救急用。

【详注】山豆根味苦，具有清热解毒，利咽的作用，为喉科要药。善治热毒、火毒炽盛之咽喉肿痛及喉痈、喉风、喉痹，也可用于喉癌、疮痈溃烂及虫蛇咬伤等。

山豆根为豆科蔓生灌木植物越南槐（广豆根）的根。味苦，性寒。归肺、胃经。功能清热解毒，利咽消肿。本品苦寒之性尤甚，长于清解热毒以利咽消肿，为治疗热毒壅盛之咽喉红肿疼痛的要药。其清热解毒之功，还可用治热毒内盛所致的牙龈肿痛、痔疮肿痛、疮痈肿痛及虫蛇咬伤等。

【应用】

1. 咽喉肿痛 本品苦寒之性较甚，清热解毒，尤长于利咽消肿，为治咽喉肿痛的要药，凡热毒蕴结者均可用之。

2. 牙龈肿痛 本品苦寒善清胃火，故用于胃火上炎引起的牙龈肿痛、口舌生疮。

此外，本品还可用于湿热黄疸、肺热咳嗽、痈肿疮毒等证。

【用法用量】煎服，3~6g。外用适量。

【使用注意】本品有毒，过量服用易引起呕吐、腹泻、胸闷、心悸等，故用量不宜过大。脾胃虚寒者慎用。

【现代研究】

1. 化学成分：含苦参碱、氧化苦参碱、槐果碱、金雀花碱、柔枝槐酮、染料木素及咖啡酸等高级脂肪醇酯。

2. 药理作用：抗病原微生物、抗炎、提高机体免疫功能、抗肿瘤、抗溃疡、镇咳、平喘、保肝等；对心脏有正性肌力作用，并有增加冠脉血流量的作用。

附药：北豆根

北豆根为防己科植物蝙蝠葛的根茎。味苦，性寒。有小毒。功能清热解毒，祛风止痛。常用治热毒咽喉肿痛、痢疾及风湿痹痛等。煎服，3～9g。

马 勃

【原文】马勃味辛，散热清金，咽痛咳嗽，吐衄失音。

【详注】马勃味辛，具有散风热、清肺利咽的作用，常用治风热所致的咽喉肿痛不利，咳嗽失音之证。尚有止血、敛疮之功，可用治吐血、衄血、便血、外伤出血及热毒痈疮。

马勃为马勃科真菌类植物大马勃、紫色马勃的子实体。味辛，性平。归肺经。功能清热解毒，利咽，止血。本品辛平质轻而宣散，能清宣肺热、利咽喉，其药性与作用均较平和，不论风热、热毒或虚火上炎所致的咽喉肿痛不利，均可选用。尤宜用治肺有风热而致咽喉肿痛兼声音嘶哑、失音者。内服与外用均可止血，但以局部外用止血为佳，常用治外伤出血，亦可用治吐血、咳血、衄血等多种出血证。

【应用】

1. 咽喉肿痛，咳嗽失音 本品味辛质轻，入肺经，既能宣散肺经风热，又能清泻肺经实火，长于解毒利咽，为治咽喉肿痛的常用药。用治风热及肺火所致咽喉肿痛、咳嗽失音，常配牛蒡子、玄参、板蓝根等同用，如普济消毒饮。

2. 吐血衄血，外伤出血 本品有清热凉血，收敛止血之功，用治火邪迫肺，血热妄行引起的吐血、衄血等，可单用，或配其他凉血止血药同用；用治外伤出血，可用马勃粉撒敷伤口。

【用法用量】煎服，2～6g；或入丸、散。外用适量，研末撒，或调敷患处，或作吹药。

【使用注意】风寒伏肺咳嗽失音者不宜使用。

【现代研究】

1. 化学成分：本品含紫颓马勃酸、马勃素、马勃素葡萄糖苷、尿素、麦角甾醇、亮氨酸、酪氨酸、磷酸钠、砷及 α－直链淀粉酶。

2. 药理作用：有止血作用；对金黄色葡萄球菌、铜绿假单胞菌、变形杆菌及肺炎双球菌均有抑制作用，对少数致病真菌也有抑制作用。

橄 榄

【原文】橄榄甘平，清肺生津，解河豚毒，治咽喉痛。

【详注】橄榄味甘，具有清肺热，生津，利咽，解毒的作用。常用治肺胃有热之咽喉肿痛及中酒毒和河豚鱼蟹中毒等证。

橄榄为橄榄科常绿乔木橄榄的干燥成熟果实。别名青果。味甘、酸，性平。归肺、胃经。功能清热解毒，利咽，生津。本品能清解热毒、酒毒及鱼蟹毒，用治咽喉肿痛、酒毒和鱼蟹毒等证。又能生津止渴，用治咽干口燥等。

【应用】

1. 咽喉肿痛 本品甘酸，有利咽生津之功，用治咽喉肿痛，单味有效，或配伍金银花、胖大海、桔梗、玄参等同用。

2. 酒毒和鱼蟹毒 本品有醒酒、解鱼蟹毒之效，可用鲜品榨汁或水煎服。

【用法用量】煎服，5～10g，鲜品量加倍。

【现代研究】

1. 化学成分：本品果实含蛋白质、脂肪、糖类及抗坏血酸；种子含挥发油及香树脂醇等。

2. 药理作用：本品能兴奋唾液腺，有助消化作用。另对肝细胞中毒有保护作用。

白头翁

【原文】白头翁寒，散癥逐血，瘿疬疟疝，止痛百节[1]。

【详注】白头翁性寒，具有清热解毒，凉血止痢的作用，以治下利见长，常用治热毒赤痢。也可用于瘿瘤、瘰疬、温疟等，并止疝气腹痛和关节痛。

注：[1]百节：指周身关节而言。

白头翁为毛茛科草本植物白头翁的根。味苦，性寒。归胃、大肠经。功能清热解毒，凉血止痢。本品苦寒清泄，为治痢要药。对热毒、湿热痢疾（多为细菌性痢疾）之便下脓血，里急后重，或休息痢（多为阿米巴痢疾）之腹痛便血，屡发屡止，经久不愈，均有较好疗效；其清热解毒之功，亦可用治疮痈及痔疮肿痛等；兼能杀虫、截疟，可用治妇女阴痒、带下（如滴虫性阴道炎）及疟疾等。

【应用】

1. 热毒血痢 本品苦寒降泄，尤善清胃肠湿热及血分热毒，故为治热毒血痢之要药。用治热痢下利脓血，可单用，或配伍黄连、黄柏等同用，如白头翁汤。

2. 疮痈肿痛 本品有解毒凉血消肿之功，用治热毒壅盛之疮痈肿毒等。

【用法用量】煎服 9～15g，鲜品 15～30g。外用适量。

【使用注意】虚寒泻痢忌服。

【现代研究】

1. 化学成分：含原白头翁素、聚合成白头翁素、白头翁内酯、白头翁皂苷、胡萝卜苷等成分。

2. 药理作用：抗病原微生物，抗阿米巴原虫，杀灭阴道滴虫，抑制流感病毒；镇静、镇痛、抗惊厥等；并有类似洋地黄的强心作用。

马齿苋

【原文】 马齿苋寒，青盲白翳，利便杀虫，癥痫咸治。

【详注】 马齿苋性寒，具有清热解毒，杀虫散血的作用。适用于热毒郁滞大肠之热毒血痢，也可用治疮疡肿毒、癥瘕等证。

马齿苋为马齿苋科一年生肉质草本植物马齿苋的全草。味酸，性寒。归肝、大肠经。功能清热解毒，凉血止血，止痢。本品酸寒滑利，善清利大肠毒热，凉血止痢，亦药亦食，为治热毒血痢之佳品；也可用治疮疡、火丹等热毒证；入肝经，有凉血止血之效，故宜用于血热所致的崩漏、便血、血淋等出血证。

【应用】

1. 热毒血痢 本品长于清热解毒，凉血止痢，为治痢疾的常用药物。用治热毒血痢，单用即效；若与黄连等配用，可用治湿热痢疾。

2. 热毒疮疡 本品有清热解毒，凉血消肿之功，故可用治痈肿疮毒。

3. 崩漏便血 本品酸寒入肝，清热凉血，收敛止血，用治血热妄行之崩漏下血、便血痔血等。

【用法用量】 煎服，9~15g，鲜品30~60g。外用适量，捣敷患处。

【使用注意】 脾胃虚寒，肠滑作泄者忌服。

【现代研究】

1. 化学成分：含三萜醇类、黄酮类、氨基酸、有机酸、L－去甲基肾上腺素、多巴胺和少量的多巴等。

2. 药理作用：抗病原微生物、抗氧化、延缓衰老、润肤美容、利尿、降低血中胆固醇、松弛骨骼肌、兴奋子宫平滑肌等；增强肠蠕动，又可剂量依赖性地松弛结肠、十二指肠；对心肌收缩力呈剂量依赖性的双向调节作用。

鸦胆子

【原文】 鸦胆子苦，治痢杀虫，疟疾能止，赘疣[①]有功。

【详注】鸦胆子味苦，具有解毒杀虫，凉血止痢，腐蚀赘疣的作用，常用治休息痢、噤口痢及疟疾、鸡眼、寻常疣等。

注：①赘（zhuì）疣：皮肤表面的赘生物，即瘊瘤。

鸦胆子为苦木科灌木或小乔木植物鸦胆子的成熟果实。味苦，性寒。有小毒。归大肠、肝经。功能清热解毒，止痢，截疟，外用腐蚀赘疣。本品大苦大寒，清热解毒、凉血止痢之力甚强，常用治休息痢之腹痛便血，里急后重，时作时止者。根据前人经验和实验研究，现代主要用以治疗阿米巴痢疾，采用口服并结合乳剂保留灌肠的方法，其效更佳。因其毒性较大，一般痢疾少用。又能杀虫截疟，对各型疟疾均可使用。外用有较强的腐蚀作用，可使鸡眼、赘疣坏死脱落。

【应用】

1. 热毒血痢，冷积久痢　本品苦寒，能清热解毒，尤善清大肠蕴热，凉血止痢。用治热毒血痢之便下脓血，里急后重等，可单用本品去皮25～50粒，白糖水送服；用治冷积久痢迁延不愈者，可配诃子肉、乌梅肉、木香等同用。

2. 疟疾　本品苦寒，入肝经，能清肝胆湿热，有杀虫截疟之功，各种类型的疟疾均可应用，尤以间日疟及三日疟效果较好，对恶性疟疾也有效。

3. 鸡眼赘疣　本品外用有腐蚀作用，用治鸡眼、寻常疣等，可取鸦胆子仁捣烂涂敷患处，或用鸦胆子油局部涂敷。

【用法用量】内服，0.5～2g，以干龙眼肉包裹或装入胶囊包裹吞服；亦可压去油制成丸剂、片剂服。不宜入煎剂。外用适量。

【使用注意】本品有毒，对胃肠道及肝肾均有损害，内服需严格控制剂量，不宜多服、久服，胃肠出血及肝、肾病患者应忌用或慎用。外用注意用胶布保护好周围正常皮肤，以防止对正常皮肤的刺激。孕妇及小儿慎用。

【现代研究】

1. 化学成分：本品主要含苦木苦味素类、生物碱（鸦胆子碱、鸦胆宁等）、苷类（鸦胆灵、鸦胆子苷等）、酚性成分、黄酮类成分、香草酸及鸦胆子甲素、鸦胆子油等。

2. 药理作用：对阿米巴原虫有杀灭作用，对其他寄生虫，如鞭虫、蛔虫、绦虫及阴道滴虫等，也有驱杀作用；另有抗疟、抗肿瘤、抑制流感病毒等作用；对赘疣细胞可使细胞核固缩、细胞坏死、脱落。

半边莲

【原文】半边莲辛，能解蛇毒，痰喘能平，腹水可逐。

【详注】半边莲味辛，具有清热解毒作用。用治疮痈肿痛，并长于解蛇毒，治蛇伤，历代作为治疗蛇伤之要药。又能利水除湿，可用治痰饮喘咳、水肿、腹水、黄疸等水湿内盛、小便不利之证。

半边莲为桔梗科蔓生草本植物半边莲的全草。别名急解索、细米草。味辛，性平。归心、小肠、肺经。功能清热解毒，利水消肿。本品能解热毒，消痈肿，用治疮痈肿痛；并长于解蛇毒，为治疗毒蛇咬伤之要药，内服、外敷均可；又能利水除湿，可用治水肿、腹水、黄疸等。现代常用治肝硬化腹水、肾炎水肿等。

【应用】

1. 疮痈肿毒，蛇虫咬伤　本品有较好的清热解毒作用，为治疮痈肿毒诸证之常用药，内服外用均可，尤以鲜品捣烂外敷疗效更佳；用治毒蛇咬伤、蜂蝎螫伤，常配白花蛇舌草、虎杖、茜草等同用。

2. 腹胀水肿　本品有利水消肿之功，用治水肿、小便不利等，常配金钱草、白茅根、大黄、枳实等同用。

3. 湿疮湿疹　本品既清热解毒，又兼有利水祛湿之功，对皮肤湿疮湿疹及手足疥癣均有较好疗效。可单味水煎，局部湿敷或外搽患处。

【用法用量】煎服，干品 10~15g，鲜品 30~60g。外用适量。

【使用注意】虚证水肿忌用。

【现代研究】

1. 化学成分：本品含生物碱、黄酮苷、皂苷、氨基酸、延胡索酸、琥珀酸、对羟基苯甲酸、葡萄糖和果糖等成分。还含有治疗毒蛇咬伤的有效成分，如延胡索酸钠、琥珀酸钠、对羟基苯甲酸钠等。

2. 药理作用：有抑菌、利尿、降血压、扩张支气管、催吐、利胆等作用，对神经系统有先兴奋后抑制的作用。本品煎剂有抗蛇毒作用，口服有轻泻作用。

山慈菇

【原文】慈菇辛苦，疗肿痈疽，恶疮瘾疹，蛇虺[①]并施。

【详注】山慈菇味辛、苦。具有清热解毒，消痈散结的作用。常用治疗疮肿毒、痈疽恶疮、皮肤瘾疹及毒蛇咬伤等，内服与外用均可。

注：①虺（huǐ）：音毁，古书上说的一种毒蛇。

山慈菇为兰科草本植物杜鹃兰、独蒜兰或云南独蒜兰的假鳞茎。别名慈菇。味甘、微辛，性凉。有小毒。归肝、脾经。功能清热解毒，消痈散结。本品长于清热解毒、消散痈肿，为治疗疮痈疔毒之要药，内服、外用均可。此外，其解毒散结之功，还可用治瘰疬痰核及癥瘕痞块等。

【应用】

1. 痈疽疔毒，瘰疬痰核　本品味辛能散，寒能清热，故有清热解毒、消痈散结之效。用治痈疽发背，疔疮肿毒，瘰疬痰核，蛇虫咬伤，常配雄黄、朱砂、麝香等同用，如紫金锭，内服、外用均可。

2. 癥瘕痞块　本品有解毒散结消肿之功，近年来广泛用于癥瘕痞块和多种肿瘤。如治疗肝硬化，配伍土鳖虫、穿山甲（代用品）、蝼蛄等同用，对软化肝、脾，恢复肝功，有明显效果；若与重楼、丹参、栀子、浙贝母、柴胡、夏枯草等制成复方，对甲状腺瘤有较好疗效。

此外，本品尚有很好的化痰作用，可用治风痰癫痫等证。

【用法用量】煎服，3~9g。外用适量。

【使用注意】正虚体弱者慎用。

【现代研究】

1. 化学成分：本品主要含黏液质、葡配甘露聚糖及甘露糖等。

2. 药理作用：有抗病原微生物、抗肿瘤、降血压、激活酪氨酸酶等作用。

熊　胆

【原文】　熊胆味苦，热蒸黄疸，恶疮虫痔，五疳惊厥。

【详注】　熊胆味苦，具有清热解毒，息风止痉，清肝明目的作用；可用治疮痈、痔疮、咽喉肿痛、口舌生疮，或牙龈红肿疼痛，继之腐臭溃烂之牙疳等热毒壅结证，内服、外用均可。亦可用治小儿惊痫及肝热目赤肿痛、障翳等。

熊胆为熊科动物棕熊或黑熊的干燥胆汁。现多为人工饲养，收集引流的胆汁，干燥、研细入药，称为熊胆粉。味苦，性寒。归肝、胆、心经。功能清热解毒，息风止痉，清肝明目。本品苦寒之性较甚，清热解毒之力颇强，善治疮痈、痔疮及咽喉肿痛等热毒壅结之证；善清肝热，又兼息风止痉之功，故宜用治小儿惊风、癫痫等肢体痉挛、手足抽搐病证；有清肝明目之效，可用治肝热目赤肿痛、障翳等；能清泻心胃二经的实火、热毒，用治心胃火盛、口舌生疮，或牙龈红肿疼痛，继之腐臭溃烂之牙疳等，可内服，也可外用。

【应用】

1. 热极生风，惊痫抽搐　本品苦寒清热，能凉心清肝，息风止痉。用治肝火炽盛，热极生风所致的高热惊风、癫痫、子痫、手足抽搐，可单用或配伍息风止痉、清热化痰药物同用。

2. 热毒疮痈　本品苦寒，清热解毒之效颇佳，又能消散痈肿。故常用治热毒蕴结所致之疮疡痈疽、痔疮肿痛、咽喉肿痛等。

3. 目赤翳障　本品主入肝经，有清肝明目退翳之功，故可用治肝热目赤肿痛、羞明流泪及目生障翳等，常配冰片、硼砂、炉甘石等外用点眼。

此外，还可用于黄疸，小儿疳积，风虫牙痛等。

【用法用量】　内服，0.25～0.5g，入丸、散，由于本品有腥苦味，口服易引起呕吐，故宜用胶囊剂。外用适量，调涂患处。

【使用注意】　虚寒证当忌用。

【现代研究】

1. 化学成分：本品主含熊去氧胆酸，其次为鹅去氧胆酸、去氧胆酸、牛黄熊脱氧胆酸、牛黄鹅脱氧胆酸、牛黄胆酸、胆固醇、胆红素、无机盐、脂肪、磷质及 4～12 种氨基酸等。引流熊胆化学成分与天然熊胆基本一致。

2. 药理作用：有解毒、抑菌、利胆、解痉、降血糖、降血脂、降血压、降低心肌耗氧量、抗心律失常等作用；另有抗炎、抗过敏、镇咳、祛痰、平喘、助消化等作用。此外，本品尚有促进角膜翳处的角膜上皮细胞的新陈代谢，加快其更新的作用。

白 蔹

【原文】白蔹微寒，儿疟惊痛，女阴肿痛，痈疗可啖。

【详注】白蔹性微寒，具有清热解毒，消痈散结，敛疮生肌的作用。常用治痈肿疗疮、水火烫伤、外伤出血及肛裂等，内服、外敷均可。亦可用治小儿疟疾、惊痛及妇女阴部肿痛等病证。

白蔹为葡萄科草质藤本植物白蔹的块根。味苦、辛，性微寒。归心、胃经。功能清热解毒，消痈散结，敛疮生肌。本品专于清热解毒、消痈生肌，用治疮痈肿毒、水火烫伤，可单用煎汤内服、浸渍，或为末外敷，亦常入复方使用；外用亦能清热解毒、敛疮生肌，用治水火烫伤、外伤出血及肛裂等。

【应用】

1. 疮痈肿毒，瘰疬痰核 本品苦寒清泄，辛散消肿，用治热毒壅聚，痈疮肿毒及痰火郁结之痰核瘰疬，内服、外用皆可。

2. 水火烫伤，手足皲裂 本品苦寒，既能清解火热毒邪，又具敛疮生肌止痛之功，故常用治水火烫伤，可单用，或配地榆研末外敷；用治手足皲裂，常配白及、大黄、冰片等同用。

此外，本品尚具清热凉血、收敛止血作用，可用治血热之咯血、吐血。

【用法用量】煎服，5～10g。外用适量，煎汤外洗或研成极细粉末敷于患处。

【使用注意】①脾胃虚寒者不宜服；②不宜与乌头类药材同用。

【现代研究】

1. 化学成分：本品含黏液质和淀粉、酒石酸、龙脑酸、24－乙基甾醇及其糖苷、脂肪酸和酚性化合物。

2. 药理作用：有很强的抑菌作用，并有很强的抗真菌效果。所含多种多酚化合物具有较强的抗肝毒素作用及很强的抗脂质过氧化活性作用。

绿　豆

【原文】 绿豆气寒，能解百毒，止渴除烦，诸热可服。

【详注】 绿豆味甘，性寒，善解疮疡热毒，并能解除草木、金石药毒。又清热消暑，除烦止渴，通利小便，可用治暑热烦渴、小便不利、水肿等。其他热性病也可服用。

绿豆为豆科一年生草本植物绿豆的种子。味甘，性寒。归心、胃经。功能清热解毒，消暑，利尿。本品清热解毒以消痈肿，用治热毒疮痈肿痛；又善解热毒，为解毒良药；能清热消暑，除烦止渴，常用治暑热烦渴、尿赤等。其利水消肿之功，可用治小便不通、淋沥不畅、水肿等。

【应用】

1. 痈肿疮毒 本品甘寒，清热解毒以消痈肿。用治热毒疮痈肿痛，单用煎服有效。

2. 暑热烦渴 本品能清热消暑，除烦止渴，通利小便，故夏季常用本品煮汤冷饮，以治暑热烦渴、尿赤等，亦可配西瓜翠衣、荷叶、青蒿等同用，以增强疗效。

3. 药食中毒 本品善解热毒，为附子、巴豆、砒霜等辛热毒烈之剂中毒及食物中毒等的解毒良药，可用生品研末加冷开水滤汁顿服，或浓煎频服，或配伍黄连、葛根、甘草等同用。

4. 水肿，小便不利 本品有一定的利水消肿之功，用治小便不通，水肿等。

【用法用量】 煎服，15～30g。外用适量。

【使用注意】 脾胃虚寒，肠滑泄泻者不宜使用。

【现代研究】

1. 化学成分：本品含蛋白质、脂肪、糖类、胡萝卜素、维生素 A、维生素 B、烟酸和磷脂及钙、磷、铁等成分。

2. 药理作用：本品提取液能降低正常及实验性高胆固醇血症家兔的血清胆固醇含量；可防治实验性动脉粥样硬化。

生地黄

【原文】生地微寒，能消温热，骨蒸烦劳，养阴凉血。

【详注】生地黄性寒，具有清热凉血，养阴生津的作用，常用治温热病热入营血、热病伤阴及阴虚骨蒸烦热等。此外，亦常用于血热妄行之吐血、衄血、便血、崩漏下血、月经过多等。

生地黄为玄参科草本植物地黄的块根。味甘、苦，性寒。归心、肝、肾经。功能清热凉血，养阴生津。本品味甘苦而性寒，具有凉血、止血、养阴等多种功效，能针对温热病热入营血，营阴受伤、血热动血等多种证候而发挥其治疗作用，故温热病不论营分热证或血分热证，均十分常用。血热内盛，迫血妄行的吐血、衄血、咳血、便血、尿血及崩漏等证，均可选用。既可养胃阴生津以止渴，又可滋肝肾之阴以降火，还可增大肠之液以润燥，可广泛用治各脏腑的阴虚燥热证。

【应用】

1. 热入营血　本品苦寒入营血分，清热凉血，又其性甘寒质润，生津止渴，为清热凉血生津之要药，故常用治热入营血、壮热神昏、口干舌绛，多配用玄参、连翘等，如清营汤。

2. 斑疹吐衄　本品清热凉血而止血，用治血热吐衄、斑疹紫黑等。

3. 阴虚内热　本品甘寒养阴，苦寒泄热，入肾经可滋阴降火，养阴津而泄伏热。用治阴虚内热，骨蒸劳热者，可配知母、地骨皮等，如地黄膏；温病后期，余热未尽，阴津已伤，邪伏阴分，可与鳖甲、知母等同用，如青蒿鳖甲汤。

4. 津伤口渴，肠燥便秘　本品甘寒质润，清热养阴力佳，可用于阴虚燥热证，尤长于生津止渴、增液通便。治热病津伤口渴，常与沙参等同用，如益胃汤；治阴虚消渴多饮者，常与山药、黄芪等益气生津品同用；若治津伤肠燥便秘，多与玄参、麦冬同用，如增液汤。

【用法用量】煎服，10~30g。鲜品用量加倍，或以鲜品捣汁入药。

【使用注意】脾虚湿滞，腹满便溏者不宜使用。

【现代研究】

1. 化学成分：含有梓醇、二氢梓醇、桃叶珊瑚苷、地黄苷等环烯醚萜、单萜及其苷类，亦含多种有机酸、糖类、氨基酸、β-谷甾醇及微量元素等。

2. 药理作用：镇静、抗炎、抗过敏、强心、降血压、利尿、增强免疫力、镇静、降血糖；可止血，能明显缩短凝血时间；能抗地塞米松对垂体-肾上腺皮质系统的抑制作用，促进肾上腺皮质激素的合成，减少激素引起的阴虚阳亢的副作用。

附药：鲜生地黄

鲜生地黄为生地的新鲜块根。其苦味重于甘味，性偏寒，多汁，清热作用较强，且能生津液，主要用治津伤口渴之证。煎服，30~60g。

玄 参

【原文】玄参苦寒，清无根火[①]，消肿骨蒸，补肾亦可。

【详注】玄参味苦性寒，质润，偏入阴分，以滋阴降火、解毒散结作用为主，常用治温热病热邪伤阴之身热、心烦不寐、口渴及热入营血之发斑，阴虚肺燥咳嗽，咽喉肿痛，瘰疬痰核，脱疽等。

注：①无根火：即一般所称的"虚火"，如阴虚症见心烦、咽喉痛等。

玄参为玄参科草本植物玄参的根。味甘、苦、咸，性微寒。归肺、胃、肾经。功能清热凉血，泻火解毒，滋阴降火。本品清热凉血之功与生地黄相似，但力稍逊，略有养阴生津润燥之效，能泻火解毒，长于清泻心经之热毒，故亦常用于温热病热入营血证，尤多用治温热病邪热内陷心包，症见高热、烦躁、神昏谵语者；亦可用治气血两燔，高热发斑，以及热病伤津，肠燥便秘；其有泻火解毒、滋阴降火之功，可用治咽喉肿痛、痈肿疮毒及瘰疬痰核等多种热毒证；能滋养肾、肺、胃阴，尤长于降虚火，可用于多种脏腑的阴虚内热证。

【应用】

1. 热入营血，内陷心包，温毒发斑 本品咸寒入血分，能清热凉血，用治温病热入营血，常与生地黄、金银花同用，如清营汤；本品苦寒清热力强，又能泻火解毒，故可用治温热病内陷心包及气血两燔证，常与连翘心、麦冬等同用。

2. 咽喉肿痛，瘰疬痰核，痈肿疮毒 本品苦咸性寒，清热凉血，解毒散结，利咽消肿。用治瘟毒热盛之咽喉肿痛、痈肿疮毒，痰火郁结之瘰疬；本品甘咸入肾经，善清无根之火，滋阴降火，用治阴虚火旺之咽喉肿痛。

3. 肺阴虚、肺燥咳嗽，津伤便秘 本品甘寒质润，清热滋阴润燥，用治肺肾阴虚，骨蒸劳嗽及津伤便秘等，如增液汤。

【用法用量】煎服，10~15g。

【使用注意】脾胃虚寒，食少便溏者不宜服用。反藜芦。

【现代研究】

1. 化学成分：含有哈巴苷、哈巴苷元、桃叶珊瑚苷、6-对甲基梓醇等环烯醚萜类成分及苯丙苷类化合物、挥发油等。

2. 药理作用：有抗炎、抗病原微生物、抗毒素、镇静、抗惊厥、降血压、降血糖、强心等作用。能中和白喉毒素。

牡丹皮

【原文】牡丹苦寒，破血通经，血分有热，无汗骨蒸。

【详注】牡丹皮味苦，性微寒，善清血中伏热，又能祛瘀血、通经、消痈肿，常用治温热病热入血分之高热不退、吐衄发斑，阴虚发热、无汗骨蒸，瘀热互结之肠痈初起尚未成脓者，以及闭经、痛经、癥瘕、跌仆伤痛等。

牡丹皮为毛茛科小灌木植物牡丹的根皮。味辛、苦，性微寒。归心、肝、肾经。功能清热凉血，活血散瘀。本品苦寒能清血分邪热，辛散能除血中瘀滞，并有凉血而不留瘀、活血而不妄行的特点，故常用治温热病热入血分证及血热妄行所致的各种出血证。其活血化瘀、通经之功，广泛用于妇女经闭、月经不调、痛经及腹内癥块、跌打损伤等多种瘀血病证。又能入肝肾以退虚热，可用治温病后期邪伏阴分及阴虚内热证。

【应用】

1. 温毒发斑，血热吐衄 本品苦寒能清解营分、血分实热，又散血中瘀滞，故常用治温热病热入血分者，多与清热凉血之品同用。

2. 温病伤阴，阴虚发热 本品辛寒，善清透阴分伏热，为治无汗骨蒸之要药，用治温热病后期，余邪未尽，阴液已伤，骨蒸无汗、夜热早凉或低热不退等，如青蒿鳖甲汤。

3. 血滞经闭，跌打伤痛 本品辛行苦泄，活血祛瘀，用治血滞经闭、癥瘕等多种瘀血证，因其性偏寒，故对血瘀有热者尤为适宜。

4. 痈肿疮毒 本品清热凉血，并善散瘀消痈，故常用治血热瘀滞之痈肿疮毒证。治瘀热互结之肠痈初起，可与大黄、桃仁等同用，如大黄牡丹汤。

【用法用量】 煎服，6~12g。清热凉血宜生用，活血祛瘀宜酒炙用。

【使用注意】 血虚有寒者不宜用。月经过多及孕妇慎用。

【现代研究】

1. 化学成分：含牡丹酚、牡丹酚苷、牡丹酚原苷、芍药苷、挥发油及植物甾醇等。

2. 药理作用：有抗菌、抗炎、抗过敏、免疫调节、镇静、催眠、抗惊厥、镇痛、解热、降温、抑制血小板凝聚、抗心肌缺血、抗脑缺血、保肝、利尿、降血糖、抗早孕、抗肿瘤、降压等作用。

赤 芍

【原文】 赤芍酸寒，能泻能散，破血通经，产后勿犯。

【详注】 赤芍性微寒，为凉血散瘀之要药，常用治血热吐血、衄血及癥瘕积聚、疮痈等，也可用于妇女瘀血阻滞之痛经、闭经等，但产后气血虚弱者不宜使用。

赤芍为毛茛科草本植物芍药或川赤芍的根。味苦，性微寒。归肝经。功能清热凉血，散瘀止痛。本品有凉血而不留瘀，化瘀而不妄行的特点，功似牡丹皮，亦为常用的清热凉血药，唯其清泄血分热邪之力稍弱于牡丹皮，故用治热入血分，斑疹、吐衄及血热妄行的多种出血证，二者常相须为用，以增强凉血与化瘀之效；亦有较好的活血化瘀作用，且尤长于止痛，较宜于血热瘀滞之各种疼痛病证。此外，入肝清热之力优于牡丹皮，故用治肝热目赤红肿、头昏头痛等，相对更为多用。

《神农本草经》将赤芍与白芍统称芍药，二者均为芍药的根，但赤芍乃为芍药的瘦小而色赤的根。自《本草经集注》始将二者加以区分，在其后的大量本草和方书中，仍长期沿用芍药之名。对于这些古代方剂应进行具体分析研究，如用治血热、瘀滞或肝热者，宜选用赤芍。

【应用】

1. 温毒发斑，血热吐衄　本品苦寒，善清泻肝火，泄血分郁热，而奏凉血之功，常与丹皮同用，用治温毒发斑或血热吐衄。

2. 瘀血证，痈肿疮疡　本品有较强的活血散瘀止痛作用，用治肝郁血滞之胁痛，经闭痛经，癥瘕腹痛，跌打损伤等，常与牡丹皮、川芎等同用；因本品兼能散瘀消肿，与清热消痈散结之品同用，可治热毒壅盛之痈肿疮疡。

3. 目赤肿痛　本品苦寒入肝经，清泻肝火，用治肝热目赤肿痛、羞明多眵，多与薄荷、菊花等同用。

【用法用量】煎服，6~12g。

【使用注意】血寒经闭者不宜使用。反藜芦。

【现代研究】

1. 化学成分：含芍药苷、芍药内酯苷、氧化芍药苷、芍药吉酮等成分，还含有没食子鞣质、苯甲酸、挥发油、树脂、糖类、淀粉、黏液质和蛋白质等成分。

2. 药理作用：抑制多种病原微生物、抗炎、抗溃疡、解痉、镇静、镇痛、解热、扩张冠状动脉、抗血小板聚集、抗血栓形成、降血压、抗实验性心肌缺血、改善微循环及降低门脉高压、提高耐缺氧能力等。

紫　草

【原文】紫草咸寒，能通九窍，利水消膨，痘疹最要。

【详注】紫草味咸、性寒，具有凉血活血，透疹，解毒疗疮等作用，常用治血分有热的斑疹痘毒，并可用于预防麻疹，也可用治痈疽、丹毒、水火烫伤等。

紫草为紫草科草本植物新疆紫草、紫草或内蒙紫草的根。味甘、咸，性寒。归心、肝经。功能清热凉血，活血，解毒透疹。本品既清热凉血，又清热解毒，故常用治温热病热入营血、斑疹紫暗或血热妄行诸证，因其无止血之功，故多与其他凉血止血药同用。能凉血、解毒，长于透疹，为治疗麻疹初起，热郁血瘀而疹点外发不透，色紫暗而不红活的要药；具有清热解毒之功，亦可用治痈肿疮疡、水火烫伤及湿疹等热毒证，多局部外用。

【应用】

1. 热毒发斑 本品咸寒入血分，有清热凉血、活血解毒之功，用治温热病血分热毒壅盛、斑疹紫黑者及血热妄行之出血。

2. 麻疹不透 本品咸寒，凉血活血解毒，又能透疹，用治热毒炽盛、血行瘀滞，疹出不畅、疹色紫暗。亦有一定预防麻疹的作用。

3. 痈疮，湿疹，水火烫伤 本品能清热解毒凉血，又能活血消肿，用治痈肿疮疡，湿疹瘙痒；水火烫伤者，可制成紫草油外涂。

【用法用量】煎服，5~10g。外用适量，熬膏或用植物油浸泡涂搽。

【使用注意】本品性寒而滑利，脾虚便溏者忌服。

【现代研究】

1. 化学成分：含萘醌衍生物、紫草素、乙酰紫草素、去氧紫草素、异丁酰紫草素、紫草红、软脂酸、油酸及亚油酸等成分。

2. 药理作用：解热、抗炎、降血糖、保肝、抗肿瘤、增强免疫功能、抗生育、抑菌等；并有小剂量兴奋心脏、大剂量抑制心脏的作用。

犀　角（已禁用）

【原文】犀角酸寒，化毒辟邪，解热止血，消肿毒蛇。

【详注】犀角性寒，具有清营凉血，解毒化斑，清心安神的作用，常用治温热病热毒炽盛及热入血分、血热妄行之吐血、衄血和温病身发斑疹等。此外，亦常用治疗疮肿毒、毒蛇咬伤等。

犀角为脊椎动物犀科犀牛的角。分暹逻角和广角两种：暹逻角主产于印度、马来西亚及印度尼西亚等地，广角主产于非洲东部及东南部，均系进口药材。味苦、咸，性寒。归心、肝、胃经。功能清热凉血，解毒，定惊。本品为清血分实热之要药，解毒化斑之力较强。常用治温热病热入血分之高热、神昏谵语，血热妄行之吐血、衄血，以及温毒发斑等。也可用治惊风、痘疹、丹毒、咽痛等。

犀角是清热凉血的传统代表药，由于犀牛为世界保护的稀有珍贵动物，故犀角已明令禁用。目前水牛角已作为犀角代用品被广泛用于临床。水牛角与犀角二药，均有很长的应用历史。而历代主治温热病，多用犀角，罕有用水牛角者。现代研究表明，水牛角的化学成分、药理作用、功效、主治与犀角均相近，唯药力较弱。自20世纪50年代以来，多将水牛角作为犀角的代用品。1993年，国务院发出禁止犀角贸易的通知后，古方中所用的犀角，可改用水牛角，并适当加大其用量。

【应用】

1. 血热斑疹，吐衄 本品有清热凉血之功，用治热入营血，血热妄行之斑疹、吐衄，常配生地黄、牡丹皮、赤芍等同用，如犀角地黄汤。

2. 温病高热，惊风癫狂 本品泻火解毒定惊，用治温热病热入血分之高热、神昏谵语及惊风抽搐，常配金银花、玄参、黄连、羚羊角等同用。

【用法用量】1.5~6g，锉为细粉冲服或磨汁服，或入丸、散剂。

【使用注意】脾胃虚寒者忌用。孕妇慎用。不宜与乌头类药材同用。

【现代研究】

1. 化学成分：主含角蛋白。此外还含有其他蛋白质、肽类及游离氨基酸、胍衍生物、甾醇类等成分。

2. 药理作用：强心、解热、镇静、抗惊厥、抗炎、抑菌、降低毛细血管通透性、兴奋垂体肾上腺系统等。

附药：广角

广角为非洲产黑犀或白犀的角。性味、功效、主治均同犀角相似。但广角药力作用较弱，用量宜稍大。

青 蒿

【原文】青蒿气寒，童便熬膏，虚热盗汗，除骨蒸劳。

【详注】青蒿性寒，具有清除阴分虚热的作用，用童便与本品同熬成膏，可用治阴虚发热、夜热早凉、盗汗及骨蒸劳热等。此外，有清解暑热之功，常用治伤暑的发热和热重寒轻的疟疾。

青蒿为菊科草本植物黄花蒿的地上部分。味苦、辛，性寒。归肝、胆、肾经。功能清虚热，除骨蒸，解暑，截疟。本品既退虚热，又能凉血而清血分伏热，常用治温热病后期邪伏阴分或阴虚发热、骨蒸潮热等证；苦寒而辛香，外能解暑热，内可清泄湿热，故尤宜用于暑热夹湿及暑热兼有外感之证；善能祛除疟邪以截疟，又可解热，以缓解疟疾发作时的寒战壮热，为治疗疟疾寒热的要药，单用大剂量即可取效。现代以本品提取物青蒿素及其衍生化合物制成片剂、胶囊剂等多种制剂内服，或作栓剂直肠给药，用治疟疾均有较好疗效。

【应用】

1. 温病伤阴，夜热早凉　本品苦寒清热，辛香透散，长于清透阴分伏热，用治温病后期余热未清、邪伏阴分之夜热早凉、热退无汗或热病后低热不退者，常配伍鳖甲、生地黄等，如青蒿鳖甲汤。

2. 阴虚发热，骨蒸劳热　本品苦寒，清虚热，除骨蒸，用治阴虚发热，骨蒸劳热，潮热盗汗者，常与鳖甲、知母等同用，如清骨散。

3. 暑热外感　本品苦寒芳香，善解暑热，用治外感暑热，头昏头痛、发热口渴者。

4. 疟疾寒热　本品辛寒芳香，主入肝胆，清解肝胆之热，截疟之功甚强，尤善除疟疾寒热，为治疗疟疾之良药。

【用法用量】煎服，6～12g，后下。或鲜用绞汁服。

【使用注意】脾胃虚弱，肠滑泄泻者忌服。

【现代研究】

1. 化学成分：含倍半萜类、黄酮类、香豆素类、挥发性成分及蛋白质、β-谷甾醇、豆甾醇和棕榈酸等成分。

2. 药理作用：抗炎、解热、镇痛、调节免疫功能、抗疟原虫、抗血吸虫、抑制心肌收缩力、减慢心率、降低冠脉流量、抗肿瘤等。

西 瓜

【原文】西瓜甘寒，解渴利尿，天生白虎，清暑最好。

【详注】西瓜味甘、性寒，具有清解暑热，除烦渴，利小便的作用，为清暑佳品，前人誉为"天生白虎汤"。用治暑热、温热病热盛伤津，心烦口渴、小便短赤、小便不利等证。

西瓜为葫芦科植物西瓜的果实。味甘，性寒。归心、胃、膀胱经。功能清热解暑，除烦止渴，利尿。本品善清解暑热，清心、胃之火而能除烦渴，又可利尿，常用治暑热、热病伤津烦渴，以及心火上炎之口舌生疮，小便短赤、不利等。现代用于肾炎水肿和高血压病。

【应用】

1. 暑热、温热病热盛伤津，心烦口渴 本品善清热解暑，除烦止渴，多单用取瓤绞汁饮服。

2. 心火上炎，口舌生疮 本品入心经，能清心火。

3. 湿热蕴结，小便短赤、不利 本品入膀胱经，有清热利尿之功。

【用法用量】生食、绞汁、煎汤或熬膏服食，适量。

【使用注意】脾胃虚寒或兼见腹泻便溏者不宜食用。

【现代研究】

1. 化学成分：成熟果肉含糖量一般为5%～12%，包括葡萄糖、果糖和蔗糖。另含蛋白质、苹果酸、甜菜碱、多种氨基酸、维生素 A、B 族维生素、维生素 C。挥发性成分中含多种醛类。种子含脂肪油、蛋白质、维生素 B_2、淀粉、戊聚糖、丙酸、尿素等成分。

2. 药理作用：有利尿、降血压作用。

附药：西瓜翠衣

西瓜翠衣为葫芦科植物西瓜的外层果皮。味甘，性凉。归心、胃、膀胱经。功能清热，解渴，利尿。用治暑热烦渴，小便短少，水肿，口舌生疮等。多用作煎剂内服，15～50g，鲜品 100～200g。本品清热解暑之力不及西瓜，然利尿之力较西瓜为胜。

白　薇

【原文】白薇大寒，疗风治疟，人事不知，昏厥堪却。

【详注】白薇性寒，善清血分热邪，常用治温热病后期低热、产后虚热、骨蒸潮热及疟疾经久不愈，身热不退等。

白薇为萝藦科草本植物白薇或蔓生白薇的根及根茎。味苦、咸，性寒。归胃、肝、肾经。功能清热凉血，利尿通淋，解毒疗疮。本品能退虚热，且长于清血分热邪，常用治多种阴虚内热之证；能清热凉血，且有一定解毒之功，可用治温热病热入营血及血热出血证；清泄膀胱湿热，以收利尿通淋之效，因其兼能凉血，故尤以治血淋更为适宜。此外，本品清热解毒之功，又可疗疮，用治热毒疮肿、咽喉肿痛等；有一定的清泄肺热之功，可用治肺热及痰热咳嗽。

【应用】

1. 阴虚发热，产后虚热　本品苦寒，善入血分，有清热凉血、益阴除热之功。用治热病后期，余邪未尽，夜热早凉或阴虚发热，骨蒸潮热，常配地骨皮、知母、青蒿等同用；若治产后血虚发热，低热不退等，可配当归、人参、甘草等同用。

2. 热淋，血淋　本品既能清热凉血，又能利尿通淋，故可用治膀胱湿热，血淋涩痛，常配木通、滑石、石韦等同用。

3. 疮痈肿毒，毒蛇咬伤，咽喉肿痛　本品苦咸而寒，有清热凉血、解毒疗疮、消肿散结之效，内服、外用均可。

4. 阴虚外感　本品可清泄肺热而透邪，清退虚热而益阴，用治阴虚外感，发热咽干、口渴心烦等，常配玉竹、豆豉、薄荷等同用，如加减葳蕤汤。

【用法用量】煎服，5～10g。

【使用注意】脾胃虚寒，食少便溏者不宜服用。

【现代研究】

1. 化学成分：本品含挥发油、强心苷等成分。其中强心苷中主要为甾体多糖苷，挥发油的主要成分为白薇素。

2. 药理作用：本品所含白薇苷有加强心肌收缩的作用，可使心率减慢；本品对肺炎球菌有抑制作用，并有解热、利尿等作用。

地骨皮

【原文】地骨皮寒，解肌退热，有汗骨蒸，强阴凉血。

【详注】地骨皮性寒，具有退虚热，除骨蒸，泄肺热及凉血止血的作用。常用治阴虚发热、有汗骨蒸，肺热咳喘，津伤内热消渴证；也可用治血热妄行之吐血、衄血、尿血等。

地骨皮为茄科灌木植物枸杞的根皮。味甘、淡，性寒。归肺、肝、肾经。功能凉血退蒸，清肺降火。本品无苦燥伤阴、甘润滋腻之弊，为退热除蒸佳品，常用治阴虚火旺所致的骨蒸潮热、消渴及虚火牙痛等；能清泄肺热，故可用于肺中伏热，肺失清肃，气逆不降之咳嗽或气喘；兼能清热凉血，可用治血热妄行所致的吐血、衄血、咳血、血淋及妇女崩漏、月经先期而量多等。

【应用】

1. 阴虚发热，盗汗骨蒸　本品甘寒清润，能清肝肾之虚热，除有汗之骨蒸。为退虚热、疗骨蒸之要药。用治阴虚发热、骨蒸盗汗，常与知母、鳖甲等同用，如地骨皮汤。

2. 肺热咳嗽　本品甘寒，善清泄肺热，除肺中伏火，用治火热郁结，咳嗽气喘、皮肤蒸热，常配桑白皮、甘草等同用，如泻白散。

3. 血热吐衄　本品甘寒入血分，清热凉血而止血，常用治血热妄行之吐血、衄血等。

此外，本品兼有生津止渴之功，可用治内热消渴。

【用法用量】煎服，9~15g。

【使用注意】外感风寒发热与脾虚便溏者不宜服用。

【现代研究】

1. 化学成分：含桂皮酸和大量酚类物质、甜菜碱、皂苷和苦味质。另外还有 β - 谷甾醇及亚油酸。

2. 药理作用：解热、抑菌，对伤寒杆菌、甲型副伤寒杆菌、弗氏痢疾杆菌有较强抑制作用；降血压、降血糖、降血清胆固醇、兴奋子宫等。

银柴胡

【原文】银柴胡寒，虚热能清，又兼凉血，善治骨蒸。

【详注】银柴胡性微寒，长于退虚热，又清疳热，常用治阴虚内热、骨蒸劳热及小儿疳积发热证。尚有凉血止血之功，可用治血热所致的出血证，如咯血、衄血、尿血、崩漏等。

银柴胡为石竹科草本植物银柴胡的根。味甘，性微寒。归肝、胃经。功能清虚热，除疳热。本品性寒不甚，退热而不易伤胃，味甘而不燥，无伤阴损液之弊，且功专退虚热，故为治多种虚热证之专药；既能退虚热，又可除疳热，还常用治小儿疳积发热；有一定的凉血止血之功，可用治血热所致的各种出血证。

【应用】

1. 阴虚发热 本品甘寒，清热凉血，为退虚热除骨蒸之常用药。用治阴虚发热，骨蒸劳热，潮热盗汗，常配地骨皮、青蒿、鳖甲等同用，如清骨散。

2. 疳积发热 本品能清虚热，除疳热，用治小儿食滞或虫积所致的疳积发热、腹部膨大、口渴消瘦、毛发焦枯等，常配胡黄连、鸡内金、使君子等同用。

【用法用量】煎服，3～10g。

【使用注意】外感风寒，血虚无热者不宜使用。

【现代研究】

1. 化学成分：本品含甾体类、黄酮类、挥发性成分及其他物质。

2. 药理作用：本品有解热作用；能降低主动脉类脂质的含量，有抗动脉粥样硬化作用。此外，还有杀精子作用。

胡黄连

【原文】胡黄连苦，治劳骨蒸，小儿疳痫，盗汗虚惊。

【详注】胡黄连味苦，善清虚热、除疳热，常用治阴虚内热、骨蒸劳热及小儿疳热、盗汗、惊痫等。又能清热燥湿，尤善除胃肠湿热，用治湿热痢疾、痔疮肿痛等。

胡黄连为玄参科草本植物胡黄连的根茎。味苦，性寒。归肝、胃、大肠经。功能退虚热，除疳热，清湿热。本品性寒，能清虚热、除骨蒸，用治肝肾阴虚，虚火内扰所致的骨蒸潮热等。又能除疳热，可用治小儿疳积发热证。此外，有与黄连相似的清热燥湿之功，故而得名胡黄连，可用治胃肠湿热、泄泻不爽、痢疾腹痛等。然其功力不及黄连，故临床上多用黄连，而少用本品。

【应用】

1. 骨蒸潮热　本品性寒，入肝经血分，有退虚热、除骨蒸、凉血清热之功。用治阴虚劳热骨蒸，常配银柴胡、地骨皮等同用，如清骨散。

2. 小儿疳热　本品既除疳热，又清退虚热，用治小儿疳积发热、消化不良、腹胀体瘦、低热不退等，常配党参、白术、山楂等同用，如肥儿丸。

3. 湿热泻痢　本品苦寒沉降，能清热燥湿，尤善除胃肠湿热，为治湿热泻痢之良药，常配黄芩、黄柏、白头翁等同用。

此外，本品能清大肠湿热蕴结，可用治痔疮肿痛。

【用法用量】煎服，3～10g。

【使用注意】脾胃虚寒者慎用。

【现代研究】

1. 化学成分：本品主含环烯醚萜苷及少量生物碱、酚酸及其糖苷、少量甾醇等成分。

2. 药理作用：具有明显的利胆作用，能明显增加胆汁盐、胆酸和脱氧胆酸的排泄，有抗肝损伤的作用；对平滑肌有收缩作用，对各种痉挛剂引起的平滑肌痉挛又具有拮抗作用；对多种皮肤真菌有不同程度抑制作用。

【小结】

表 2 - 1　清热药简表

分类	药名	性味归经	功效	主治	性能作用特点
清热泻火药	石膏	辛、甘，大寒。归肺、胃经	清热泻火，除烦止渴，收敛生肌	气分实热证；肺热咳嗽；胃火牙痛；溃疡不敛，湿疹瘙痒，水火烫伤	生品味辛、性大寒，善清肺胃气分实热；煅者外用清热收湿敛疮
	寒水石	辛、咸，寒。归心、胃、肾经	清热泻火	热病烦渴、癫狂、口疮、热毒疮肿、丹毒、烫伤	入心经能清泻心火以除烦，入胃经而清泻胃火以止渴
	知母	苦、甘，寒。归肺、胃、肾经	清热泻火，滋阴润燥	气分实热证；肺热咳嗽，阴虚燥咳；消渴证；骨蒸潮热	苦甘性寒，入肺胃肾，清肺润肺；清胃生津；盐制入肾，滋阴降火
	芦根	甘，寒。归肺、胃经	清热生津，除烦止呕	热病烦渴；胃热呕逆；肺热咳嗽，肺痈吐脓；热淋涩痛	甘寒，清肺胃气分实热，又养阴生津
	天花粉	甘、微苦，微寒。归肺、胃经	清热生津，清肺润燥，解毒消痈	热病口渴，消渴多饮；肺热燥咳；痈肿疮疡	甘、微寒，清肺胃气分实热，养阴生津力强，又清热解毒，消肿排脓

续表

分类	药名	性味归经	功效	主治	性能作用特点
清热泻火药	竹叶	甘、辛、淡，寒。归心、胃、小肠经	清热泻火除烦，生津，利尿	热病烦渴；口疮尿赤	甘淡性寒，上清心火，下利小便
	栀子	苦，寒。归心、肝、肺、胃、三焦经	泻火除烦，清利湿热，凉血解毒，消肿止痛	热病烦闷；湿热黄疸；血淋涩痛；热证出血；热毒疮疡	苦寒清降，清泻三焦实火，尤善清心除烦，又清肝胆湿热，凉血解毒，消肿止痛
	夏枯草	苦、辛，寒。归肝、胆经	清肝火，散郁结	目赤肿痛，头痛眩晕；瘰疬、瘿瘤	苦寒清肝火，辛寒散郁结
	决明子	苦、甘、咸，微寒。归肝、肾、大肠经	清肝明目，润肠通便	目赤目暗；肠燥便秘	清肝火，益肾阴，润肠通便
	谷精草	辛、甘，平。归肝、肺经	疏散风热，明目退翳	风热目赤肿痛、羞明、眼生翳膜；风热头痛	轻浮升散，善疏散头面风热、明目退翳
	密蒙花	甘，微寒。归肝经	清热泻火，养肝明目退翳	目赤肿痛、羞明多泪、眼生翳膜；肝虚目暗、视物昏花	既清肝，又养肝，善能明目退翳
	青葙子	苦，微寒。归肝经	清热泻火，明目退翳	肝热目赤、眼生翳膜、视物昏花；肝火眩晕	苦寒清降，功专清泻肝经实火以明目退翳，又平抑肝阳
	夜明砂	辛，寒。归肝经	清热明目，散血消积	目盲翳障；小儿疳积	性寒，入肝经善清热明目，又散血消积

续表

分类	药名	性味归经	功效	主治	性能作用特点
清热泻火药	蕤仁	甘，微寒。归肝、心经	疏风散热明目，安神	目赤肿痛、翳障，羞明多泪，夜寐不安	祛风散热以明目，又可安神
	茶	苦、甘，凉。归心、肺、胃、肾经	清热除烦止渴，消食，利尿，提神醒睡	暑热烦渴；头痛目昏；小便不利；食积，消化不良；神疲嗜睡	清暑热，除烦渴，利尿，消食，又能醒神悦志
清热燥湿药	黄芩	苦，寒。归肺、胃、胆、大肠经	清热燥湿，泻火解毒，止血，除热安胎	湿温暑湿，黄疸泻痢；肺热咳嗽；少阳证；血热吐衄；痈肿疮毒；胎动不安	主清肺胃胆及大肠湿热，善清肺火及气分实热，又清少阳胆经之热，清热止血，除热安胎
	黄连	苦，寒。归心、肝、胃、大肠经	清热燥湿，泻火解毒	湿热泻痢；高热神昏，心烦不寐；胃火呕吐、牙痛等证；血热吐衄；痈肿疔毒	大苦大寒，主清大肠湿热，善清心胃火，清热解毒力强
	黄柏	苦，寒。归肾、膀胱、大肠经	清热燥湿，泻火解毒，退热除蒸	湿热带下，热淋脚气，泻痢黄疸，疮疡肿毒，湿疹湿疮；骨蒸劳热	主清下焦湿热，善降肾经相火
	龙胆	苦，寒。归肝、胆经	清热燥湿，泻肝胆火	湿热黄疸，带下阴痒，湿疹；肝火头痛，目赤耳聋，胁痛口苦	主入肝胆，清肝胆湿热，泻肝胆实火

分类	药名	性味归经	功效	主治	性能作用特点
清热燥湿药	秦皮	苦、涩、寒。归肝、胆、大肠经	清热燥湿，收涩止痢，止带，明目	湿热泻痢，带下；目赤翳膜	清泻肝火，明目退翳；又性涩，能清热燥湿，收涩止痢，止带
	苦参	苦，寒。归心、肝、胃、大肠、膀胱经	清热燥湿，杀虫，利尿	湿热泻痢，黄疸淋证；带下阴痒，湿疹，疥癣，皮肤瘙痒；小便不利	清热燥湿，杀虫止痒为其特长
	白鲜皮	苦，寒。归脾、胃、膀胱经	清热燥湿，祛风解毒	湿疮湿疹，黄疸风湿热痹	清热燥湿，泻火解毒，祛风止痒
清热解毒药	金银花	甘，寒。归肺、心、胃经	清热解毒，疏散风热	痈肿疔疮；外感风热，温病初起；热毒血痢	甘寒，清热解毒力强；又疏散风热，凉血止痢，外散内清
	连翘	苦，微寒。归肺、心、小肠经	清热解毒，消痈散结，疏散风热	痈肿疮毒，瘰疬痰核；外感风热，温病初起；热入营血，热入心包	苦寒，清心火，解疮毒，为"疮家圣药"，又散上焦风热，外散内清
	大青叶	苦，大寒。归心、胃经	清热解毒，凉血消斑	热入营血，温毒发斑；喉痹口疮，痄腮，丹毒	善解心胃热毒，咸寒入血，凉血消斑

分类	药名	性味归经	功效	主治	性能作用特点
清热解毒药	板蓝根	苦，寒。归心、胃经	清热解毒，凉血利咽	咽喉肿痛；温毒发斑，痄腮，痈肿疮毒，丹毒	凉血消斑力不及大青叶，以解毒利咽散肿见长
	青黛	咸，寒。归肝、肺经	清热解毒，凉血消斑，清肝泻火，定惊	温毒发斑，血热吐衄，咽痛疮肿，咳嗽咯血	咸寒入血，清热解毒，凉血消斑、消肿，清肝泻火，息风止痉
	贯众	苦，微寒。有小毒。归肝、胃经	清热解毒，凉血止血，杀虫	风热感冒，温毒发斑；血热出血；多种肠道寄生虫病	有小毒，清气分、血分热毒，又能杀虫，凉血止血
	蒲公英	苦、甘，寒。归肝、胃经	清热解毒，消痈散结，利湿通淋	痈肿疔毒，乳痈内痈；湿热诸证	清热解毒，散痈结，通乳，又利湿通淋
	紫花地丁	苦、辛，寒。归心、肝经	清热解毒，消痈散结	痈肿疔疮，毒蛇咬伤	清血分热毒，消痈散结，善疗疔毒，又解蛇毒
	重楼	苦，微寒。有小毒。归肝经	清热解毒，消肿止痛，凉肝定惊	痈肿疔疮，咽喉肿痛，毒蛇咬伤；惊风抽搐；跌打损伤	清热解毒，消肿止痛又凉肝息风定惊，兼可化瘀止血
	漏芦	苦，寒。归胃经	清热解毒，消痈散结，通经下乳，舒筋通脉	乳痈肿痛，瘰疬疮毒；乳汁不下；湿痹拘挛	苦寒降泄，清热解毒，消痈散结，又性善通利，通经下乳，舒筋通脉活络

续表

分类	药名	性味归经	功效	主治	性能作用特点
清热解毒药	土茯苓	甘、淡，平。归肝、胃经	解毒，除湿，通利关节	杨梅毒疮，肢体拘挛；淋浊带下，湿疹瘙痒；痈肿疮毒	解毒利湿，通利关节，解汞毒
	鱼腥草	辛，微寒。归肺经	清热解毒，消痈排脓，利尿通淋	肺痈，肺热咳嗽；热毒疮痈；湿热诸证	专入肺经，清热解毒，消痈排脓，利湿通淋
	大血藤	苦，平。归大肠、肝经	清热解毒，活血，祛风，止痛	肠痈腹痛，热毒疮疡；跌打损伤，经闭痛经；风湿痹痛	善散肠中瘀滞，清热解毒，活血消肿止痛，又祛风活络
	败酱草	辛、苦，微寒。归肝、大肠、胃经	清热解毒，消痈排脓，祛瘀止痛	肠痈腹痛，痈肿疮毒；瘀滞腹痛	清热解毒，又善消痈排脓，活血止痛
	射干	苦，寒。归肺经	清热解毒，祛痰利咽	咽喉肿痛；痰盛咳喘	清肺泻火，降气消痰，利咽
	山豆根	苦，寒。有毒。归肺、胃经	清热解毒，利咽消肿	咽喉肿痛；牙龈肿痛，湿热黄疸，肺热咳嗽及痈肿疮毒	清热解毒，利咽消肿力强，又清肺热
	马勃	辛，平。归肺经	清热解毒，利咽，止血	咽喉肿痛，咳嗽失音；吐血衄血，外伤出血	长于解毒利咽，又能止血敛疮
	橄榄	甘、酸，平。归肺、胃经	清热解毒，利咽生津	咽喉肿痛；河豚鱼毒	生津利咽，解酒毒及鱼蟹毒

续表

分类	药名	性味归经	功效	主治	性能作用特点
清热解毒药	白头翁	苦，寒。归胃、大肠经	清热解毒，凉血止痢	热毒血痢；疮痈肿痛	专入大肠，清热解毒，凉血止痢
	马齿苋	酸，寒。归肝、大肠经	清热解毒，凉血止血止痢	热毒血痢；热毒疮疡；崩漏便血	清热解毒凉血以止痢、消肿、止血
	鸦胆子	苦，寒。有小毒。归大肠、肝经	清热解毒止痢，截疟，腐蚀赘疣	热毒血痢，冷积久痢；疟疾；鸡眼赘疣	有小毒，清热解毒，凉血止痢，截疟，腐蚀赘疣
	半边莲	辛，平。归心、小肠、肺经	清热解毒，利水消肿	疮痈肿毒，蛇虫咬伤；水肿；湿疮湿疹	清热解毒，又利水祛湿
	山慈菇	甘、微辛凉。有小毒。归肝、脾经	清热解毒，消痈散结	痈疽疔毒，瘰疬痰核；癥瘕痞块；风痰癫痫	清热解毒，消痈散结，尚可化痰
	熊胆	苦，寒。归肝、胆、心经	清热解毒，息风止痉，清肝明目	热极生风，惊痫抽搐；热毒疮痈；目赤障翳	清热解毒效佳，又凉心清肝，息风止痉，明目退翳
	白蔹	苦、辛，微寒。归心、胃经	清热解毒，消痈散结，敛疮生肌	疮痈肿毒，瘰疬痰核；水火烫伤，手足皲裂；血热出血	清热解毒，消痈散结，止痛，尚可止血，敛疮生肌
	绿豆	甘，寒。归心、胃经	清热解毒，消暑，利尿	痈肿疮毒；暑热烦渴；药食中毒，水肿，小便不利	清热解毒消痈，又消暑，除烦止渴，通利小便

续表

分类	药名	性味归经	功效	主治	性能作用特点
清热凉血药	生地黄	甘、苦，寒。归心、肝、肾经	清热凉血，养阴生津	热入营血；斑疹吐衄；阴虚内热；津伤口渴，肠燥便秘	甘寒质润，苦寒清热，功善清热凉血，养阴生津，清退虚热
	玄参	甘、苦、咸，微寒。归肺、胃、肾经	清热凉血，泻火解毒，滋阴降火	热入营血，内陷心包，温病发斑；痈肿疮毒，瘰疬痰核；阴虚燥咳，津伤便秘	苦甘咸寒、质润，清热凉血，养阴润燥，泻火解毒，利咽散肿
	牡丹皮	辛、苦，微寒。归心、肝、肾经	清热凉血活血散瘀	温毒发斑，血热吐衄；温病伤阴，阴虚发热；血滞经闭，跌打伤痛；痈肿疮毒	清营、血分实热，清透阴分伏热，凉血活血消痈
	赤芍	苦，微寒。归肝经	清热凉血，散瘀止痛	温毒发斑，血热吐衄；瘀血证，痈肿疮疡；目赤肿痛	清肝火，除血分郁热，凉血活血消痈，散瘀止痛
	紫草	甘、咸，寒。归心、肝经	清热凉血活血，解毒透疹	热毒发斑；麻疹不透；痈疮，湿疹，水火烫伤	凉血活血，解毒透疹
	犀角（已禁用）	苦、咸，寒。归心、肝、胃经	清热凉血，解毒定惊	温病高热，惊风癫狂；血热斑疹、吐衄；疔疮肿毒	入血分，清热凉血，泻火解毒定惊
清虚热药	青蒿	苦、辛，寒。归肝、胆、肾经	清虚热，除骨蒸，解暑，截疟	温病伤阴，夜热早凉；阴虚发热；暑热外感；疟疾寒热	辛香透散，长于清透阴分伏热，退虚热，除骨蒸，又解暑热，截疟

分类	药名	性味归经	功效	主治	性能作用特点
清虚热药	西瓜	甘，寒。归心、胃、膀胱经	清热解暑，除烦止渴，利尿	暑热烦渴，小便不利	善清暑热而除烦渴，又利小便
	白薇	苦、咸，寒。归胃、肝、肾经	清热凉血，利尿通淋，解毒疗疮	阴虚发热，产后虚热，热淋血淋，痈肿疮毒，阴虚外感	既清实热，又退虚热，尚可利尿通淋，解毒疗疮，清泄肺热
	地骨皮	甘，淡，寒。归肺、肝、肾经	凉血退蒸，清肺降火	阴虚发热；肺热咳嗽；血热吐衄，内热消渴	清肺中伏火，除有汗骨蒸，又凉血止血，生津止渴
	银柴胡	甘，微寒。归肝、胃经	清虚热，除疳热	阴虚骨蒸劳热，疳积发热	退虚热，除疳热
	胡黄连	苦，寒。归肝、胃、大肠经	退虚热，除疳热，清湿热	阴虚骨蒸劳热，疳积发热，湿热泻痢	退虚热，除疳热，清湿热

（吴鑫宇）

第三章　泻下药

凡能引起腹泻，或润滑大肠，促进排便的药物，称为泻下药。

本类药物以性质沉降，主入大肠经为其性能特点。主要作用是泻下通便，以排除胃肠积滞、燥屎及有害物质（毒、瘀、虫等）；或清热泻火，使实热壅滞之邪通过泻下而清解；或逐水退肿，使水湿停饮从大小便排除，达到祛除停饮、消退水肿的目的。主要适用于大便秘结、胃肠积滞、实热内结及水肿停饮等里实证。部分药物尚兼有解毒散结、活血消肿等作用，可用治疮痈肿毒及瘀血证。

大　黄

【原文】 大黄苦寒，实热积聚，蠲[①]痰逐水，疏通便闭。

【详注】 大黄味苦、性寒，具有攻积导滞，泻火解毒的作用，常用治阳明腑实之热结便秘，火邪上炎所致的目赤肿痛、咽痛、齿龈肿痛，以及湿热水肿等。

注：①蠲（juān）：音捐，消除的意思。

大黄为蓼科多年生草本植物掌叶大黄、唐古特大黄或药用大黄的根及根茎。又名将军、川军、锦纹。味苦，性寒。归大肠、脾、胃、心、肝经。功能攻积导滞，泻火解毒，凉血止血，活血祛瘀，清泄湿热。本品苦寒通降，泻下攻积之力强，用治便秘证及多种胃肠积滞证。又能泻火解毒、导热下行，用于温热病高热神昏或脏腑火热上炎证以及多种热毒证。酒制大黄泻下作用缓和，活血祛瘀作用增强，常用治瘀血诸证，如妇女瘀血闭经、癥瘕积聚、跌打损伤等。大黄炭泻下作用极微，有止血作用，多用于便血、呕血、咯血等出血证。

【应用】

1. 大便秘结，胃肠积滞　本品善荡涤肠胃、推陈致新，为治疗积滞便秘之要药。又因其苦寒沉降，善能泄热，故热结便秘尤为适宜。常与芒硝、厚朴、枳实配伍，以增强泻下攻积之力，用治阳明腑实证，如大承气汤；若里实热结而气血不足者，配人参、当归等同用，如黄龙汤；热结津伤者，配麦冬、生地黄、玄参等同用，如增液承气汤；脾阳不足，冷积便秘，配附子、干姜等同用，如温脾汤。

2. 实火上炎，目赤咽肿，牙龈肿痛 本品苦降，能使上炎之火下泄而清热泻火，用治火邪上炎所致的目赤、咽喉肿痛、牙龈肿痛等，常配黄芩、栀子等同用，如凉膈散。

3. 血热吐血、衄血 本品能泄血分实热，具有凉血止血作用，用治血热妄行之吐血、衄血、咯血等，常配黄连、黄芩同用，如泻心汤。

4. 热毒疮疡及烧烫伤 本品内服能清热解毒，并借其泻下通便作用，使热毒下泄；外用能泻火解毒，凉血消肿。用治热毒痈肿疔疮，常配金银花、蒲公英、连翘等同用；治疗肠痈腹痛，可配伍牡丹皮、桃仁、芒硝等同用，如大黄牡丹汤。治烧烫伤，可单用粉，或配地榆粉，用麻油调敷患处。

5. 瘀血证 本品有较好的活血逐瘀通经作用，既下瘀血，又清瘀热，为治疗瘀血证的常用药。用治妇女产后瘀阻腹痛、恶露不尽者，常与桃仁、土鳖虫等同用；治妇女瘀血经闭，可与桃仁、桂枝等配伍，如桃核承气汤；治跌打损伤，瘀血肿痛，常与当归、红花等同用，如复元活血汤。

6. 湿热痢疾、黄疸、淋证等 本品具有泻下通便，导湿热外出的作用，故可用治湿热蕴结之证。用治肠道湿热积滞的痢疾，常配黄连、黄芩、白芍等同用，如芍药汤；治湿热黄疸，常配茵陈、栀子同用，如茵陈蒿汤；治湿热淋证，常配木通、车前子、栀子等同用，如八正散。

【用法用量】煎服，3～15g。生大黄泻下力强（后下力较强；久煎则力减弱）；酒制大黄活血力较强，且善清上焦热；大黄炭偏于止血。外用适量。

【使用注意】本品为峻烈攻下之品，易伤正气，如非实证，不宜妄用。苦寒易伤胃气，脾胃虚弱者慎用；其性沉降，且善活血祛瘀，故妇女妊娠、月经期、哺乳期应忌用。

【现代研究】

1. 化学成分：主要成分为蒽醌衍生物，包括蒽醌苷和双蒽醌苷等。双蒽醌苷中有番泻苷 A、番泻苷 B、番泻苷 C、番泻苷 D、番泻苷 E、番泻苷 F；游离型的苷元有大黄酸、大黄酚、大黄素、芦荟大黄素、大黄素甲醚等。另含鞣质类物质、有机酸和雌激素样物质等。

2. 药理作用：可促进肠蠕动、抑制肠内水分吸收以促进排便；能保肝、利胆；有保护胃黏膜、抗急性胰腺炎的作用；能止血、降血脂、改善血液流变学指标；有抗病原微生物、抗炎等作用。

玄明粉

【原文】玄明粉辛，能蠲宿垢，化积消痰，诸热可疗。

【详注】玄明粉味辛咸，具有泄热通便、润燥软坚的作用，为清六腑邪热、涤肠中宿垢之要药。常用治阳明腑实证之燥屎坚结、腹满硬痛及热病神昏谵语等。

玄明粉为芒硝风化失去结晶水而成的白色粉末。又名元明粉、风化硝。味咸、苦，性寒。归大肠、胃经。功能泄热导滞，润燥软坚。本品苦寒，既可清泄，又能通泄，亦有较强的通便泄热作用，又味咸长于软化燥屎坚结，常用治大便燥结之热积便秘证。局部外用，有清热消肿之效，用治咽喉肿痛、口舌生疮、目赤红肿、乳痈、痔疮肿痛及其他皮肤疮肿。

【应用】

1. 积滞便秘 本品性寒能清热，味咸润燥软坚，具有泻下攻积作用，对实热积滞之大便燥结者尤为适宜，常配大黄相须为用。

2. 咽痛，口疮，目赤及疮痈肿痛 本品外用有清热消肿作用。用治咽喉肿痛、口舌生疮，可配伍硼砂、冰片、朱砂等同用，如冰硼散；用治目赤肿痛，可配制眼药水，外用滴眼；治乳痈初起，可用本品化水或用纱布包裹外敷。

【用法用量】6～12g，冲入药汁内或开水溶化后服。外用适量。

【使用注意】孕妇及哺乳期妇女忌用或慎用。不宜与硫黄、三棱同用。

【现代研究】

1. 化学成分：主含无水硫酸钠，尚含少量硫酸钙、硫酸铁、硫酸钾等无机盐。

2. 药理作用：主要成分硫酸钠，其硫酸根离子不易被肠壁吸收，存留肠内形成高渗溶液，阻止肠内水分的吸收，使肠内容积增大，引起机械刺激，促进肠蠕动而致泻；并有抗炎、利尿、抑制大肠癌发生等作用。

附药：朴硝

朴硝为天然产品用热水溶解，滤过，放冷析出的结晶，通称"皮硝"。杂质较多，泻下最烈，以外用为主，用治疮痈肿痛，乳痈初起等。性味功效、用法用量及使用注意同玄明粉。

附药：芒硝

取萝卜洗净切片，置锅内加水与皮硝共煮，取上层液，放冷析出的结晶，即芒硝。以青白色、透明块状结晶、清洁无杂质者为佳。芒硝质地较纯，泻下力较强，主要用于实热积滞，大便燥结之证。性味功效、用法用量及使用注意同玄明粉。

番泻叶

【原文】番泻叶寒，食积可攻，肿胀皆逐，便秘能通。

【详注】番泻叶性寒，具有泄热导滞，行水消胀的作用，常用治热结便秘、脘腹胀痛、水肿胀满等证。小剂量可导滞开胃，用于治疗食积。

番泻叶为豆科灌木植物狭叶番泻或尖叶番泻的叶。味苦，性寒。归大肠经。功能泻下通便。本品苦寒通降之性与大黄相似，亦有较强的泻下导滞、清导实热作用，可用于热结便秘及胃肠积滞证，但临床不如大黄常用。目前大多单味小剂量泡服，取其缓下通便之效，用治习惯性便秘。因味较大黄适口，且不易引起继发性便秘，故较大黄为多用。对产后、手术后的便秘患者，亦较大黄常用。此外，现代还用治急性胃及十二指肠出血、急性胰腺炎、急性机械性肠梗阻、胆囊炎、细菌性痢疾等有实热内盛者。

【应用】

1. 热结便秘，习惯性便秘及老年便秘　本品既能泻下导滞，又能清导实热，小剂量可起缓泻作用，大剂量则峻下。

2. 腹水肿胀 本品能泻下行水消胀。

【用法用量】温开水泡服，1.5～3g；煎服，2～6g，宜后下。

【使用注意】孕妇及哺乳期、月经期妇女慎用。

【现代研究】

1. 化学成分：主含番泻苷、芦荟大黄素葡萄糖苷、大黄酸葡萄糖苷及芦荟大黄素、大黄酸、山柰酚、植物甾醇及其苷等。

2. 药理作用：番泻苷 A、番泻苷 B，经胃、小肠吸收后，在肝中分解，分解产物经血行而兴奋骨盆神经节以收缩大肠，引起腹泻。蒽醌类对多种细菌（葡萄球菌、大肠埃希菌等）及皮肤真菌有抑制作用。

芦 荟

【原文】芦荟气寒，杀虫消疳，癫痫惊搐，服之立安。

【详注】芦荟性寒，具有泄热导滞，消疳杀虫，清热凉肝的作用，为泻肝火、消疳积之常用品。常用治便秘、癫狂、惊痫抽搐、小儿疳积等。

芦荟为百合科多年生草本植物库拉索芦荟或好望角芦荟的叶汁经浓缩后的干燥物。味苦，性寒。归大肠、肝经。功能泻下通便，清肝，杀虫。本品苦寒降泄之性甚强，泻下导滞、清导实热功似大黄，可用治热结便秘及胃肠积滞证。因其在攻下药中刺激性最强，用量过大可引起腹痛、盆腔充血，甚至引起肾炎，故一般少作攻下药使用。如热结便秘，兼见心肝火旺，烦躁失眠者，则本品最为适宜。既能清泻肝火，又可导肝火下行，用治肝经实火证。又杀虫，并有助于虫体的排出，常用治小儿疳积证。此外，本品外用，用治痤疮、疮疖肿痛、痔疮肿痛及顽癣等证，有较好的清热解毒、杀虫止痒之效。

【应用】

1. 热结便秘 本品既能泻下通便，又能清肝火、除烦热。用治热结便秘，兼见心、肝火旺，烦躁失眠之证，常与朱砂同用，如更衣丸。

2. 肝经实火证 本品有较好的清肝火作用。用治肝经火盛的便秘溲赤、头晕头痛、烦躁易怒、惊痫抽搐等，常配伍龙胆、栀子等同用，如当归龙荟丸。

3. 小儿疳积 本品能杀虫疗疳。用治虫积腹痛、面色萎黄、形瘦体弱的小儿疳积证，常配使君子、人参、白术等同用。

此外，取其杀虫之效，外用可治疗癣疮。

【用法用量】入丸、散服，每次 1～2g。外用适量。

【使用注意】孕妇及哺乳期妇女慎用。脾胃虚弱，食少便溏者慎用。

【现代研究】

1. 化学成分：含芦荟大黄素苷、对香豆酸、少量 α－葡萄糖、多种氨基酸等，并含微量挥发油。

2. 药理作用：有泻下、抑菌、保肝、抗肿瘤等作用。

火麻仁

【原文】火麻味甘，下乳催生，润肠通结，小水能行。

【详注】火麻仁味甘，具有润肠通便的作用，为润肠通便之良品。有滑利作用，能下乳催生，用治乳少难产。此外，尚可通利小便。

火麻仁为桑科一年生草本植物大麻的种子。别名麻子仁、大麻仁。味甘，性平。归大肠、脾、胃经。功能润肠通便。本品多脂质润，能润肠通便，且略兼滋养之力。凡年老津枯血燥、产后血虚之便秘及习惯性便秘者，皆宜用本品。可单用，亦可配补血滋阴药和其他润下药同用。

【应用】

肠燥便秘 本品能润肠通便，且又兼有滋养补虚作用，适用于老人、产妇及体弱津血不足的肠燥便秘证，单用或配伍杏仁、厚朴、大黄等同用，如麻子仁丸。

【用法用量】煎服，10～15g。打碎入煎。

【现代研究】

1. 化学成分：含脂肪油约30%，油中含有大麻酚、植酸钙镁。

2. 药理作用：有促进肠蠕动、降血压、降血脂等作用。

郁李仁

【原文】郁李仁酸，破血润燥，消肿利便，关格①通导。

【详注】郁李仁能润肠通便，且有利水消肿之功。常用治肠燥便秘、水肿胀满、小便不利，也可用于食积气滞、脚气等。

注：①关格：此处指大小便不通。

郁李仁为蔷薇科灌木植物欧李或郁李的种子。味甘、苦，性平。归脾、大肠、小肠经。功能润肠通便，利水退肿。本品质润多脂，脂肪油含量高于火麻仁，润肠通便作用类似于火麻仁，且力量稍强。兼可行大肠之气滞，常用治大肠气滞，肠燥便秘之证。略有利水退肿之功，用治水肿胀满、小便不利及脚气浮肿等。

【应用】

1. 肠燥便秘 本品有润肠通便作用，且辛开苦降，兼可行大肠之气滞。用治大肠气滞的肠燥便秘，常配柏子仁、杏仁、桃仁等同用，如五仁丸。

2. 水肿胀满，脚气浮肿 本品能利水消肿，可配伍利水渗湿药同用。

【用法用量】煎服，6~10g。

【使用注意】孕妇慎用。

【现代研究】

1. 化学成分：含苦杏仁苷、脂肪油、挥发性有机酸、皂苷、植物甾醇等。

2. 药理作用：有降血压、润滑性泻下等作用。

甘 遂

【原文】甘遂苦寒，破癥消痰，面浮蛊胀①，利水能安。

【详注】甘遂味苦、性寒，能泻水逐痰，散结消肿，为峻下逐水之要药。泻水逐饮力强，常用治水肿、鼓胀、悬饮及结胸、便秘等。又能破癥瘕积聚。

注：①蛊胀：多由饮食不节、情志不遂、血吸虫感染及其他病转化所致，症见肚腹胀大如鼓、腹皮青筋显露，或伴四肢水肿、尿少、食少纳呆、神疲等。

甘遂为大戟科多年生草本植物甘遂的块根。味苦，性寒。有毒。归大肠、肺、肾经。功能泻水逐饮，消肿散结。本品峻下逐水作用较强，能行经隧脉络之水湿，且偏走谷道，服用后可引起多次如水下注样腹泻，使体内留滞的水湿迅速排出，常用治水肿、鼓胀及痰饮等多种水湿内停证。生甘遂研末外用，能消疮肿，用治疮痈肿痛。醋制后，毒性减低，多用于胸腹积水、痰饮积聚、气逆喘咳、风痰癫痫、二便不利等。

【应用】

1. 水肿，鼓胀，胸胁停饮 本品苦寒性降，善行经隧之水湿，泻下逐饮力峻，可使潴留水饮排出体外，可配大戟、芫花为末，枣汤送服，如十枣汤。

2. 风痰癫痫 本品有逐痰涎的作用。

3. 疮痈肿毒 本品外用能消肿散结。

【用法用量】入丸、散服，每次 0.5～1.5g。外用适量，生用。内服醋制用，以减低毒性。

【使用注意】孕妇及虚弱者禁用。不宜与甘草同用。

【现代研究】

1. 化学成分：含四环三萜类化合物 α－大戟醇和 γ－大戟醇、甘遂醇、大戟二烯醇，尚含棕榈酸、柠檬酸、鞣质、树脂等成分。

2. 药理作用：可刺激小肠，增加肠蠕动，造成峻泻；另有镇痛、引产作用。所含甘遂素 A、甘遂素 B 有抗白血病作用。

大 戟

【原文】大戟甘寒，消水利便，腹胀癥坚，其功瞑眩[①]。

【详注】大戟性寒，能泻水逐饮，消痈散结，使水饮从谷道水道分消，常用治水饮内停之胸腹积水、腹大胀满、小便不利等。

注：①瞑眩：即指头目昏乱。一般服剧烈药性的药物后，有时会发生。

大戟为大戟科多年生草本植物大戟的根。又名京大戟。味苦，性寒。有毒。归大肠、肺、肾经。功能泻水逐饮，消肿散结。本品性能及功用与甘遂较为相似，然逐水之力稍逊，用治水肿、痰饮及鼓胀等水湿内停证，常与甘遂同用。生用研末外敷，能消疮肿，用治疮痈肿痛及瘰疬痰核。

【应用】

1. 水肿，鼓胀，胸胁停饮 本品泻水逐饮作用类似甘遂而力稍逊，偏行脏腑之水湿，多治水肿、鼓胀之正气未衰者，常配甘遂、芫花等逐水药同用，如十枣汤、舟车丸。

2. 痈肿疮毒，瘰疬痰核 本品能消肿散结，内服、外用均可。

【用法用量】煎服，1.5～3g；入丸、散服，每次1g。外用适量，生用。内服醋制用，以减低毒性。

【使用注意】孕妇及虚弱者禁用。不宜与甘草同用。

【现代研究】

1. 化学成分：含大戟苷、生物碱、树胶、树脂等成分。

2. 药理作用：本品乙醚和热水提取物有刺激肠管而导泻的作用；对妊娠离体子宫有兴奋作用；能扩张毛细血管，对抗肾上腺素的升压作用。

附药：红大戟

红大戟为茜草科植物红大戟的根。又名红芽大戟、广大戟。性味苦寒，归大肠、肺、肾经。功用与京大戟略同，但毒烈之性较为缓和，峻下逐水泻饮之力亦较京大戟弱；然长于消肿散结，多作外用。

芫 花

【原文】芫花寒苦，能消胀蛊，利水泻湿，止咳痰吐。

【详注】芫花味苦，能逐水退肿泻饮、祛痰止咳。本品轻扬，泻水力猛，长于逐胸胁之水，常用治悬饮咳嗽、鼓胀、水肿胀满、二便不利等。

芫花为瑞香科灌木植物芫花的花蕾。味苦、辛，性温。有毒。归大肠、肺、肾经。功能泻水逐饮，祛痰止咳，杀虫疗疮。本品亦为作用较为猛烈的峻下药，可逐水泻饮退肿，但逐水之力稍弱于甘遂、大戟，多配伍二者同用。以泻胸胁水饮见长，兼能祛痰止咳，故多用于饮停胁下之咳喘痰多、胸胁引痛之证。因其泻下峻猛，毒性较强，一般咳嗽咯痰者罕用。

【应用】

1. 胸胁停饮，水肿，鼓胀 本品具有泻水逐饮作用且以泻胸胁水饮并能祛痰止咳见长。故适用于胸胁停饮所致的喘咳、胸胁引痛、心下痞鞕及水肿、鼓胀等证,常与甘遂、京大戟等同用,如十枣汤、舟车丸等。

2. 咳嗽痰喘 本品能祛痰止咳,用于咳嗽痰喘证,可单用或与大枣煎服。近代有用醋制芫花制成的粉剂及苯制芫花制成的胶囊或水泛丸,以防治慢性支气管炎,有良效。

3. 头疮,白秃,顽癣及痈肿 本品外用能杀虫疗疮,用治头疮、白秃、顽癣及皮肤痈肿,可单用研末,或配雄黄用猪脂调敷。

【用法用量】煎服,1.5～3g;入丸、散服,每次0.6～0.9g。外用适量。内服醋制用,以降低毒性。

【使用注意】孕妇及虚弱者禁用。不宜与甘草同用。

【现代研究】

1. 化学成分:本品含芫花酯甲、芫花酯乙、芫花酯丙、芫花酯丁、芫花酯戊、芫花素、羟基芫花素、芹菜素及谷甾醇;另含苯甲酸及刺激性油状物。

2. 药理作用:芫花素能刺激肠黏膜引起剧烈的水泻和腹痛;口服芫花煎剂可引起尿量增加,排钠量亦有增加;另有抑菌、促进子宫收缩、镇静、镇咳、祛痰等作用。

商　陆

【原文】商陆苦寒,赤白各异,赤者消风,白利水气。

【详注】商陆味苦,性寒,有赤、白两种。赤商陆专做外敷,能解毒消肿,治风湿疮毒;白商陆可内服,能泻水利尿,用于水肿胀满。

商陆为商陆科多年生草本植物商陆或垂序商陆的根。味苦,性寒。有毒。归肺、脾、肾、大肠经。功能泻下逐水,消肿散结。本品能入大肠以逐水,又入膀胱以利水,其泻下逐水及利尿作用均较明显,能通利二便以排泄水湿,尤宜于水肿、鼓胀、大便秘结、小便不利等实证。捣烂外敷,有攻毒消痈之功,鲜品更佳,可治疮痈初起,红肿疼痛者。服本品过量可致中毒,轻者恶心呕吐,腹痛腹泻,重者昏迷抽搐,二便失禁,甚则死亡,可用绿豆甘草汤解救。

【应用】

1. 水肿, 鼓胀 本品苦寒性降, 能通利二便而排水湿, 泻下作用较弱。适宜用治水肿, 鼓胀, 大便秘结, 小便不利的水湿肿满实证。单用有效, 或与鲤鱼、赤小豆煮食, 或与泽泻、茯苓皮等利水药同用, 如疏凿饮子。

2. 疮痈肿毒 本品外用有消肿散结和解毒作用。可用鲜商陆根, 酌加食盐, 捣烂外敷。

【用法用量】 煎服, 3～9g。醋制以降低毒性。外用适量。

【使用注意】 孕妇禁用。

【现代研究】

1. 化学成分: 含商陆碱、三萜皂苷、加利果酸、甾族化合物、生物碱和大量硝酸钾。

2. 药理作用: 有祛痰、镇咳、利尿作用; 另对痢疾杆菌、流感杆菌、肺炎双球菌及部分皮肤真菌有不同程度的抑制作用。

牵牛子

【原文】 牵牛苦寒, 利水消肿, 蛊胀痃癖①, 散滞除壅。

【详注】 牵牛子味苦, 性寒, 具有泻下逐水, 杀虫去积的作用, 善破气分壅滞, 除湿热肿满, 为通泄导滞之品, 常用治鼓胀、水肿胀满、二便不通、虫积腹痛等证。

注: ①痃癖 (xuánpǐ): 音玄匹。积聚生于腹中脐旁的叫痃, 潜伏于两肋间的叫癖。

牵牛子为旋花科一年生攀援草本植物裂叶牵牛或圆叶牵牛的种子。别名黑丑、白丑。味苦, 性寒。有毒。归肺、肾、大肠经。功能泻下, 逐水, 去积, 杀虫。本品苦寒降泄, 其峻下作用及毒烈之性在本类药中相对较缓, 但仍属有毒而峻下之品。其既泻下逐水, 又通利小便, 能从二便排泄水湿, 而以逐水为主, 故主要适用于水湿壅盛且正气未衰者; 能泻肺气、逐痰饮, 又可去积杀虫, 用治肺气壅滞之痰饮咳喘、面目浮肿及虫积腹痛等证。牵牛子有黑白两种, 传统认为黑速白缓。药理研究及临床实践表明，黑丑、白丑泻下作用无区别，体外实验二者对猪蛔虫均有一定驱虫效果，现已不分用。

【应用】

1. 水肿，鼓胀　本品能通利二便以排泄水湿，用治水肿、鼓胀、二便不利之证。

2. 痰饮喘咳　本品能泻肺气、逐痰饮，用治肺气壅滞之痰饮咳喘、面目浮肿等。

3. 虫积腹痛　本品能去积杀虫，并可借其泻下通便作用以排除虫体。

【用法用量】 煎服，3～6g。入丸、散服，每次1.5～3g。炒用药性减缓。

【使用注意】 孕妇禁用。不宜与巴豆、巴豆霜同用。

【现代研究】

1. 化学成分：含牵牛子苷、牵牛子酸甲、没食子酸及生物碱麦角醇、裸麦角碱、喷尼棒麦角碱、异喷尼棒麦角碱、野麦碱等成分。

2. 药理作用：刺激小肠蠕动，有强烈的泻下作用。尚有驱蛔虫作用。

巴　豆

【原文】 巴豆辛热，除胃寒积，破癥消痰，大能通利。

【详注】 巴豆味辛，性热，具有泻下寒积，逐水祛痰，解毒蚀疮的作用，为去脏腑沉寒痼冷、破癥瘕积聚坚积之要药，常用治冷积便秘、寒实结胸、水盅、积聚、食积等。

巴豆为大戟科乔木植物巴豆的成熟种子。味辛，性热。有大毒。归胃、大肠经。功能峻下冷积，逐水退肿，祛痰利咽；外用蚀疮。本品药性辛热，泻下作用峻猛，善能攻下阻结于胃肠的寒邪与积滞，前人称其有"斩关夺门之功"。常用治寒积便秘腹痛或食积阻结肠胃之急重证。峻用可逐水退肿，宜于鼓胀腹水难消，且正虚不甚之证，有泻水治标之效。现代用本品配伍绛矾、神曲等药，主治血吸虫病之肝硬化腹水，有一定疗效。又能祛痰涎、利咽喉，以使呼吸通畅，用于喉痹痰涎壅盛、呼吸不利，甚至窒息欲死者（如白喉、喉炎引起的急性喉梗阻）。此外，生品毒性强，仅供外用，能蚀疮、杀虫，用治疮痈脓成未溃、疥癣瘙痒等。服用本品若进食辛热食物，可使其泻下加剧；若冷饮黄连、黄柏等清热药的煎液，或进食冷粥等，可缓解其峻下之力。

【应用】

1. 寒积便秘 本品辛热，能峻下冷积，开通肠道闭塞。可单用巴豆霜装入胶囊服，或配大黄、干姜制丸服，适用于寒邪食积，阻结肠道，大便不通，腹满胀痛，病起急骤，气血未衰者，如三物备急丸。

2. 腹水鼓胀 本品峻泻，有较强的逐水退肿作用。用治腹水鼓胀，可用巴豆配杏仁为丸服。近代用本品配绛矾、神曲为丸，即含巴绛矾丸，用治晚期血吸虫病肝硬化腹水。

3. 喉痹痰阻 本品能祛痰利咽以利呼吸。治喉痹痰涎壅塞气道、呼吸困难，甚则窒息欲死者，可单用巴豆，去皮，线穿纳入喉中，牵出即苏；近代用于白喉及喉炎引起的喉梗阻，用巴豆霜吹入喉部，引起呕吐，排出痰涎，使梗阻症状得以缓解。治痰涎壅塞、胸膈窒闷、肢冷汗出之寒实结胸者，常与贝母、桔梗同用，如三物小白散。

4. 痈肿未溃，疥癣恶疮 本品外用有蚀腐肉、疗疮毒作用。治痈肿脓成未溃者，常与乳香、没药、木鳖子等熬膏外敷，以蚀腐皮肤，促进破溃排脓；治疥癣恶疮，单用本品炸油，以油调雄黄、轻粉末，外涂疮面即可。

【用法用量】入丸、散服，每次 0.1～0.3g。大多数制成巴豆霜用，以减低毒性。外用适量。

【使用注意】孕妇及虚弱者禁用。不宜与牵牛子同用。

【现代研究】

1. 化学成分：含巴豆油 34%～57%，其中含巴豆油酸和甘油酯。油中尚含巴豆醇二酯和多种巴豆醇三酯。此外，还含巴豆毒素、巴豆苷、生物碱、β-谷甾醇等成分。

2. 药理作用：巴豆油外用，对皮肤有强烈刺激作用。口服半滴至 1 滴，即能产生口腔、咽及胃黏膜的烧灼感及呕吐，短时期内可有多次大量水泻，伴有剧烈腹痛和里急后重；另有抑菌、镇痛、抗癌及促血小板凝集作用。

附药：巴豆霜

巴豆霜为巴豆仁碾碎、压榨去油，研细过筛所得粉末。现代入药大多将巴豆制霜用，以减轻毒性，缓和泻下作用，多用于寒积便秘、乳食停滞、腹水、二便不通、喉风、喉痹等。

千金子

【原文】续随子辛，恶疮蛊毒，通经消积，不可过服。

【详注】千金子味辛，有破瘀血、消癥瘕、通经脉的作用，可用治癥瘕痞块、瘀滞经闭等；又能攻毒杀虫，用治恶疮肿毒。

千金子为大戟科草本植物续随子的成熟种子。别名续随子。味辛，性温。有毒。归肝、肾、大肠经。功能逐水消肿，破血消癥。本品有较强的泻下逐水作用，退肿效果较为明显，适于水肿胀满、鼓胀、二便不利之水湿壅盛实证；又能破瘀血以消癥瘕、通月经，用于癥瘕、经闭等瘀血证。

【应用】

1. 水肿，鼓胀 本品能泻下逐水消肿，功似甘遂，其性峻猛。宜用于二便不利之水肿、痰饮等实证。

2. 癥瘕，经闭 本品有破瘀血、消癥瘕、通经脉的作用。治癥瘕痞块者，可配轻粉、青黛为末，糯米饭黏合为丸服；治瘀滞经闭者，可配当归、川芎、红花等同用。

此外，本品攻毒杀虫，用治顽癣、恶疮肿毒及毒蛇咬伤等，内服、外用均可。

【用法用量】煎服，1~2g，去壳，去油用，多入丸、散服；外用适量，捣烂敷患处。

【使用注意】孕妇及虚弱者禁用。

【现代研究】

1. 化学成分：含脂肪油40%~50%，油中含毒性成分，油中分离出千金子甾醇、巨大戟萜醇 – 20 – 棕榈酸酯等含萜的酯类化合物。又含白瑞香素、续随子素、马栗树皮苷等成分。

2. 药理作用：所含脂肪油对胃肠有刺激，可产生峻泻，作用强度为蓖麻油的3倍，致泻成分为千金子甾醇。

【小结】

表3-1 泻下药简表

分类	药名	性味归经	功效	主治	性能作用特点
攻下药	大黄	苦，寒。归脾、胃、大肠、肝、心包经	泻下攻积，清热泻火，凉血解毒，逐瘀通经	大便秘结，胃肠积滞；实火上炎证；血热吐衄；热毒疮疡及烧烫伤；瘀血证；湿热证	苦寒降泄，峻下积滞，凉血止血，解毒逐瘀，清利湿热
	玄明粉	咸、苦，寒。归胃、大肠经	泻热导滞，润燥软坚	大便燥结；咽痛口疮，目赤肿痛	味咸软坚泻下，又清热消肿
	番泻叶	甘、苦，寒。归大肠经	泻下通便	热结便秘、习惯性便秘及老年便秘；腹水肿胀	小剂量缓泻，大剂量峻泻，兼能行水消胀
	芦荟	苦，寒。归肝、胃、大肠经	泻下通便清肝，杀虫	热结便秘；肝经实火证；小儿疳积	苦寒降泄，既能泻下通便，又能清肝，杀虫
润下药	火麻仁	甘，平。归脾、胃、大肠经	润肠通便	肠燥便秘	甘平，质润多脂，润肠通便，兼能滋养补虚
	郁李仁	辛、苦、甘，平。归脾、大肠、小肠经	润肠通便，利水消肿	肠燥便秘；水肿胀满及脚气浮肿	质润多脂，润肠通便力强，且兼可行大肠气滞，又利水消肿

续表

分类	药名	性味归经	功效	主治	性能作用特点
峻下逐水药	甘遂	苦，寒。有毒。归肺、肾、大肠经	泻水逐饮，消肿散结	水肿，鼓胀，胸胁停饮；风痰癫痫；疮痈肿毒	苦寒有毒，泻水力强，又消肿散结
	大戟	苦，寒。有毒。归肺、脾、肾经	泻水逐饮，消肿散结	水肿，鼓胀，胸胁停饮；痈肿疮毒，瘰疬痰核	泻水逐饮作用类似甘遂而稍逊，又消肿散结
	芫花	苦、辛，温。有毒。归肺、肾、大肠经	泻水逐饮，祛痰止咳，杀虫疗疮	胸胁停饮，水肿，鼓胀；咳嗽痰喘；头疮，白秃，顽癣及痈肿	泻水逐饮力稍逊，以泻胸胁水饮见长，又能祛痰止咳，杀虫疗疮
	商陆	苦，寒。有毒。归肺、脾、肾、大肠经	泻下逐水，消肿散结	水肿，鼓胀；疮痈肿毒	苦寒性降，通利二便，又消肿散结，解毒
	牵牛子	苦，寒。有毒。归肺、肾、大肠经	泻下逐水，去积杀虫	水肿，鼓胀；痰饮喘咳；虫积腹痛	苦寒降泄，通利二便，又去积杀虫
	巴豆	辛，热。有大毒。归胃、大肠经	峻下冷积，逐水退肿，祛痰利咽，外用蚀疮	寒积便秘；腹水鼓胀；喉痹痰阻；痈肿未溃，疥癣恶疮	辛热大毒峻下冷积，又祛痰利咽，外用蚀疮
	千金子	辛，温。有毒。归肝、肾、大肠经	逐水消肿，破血消癥	水肿，鼓胀；癥瘕，经闭	峻下逐水消肿，又破瘀血，消癥瘕，通经脉

（常思潮、单　博）

第四章　祛风湿药

凡以祛除风湿之邪、解除痹痛为主要作用的药物，称为祛风湿药。

本类药多以味辛苦，主入肝、肾二经为其性能特点。主要作用是祛风湿、止痹痛，部分药物还分别具有舒筋活络、补肝肾、强筋骨等作用。适用于风湿之邪痹阻肌肉、经络、筋骨、关节等处所致的疼痛、重着、麻木和关节肿大、筋脉拘挛、屈伸不利等，部分尚可用治肝肾不足之腰膝酸软、下肢痿弱及中风后遗症之麻木瘫痪等。

独　活

【原文】独活辛苦，颈项难舒，两足湿痹，诸风能除。

【详注】独活味辛、苦，可发表散风除湿，具有良好的祛风湿、止痹痛作用，用治因风湿引起的颈项不舒及腿足酸重、麻木、疼痛之风湿痹痛。

独活为伞形科植物重齿毛当归的干燥根。别名独摇草。味辛、苦，性微温。归肾、膀胱经。功能祛风湿，止痹痛，解表。本品辛散苦燥温通，善祛风除湿，又性偏温，为治风寒湿痹的主药。且能散风寒湿而解表，治外感风寒夹湿所致头痛头重，一身尽痛。此外，又善入肾经而搜伏风，可治风扰肾经，伏而不出之少阴头痛。

【应用】

1. 风寒湿痹痛　本品辛散苦燥，气香温通，功善祛风湿，止痹痛，为治风湿痹痛之要药，凡风寒湿邪所致之痹证，无论新久，均可应用。因其主入肝、肾经，性善下行，善治腰以下风湿痹痛，尤以腰膝、腿足关节疼痛者为宜。常与桑寄生、杜仲、防风等同用，如独活寄生汤。

2. 风寒夹湿表证　本品入膀胱经，能散肌表之风寒湿邪，发汗解表，散风祛湿。常与羌活、防风、荆芥等同用，如荆防败毒散。

此外，其祛风湿之功，亦治皮肤瘙痒，内服或外洗皆可；其止痛之力，又可治头痛、牙痛及胁痛等。

【用法用量】煎服，3~10g。外用适量。

【使用注意】本品辛香苦燥，易耗伤阴液，故素体阴虚及血燥者慎用。

【现代研究】

1. 化学成分：含蛇床子素、二氢山芹醇及其乙酸酯、欧芹酚甲醚、异欧前胡内酯、香柑内酯、花椒毒素、二氢山芹醇当归酸酯、二氢山芹醇葡萄糖苷、毛当归醇及挥发油等成分。

2. 药理作用：有抗炎、镇痛、镇静、催眠、降血压、抗肿瘤等作用。此外，还可抑制血小板聚集、抗血栓、兴奋中枢。

威灵仙

【原文】威灵苦温，腰膝冷痛，消痰痃①癖②，风湿皆用。

【详注】威灵仙味辛，性温，既能散风寒湿邪，又能通经络而善止痛，凡风湿为患之四肢腰膝疼痛、麻木之证皆可用之。又可用于痰饮、噎膈、胸脘痞塞等。

注：①痃：积聚生于腹中脐旁之痰饮叫痃。

②癖：积聚潜伏于两肋间之痰饮叫癖。

威灵仙为毛茛科植物威灵仙、棉团铁线莲或东北铁线莲的干燥根及根茎。别名铁脚威灵仙。味辛、咸，性温。归膀胱经。功能祛风湿，通经络，消骨鲠。本品辛散温通，且能走表，既祛风湿，又具良好的通络止痛作用，为治风湿痹痛要药，尤宜于游走性关节疼痛。且味咸，能软坚而消骨鲠。

【应用】

1. 风湿痹痛 本品辛散温通，性善走窜，通行十二经络，既能祛风湿，又能通经络而善止痛。凡风湿痹痛，肢体麻木，筋脉拘挛，屈伸不利，无论上下皆可应用，尤宜于风邪偏盛，拘挛掣痛者。可单用为末，温酒调服；或配羌活、防风、川芎、姜黄等同用。

2. 诸骨鲠咽 本品咸能软坚，有消除骨鲠作用。可单用或与砂糖同用，以醋煎后慢慢咽下。

【用法用量】煎服，6~10g。外用适量。治骨鲠可用30~50g。

【使用注意】本品辛散走窜，气血虚弱者慎服。

【现代研究】

1. 化学成分：含原白头翁素、齐墩果酸、甾醇、糖类、皂苷等成分。

2. 药理作用：镇痛、抗炎、抗利尿、抗疟、降血糖、降血压、利胆、抑菌、引产；可促进食管蠕动，松弛肠平滑肌；醋浸液对鱼骨刺有一定软化作用，并使咽及食道平滑肌松弛，增强蠕动，促使骨刺松脱。

川 乌

【原文】川乌大热，搜风入骨，湿痹寒疼，破积之物。

【详注】川乌性大热。善走窜，能入里搜散筋骨间的风寒之邪，用治关节疼痛，屈伸不利之风寒湿痹；又辛散温通，具散寒止痛之功，可破寒冷积聚，用治脘腹冷痛和睾丸作痛等证。

川乌为毛茛科植物乌头的干燥母根。味辛、苦，性热。有大毒。归心、肝、肾、脾经。功能祛风除湿，散寒止痛。本品"疏利迅速，开通关腠，驱逐寒湿"，其功善于祛风湿，除痹痛，为治风寒湿痹证之佳品，尤宜于寒邪偏盛之风湿痹痛。且性热温通，长于散寒止痛，善治阴寒内盛之心腹冷痛、寒疝疼痛及跌打损伤等。

【应用】

1. 风寒湿痹 本品辛热升散苦燥，善于祛风湿、温经散寒，有明显的止痛作用，尤宜于寒邪偏盛之风湿痹痛，常与麻黄、白芍、黄芪等同用，如乌头汤。若治中风手足不仁、筋脉挛急，常与乳香、没药、地龙等同用，如小活络丹。

2. 诸寒疼痛，跌打损伤，麻醉止痛 本品辛散温通，散寒止痛之功显著。若用治寒疝腹痛、手足厥冷，单用本品浓煎加蜜服；治外伤瘀痛，常与乳香、没药、三七等同用；又因其能麻醉止痛，可做手术麻醉用药。

【用法用量】煎服，1.5~3g；宜先煎、久煎。外用适量。

【使用注意】孕妇忌用。反半夏、瓜蒌、贝母、白蔹、白及。内服宜用炮制品，且不宜久服，生品只供外用，皮肤破损处勿用。酒浸、酒煎服易致中毒，应慎用。

【现代研究】

1. 化学成分：含乌头碱，次乌头碱，中乌头碱，消旋去甲乌药碱，酯乌头碱，酯次乌头碱，酯中乌头碱，3－去氧乌头碱，多根乌头碱，新乌宁碱，附子宁碱，森布宁A，森布宁B，以及乌头多糖A、乌头多糖B、乌头多糖C、乌头多糖D，苯甲酰中乌头碱等成分。

2. 药理作用：抗炎、镇痛、局部麻醉、降低血糖、抑制免疫、升血压及强心作用。另有抑制胃癌细胞作用。

蕲 蛇

【原文】花蛇温毒，瘫痪㖞斜，大风疥癞，诸毒称佳。

【详注】蕲蛇性温，有毒。有除风湿、通经络、定惊搐之功，可治肢体挛痛，麻木不灵和口眼㖞斜之风湿顽痹及小儿惊风抽搐等证。又可祛风止痒，兼以毒攻毒，用治疥癣及风疹等。

蕲蛇为蝰科动物五步蛇除去内脏的干燥体。别名白花蛇。味甘、咸，性温。有毒。归肝经。功能祛风通络，定惊止痉。本品具走窜之性，性温通络，能入里达表，以祛内外之风邪，为截风要药，又能通经络，凡风湿痹证无不宜之，尤善治病深日久之风湿顽痹及风中经络之证。且入肝，既能祛外风，又能息内风，为治抽搐痉挛常用药，用治小儿急慢惊风、破伤风之抽搐痉挛等。又能外走肌表而祛风止痒，故用治风毒之邪为患之麻风、疥癣、风疹瘙痒等。

【应用】

1. 风湿顽痹，中风口眼㖞斜、半身不遂 本品性善走窜，祛风力猛，能内走脏腑，外达肌表而透骨搜风。常与防风、独活、天麻等同用，如白花蛇酒。

2. 麻风疠毒，皮肤瘙痒 本品祛风止痒，兼能以毒攻毒。多与乌梢蛇、雄黄、生大黄等同用，如驱风散。

3. 小儿急惊风，慢惊风，破伤风 本品定惊止痉。常与乌梢蛇、蜈蚣同研末，煎酒调服。

【用法用量】煎服，3～10g；研末服，每次1～1.5g，每日2～3次。或酒浸、熬膏、入丸散服。

【使用注意】阴虚内热者忌服。

【现代研究】

1. 化学成分：头部毒腺含多量的血液毒、少量神经毒及微量溶血成分。蛇体主含AaT－Ⅰ、AaT－Ⅱ、AaT－Ⅲ 3种毒蛋白，氨基酸及透明质酸酶，出血毒素等成分。

2. 药理作用：镇静、催眠、镇痛、降血压、抗血栓、促凝；还可增强巨噬细胞吞噬能力，显著增加炭粒廓清率。

乌梢蛇

【原文】乌梢蛇平，无毒性善，功同白花，作用较缓。

【详注】乌梢蛇性平，无毒。具有祛风通络、定惊止抽之效，与白花蛇功用相同，但性较和平，作用和缓。

乌梢蛇为游蛇科动物乌梢蛇的干燥体。味甘，性平。归肝经。功能祛风通络，定惊止痉，祛风止痒。本品性平无毒力较缓。其性走窜，能祛风湿，通络止痉，祛风止痒，凡内外风毒壅滞之证皆宜，尤以善治病久邪深者为其特点。用治风湿顽痹、小儿急惊风、慢惊风、破伤风及麻风、疥癣、风疹瘙痒等证。

【应用】

1. 风湿顽痹，中风半身不遂　本品性走窜，能搜风邪，透关节，通经络，常用于风湿痹证及中风半身不遂，尤宜于风湿顽痹，日久不愈者。用治风痹，手足缓弱，麻木拘挛，不能伸举，常配全蝎、天南星、防风等同用；治顽痹瘫痪，挛急疼痛，可制酒饮，如乌蛇酒；治中风，口眼㖞斜，半身不遂，宜配通络、活血之品。

2. 小儿惊风，破伤风　本品能入肝祛风以定惊搐，治小儿急惊风、慢惊风，可与麝香、皂荚等同用；治破伤风之抽搐痉挛，多与蕲蛇、蜈蚣配伍，如定命散。

3. 麻风，疥癣 本品善行祛风而能止痒，用治麻风，可配白附子、大风子、白芷等同用；用治干湿癣证，常配枳壳、荷叶等。

此外，本品又可治瘰疬、恶疮。

【用法用量】煎服，6～12g；研末，每次2～3g；或入丸剂、酒浸服。外用适量。

【使用注意】血虚生风者慎服。

【现代研究】

1. 化学成分：含赖氨酸、亮氨酸、谷氨酸、丙氨酸、胱氨酸等17种氨基酸，并含果糖－1，6－二磷酸酶、原肌球蛋白等成分。

2. 药理作用：水煎液和醇提取液有抗炎、镇静、镇痛、抗惊厥、增强免疫等作用。其血清有对抗五步蛇毒的作用。

蛇　蜕

【原文】蛇蜕咸平，能除翳膜，肠痔蛊毒，惊痫搐搦。

【详注】蛇蜕味咸，性平。能祛风定惊、解毒退翳，可治目生翳膜、痔疮肿痛、瘙痒疥癣，以及惊风、癫痫、抽搐等。

蛇蜕为游蛇科动物王锦蛇、红点锦蛇和黑眉锦蛇等多种蛇蜕下的皮膜。味甘、咸，性平。归肝经。功能祛风定惊，解毒退翳。本品善入肝经，性走窜，能祛风通络定惊，用治惊风癫痫、小儿惊风、中风等。又功善退翳解毒，祛风止痒，用治翳障，喉痹，口疮，痈疽疔毒，瘰疬，皮肤瘙痒，白癜风等。

【应用】

1. 小儿惊风，抽搐痉挛 本品入肝，功善祛风定惊止痉，用治小儿受风，惊痫高热抽搐，常与钩藤、蜈蚣等药同用。

2. 翳障 本品善入肝经，可用治目生翳膜，常与其他明目之品配用。

3. 风疹瘙痒 本品又善祛风止痒，常与祛风除湿止痒药，如荆芥、防风、白芷等同用。

4. 喉痹，口疮，痈疽疔毒 本品具解毒之功，可治咽喉肿痛、疮痈肿痛等热毒之证，常与清热解毒、活血之品配伍，可入煎剂或烧灰直接调蛋清外敷患处。

【用法用量】 煎服，2～3g；研末服，每次0.3～0.6g。外用适量。

【使用注意】 孕妇忌服。

【现代研究】

1. 化学成分：含骨胶原、抗毒因子、酸性蛋白质、氨基酸、糖原、核酸、氨肽酶及β-葡萄糖醛酸酶、乳酸脱氢酶、磷酸化酶等成分。

2. 药理作用：有抗炎、抑制浮肿、抑制血管通透性亢进、抑制红细胞热溶血等作用。

木　瓜

【原文】 木瓜味酸，湿肿脚气①，霍乱转筋，足膝无力。

【详注】 木瓜味酸，可平肝舒筋，化湿醒脾，善治湿痹、湿邪引起的足膝肿痛、麻木之脚气，以及湿阻中焦之腹痛吐泻，津不养筋之转筋等。

注：①脚气：指由寒湿或湿热之邪积聚，气血壅滞所致两脚软弱，脚胫肿满强直，或虽不肿满而麻木、拘急、痿软者。

木瓜为蔷薇科植物贴梗海棠的干燥近成熟果实。味酸，性温。归肝、脾经。功能舒筋活络，除湿和胃。本品善舒筋活络，祛湿除痹，尤为湿痹、筋脉拘挛要药，亦常用于腰膝关节酸重疼痛；温通，善祛湿舒筋，为治脚气水肿常用药；又芳香入脾，能化湿和胃，湿去则中焦得运，泄泻可止；味酸入肝，舒筋活络而缓挛急，用治湿浊中焦之腹痛吐泻转筋。因其酸而敛阴，还能治疗胃津不足、食欲不振等。

【应用】

1. 风湿痹痛，脚气肿痛 本品味酸入肝，功善舒筋活络，且能祛湿除痹，为久风顽湿、筋脉拘挛之要药。用治筋急项强，不可转侧，配乳香、没药、生地等同用，如木瓜煎；用治脚气肿痛，冲心烦闷，常与吴茱萸、槟榔等同用，如鸡鸣散。

2. 吐泻转筋 本品温香化湿，芳香入脾而醒脾，味酸入肝，舒筋缓急，具有除湿和中舒筋之功，用治津液耗损不能养筋引起的小腿肌肉挛急转筋等，常配伍吴茱萸、半夏、黄连等同用，如木瓜汤、蚕矢汤。

此外，本品尚有消食作用，用于消化不良；并能生津止渴，可治津伤口渴。

【用法用量】 煎服，6～10g。

【使用注意】 胃酸过多者不宜用。本品酸收，内有郁热，小便短赤者忌服。

【现代研究】

1. 化学成分：含齐墩果酸、苹果酸、枸橼酸、柠檬酸、酒石酸及黄酮、鞣质、皂苷等成分。

2. 药理作用：可抗炎、镇痛、松弛胃肠平滑肌、保肝、抑菌、抗肿瘤等。此外，对腹腔巨噬细胞吞噬功能有抑制作用。

蚕 沙

【原文】 蚕沙性温，湿痹瘾疹，瘫风肠鸣，消渴可饮。

【详注】 蚕沙性温，辛散温通，入中焦而和胃化湿，功善祛风、除湿，具有祛风湿、和胃化湿之功，用治风湿痹痛、半身不遂、风疹瘙痒及湿浊腹痛、肠鸣、吐泻、转筋等。

蚕沙为蚕蛾科昆虫家蚕幼虫的粪便。别名晚蚕沙。味甘、辛，性温。归肝、脾、胃经。功能祛风湿，和胃化湿。本品辛而发散，性温而燥，可祛风，又善除湿，治疗痹证作用和缓，故凡风湿痹痛，不论风重、湿重均可应用，但须与其他祛风湿止痹痛之品配伍合用。且善入中焦脾胃，可化湿和胃，用治湿浊内阻，腹痛吐泻转筋之证。又善祛风而止痒，可治风疹、湿疹等皮肤瘙痒性疾病。

【应用】

1. 风湿痹证 本品辛甘发散，可以祛风，温燥而通，又善除湿舒筋，作用缓和，可用于各种痹证。用治风湿痹痛，肢体不遂者，可单用蒸热，更熨患处；用治风湿寒痹，可与羌活、独活、威灵仙等配伍；用治风湿热痹，肢节烦疼，可与防己、薏苡仁、栀子等配伍，如宣痹汤。

2. 暑湿伤中，吐泻转筋 本品入脾胃，能和胃化湿，湿去则泄泻可止，筋脉可舒。治湿浊中阻而致的腹痛吐泻转筋，常配木瓜、吴茱萸、薏苡仁等，如蚕矢汤。

3. 风疹湿疹瘙痒 本品善祛风湿，止痒，可单用煎汤外洗，或与白鲜皮、地肤子、蝉蜕等同用。

【用法用量】煎服，5～15g；宜布包入煎。外用适量。

【现代研究】

1. 化学成分：含叶绿素、植物醇、β-谷甾醇、胆甾醇、麦角甾醇、蛇麻脂醇、氨基酸、胡萝卜素、维生素 B、维生素 C 等成分。

2. 药理作用：可抗炎、促生长。此外，其叶绿素衍生物对体外肝癌细胞有抑制作用。

伸筋草

【原文】伸筋草温，祛风止痛，通络舒筋，痹痛宜用。

【详注】伸筋草性温，具有祛风止痛，舒筋活络的作用，适用于四肢麻木、关节酸痛、屈伸不利之风寒湿痹证。

伸筋草为石松科植物石松的干燥全草。味微苦、辛，性温。归肝、脾、肾经。功能祛风湿，舒筋活络。本品性温，善通经络，用治痹痛，筋脉拘挛，关节屈伸不利及肢体软弱、麻痹之证。又能舒筋消肿，用治跌打损伤，瘀血肿痛。

【应用】

1. 风湿寒痹，肢软麻木 本品辛散、苦燥、温通，能祛风湿，入肝尤善通经络。治风寒湿痹，关节酸痛，屈伸不利，可与羌活、独活、桂枝、白芍等配伍；若肢体软弱，肌肤麻木，宜与松节、寻骨风、威灵仙等同用。

2. 跌打损伤 本品辛能行散，以舒筋活络，消肿止痛，治跌打损伤，瘀肿疼痛，多配苏木、土鳖虫、红花、桃仁等活血通络药，内服、外洗均可。

【用法用量】煎服，3～12g。外用适量。

【使用注意】孕妇慎用。

【现代研究】

1. 化学成分：含石松碱、棒石松宁碱等生物碱，石松三醇、石松四醇酮等萜类化合物、β–谷甾醇等甾醇，及香草酸、阿魏酸等成分。

2. 药理作用：可镇痛、抗炎、镇静、解热、调节免疫、催眠、兴奋小肠及子宫。此外，还可增强可卡因的毒性反应，对实验性矽肺有良好的疗效。

松 节

【原文】松节苦温，燥湿祛风，筋骨酸痛，用之有功。

【详注】松节味苦，性温。苦燥温通，具有祛风燥湿之功，善祛筋骨间风湿，用治风湿痹痛、筋骨酸痛之证。

松节为松科植物油松、马尾松、赤松等枝干的结节。味苦、辛，性温。归肝、肾经。功能祛风湿，通络止痛。本品性温燥，善入里而祛筋骨间之风湿之邪，善治风湿痹痛、历节风痛之筋骨酸痛，或关节肿大，屈伸不利。且善通经络，祛风止痛，用治跌打损伤、牙痛等。

【应用】

1. 风湿寒痹 本品辛散苦燥温通，能祛风湿，通经络而止痛，入肝肾而善祛筋骨间风湿，性偏温燥，尤宜于寒湿偏盛之风湿痹证。治风湿痹痛，历节风痛，可单用酿酒服，如松节酒，或与羌活、独活、川芎等活血通络药同用。

2. 跌打损伤 本品能通经络止痛，治跌打损伤，瘀肿疼痛，可与童便、醋同炒为末服，如松节散；亦常配伍乳香、没药、桃仁、红花等活血止痛药；若皮肤未破者，可酒浸擦患处。

【用法用量】煎服，10～15g。外用适量。

【使用注意】阴虚血燥者慎服。

【现代研究】

1. 化学成分：含纤维素、木质素、少量挥发油（α–蒎烯、樟脑等）和树脂，尚含熊果酸、异海松酸等成分。

2. 药理作用：可镇痛、抗炎、抗肿瘤。此外，其提取的多糖类物质、热水提取物、酸性提取物都具有免疫活性。

海风藤

【原文】海风藤辛，痹证宜用，除湿祛风，通络止痛。

【详注】海风藤味辛，具有祛风湿，通络止痛之功，适用于风湿痹痛，关节不利，筋脉拘挛之证。

海风藤为胡椒科植物风藤的干燥藤茎。味辛、苦，性微温。归肝经。功能祛风湿，通络止痛。本品辛而散邪，温通性强，可祛风湿，并善通经络，可治风湿痹痛，尤以筋脉不舒，关节屈伸不利者为宜。又借其温通之性，配伍活血止痛之品，可用治跌打损伤之证。

【应用】

1. 风寒湿痹　本品辛散、苦燥、温通，为治风寒湿痹，肢节疼痛，筋脉拘挛，屈伸不利的常用药，每与羌活、独活、桂心、当归等配伍，如蠲痹汤。亦可入膏药方中外用。

2. 跌打损伤　本品能通络止痛，治跌打损伤，瘀肿疼痛，可与三七、土鳖虫、红花等配伍。

【用法用量】煎服，6～12g。外用适量。

【现代研究】

1. 化学成分：含细叶青蒌藤素、细叶青蒌藤烯酮、细叶青蒌藤醌醇、细叶青蒌藤酰胺、β-谷甾醇、豆甾醇及挥发油等成分。

2. 药理作用：可抗炎、镇痛、抗内毒素性休克、增加心肌血流量、降低心肌缺血侧支血管阻力、降低脑干缺血区兴奋性氨基酸含量、抗氧化、抗血栓形成、延长凝血时间、抗血小板聚集。此外，对脑干缺血损伤具有保护作用，并能明显降低小鼠胚卵的着床率。

秦　艽

【原文】秦艽微寒，除湿荣筋，肢节风痛，下血骨蒸。

【详注】秦艽性微寒，具有祛风除湿、舒筋通络、清退虚热之功，善治风湿痹痛，筋脉拘挛，以及虚劳骨蒸的发热等。此外，借其不燥之性，又具活血之功，还可用治痔漏脓血，大便燥硬之证。

秦艽为龙胆科植物秦艽、麻花秦艽、粗茎秦艽或小秦艽的干燥根。味辛、苦，性微寒。归胃、肝、胆经。功能祛风湿，止痹痛，退虚热，清湿热。本品辛散苦泄，质偏润而不燥，药性平和，为风药中之润剂。功善祛风湿，通络止痛，为治痹证常用药，用治风湿痹痛，无论寒热之偏。因其性偏寒，故痹证属热者尤为适宜。能退虚热，除骨蒸，亦为治虚热要药，用治骨蒸潮热，小儿疳积发热等。且苦以降泄，能清肝胆湿热而退黄，用治湿热黄疸。

【应用】

1. 风湿痹痛，筋脉拘挛及手足不遂等　本品性微寒不燥，为风药中之润剂。风湿痹痛，筋脉拘挛，骨节酸痛，无问寒热新久均可配伍应用。因其性偏寒，兼有清热作用，故对热痹尤为适宜。用治关节发热肿痛，常与忍冬藤、防己、黄柏等同用；若用治风寒湿痹，关节疼痛发凉，遇寒即发，可与天麻、羌活、当归、川芎等配伍，如秦艽天麻汤。

2. 骨蒸潮热　本品能退虚热，除骨蒸，常与知母、地骨皮、鳖甲等同用，如秦艽鳖甲汤。

3. 湿热黄疸　本品清利湿热而退黄，常与茵陈、栀子、猪苓等药配用。

此外，本品尚能治痔疮、肿毒瘾疹瘙痒等。

【用法用量】煎服，5～10g。大剂量可用至30g。

【使用注意】脾虚便溏者不宜服用。

【现代研究】

1. 化学成分：含秦艽碱甲、乙、丙，龙胆苦苷，当药苦苷，褐煤酸，褐煤酸甲酯，枥癭酸，α-香树脂醇，β-谷甾醇等成分。

2. 药理作用：可镇静、镇痛、解热、抗炎、抗过敏、降血压、升高血糖。此外，还能抑制反射性肠液的分泌；明显降低胸腺指数，有抗组胺作用；抑制病毒、细菌、真菌。

防　己

【原文】防己气寒，风湿脚痛，热积膀胱，消痈散肿。

【详注】防己性寒，具有祛风湿，清热止痛之功，适用于风湿热痹及湿脚气，腿脚肿痛之证。又性寒入膀胱经，能清利膀胱湿热，用治膀胱有热之水肿、小便不利。且清热燥湿，消散热毒，可治热毒为患之痈肿疮毒。

防己为防己科植物粉防己及马兜铃科植物广防己的干燥根。味苦、辛，性寒。归膀胱、肾、脾经。功能祛风湿，止痛，利水消肿。本品辛能发散，苦寒降泄，对风湿痹证湿热偏盛，肢体酸重，关节红肿疼痛，及湿热身痛者，尤为要药。又苦寒降利，善走下行，能清湿热、宣壅滞、通经脉、利小便，尤以泄下焦膀胱湿热见长，适宜于湿热壅盛所致下肢水肿，小便不利者。又苦以燥湿，寒以清热，可用治湿疹疮毒之证。此外，本品有降血压作用，现代常用于高血压病。另外，汉防己与木防己均有祛风湿、利水之功。但汉防己偏于利水消肿，木防己偏于祛风湿止痛；若症偏于下部，湿重于风者，多用汉防己；症偏于上部，风重于湿者，多用木防己。

【应用】

1. 风湿痹证 本品辛散苦泄，祛风湿，清热通络止痛。常与薏苡仁、滑石、蚕沙同用，如宣痹汤；若风寒湿痹，关节疼痛，常与附子、桂心、白术等同用，如防己汤。

2. 水肿，小便不利等 本品降泄，善走下行，清湿热，利小便，尤以泄下焦膀胱湿热见长。用治风邪外袭，水湿内阻之风水证，常与黄芪、白术配伍，如防己黄芪汤；若皮水一身肌肤悉肿，小便短少，可与茯苓、黄芪、桂枝等合用，如防己茯苓汤；用治湿热壅滞，腹胀水肿，多与椒目、葶苈子、大黄等同用，如己椒苈黄丸。

【用法用量】煎服，5～10g。祛风止痛宜木防己，利水消肿宜汉防己。

【使用注意】本品为大苦大寒之品，易伤胃气，胃纳不佳及阴虚体弱者慎服。

【现代研究】

1. 化学成分：汉防己含粉防己碱、防己诺灵碱、轮环藤酚碱、防己斯任碱、小檗胺、2，2′-N，N-二氯甲基粉防己碱和粉防己碱A、B、C、D等。木防己含马兜铃酸、木兰花碱、尿囊素、马兜铃内酰胺、β-谷甾醇等。

2. 药理作用：粉防己具有利尿、抗炎、镇痛、降血压、抗肿瘤、抗凝血、保护心肌、免疫抑制、抗过敏等作用。广防己具有降压、抑菌等作用，还能提高非特异性免疫力。

桑 枝

【原文】桑枝苦平，通络祛风，痹痛拘挛，脚气有功。

【详注】桑枝味微苦，性平，具有祛风湿、通经络、行水气之功，适用于风湿痹痛见筋脉拘挛、关节屈伸不利或肢体麻木者。又兼能行水消肿，可用治脚气肿胀之证。

桑枝为桑科植物桑的干燥嫩枝。味微苦，性平。归肝经。功能祛风湿，利关节。本品性平，善达四肢经络，通利关节，宜于风湿痹证见筋脉拘挛，关节屈伸不利者，其作用偏上，尤善治上肢痹痛，故以肩臂关节拘挛疼痛用之效佳。又兼能行水消肿，祛风止痒，用治水肿脚气、白癜风、皮疹瘙痒等。

【应用】

1. 风湿痹证 本品功可祛风湿而善达四肢经络，通利关节，痹病新久、寒热均可应用，尤宜于风湿热痹，肩臂、关节酸痛麻木者。治风热痹痛，筋骨酸痛，四肢麻木，可单用煎服，或一味熬膏。但因单用力弱，多随寒热新久之不同，配伍其他药物。

2. 水肿脚气 本品兼能行水消肿，可用治水肿脚气。

3. 风疹瘙痒 本品祛风通络，可散风邪、行气血，以治白癜风、皮疹瘙痒。

【用法用量】煎服，9～15g。外用适量。

【现代研究】

1. 化学成分：含鞣质、蔗糖、果糖、水苏糖、葡萄糖、麦芽糖、棉子糖、阿拉伯糖、木糖及黄酮、多羟基生物碱、氨基酸等成分。

2. 药理作用：可抗炎、提高人体淋巴细胞转化率、增强免疫。

豨莶草

【原文】豨莶草苦，追风除湿，聪耳明目，乌须黑发。

【详注】豨莶草味苦，有祛风湿之功，尤善化湿热之邪，可治风湿痹痛，四肢麻木，筋骨酸痛。又辛散风邪，清热解毒，化湿热，可治风疹、湿疹瘙痒及疮痈等。

豨莶草为菊科植物豨莶、腺梗豨莶或毛梗豨莶的干燥地上部分。味苦、辛，性寒。归肝、肾经。功能祛风湿，通经活络，清热解毒。本品能祛风湿，通经络，利关节。生用苦能燥湿，寒可清热，善清热解毒、化湿热，除风痒，故宜于风湿热痹，关节红肿热痛，以及湿热疮疡、风疹、湿毒瘙痒等；酒蒸制后转为甘温，祛风除湿之中寓有补益肝肾之功，故可用于风湿四肢麻痹，筋骨疼痛，腰膝酸软及中风半身不遂等，但单用作用缓慢，宜配伍其他祛风湿之品。

【应用】

1. 风湿痹痛，中风半身不遂 本品辛散苦燥，能祛筋骨间风湿，通经络，利关节。生用性寒，宜于风湿热痹；酒制后寓补肝肾之功，常用于风湿痹痛，筋骨无力，腰膝酸软，四肢麻痹，或中风半身不遂，可单用为丸服；或与臭梧桐合用。用治中风口眼㖞斜，半身不遂者，可配伍蕲蛇、黄芪、当归、威灵仙等同用。

2. 疮疡肿毒，湿疹瘙痒 本品辛能散风，生用苦寒能清热解毒、化湿热，能祛风湿而止痒，用治风疹湿疮，可单用内服或外洗，亦可配白蒺藜、地肤子、白鲜皮等祛风利湿止痒之品。用治疮痈肿毒红肿热痛者，可配蒲公英、野菊花等清热解毒药。

此外，本品能降血压，可用治高血压病，可单用煎汤代茶。

【用法用量】煎服，15～20g。外用适量。一般治风湿痹痛、半身不遂宜制用，治疮痈、湿疮宜生用。

【现代研究】

1. 化学成分：含生物碱，酚性成分，豨莶苷，豨莶苷元，氨基酸，有机酸，糖类，苦味质及微量元素锌、铜、铁、锰等成分。

2. 药理作用：可抗炎、镇痛、降血压、抗血栓、抗菌、免疫抑制、扩张血管、兴奋子宫、抗早孕。可增强 T 细胞增殖功能，调整机体免疫功能，改善局部病理而达到抗风湿作用。

海桐皮

【原文】 海桐皮苦，霍乱久痢，疳矗疥癣，牙痛亦治。

【详注】 海桐皮味苦辛，性平。辛散行气、苦燥湿浊，具有祛风湿、通经络、杀虫之功，可治风湿痹痛、小儿形瘦腹大之疳积，以及疥癣等皮肤瘙痒性疾病，也可治风虫牙痛。

海桐皮为豆科植物刺桐或乔木刺桐的干皮或根皮。味苦、辛，性平。归肝经。功能祛风湿，通络止痛，杀虫止痒。本品味苦，长于祛湿，有祛风湿、通经络之功，且有较好的止痛效果，善治风湿痹痛，四肢拘挛，腰膝酸痛，尤宜于下肢痹痛者。又辛散祛风，苦燥湿邪，可祛风燥湿，杀虫止痒，治疥癣、湿疹等。

【应用】

1. 风湿痹证 本品辛能散风，苦能燥湿，主入肝经，能祛风湿，行经络，止疼痛，达病所，尤善治下肢关节痹痛。治风湿痹痛，四肢拘挛，腰膝酸痛，或麻痹不仁，常与薏苡仁、生地黄、牛膝、五加皮等同用。

2. 疥癣，湿疹 本品辛散苦燥，入血分，能祛风燥湿，又能杀虫，故可治疥癣、湿疹瘙痒，可单用或配蛇床子、苦参、土茯苓、黄柏等煎汤外洗或内服。

【用法用量】 煎服，5～15g；或酒浸服。外用适量，煎水洗漱或研末调敷。

【现代研究】

1. 化学成分：含刺桐文碱、水苏碱等多种生物碱及黄酮、氨基酸和有机酸等成分。

2. 药理作用：抗炎、镇痛、镇静、降血压、麻痹和松弛横纹肌、增强心肌收缩力。此外，对金黄色葡萄球菌有抑制作用，对堇色毛癣菌等皮肤真菌亦有不同程度的抑制作用。

络石藤

【原文】 络石微寒，经络能通，祛风止痛，凉血消痈。

【详注】络石藤性微寒，有祛风湿、通经络、凉血消痈的作用，适用于风湿或湿热所致关节肿痛、筋脉拘挛之风湿痹痛。又清热凉血，利咽消肿，可治痈肿疮毒、喉痹等热毒为患之证。

络石藤为夹竹桃科植物络石的干燥带叶藤茎。味苦，性微寒。归心、肝、肾经。功能祛风通络，凉血消肿。本品善走经络，能祛风通络，常用于风湿痹证，关节屈伸不利，筋脉拘挛，因其性偏寒，尤宜于风湿热痹，筋脉拘挛，腰膝酸痛者。又入血分，可清热凉血消痈，常治热毒炽盛之喉痹疼痛、疮痈肿痛及跌打损伤等。

【应用】

1. 风湿热痹　本品苦能燥湿，微寒清热，善祛风通络，尤宜于风湿热痹，筋脉拘挛，腰膝酸痛者，每与忍冬藤、秦艽、地龙等配伍；亦可单用酒浸服。

2. 喉痹，痈肿　本品入心肝血分，味苦，性微寒，能清热凉血，利咽消肿，故可用于热毒壅盛之喉痹、痈肿。治热毒之咽喉肿痛、痹塞，可单用水煎，慢慢含咽。用治痈肿疮毒，可与皂角刺、瓜蒌、乳香、没药等配伍。

3. 跌仆损伤　本品能通经络，凉血而消肿止痛。治跌仆损伤，瘀滞肿痛，可与伸筋草、透骨草、红花、桃仁等同用。

【用法用量】煎服，6～12g。外用适量，鲜品捣敷。

【使用注意】阳虚畏寒，便溏者慎用。

【现代研究】

1. 化学成分：含糖、糖苷、络石苷、去甲络石苷、牛蒡苷、穗罗汉松树脂酚苷、橡胶肌醇及吲哚生物碱、黄酮类化合物等成分。

2. 药理作用：可抑菌、抗痛风、扩张血管、降血压。此外，还对动物双足浮肿、扭体反应有抑制作用，对肠及子宫有抑制作用。

丝瓜络

【原文】丝瓜络甘，通络行经，解毒凉血，疮肿可平。

【详注】丝瓜络味甘，性平。其状如网，善走经络，又可活血，具有祛风通行经络，活血止痛之功，适用于风湿痹痛、跌打肿痛及气血阻滞，经络不通所致之胸胁疼痛、乳痈肿痛及痈肿疮疡等。

丝瓜络为葫芦科植物丝瓜的干燥成熟果实的维管束。味甘，性平。归肺、胃、肝经。功能祛风，通络，活血。本品善走经络，具祛风通络之功，其祛风通络之力较平和，故常用治风湿痹痛之辅助品。又善入肝经血分，可活血行气止痛，用治跌打肿痛，肝气郁滞及妇人产后气血壅滞，乳汁不通或乳痈肿痛等。

【应用】

1. 风湿痹证　本品善祛风通络，唯药力平和，多入复方中应用。治风湿痹痛，筋脉拘挛，肢体麻痹，常配伍秦艽、防风、当归、鸡血藤等同用。

2. 胸胁胀痛　本品能入肝活血通络，常用于气血瘀滞之胸胁胀痛，多配柴胡、香附、瓜蒌皮、郁金等同用。

3. 乳汁不通，乳痈　本品体轻通利，善通乳络，治产后乳少或乳汁不通者，常与王不留行、路路通、穿山甲（代用品）、猪蹄等同用；治乳痈肿痛，配伍蒲公英、浙贝母、瓜蒌、青皮等同用。

此外，本品又能治跌打损伤、胸痹等。

【用法用量】煎服，6～12g。外用适量。

【现代研究】

1. 化学成分：含人参皂苷、三萜皂苷、木聚糖、甘露聚糖、半乳聚糖及黄酮等成分。

2. 药理作用：可镇痛、镇静、抗炎、镇咳、降脂、保肝、强心、抗过敏。此外，还有抗病毒及免疫调节等作用。

五加皮

【原文】五加皮温，祛痛风痹，健步坚筋，益精止沥。

【详注】五加皮性温，具有祛风湿，止痹痛，补肝肾，强筋骨的作用，用治风寒湿痹，腰膝疼痛、筋骨拘挛及肝肾不足，筋骨软弱、下肢痿弱等。

　　五加皮为五加科植物细柱五加的干燥根皮，习称"南五加皮"。味辛、苦，性温。归肝、肾经。功能祛风湿，强筋骨，利尿。本品辛能散风，温能祛寒，苦能燥湿，温能祛寒，且兼补益之功，为强壮性祛风湿药，可治风湿痹证兼肝肾不足，尤宜于老人及久病体虚者。又温肾而除湿利水，可治水肿、小便不利及脚气等。

　　【应用】

　　1. 风湿痹痛，四肢拘挛　本品辛散苦泄，可祛风湿，通经络。可单用浸酒服，或配伍木瓜、松节等同用。

　　2. 肝肾不足，腰膝软弱及小儿行迟等　本品补肝肾，强筋骨。用治腰膝酸软，常与怀牛膝、杜仲、淫羊藿等同用；若治小儿行迟，可配龟板、牛膝、木瓜等同用。

　　3. 水肿，小便不利　本品有利尿之功。常与茯苓皮、陈皮、大腹皮等同用，如五皮饮。

　　【用法用量】煎服，5~15g；或酒浸、入丸散。

　　【现代研究】

　　1. 化学成分：含紫丁香苷、刺五加苷 B1、右旋芝麻素、左旋对映贝壳松烯酸、16α-羟基-（-）-贝壳松-19-酸、β-谷甾醇、β-谷甾醇葡萄糖苷、硬脂酸、棕榈酸、亚麻酸、挥发油等。

　　2. 药理作用：抗炎、镇痛、镇静、降血糖、抗肿瘤、抗诱变、抗溃疡、抗排异、抗应激。此外，还能促进核酸的合成，提高血清抗体浓度，促进单核细胞吞噬功能，提高机体免疫功能。

桑寄生

　　【原文】桑上寄生，风湿腰痛，止漏安胎，疮疡亦用。

　　【详注】桑寄生具有祛风湿，补肝肾，强筋骨的作用，善治风湿痹痛兼因肝肾虚亏所致腰膝酸痛者。另有补肝肾，固冲任，安胎之功，用治崩漏经多及妊娠下血，胎动不安等。

　　桑寄生为桑寄生科植物桑寄生的干燥带叶茎枝。味苦、甘，性平。归肝、肾经。功能祛风湿，补肝肾，强筋骨，安胎。本品苦能燥，甘能补，祛风湿又长于补肝肾、强筋骨，对痹证日久，伤及肝肾，腰膝酸软、筋骨无力者尤宜。

又有补肝肾、固冲任、安胎之效，用治胎漏下血，胎动不安。此外，本品尚能降血压，现代亦用于高血压病的治疗。

【应用】

1. 风湿痹痛，腰膝酸痛等 本品祛风湿，补肝肾，强筋骨，常与独活、秦艽、桂枝、杜仲、当归等同用，如独活寄生汤。

2. 胎漏下血、胎动不安 本品补肝肾，养血而有固冲任，安胎之效，用治肝肾亏虚，月经过多、崩漏、妊娠下血、胎动不安者，多与阿胶、川断、菟丝子等同用，如寿胎丸。

【用法用量】煎服，10～15g。

【现代研究】

1. 化学成分：含黄酮类化合物如槲皮素、广寄生苷、金丝桃苷、槲皮苷，苯甲酰、苯二烯及少量的右旋儿茶酚等。

2. 药理作用：抗炎、降血压、镇静、扩张血管、降血脂、利尿。此外，对脊髓灰质炎病毒和多种肠道病毒均有明显抑制作用，能抑制伤寒杆菌及葡萄球菌的生长，对乙型肝炎病毒表面抗原有抑制活性。

狗 脊

【原文】狗脊味甘，酒蒸入剂，腰背膝疼，风寒湿痹。

【详注】狗脊味甘，熟制可加强其甘温主补之力，具有补肝肾、强腰膝、祛风湿之功，善治肝肾不足，腰背足膝酸痛无力，以及风寒湿痹证。

狗脊为蚌壳蕨科植物金毛狗脊的干燥根茎。味苦、甘，性温。归肝、肾经。功能祛风湿，补肝肾，强腰膝。本品甘温，能行能补，善祛脊背之风湿而强腰膝，常用治风湿痹证，腰痛脊强，不能俯仰，足膝软弱之证。又具有缩尿止带之功，能治尿频、遗尿及遗精、带下属下元虚冷之证。

【应用】

1. 风湿痹证 本品苦温，能温散风寒湿邪，甘温以补肝肾、强腰膝、坚筋骨，对肝肾不足，兼有风寒湿邪之腰痛脊强，不能俯仰者最为适宜。

常与杜仲、续断、海风藤、萆薢、菟丝子等同用。

2. 腰膝酸软，下肢无力 本品有补肝肾、强腰膝之功，又能治肝肾虚损，腰膝酸软，下肢无力者，可配杜仲、牛膝、熟地、鹿角胶等同用。

3. 遗尿，白带过多 本品又有温补固摄作用。用治肾虚不固之尿频、遗尿，可与益智仁、茯苓、杜仲等同用；若冲任虚寒，带下过多清稀，常与鹿茸、白蔹、艾叶同用。

此外，狗脊的绒毛有止血作用，外敷可用于金疮出血。

【用法用量】煎服，10~15g。

【使用注意】肾虚有热，小便不利，或短涩黄赤者慎服。

【现代研究】

1. 化学成分：含蕨素、金粉蕨素、金粉蕨素 – 2′ – O – 葡萄糖苷、金粉蕨素 – 2′ – O – 阿洛糖苷、欧蕨伊鲁苷、原儿茶酸、5 – 甲糠醛、β – 谷甾醇、胡萝卜素等成分。

2. 药理作用：抗炎、镇痛、抗骨质疏松；增加心肌血流量，可使心肌对 ^{86}Rb 的摄取率增加 54% ；其绒毛有较好的止血作用。

千年健

【原文】千年健温，除湿祛风，强筋健骨，痹痛能攻。

【详注】千年健性温，有祛风除湿、通痹止痛、强筋健骨的作用，适用于风湿痹痛，筋骨无力，拘挛麻木等。

千年健为天南星科植物千年健的干燥根茎。味苦、辛，性温。归肝、肾经。功能祛风湿，强筋骨。本品为强壮性祛风湿药，可祛风湿，壮筋骨，用治风湿痹痛见筋骨软弱、拘挛麻木者；又有较好的止痛作用，可消肿止痛，用治胃寒疼痛及疮痈肿痛诸证。

【应用】

1. 风寒湿痹 本品辛散苦燥温通，既能祛风湿，又能入肝肾强筋骨，颇宜于老年人。治风寒湿痹，腰膝冷痛，拘挛麻木，常与钻地风相须为用，并配牛膝、枸杞子、萆薢、蚕沙等酒浸服。

2. 痈疽疮肿 本品可消肿止痛，用治疮疡初起未溃者，可研末醋调外敷患处。

【用法用量】煎服，5～10g；或酒浸服。

【使用注意】阴虚内热者慎服。

【现代研究】

1. 化学成分：含挥发油，主要为 α-蒎烯、β-蒎烯、柠檬烯、芳樟醇、α-松油醇、β-松油醇、橙花醇、香叶醇、香叶醛、丁香油酚、异龙脑、广藿香醇等成分。

2. 药理作用：对骨质疏松有治疗作用，可抗炎、镇痛、抗组胺、抗凝血。此外，对布氏杆菌、Ⅰ型单纯疱疹病毒有抑制作用。

石楠叶

【原文】石楠味辛，肾衰脚弱，风淫湿痹，堪为妙药。

【详注】石楠叶味辛，功擅祛风湿，补肝肾，为治风湿痹痛，腰背酸痛及肾虚脚弱之佳品。

石楠叶为蔷薇科植物石楠的干燥叶。味辛、苦，性平。有小毒。归肝、肾经。功能祛风湿，通经络，益肾气。本品祛风湿兼有补肾之功，故对于风湿兼有肾虚之证者尤为适用。又可祛风止痒、止痛，常用治头风头痛及风疹瘙痒等。

【应用】

1. 风湿痹证　本品祛风湿，通经络兼有补肾之功，对于风湿日久而兼有肾虚腰酸脚弱者尤宜，可与黄芪、鹿茸、肉桂、枸杞子等同用。

2. 头风头痛　本品辛散，能祛风止痛。可治头风头痛，单用泡服或酒浸饮；或配白芷、川芎、天麻、藁本等同用。

3. 风疹瘙痒　本品能祛风湿之邪而止痒，治风疹瘙痒，可单用水煎服；或为末煮酒饮。

【用法用量】煎服，10～15g。外用适量。

【现代研究】

1. 化学成分：含类胡萝卜素、樱花苷、山梨醇、鞣质、正烷烃、苯甲醛、氢氰酸、熊果酸、皂苷、挥发油等成分。

2. 药理作用：可镇静、降温、镇痛、抗炎、抑菌、抗癌。此外，还能收缩血管、降低血压。

虎　骨（已禁用）

【原文】虎骨味辛，健骨强筋，散风止痛，镇惊安神。

【详注】虎骨味辛，具有较好的祛风止痛，强筋健骨的作用，用治风邪偏胜之行痹证及肝肾亏虚所致筋骨软弱、足膝无力之证。此外，本品也有镇惊安神之效，可用于惊悸健忘、多梦不寐。

虎骨为猫科动物虎的骨骼。味甘、辛，性温。归肝、肾经。功能祛风通络，强筋健骨。本品辛散温通，甘温能补，具有较好的祛风定痛，强筋健骨作用，常用治风湿痹病，筋骨疼痛、痛无定处及肝肾不足之筋骨痿软、足膝无力等病证。

虎骨作为一种名贵中药材，经过千百年的临床实践，它的药用价值得到了充分的证明。然而，虎已被列为国家重点保护野生动物，虎骨也禁止作为药材使用。2003 年研制开发出了新一代虎骨代用品——人工虎骨粉，是采用非保护动物特定部位的骨骼，以天然虎骨的指纹图谱为标准研发的新一代虎骨代用品。其所含的药用成分、药理作用与虎骨基本相同。

【应用】

1. 风寒湿痹，风邪偏胜　本品善祛风邪定痛，并具有较好的强健筋骨之效，常用治风寒湿痹、关节游走作痛，尤宜于兼肝肾亏损、腰膝痿软者，可与木瓜、牛膝、五加皮等浸酒服；或与木瓜、当归、熟地、龟板、牛膝等制成丸剂服。

2. 肝肾不足，筋骨痿弱　本品入肝、肾经而具有较好的补益肝肾、强筋健骨的作用，可治肝肾不足之筋骨痿软、足膝无力，常与黄柏、龟板、熟地、锁阳等同用。

此外，配龙骨、远志等份为末服，还可用治惊悸健忘。

【用法用量】入药当用油炸，3～6g，研末入丸散剂或浸酒服。

【现代研究】

1. 化学成分：含骨胶原、脂肪、磷酸钙、碳酸钙、磷酸镁等成分。

2. 药理作用：可抗炎、镇痛、镇静。此外，还能降低毛细血管通透性，促进骨折愈合。

【小结】

表4-1　祛风湿药简表

药名	性味归经	功效	主治	性能作用特点
独活	辛、苦，微温。归肝、肾、膀胱经	祛风湿，止痹痛，解表	风寒湿痹痛；风寒夹湿表证	辛散苦燥，性善下行，祛风湿，解表
威灵仙	辛、咸，温。归膀胱经	祛风湿，通经络，消骨鲠	风湿痹痛；诸骨鲠咽	辛香走窜，舒筋活络，味咸软坚，消骨鲠
川乌	辛、苦，热。归心、肝、肾、脾经	祛风除湿，散寒止痛	风寒湿痹；诸寒疼痛；跌打损伤；麻醉止痛	有大毒，散寒止痛力强
蕲蛇	甘、咸，温。有毒。归肝经	祛风通络，定惊止痉	风湿顽痹；中风偏瘫；麻风疬毒；肝风内动证	性走窜，善搜风通络，定惊止痉
乌梢蛇	甘、平。归肝经	祛风通络，定惊止痉，祛风止痒	风湿顽痹；中风偏瘫；肝风内动证；麻风，疥癣	性平善走窜，无毒力缓，祛风湿，通络止痉，祛风止痒
蛇蜕	甘、咸，平。归肝经	祛风定惊，解毒退翳	小儿惊风；翳障；风疹瘙痒；痈肿疮毒	专入肝经，善祛风，定惊止痒，又退翳解毒
木瓜	酸，温。归肝、脾经	舒筋活络，除湿和胃	风湿痹痛；脚气肿痛；吐泻转筋	善舒筋活络，祛湿除痹，又芳香入脾，化湿和中
蚕沙	甘、辛，温。归肝、脾、胃经	祛风湿，和胃化湿	风湿痹证；吐泻转筋；风疹，湿疹瘙痒	辛散温燥，善祛风除湿，又化湿和胃，祛风止痒

药名	性味归经	功效	主治	性能作用特点
伸筋草	微苦、辛，温。归肝、脾、肾经	祛风湿，舒筋活络	风寒湿痹，肢软麻木；跌打损伤	善入肝经舒筋，温通经络，又活络消肿
松节	苦、辛，温。归肝、肾经	祛风湿，通络止痛	风寒湿痹；跌打损伤	性温燥，善入里祛筋骨风湿，通经络，祛风止痛
海风藤	辛、苦，微温。归肝经	祛风湿，通络止痛	风寒湿痹；跌打损伤	辛散温通，祛风湿，善通经络，止痛
秦艽	辛、苦，微寒。归胃、肝、胆经	祛风湿，止痹痛，退虚热，清湿热	风湿痹痛，筋脉拘挛；骨蒸潮热；湿热黄疸	清热祛风除湿，舒筋活络，流利关节，退虚热
防己	苦、辛，寒。归膀胱、肾、脾经	祛风湿，止痛，利水消肿	风湿痹证；水肿，小便不利	清热通络，祛风除湿止痛，利水消肿，又善清泄下焦湿热
桑枝	微苦，平。归肝经	祛风湿，利关节	风湿痹证；水肿脚气；风疹瘙痒	善通利关节，作用偏上，兼行水消肿，祛风止痒
豨莶草	苦、辛，寒。归肝、肾经	祛风湿，通经活络，清热解毒	风湿痹痛，中风半身不遂；疮疡肿毒，湿疹瘙痒	通经络，利关节，解毒
海桐皮	苦、辛，平。归肝经	祛风湿，通络止痛，杀虫止痒	风湿痹证；疥癣，湿疹	祛风湿，通络止痛，作用偏下；又祛风燥湿，杀虫止痒
络石藤	苦，微寒。归心、肝、肾经	祛风通络，凉血消肿	风湿热痹；喉痹，痈肿；跌仆损伤	善通络，祛风清热，又入血分，凉血消痈

续表

药名	性味归经	功效	主治	性能作用特点
丝瓜络	甘，平。归肺、胃、肝经	祛风，通络，活血	风湿痹证；胸胁胀痛；乳汁不通，乳痈	体轻通利，祛风通络之力平和，又入肝经血分而活血
五加皮	辛、苦，温。归肝、肾经	祛风湿，强筋骨，利尿	风湿痹痛；腰膝软弱，小儿行迟；水肿，小便不利	祛风湿，通经络，又强筋骨，利尿
桑寄生	苦、甘，平。归肝、肾经	祛风湿，补肝肾，强筋骨，安胎	风湿痹痛；胎漏下血、胎动不安	祛风湿，补肝肾，强筋骨，安胎
狗脊	味苦、甘，温。归肝、肾经	祛风湿，补肝肾，强腰膝	风湿痹证；腰膝酸软，下肢无力；遗尿，白带过多	祛脊背风湿而强腰膝，又温补固摄
千年健	苦、辛，温。归肝、肾经	祛风湿，强筋骨	风寒湿痹；痈疽疮肿	祛风湿，壮筋骨，又消肿止痛
石楠叶	辛、苦，平。有小毒。归肝、肾经	祛风湿，通经络，益肾气	风湿痹证；头风头痛；风疹瘙痒	祛风湿兼补肾，辛散祛风，止痒止痛
虎骨（已禁用）	甘、辛，温。归肝、肾经	祛风通络，强筋健骨	风寒湿痹，风邪偏胜；筋骨痿弱	辛散温通，祛风定痛，强筋健骨

（卢柠霞、孙　敏）

第五章 化湿药

凡气味芳香，性偏温燥，具有化湿运脾作用的药物，称为化湿药。

本类药多以辛温香燥，主入中焦脾、胃二经为其性能特点。主要作用是化湿醒脾，燥湿健脾，部分药尚兼有芳香解暑之功。适用于湿阻中焦，运化失常所致的脘腹痞满、呕吐泛酸、食少体倦、口甘多涎、大便溏薄、舌苔白腻等，部分尚可用治暑温、湿温等证。

藿 香

【原文】藿香辛温，能止呕吐，发散风寒，霍乱①为主。

【详注】藿香味辛，性微温，有发散风寒，化湿解暑的作用，又能和中止呕。用治夏天外感风寒，内伤暑湿，或湿阻中焦，脾胃不和及霍乱上吐下泻等。

注：①霍乱：即挥霍缭乱，因饮食不洁，或感受暑湿之邪，清浊之气混乱，而致脘腹胀痛，上吐下泻之证。

藿香为唇形科植物广藿香的地上部分。味辛，性微温。归脾、胃、肺经。功能化湿，解暑，止呕。本品气味芳香，为芳香化湿浊要药，借其微温之性，而善治寒湿困脾之证；能和中止呕，为治呕吐之常用药，因其功主在化湿浊，故湿浊中阻所致之呕吐，本品最为捷要。又可解暑，治暑湿证。

【应用】

1. 湿滞中焦证 本品辛香而不烈，微温而不燥，能醒脾开胃，化湿辟秽，为芳香化湿浊要药。由于其性偏温，故用治寒湿困阻脾胃之脘腹痞闷，少食作呕，神疲体倦等尤为适宜。用治湿浊内阻，中气不运者，常配苍术、厚朴等同用，如不换金正气散。

2. 暑湿或湿温初起 本品辛香透达，入肺、脾二经，可发表解暑，辟秽化浊。用治暑月外感风寒，内伤生冷所致恶寒发热，头痛脘闷，呕恶吐泄者，常配紫苏、厚朴、半夏等同用，如藿香正气散。用治湿温病初起，湿热并重，身热不渴，胸闷口腻者，可配伍黄芩、滑石、茵陈等同用，如甘露消毒丹。

3. 呕吐　本品既能化湿，又能和中止呕，善治湿浊中阻之呕吐，常配伍半夏等同用，以增强降逆止呕的作用。对其他呕吐亦可配伍应用，偏于寒湿者，可配伍丁香、白豆蔻等同用；偏于湿热者，可配伍黄连、竹茹等同用；用治妊娠呕吐者，可配伍砂仁、苏梗等同用；若脾胃虚弱者，可配伍党参、白术等同用。

【用法用量】煎服，5～10g。鲜品加倍。解暑宜鲜品，或以沸水冲浸代茶。入煎剂宜后下。

【使用注意】本品香燥透达，故阴虚血燥者忌用。

【现代研究】

1. 化学成分：含挥发油约1.5%，油中主要成分为广藿香醇，其他成分有苯甲醛、丁香油酚、桂皮醛等。另有多种倍半萜及生物碱类等成分。

2. 药理作用：抗病原微生物、防腐、抗菌；能促进胃液分泌，增强消化力，对胃肠有解痉作用。此外，尚有收敛止泻、扩张微血管而略有发汗等作用。

佩　兰

【原文】佩兰辛平，芳香辟秽，祛暑和中，化湿开胃。

【详注】佩兰味辛，性平，气芳香，具有辟秽浊、祛暑湿、醒脾开胃的作用，适用于湿阻中焦、暑湿或湿温初起等证。

佩兰为菊科植物佩兰的干燥地上部分。别名省头草。味辛，性平。归脾、胃、肺经。功能化湿，解暑。本品功以化湿醒脾为主，其化湿和中作用类似于藿香，多用于湿邪困脾之证；且性发散而能化湿，故有发汗解暑之功，可治暑气当令，感受暑湿或湿温初起之证。另外，本品长于祛陈腐、辟秽浊，为治脾湿口甜、口臭之良药。

【应用】

1. 湿阻中焦证　本品气味芳香，其化湿醒脾和中之功似藿香，治湿阻中焦之证，常相须为用，并配苍术、厚朴、白豆蔻仁等同用，以增强芳香化湿之功。以其性平而不温燥，去陈腐、辟秽浊，长于治脾经湿热所致口中甜腻、多涎、口臭之脾瘅证。

2. 外感暑湿或湿温初起 本品辛平性散，味香气清，化湿又能解暑。用治暑湿证，常配伍藿香、荷叶、青蒿等同用。用治湿温初起，可配伍滑石、薏苡仁、藿香等同用。

【用法用量】煎服，5～10g。鲜品加倍。入煎剂宜后下。

【现代研究】

1. 化学成分：聚伞花素（对异丙基甲苯）、乙酸橙花醇酯、宁德络菲碱、延胡索酸、琥珀酸、香豆精、邻香豆酸、麝香草氢醌，尚含有三萜类化合物等成分。

2. 药理作用：可祛痰、抗癌、抑菌。此外，对流感病毒有直接的抑制作用。

苍 术

【原文】苍术苦温，健脾燥湿，发汗宽中，更去瘴翳①。

【详注】苍术味苦，性温，善治湿邪困阻中焦，脾失健运之证；且辛散发汗，性温祛寒，用治风寒湿袭表之证。另具明目之功，用治雀盲、翳瘴、两目干涩等眼疾。

注：①瘴翳：指视物不清，目暗昏花之眼疾。

苍术为菊科植物茅苍术或北苍术的干燥根茎。味辛、苦，性温。归脾、胃经。功能燥湿健脾，祛风散寒。本品善入中焦，苦温燥湿以祛湿浊，辛香健脾以和脾胃，用治湿阻中焦，脾失健运之证最为适宜。且辛散苦燥，既能祛在外之风湿，又善化内停之湿滞，长于祛湿，可用治外感风寒湿之身重疼痛，风寒湿痹及湿浊带下、湿疮、湿疹等湿邪为患之证。现代亦用之治疗夜盲及角膜软化症。

【应用】

1. 湿阻中焦证 本品辛香苦温燥烈，主入脾胃经，善燥脾湿，为燥湿健脾要药。对湿阻中焦，脾失健运所致的脘腹胀闷，食少呕吐，吐泻乏力，舌苔浊腻者，最为适宜。常配伍厚朴、陈皮等同用，如平胃散；用治痰饮、湿溢水肿等脾虚湿盛之证，常配伍茯苓、泽泻、猪苓等同用，如胃苓汤。用治湿温、暑湿证，可配伍清热药同用。

2. 风湿痹证　本品辛散苦燥，温以散寒，长于祛湿，有除痹之效。为治风寒湿痹的常用药，尤以湿邪偏盛之着痹为宜，常配伍独活、薏苡仁等同用，如薏苡仁汤。用治湿热痹痛，常配伍黄柏同用，以达清热祛湿之效，如二妙散。亦可用治湿浊带下、湿疮、湿疹等。

3. 风寒夹湿表证　本品辛香燥烈，能开腠理而发汗解表，又长于胜湿，可散在表之风寒湿邪，故风寒表证夹湿者尤为适宜。常配伍白芷、细辛等同用，如神术散。

此外，本品能明目，用治夜盲症及眼目昏涩。可单用，或与羊肝、猪肝蒸煮同食。

【用法用量】 煎服，5～10g。

【使用注意】 本品苦温燥烈，阴虚内热及气虚多汗者忌服。

【现代研究】

1. 化学成分：含苍术醇（系 β – 桉油醇和茅术醇的混合结晶物）及少量苍术酮、维生素 A 样物质、B 族维生素、菊糖等成分。

2. 药理作用：可抗溃疡、抗肠痉挛、促进胃肠运动、镇静、抗缺氧、降血糖、排钠、排钾。此外，尚有一定的抑菌及抗菌作用。

厚　朴

【原文】 厚朴苦温，消胀泄满，痰气泻痢，其功不缓。

【详注】 厚朴味苦，性温，具有行气消胀除满，燥湿痰，降肺气的作用。适用于脾胃气滞、脘腹胀满及痰多壅肺、胸闷气逆之气喘咳嗽，以及湿郁气滞的霍乱吐泻等病证。

厚朴为木兰科植物厚朴或凹叶厚朴的干燥干皮、根皮及枝皮。味苦、辛，温。归脾、胃、肺、大肠经。功能行气，燥湿，消积，平喘。本品辛能行散，苦而泄降，苦温燥湿，又下气除胀满，为消除胀满的要药。且苦辛散结通降，消积导滞，适用于湿阻中焦，脘腹胀满，及食积气滞，腹胀便秘等证。又消痰涎，降肺气，平喘咳，可治痰湿内阻，咳逆喘促。此外，七情郁结，痰气互阻，咽中如有物阻，咽之不下、吐之不出的梅核气证，亦可取本品燥湿消痰之功，以奏下气宽中之效。

【应用】

1. 湿阻中焦，脘腹胀满 本品辛散苦燥，辛以行散，苦以燥湿，功可燥湿行气，为消除胀满之要药。用治湿阻气机之脘腹胀闷、腹痛或呕逆等，常配伍苍术、陈皮等同用，如平胃散。

2. 肠胃积滞，大便秘结 本品苦燥降泄，可下气宽中，常配伍大黄、枳实等同用，以消积导滞，如厚朴三物汤。用治热结便秘者，常配伍大黄、芒硝、枳实等同用，以奏峻下热结，消积导滞之功，如大承气汤。

3. 喘咳 本品能燥湿化痰，下气平喘。用治宿有喘疾，因外感风寒而发者，常配伍桂枝、杏仁等同用，如桂枝加厚朴杏子汤。用治痰湿内阻，胸闷喘咳者，常配伍苏子、橘皮、半夏等同用，如苏子降气汤。

【用法用量】煎服，3～10g。

【使用注意】本品辛苦温燥，易耗气伤阴，故气虚津亏者及孕妇慎用。

【现代研究】

1. 化学成分：含 β-桉油醇和厚朴酚、木兰醇等。此外，还含有少量的木兰箭毒碱、厚朴碱及鞣质等成分。

2. 药理作用：可抗溃疡、抑制肠痉挛、保肝、降血压、抑菌、抗炎、镇痛。此外，对皮肤肿瘤有明显的抑制作用。

砂 仁

【原文】砂仁性温，养胃进食，止痛安胎，行气破滞。

【详注】砂仁性温，善化湿行气温中，有醒脾和胃之功，能行脾胃气滞，增进食欲，适用于脾胃湿阻气滞，食欲不振、胸腹胀痛之证；又行气和中安胎，用治胃失和降而致妊娠恶阻、胎动不安。

砂仁为姜科植物阳春砂、绿壳砂或海南砂的干燥成熟果实。味辛，性温。归脾、胃经。功能化湿行气，温中止泻止呕，安胎。本品辛散温通，气味芬芳，其化湿醒脾、行气温中之效均佳，古人曰其"为醒脾调胃要药"。常用治湿阻或气滞所致脘腹胀痛等属脾胃不和者，尤其是寒湿气滞者最为适宜。又温中健脾而止泻，和胃调中而止呕，善治虚寒吐泻、冷痢之证。且行气和中而止呕安胎，适于治疗气滞妊娠恶阻及胎动不安者。

【应用】

1. 脾胃湿阻气滞证　本品化湿醒脾、行气温中之效均佳，故为醒脾和胃之要药。常用治湿阻或气滞所致脾胃不和诸证，因其性温，故尤宜于寒湿气滞者。用治湿阻中焦者，常配伍厚朴、陈皮、枳实等同用；用治脾虚气滞者，常配伍健脾益气之党参、白术、茯苓，以标本兼顾，祛邪而不伤正，如香砂六君子汤。

2. 脾胃虚寒吐泻　本品善温脾暖胃和中而止呕止泻。可单用研末吞服，如缩砂散；或与干姜、附子等同用。

3. 气滞妊娠恶阻及胎动不安　本品能行气和中而止呕安胎，故宜于妊娠呕逆不能食或胎动不安者。用治妊娠呕逆不能食者，可单用，炒熟研末服，如缩砂散；用治气血不足，胎动不安者，可配益气养血之人参、黄芪、熟地黄、白术等同用，如泰山磐石散。

【用法用量】煎服，5 ~ 10g；宜后下。或入丸、散剂。

【使用注意】本品辛散温燥，阴虚火旺者慎用。

【现代研究】

1. 化学成分：阳春砂含挥发油，油中主要成分为右旋樟脑、龙脑、乙酸龙脑酯、柠檬烯、橙花叔醇等，并含皂苷、黄酮类等。缩砂含挥发油，油中主要成分为樟脑、萜烯等。

2. 药理作用：可增强肠道运动，促进消化液的分泌，排出消化道内的积气。此外，还具有抗溃疡、抗血小板聚集、抑菌、抗肠痉挛等作用。

白豆蔻

【原文】白蔻辛温，能祛瘴翳，温中行气，止呕和胃。

【详注】白豆蔻味辛，性温，有化湿行气，宽中止呕的作用，适用于湿阻中焦及脾胃气滞证。其性温，故善温胃止呕，宜于胃寒湿阻气滞呕吐之证。

白豆蔻为姜科植物白豆蔻或爪哇白豆蔻的干燥成熟果实。味辛，性温。

归脾、胃、肺经。功能化湿行气，温中止呕。本品辛温芳香，能运湿浊、健脾胃而行气化湿，用治湿阻中焦及脾胃气滞证；且化湿行气之力偏中上焦，故亦可用于湿温痞闷之证；又温中而善止呕，宜于胃寒湿阻气滞呕吐。

【应用】

1. 湿阻中焦及脾胃气滞证 本品辛散温通，芳化湿浊，善行脾胃气滞，可化湿行气，调和脾胃。用治寒湿阻滞及脾胃气滞所致脘腹胀满、胸闷不舒等，常配伍厚朴、陈皮等同用。

2. 湿温初起，胸闷不饥 本品辛散入中、上二焦而宣化湿邪。若湿邪偏重者，常配伍滑石、杏仁、薏苡仁等同用，如三仁汤；若热邪偏重者，可与黄芩、滑石等同用，如黄芩滑石汤。

3. 呕吐 本品能行气宽中、温胃止呕，尤以治疗胃寒湿阻气滞呕吐最为适宜。可单用为末服，或配伍其他化湿温中止呕之品，如藿香、半夏等同用，如白豆蔻汤；用治小儿胃寒吐乳者，可与砂仁、甘草等同用，研末服。

【用法用量】 煎服，3~6g；宜后下。入散剂为好。

【使用注意】 本品辛散温燥，阴虚血燥者慎用。

【现代研究】

1. 化学成分：主要含桉油精、β-蒎烯、α-樟脑、乙酸龙脑酯、葎草烯及其环氧化物等成分。

2. 药理作用：可促进胃液分泌，增进胃肠蠕动，抑制肠内异常发酵，祛除胃肠积气，并能止呕。此外，对豚鼠实验性结核，能增强小剂量链霉素作用。

附药：白豆蔻壳

白豆蔻壳为姜科植物白豆蔻或爪哇白豆蔻的果壳。性味功效与豆蔻相似，但温性不强，力亦较弱。主要用治湿阻气滞所致的脘腹痞闷，食欲不振，呕吐等。煎服，3~5g。

附药：白豆蔻花

白豆蔻花为姜科植物白豆蔻或爪哇白豆蔻的干燥花。味辛，性温。归肺、脾、胃经。功效化湿行气，温中止呕。功用与豆蔻相同，但温性略减，力亦较弱。主要用治寒湿气滞、脘腹胀闷、纳差、呕吐等。煎服，

3~6g，入煎剂宜后下。阴虚内热者忌用。

草豆蔻

【原文】草蔻辛温，治寒犯胃，作痛呕吐，不食能食。

【详注】草豆蔻味辛，性温。具有温中散寒，降逆止呕，燥湿行气的作用，可治脾胃寒湿、气机不畅之胃痛胀满，以及寒湿中阻、胃气上逆所致呕吐等。

草豆蔻为姜科植物草豆蔻的干燥近成熟种子。味辛，性温。归脾、胃经。功能燥湿行气，温中止呕。本品气辛芳香，性偏温燥，功专脾胃，辛散滞气，温兼燥湿，长于燥湿化浊而行气滞，又可降逆止呕，故对于中焦不运、寒湿气滞者宜之。用治寒湿腹痛、腹满、痰饮、带下及泄泻、呕吐等。

【应用】

1. 寒湿中阻证　本品芳香温燥，长于燥湿化浊，温中散寒，行气消胀。故脾胃寒湿偏重，气机不畅者宜之。常与干姜、厚朴、陈皮等温中行气之品同用，如厚朴温中汤。

2. 寒湿呕吐　本品可温中散寒，降逆止呕，多与肉桂、高良姜、陈皮等温中止呕之品同用。

另外，亦取本品温燥之性，温脾燥湿，以除中焦之寒湿而止泻痢。用于寒湿内盛，清浊不分而腹痛泻痢者，可与苍术、厚朴、木香等同用。

【用法用量】煎服，3~6g。入散剂较佳。入汤剂宜后下。

【使用注意】阴虚血燥者慎用。

【现代研究】

1. 化学成分：含桉油精、蛇麻烯、豆蔻素、山姜素、樟脑、龙脑、芳樟醇，另含二苯基庚烃类、皂苷类、黄酮类物质等成分。

2. 药理作用：可增加胃蛋白酶活性，抑菌。此外，对豚鼠离体肠管低浓度呈兴奋，高浓度则为抑制作用。

草　果

【原文】草果味辛，消食除胀，截疟逐痰，解瘟辟瘴。

【详注】草果味辛，具有燥湿温中、消食化积之力，可治脾胃寒湿、气机不畅之证。又燥湿涤痰，辟秽截疟，可用治痰饮、瘴疟及瘟疫等证属湿浊内阻者。

草果为姜科植物草果的干燥成熟果实。味辛，性温。归脾、胃经。功能燥湿温中，除痰截疟。本品辛香燥烈，善入脾胃经，燥湿温中之力著，能燥湿健脾，温中和胃，善除寒湿，为脾胃寒湿之主药，用治寒湿中阻、中阳不运、脘腹冷痛、呕吐泄泻、纳呆食少之证；又具除痰截疟之功，用治疟疾及瘟疫等证，以寒湿偏盛者尤为多用。

【应用】

1. 寒湿中阻证 本品辛温燥烈，气浓味厚，其燥湿、温中之力皆强于草豆蔻，故多用于寒湿偏盛之脘腹冷痛、呕吐泄泻、舌苔浊腻，常与吴茱萸、干姜、砂仁、半夏等药同用。

2. 疟疾 本品芳香辟浊，温脾燥湿，除痰截疟。多配常山、知母、槟榔等同用。

【用法用量】煎服，3～6g。

【使用用量】阴虚血燥者慎用。

【现代研究】

1. 化学成分：含挥发油，油中含 α－ 和 β－ 蒎烯、1，8－桉油素、对－聚伞花素、香叶醇、柠檬醛等。此外含淀粉、油脂及多种微量元素。

2. 药理作用：可镇咳、祛痰、镇痛、解热、平喘、抗炎、抗真菌。此外，还有抑制胃肠运动及轻度利尿作用。

表 5－1 化湿药简表

药名	性味归经	功效	主治	性能作用特点
藿香	辛，微温。归脾、胃、肺经	化湿，解暑，止呕	湿滞中焦证；暑湿或湿温初起；呕吐	外散风寒，内化暑湿，和中止呕
佩兰	辛，平。归脾、胃、肺经	化湿，解暑	湿阻中焦证；外感暑湿或湿温初起	辛平性散，化湿解暑

续表

药名	性味归经	功效	主治	性能作用特点
苍术	辛、苦，温。归脾、胃经	燥湿健脾，祛风散寒	湿阻中焦证；风湿痹证；风寒夹湿表证	辛散苦燥，燥湿健脾，解表祛风湿
厚朴	苦、辛，温。归脾、胃、肺、大肠经	行气，燥湿，消积，平喘	湿阻中焦，脘腹胀满；肠胃积滞证；喘咳	行气力强，燥湿，消积除胀，平喘
砂仁	辛，温。归脾、胃经	化湿行气，温中止泻止呕，安胎	脾胃湿阻气滞证；中焦虚寒吐泻；气滞恶阻、胎动不安	化湿行气温中，止呕止泻，安胎，偏治中下焦
白豆蔻	辛，温。归脾、胃、肺经	化湿行气，温中止呕	中焦湿阻气滞证；湿温初起，胸闷不饥；呕吐	化湿行气温中，止呕，偏治中上焦
草豆蔻	辛，温。归脾、胃经	燥湿行气，温中止呕	寒湿中阻证；寒湿呕吐泻痢	长于燥湿，功专脾胃，化浊行气，又可降逆止呕
草果	辛，温。归脾、胃经	燥湿温中，除痰截疟	寒湿中阻证；疟疾	辛香燥烈，善除脾胃寒湿，又芳香辟浊，除痰截疟

（隋方宇、张　森）

第六章　利水渗湿药

凡以通利水道，渗泄水湿为主要作用，用治水湿内停病证的药物，称为利水渗湿药。

本类药以味多甘淡，性平或微寒，主归膀胱经为其性能特点。主要作用是利水消肿、利尿通淋、利湿退黄等。适用于小便不利、水肿、痰饮、泄泻、带下、淋证、黄疸、湿疮、湿温、湿痹等水湿或湿热所致的各种病证。

茯　苓

【原文】茯苓味淡，渗湿利窍，白化痰涎，赤通水道。

【详注】茯苓味淡，有渗湿利水之效，使水湿之邪从下窍排出体外，故可治水湿内停之水肿、小便不利等。本品分赤、白两种，白茯苓善于健脾利湿，可治水肿、脾虚、失眠等；赤茯苓则长于渗利湿热，以治小便短赤或淋沥不畅。

茯苓为多孔菌科真菌茯苓的干燥菌核，寄生于松科植物赤松或马尾松等树根上。味甘、淡，性平。归心、脾、肾经。功能利水渗湿，健脾安神。本品味甘而淡，甘则能补，淡则能渗，药性平和，既可祛邪，又可扶正，利水而不伤正气，实为利水消肿之要药，可用治水湿潴留引起的水肿、痰饮等。又善健脾补中，故尤宜于脾虚湿盛泄泻。且可益心脾而宁心，交心肾而安神，常用治心脾两虚、气血不足或水饮凌心所致之心悸、失眠、健忘。

【应用】

1. 水肿，小便不利　本品性平作用和缓，又无寒热之偏，既能利水渗湿以祛邪，又能健脾补中以扶正，可用治寒热虚实各种水肿，而以脾虚饮停者最宜，常与猪苓、泽泻相须为用，以增强利水渗湿之力，用治水湿内停诸证。若表邪不解，随经入腑之蓄水证，或水肿、小便不利，常配伍猪苓、白术、泽泻等同用，如五苓散。若水热互结，阴虚小便不利、水肿，可配伍滑石、阿胶、泽泻等同用，如猪苓汤。若脾肾阳虚水肿，可配伍附子、干姜等同用，如真武汤。

2. 脾虚证 本品味甘，具有健脾补中的作用。用治脾胃虚弱，食少纳呆、倦怠乏力等，常配伍补气健脾药人参、白术、甘草等同用，如四君子汤。用治脾虚停饮，常配伍桂枝、白术等同用，如苓桂术甘汤。用治脾虚湿泻，可配伍山药、白术、薏苡仁同用，如参苓白术散。

3. 心悸，失眠 本品益心脾而宁心安神。用治心脾两虚、气血不足之心神不宁，常配伍远志、酸枣仁、当归等同用，如归脾汤。用治水气凌心之心悸，配桂枝、白术、生姜同用，如茯苓甘草汤。

【用法用量】 煎服，10~15g。

【使用注意】 虚寒精滑者忌服。

【现代研究】

1. 化学成分：含 β－茯苓聚糖、茯苓酸、土莫酸、齿孔酸、蛋白质、脂肪、卵磷脂、胆碱、组氨酸、麦角甾醇等成分。

2. 药理作用：可利尿、镇静、抗肿瘤、保肝、降血糖、增加心肌收缩力、增强免疫功能、延缓衰老。此外，还能减少胃液分泌，对胃溃疡有抑制作用。

附药：茯苓皮

茯苓皮为茯苓菌核的黑色外皮。性能同茯苓。功能利水消肿。主行皮肤水湿，常用治皮肤水肿之证。煎服，15~30g。

茯　神

【原文】 茯神补心，善镇惊悸，恍惚健忘，兼除怒恚[①]。

【详注】 茯神有养心安神、镇惊定悸的作用，善治心神不安、失眠、惊悸健忘等。

注：①恚：恨、怒之意。

茯神为多孔菌科真菌茯苓的干燥菌核抱有松根者。味甘、淡，性平。

归心、脾经。功能宁心安神，健脾利水。本品善入心脾，味甘能补，尤善宁心安神，是治疗心神不宁、惊悸失眠的常用药；又甘淡入脾，功可健脾利水，故亦可用于水肿、小便不利，痰饮等属脾虚水停为患者。

【应用】

1. 心神不安，惊悸，健忘 本品善入心、脾二经，能益心脾、宁心安神，用治心脾两虚，心神不安、失眠健忘等，常与人参、朱砂、石菖蒲、醋枣仁等养心安神、镇惊安神药同用。兼气血虚者，配伍黄芪、白术、当归、龙眼肉等同用，如归脾汤；用治兼阴虚者，配伍麦冬、生地黄、龙齿、远志等，如安神定志丸。

2. 小便不利，水肿胀满 本品甘淡，具有健脾利水之功，故可用治水湿内停之证，尤宜于水气凌心兼见心神不安者。

【用法用量】煎服，10～15g。

【现代研究】

1. 化学成分：含多糖类、茯苓酸、蛋白质、脂肪、卵磷脂、胆碱、组氨酸等成分。

2. 药理作用：可镇静、抗溃疡、保肝、增强心肌收缩力、增快心率、利尿、促进细胞免疫与体液免疫。此外，还有降血糖、抗肿瘤、抗病原微生物、促进造血功能等作用。

薏苡仁

【原文】薏苡味甘，专除湿痹，筋节拘挛，肺痈肺痿。

【详注】薏苡仁味甘，具有利水渗湿、健脾除痹的作用，主要用治脾虚湿盛之水肿、泄泻、小便不利，及湿痹之关节疼痛、拘挛难舒。又善入肺经，可清热排脓消痈，故用治咳嗽胸痛吐脓血的肺痈证。

薏苡仁为禾本科植物薏苡的干燥成熟种仁。别名薏米、苡仁。味甘、淡，性微寒。归脾、胃、肺经。功能利水渗湿，健脾，除痹，清热排脓。本品淡能渗利，甘而补中，微寒清热，能利水渗湿，健脾补中，常用治水湿滞留或湿热内蕴的水肿脚气、小便不利及脾虚泄泻等。又善祛筋骨肌肉之湿邪，能渗湿除痹、通利关节、缓解拘挛，可治湿滞经络之风湿痹痛，筋脉拘挛。另具清热排脓消痈之功，亦是治疗肺痈、肠痈佳品。

【应用】

1. 水肿，小便不利，脚气 本品甘补淡渗，既能利湿，又能健脾，功似茯苓。用治脾虚湿盛之水肿腹胀、小便不利、脚气浮肿者尤为适宜，常配伍茯苓、白术、黄芪等同用。又因其性偏凉，能清利湿热，故亦用治湿热淋证。

2. 脾虚泄泻 本品既能健脾，又能渗利脾湿而止泻，用治脾虚湿盛之泄泻，常配伍人参、茯苓等同用，以增强补气健脾之力，如参苓白术散。

3. 湿痹 本品既能渗除湿邪，又能舒筋脉、缓解拘挛，故用治湿痹而筋脉挛急疼痛尤为适宜，常配伍独活、防风、苍术等同用，以增强祛风湿之力，如薏苡仁汤。用治风湿身痛发热者，可配麻黄、杏仁、甘草等同用，如麻杏薏甘汤。用治湿郁热蒸蕴于经络，可配伍滑石、连翘等同用，如宣痹汤。

4. 肺痈，肠痈 本品能清肺肠之热，消痈排脓。用治肺痈胸痛、咳吐脓痰腥臭，常配伍苇茎、冬瓜子、桃仁等同用，如苇茎汤。用治肠痈，可配附子、败酱草、牡丹皮等同用，如薏苡附子败酱散。

【用法用量】煎服，10～30g。清利湿热宜生用，健脾止泻宜炒用。本品力缓，用量宜大。除入汤剂、丸散外，亦可做粥食用，为食疗佳品。

【使用注意】津液不足者慎用。

【现代研究】

1. 化学成分：含脂肪油、薏苡仁酯、薏苡仁内酯、甘油三油酸酯，薏苡多糖A、B、C和氨基酸、维生素B_1等成分。

2. 药理作用：可解热、镇静、镇痛、抗癌、调节免疫。此外，对小肠有一定的抑制作用，并使血清钙、血糖量下降。

猪　苓

【原文】猪苓味淡，利水通淋，消肿除湿，多服损肾。

【详注】猪苓味淡，功可利水消肿，用治水湿内停的水肿、小便不利，以及水湿引起的泄泻、淋浊等。但多服恐消耗津液、损伤肾阴。

猪苓为多孔菌科真菌猪苓的干燥菌核，寄生于桦树、枫树、柞树等的根上。味甘、淡，性平。归肾、膀胱经。功能利水渗湿。本品气薄味淡，性沉降，利窍行水，利水作用较强，为除湿利水要药，用于水湿停滞的各种水肿，单味应用即可取效。又入肾、膀胱经，善通利水道，可泻膀胱、利小便、除淋浊，常用治淋浊、带下等。

【应用】

水肿，小便不利，泄泻，淋浊等 本品甘淡渗泄，利水作用较强，优于茯苓，用治水湿滞留诸证。用治脾虚水肿、小便不利，常配伍茯苓、泽泻、白术等同用，如四苓散。用治水湿泄泻，可配苍术、厚朴、茯苓等同用，如胃苓汤。阴虚有热之小便不利及淋浊等，可配泽泻、滑石、阿胶等同用，如猪苓汤。

【用法用量】煎服，5～10g。

【使用注意】无水湿者忌用。

【现代研究】

1. 化学成分：含猪苓葡聚糖Ⅰ、猪苓多糖、甾类化合物（麦角甾醇）、游离及结合型生物素、有机酸、粗蛋白等成分。

2. 药理作用：可抗肿瘤、防治肝炎、促进免疫、抗结石、抗诱变、抗菌。此外，可明显利尿，其利尿机制是由于抑制了肾小管对水及电解质的重吸收。

泽 泻

【原文】泽泻甘寒，消肿止渴，除湿通淋，阴汗[1]自遏[2]。

【详注】泽泻味甘，性寒，具有利水湿，清湿热的作用。适用于小便不利、水肿、痰饮、泄泻，以及湿热所致口渴、淋浊、带下等。

注：[1]阴汗：即前阴下部有汗，乃湿热下注所致。

[2]遏：即止之意。

泽泻为泽泻科植物泽泻的干燥块茎。味甘、淡，性寒。归肾、膀胱经。功能利水渗湿，泄热。本品淡渗，其利水作用较强，治疗水湿停蓄之水肿、小便不利，以及痰饮停聚，清阳不升之头目昏眩；又能利小便而实大便，以治湿盛泄泻；且既能清膀胱之热，又能泻肾经之虚火，下焦湿热者尤为适宜，用治肾阴不足，虚火亢盛及淋证、遗精、带下等。

【应用】

水肿，小便不利，泄泻，淋浊，带下，痰饮等 本品利水作用较茯苓强，且性寒能泄肾与膀胱之热，下焦湿热者尤为适宜，常配伍猪苓、茯苓、薏苡仁等同用。用治痰饮停聚，清阳不升之眩晕，可配伍白术，如泽泻汤。用治湿热淋浊、小便短赤，常配伍车前子、滑石等同用。

【用法用量】煎服，5~10g。

【现代研究】

1. 化学成分：含泽泻萜醇A、B、C，挥发油、生物碱、胆碱、卵磷脂、天门冬素、树脂等成分。

2. 药理作用：可降压、降血脂、降血糖、抗脂肪肝、抑菌。此外，有明显的利尿作用，能增加尿量，增加尿素与氯化物的排泄，且对肾炎患者利尿作用更为明显。

冬瓜子

【原文】冬瓜子寒，利湿清热，排脓消肿，化痰亦良。

【详注】冬瓜子性寒，能清利湿热，排脓消痈，可治湿热内壅、日久成脓之肺痈、肠痈证。又可清肺热化痰，用治痰热咳嗽。

冬瓜子为葫芦科植物冬瓜的种子。味甘，性寒。归肺、大肠经。

功能清热化痰，排脓消痈。本品性寒质滑，既清上焦肺部蕴热，又能除下焦大肠的热积，并可排脓消肿，常用于痰热咳嗽、肺痈、肠痈等。亦可清热利湿，治白浊白带、小便不利而以湿热为患者。

【应用】

1. 肺热咳嗽，肺痈，肠痈 本品味甘性寒，能清肺化痰、排脓利湿。用治肺热咳嗽，常与桔梗、前胡、瓜蒌、贝母等同用。用治肺痈，可配伍苇茎、桃仁等同用，如苇茎汤。用治肠痈，常配伍大黄、丹皮、芒硝等同用，如大黄牡丹汤。

2. 带下，白浊 本品性寒，具有清热利湿之功，可治下焦湿热所致之带下、白浊、小便不利，常配伍黄柏、萆薢等同用。

此外，本品还可用治肠燥便秘，多配伍火麻仁、郁李仁、杏仁等同用。

【用法用量】 煎服，10~15g。

【现代研究】

1. 化学成分：含油14%，其中甘油三酯的含量在72%~96%，所含主要脂肪酸为亚油酸、油酸、硬脂酸、棕榈酸。

2. 药理作用：可增强免疫及抑制胰蛋白酶。此外，还有淡斑的功效，不仅帮助肌肤抗氧化，还能减轻紫外线的伤害。

附药：冬瓜皮

冬瓜皮为葫芦科植物冬瓜的干燥果皮。味甘，性凉。归脾、小肠经。功能利水消肿。主要用治水肿胀满，小便不利。又可清热解暑，可治暑热烦渴。煎服，9~30g。

葫 芦

【原文】 葫芦甘平，通利小便，兼治心烦，退肿最善。

【详注】 葫芦味甘，性平，具有通利小便之功，善消除水肿胀满，适用于水肿、腹水等证。

葫芦为葫芦科植物瓢瓜的干燥果皮。味甘，平。归肺、肾经。功能利水消肿。本品味淡气薄，功专利尿而善除水肿胀满，用治水肿、腹胀等水湿内停之证。又甘淡渗利，且药性平和，能祛湿退黄、利水通淋，用治黄疸及小便淋沥涩痛者。

【应用】

1. **水肿** 本品功专利水道而消肿，用于面目浮肿、大腹水肿、小便不利证，可烧灰存性，用酒或开水送服；亦可与猪苓、茯苓、泽泻等同用。

2. **淋证** 本品利水而通淋，用治热淋，配伍滑石、木通、车前子等同用；用治血淋，可配萹蓄、白茅根、小蓟等同用。

此外，本品还可利湿而退黄，用治黄疸，可与茵陈、栀子、金钱草等同用。

【用法用量】煎服，15～30g。鲜者加倍。

【使用注意】中寒者忌服。

【现代研究】

1. 化学成分：含葡萄糖、戊聚糖、木质素等。

2. 药理作用：葫芦煎剂内服，有显著利尿作用。

泽 漆

【原文】泽漆微寒，逐水捷效，退肿祛痰，兼消瘰疬。

【详注】泽漆性微寒，其逐水退肿之力较强，适用于水肿胀满、周身浮肿之证。又善入肺经，辛而能散结化痰，故用治痰饮咳喘及瘰疬痰核。

泽漆为大戟科植物泽漆的干燥全草。味辛、苦，性微寒。有毒。归大肠、小肠、肺经。功能利水消肿，化痰止咳，解毒散结。本品苦寒泄降，利水退肿之力较强，单用即效。又辛宣苦降而化痰散结，借其清热解毒之功，可用治肺热咳嗽、痰饮喘咳及瘰疬癣疮等热郁痰结为患者。

【应用】

1. 水肿 本品有较强的利水消肿作用。治通身浮肿、腹水胀满，与赤小豆、茯苓、鲤鱼等同用，如泽漆汤。

2. 咳喘 本品辛宣苦降，有宣肺降气、化痰止咳之功。常用治痰饮喘咳，与半夏、生姜、桂枝等同用；用治肺热咳喘，可与桑白皮、地骨皮等同用。

3. 瘰疬，癣疮 本品有化痰散结、解毒消肿的作用。用治瘰疬，可单味熬成膏，以椒、葱、槐枝煎汤洗净患处，再搽此膏；亦可配伍浙贝母、夏枯草、牡蛎等用；用治癣疮，可单味为末，油调搽之。

【用法用量】煎服，5～10g。外用适量。

【使用注意】本品苦寒降泄，易伤脾胃，脾胃虚寒者及孕妇慎用。本品有毒，不宜过量或长期使用。

【现代研究】

1. 化学成分：含槲皮素－5，3－二－D－半乳糖苷、泽漆皂苷、丁酸、泽漆醇、β－二氢岩藻甾醇、葡萄糖、果糖等成分。

2. 药理作用：可解热、降温、抑菌。此外，还能抑制支气管腺体中酸性黏多糖合成和使痰量减少。

榆白皮

【原文】榆皮味甘，通水除淋，能利关节，敷肿痛定。

【详注】榆白皮味甘，能利湿通淋、舒利关节、消肿止痛。用治小便不利、水肿及痈疮肿痛等病证。

榆白皮为榆科植物榆的树皮或根皮的韧皮部。味甘，性平。归膀胱、大肠、小肠经。功能利水通淋，解毒消肿。本品性质滑利下降，善入膀胱经而能利水通淋、消肿，可治水肿、淋浊及痈疽肿毒诸证。

【应用】

1. 水肿，小便不通，淋浊 本品具利水通淋之功，用治水肿、小便不利、淋浊涩痛等，可与木通、车前子、栀子、滑石等同用。

2. 痈疽发背，丹毒，疥癣 本品能解毒消肿，常配伍其他清热解毒之品外用。用治疔疮、痈疽、压疮，可与紫花地丁、蒲公英、马齿苋同研细末调敷；用治疥癣，可直接捣汁外涂。

【用法用量】煎服，1.5～3g；或研末服。外用适量，可煎水洗、捣敷或研末调敷。

【使用注意】脾胃虚寒者慎服。

【现代研究】

1. 化学成分：含 β－谷甾醇、植物甾醇、豆甾醇等多种甾醇类及鞣质、树胶、脂肪油等成分。

2. 药理作用：可抗炎。此外，对甲、乙型链球菌，白色葡萄球菌，铜绿假单胞菌，伤寒杆菌，大肠埃希菌，结核杆菌均有抑菌作用。

田 螺

【原文】田螺性冷，利大小便，消肿除热，醒酒立见。

【详注】田螺性寒，能清热利水、消肿止痛，适用于治疗水肿、小便不利及疔疮肿毒等热毒病证。

田螺为田螺科动物中国圆田螺或其同属动物的全体。味甘、咸，性寒。归胃、大肠、小肠、膀胱经。功能清热利水，解毒消肿。本品味甘偏寒，主入膀胱、大肠经，能清热利尿，可治热结小便不利、水肿、黄疸、脚气等；又解毒消肿，用于热毒诸证。本品乃典型的高蛋白、低脂肪、高钙质的天然动物性保健食品，故为食疗佳品。

【应用】

1. 热结小便不利，水肿，脚气　本品具有清热利水之功，善治水热互结所致之水肿、脚气、小便不利等。借其除湿热之力，还可用治湿热黄疸，可与茵陈、栀子等清热利湿药同用。

2. 痔疮，目赤肿痛，疔疮肿毒　本品能清热解毒、消肿止痛，故亦适用于治疗疔疮肿痛、目赤肿痛及痔疮等热毒为患者。

【用法用量】煎服，30～60g；或研末服。外用适量，可捣敷或研末调敷。

【现代研究】

1. 化学成分：含蛋白质、脂肪、糖类、钙、磷、铁、硫胺素、核黄素、尼克酸、维生素 A、氨基酸等成分。

2. 药理作用：主要有利尿、生肌等作用。

鲤 鱼

【原文】鲤鱼味甘，消水肿满，下气安胎，其功不缓。

【详注】鲤鱼味甘，功善利水消肿、下气安胎，用治水肿胀满、胎动不安等病症。

鲤鱼为鲤科动物鲤鱼的肉或全体。味甘，性平，归脾、肾经。功能健脾利水，消肿下气，安胎通乳。本品能补能利，既利水除湿，又健脾安胎，善消胀除满，亦为食疗佳品，常用治水肿胀满、水饮泛溢、胎动不安等。

【应用】

1. 水肿胀满　本品有健脾利水、下气消肿之功，善消肿除胀，用治水肿胀满者尤宜，可单用本品淡煮服食。现代常用鲤鱼肉同赤小豆煮汤服。

2. 胎动不安　本品既利水，又下气安胎，用治妇女妊娠胎间有水气而胎动不安者，可配伍白术、茯苓、当归、白芍煎汤服；伤胎下血后胎动不安，则可与阿胶、糯米共煮食。

此外，本品尚有通乳作用，可用治产后乳汁不通，将本品焙干为末，黄酒冲服，或煮汤服。现代常作为肝硬化腹水、肾炎水肿、妇女妊娠水肿等辅助治疗药物。

【用法用量】煎汤、煮食均可，适量。

【使用注意】风热者慎服。

【现代研究】

1. 化学成分：含蛋白质，脂肪，维生素 A、B_1、B_2，蛋白酶，钙，磷，铁，肌酸及胱氨酸、谷氨酸、组氨酸、甘氨酸等 20 余种氨基酸。

2. 药理作用：可降血压、降血脂、抗血栓、降低血液黏度。此外，还能对抗 ADP 诱导的血小板聚集。

蝼　蛄

【原文】蝼蛄味咸，治十水肿，上下左右，效不旋踵。

【详注】蝼蛄味咸。整个蝼蛄去翅与足，炒用，有利水消肿的作用，以治小便不利、水肿等证。

蝼蛄为蝼蛄科昆虫华北蝼蛄（北方蝼蛄）和非洲蝼蛄（南方蝼蛄）的虫体。味咸，性寒。归膀胱、大肠、小肠经。功能利水消肿，通淋。本品功善利水消肿，攻逐之力显著，临证单用即效，常为散剂服用。又善入膀胱经，利尿通淋，尤善治石淋及小便癃闭不通。

【应用】

1. 水肿　本品性善下行，具有较强的利水消肿作用，并有通利大便之功。多用治头面浮肿、大腹水肿及小便不利之实证，单用有效，也可配大戟、芫花、甘遂、大黄为末，用淡竹叶、天冬煎汤送服。

2. 淋证　本品利尿以通淋，可治淋证，尤宜于石淋作痛，以之配盐，烘干为末，酒送服。

【用法用量】煎服，6~9g；研末服，每次 3~5g。外用适量。

【使用注意】本品下行，通利之功较强，气虚体弱者及孕妇忌用。

【现代研究】

1. 化学成分：含 17 种氨基酸，其中含谷氨酸最多，其次是丙氨酸、亮氨酸、天冬氨酸。

2. 药理作用：蝼蛄粉混悬液灌胃，对家兔不能证实其利尿作用；用蝼蛄粉末长期喂兔和小鼠，未见中毒现象。

赤小豆

【原文】赤小豆平，活血排脓，又能利水，退肿有功。

【详注】赤小豆性平，具有利水消肿、解毒排脓之功。适用于治疗水肿腹满、脚气浮肿等热毒病证。

赤小豆为豆科一年生草本植物赤小豆或赤豆（饭赤豆）的种子。味甘、酸，性平。归心、小肠经。功能利水消肿，解毒排脓，利湿退黄。本品通利力强，又兼有补益之性，可用于水肿胀满、脚气浮肿及热毒证。现代常作为食疗佳品，可用于多种原因引起的水肿证。

【应用】

1. 水肿胀满，脚气浮肿　本品性平偏凉，善下行，能通利水道，使水湿下泄而消肿，为滋养性利水退肿药，用于治疗脾肾阳虚，不能运化水湿所致的水肿腹胀及脚气浮肿偏虚者。治水肿常配白茅根、桑白皮、茯苓皮等同用。

2. 热毒疮痈　本品可清解血分热毒、排脓消肿，而用于各种疮毒疔肿，如痄腮、乳痈、丹毒、烂疮等。疮疡肿毒初起，红肿热痛者，单用研末，用鸡蛋清、蜂蜜或醋等调敷患处；已溃者，可煎汤外洗。治肠痈，可与薏苡仁、冬瓜子、桃仁等同用。

此外，本品可清热利湿退黄，用治湿热内郁、外有表证之黄疸轻证。

【用法用量】煎服，10~30g。外用适量。

【现代研究】

1. 化学成分：蛋白质、脂肪、糖类、膳食纤维、维生素 A、视黄醇、胡萝卜素、硫胺素、核黄素、尼克酸及多种微量元素。

2. 药理作用：可利尿、抑菌、解毒；还可治疗便秘。

车前子

【原文】车前子寒，溺涩^①眼赤，小便能通，大便能实。

【详注】车前子性寒，具有利尿通淋，清肝明目的作用，适用于小便不利、短赤涩痛及肝火上炎、目赤肿痛。又能利小便而实大便，止泄泻，可治湿盛水泻。

注：①溺涩：溺，即小便；溺涩指小便淋沥，不通畅的临床症候。

车前子为车前科植物车前或平车前的干燥成熟种子。味甘，性寒。归肾、肝、肺经。功能利尿通淋，渗湿止泻，清肝明目，清肺化痰。本品甘淡渗泄，气寒清热，性专降泄，滑利通窍，善通利水道，清膀胱热结；又能利小便以实大便，宜于小便不之水泻。还善清肝热而明目，清肺热而化痰止咳，故治目赤涩痛、肺热痰多咳嗽等。

【应用】

1. 水肿，淋证　本品甘而滑利，寒凉清热，能利膀胱湿热，有利尿通淋之功。用治湿热下注膀胱而致小便淋沥涩痛尤为适宜，常配伍木通、滑石、萹蓄等同用，如八正散；用治水湿停滞之水肿、小便不利，可配猪苓、茯苓、泽泻等同用。

2. 暑湿泄泻　本品能利水湿、分清浊而止泻，即利小便以实大便，用治湿盛于大肠而小便不利之水泻尤为适宜，可单用本品研末，米饮送服，或与白术、茯苓、泽泻等同用。

3. 目赤涩痛，目暗昏花，翳障　本品善清肝热而能明目，用治目赤涩痛，常配伍菊花、决明子等同用；用治肝肾阴亏，两目昏花、内障不明，可配熟地黄、菟丝子等同用，如驻景丸。

4. 痰热咳嗽　本品入肺经，能清肺化痰止咳，用治肺热咳嗽痰多尤为适宜，常配伍瓜蒌、贝母、枇杷叶等同用。

【用法用量】煎服，10～15g，宜包煎。外用可研末撒或煎水洗。

【使用注意】孕妇及肾虚精滑者慎用。

【现代研究】

1. 化学成分：主要含桃叶珊瑚苷、京尼平苷酸、毛蕊花糖苷、消旋－车前子苷、车前子酸、琥珀酸、车前黏多糖A及甾醇等。

2. 药理作用：可利尿、祛痰、镇咳、抗菌、抗炎等。此外，还有预防肾结石形成的作用。

附药：车前草

车前草为车前的全草。性能功用与车前子相似，兼有清热解毒及凉血止血之功。主要用治热毒痈肿之证，内服或用鲜草捣烂外敷；亦可用于湿热腹泻、热痢及血热出血等。煎服，9~30g。鲜品加倍。外用适量。

滑 石

【原文】 滑石沉寒，滑能利窍，解渴除烦，湿热可疗。

【详注】 滑石质重沉降，性寒滑利，通利尿道，具有通小便、除烦渴的作用，适用于湿热所致小便淋沥涩痛，以及湿温、暑湿之烦渴、小便不利等。

滑石为硅酸盐类矿物滑石族滑石的块状体。味甘、淡，性寒。归胃、膀胱经。功能利尿通淋，清解暑热，收湿敛疮。本品性滑利窍，寒则清热，善清泄膀胱湿热而通利水道，是治淋证常用药，尤宜于热淋及石淋；又能利水湿、解暑热，亦为治暑湿证之佳品；外用有清热解毒、收湿敛疮的作用，可用治湿疮、湿疹。

【应用】

1. 小便不利，淋沥涩痛 本品能清膀胱湿热而通利水道，具利尿通淋之效，乃治湿热淋证常用药。用治湿热下注之热淋、小便不利、短赤涩痛或尿闭，常配伍木通、车前子、瞿麦等同用，如八正散；用治石淋，多配伍海金沙、金钱草等同用，以增强利尿通淋排石之功，如二金排石汤。

2. 暑湿，湿温 本品既能利湿，又能清解暑热，乃治暑湿证之常用药。用治暑热烦渴、小便短赤，常与甘草同用，如六一散；用治湿温初起及暑温夹湿，胸闷、气机不畅，可与薏苡仁、白蔻仁、杏仁等同用，如三仁汤。

3. 湿疮，湿疹，痱子 本品外用有清热收湿敛疮作用。用治湿疮、湿疹，可单用或与枯矾、黄柏等为末，撒布患处；用治痱子，可与薄荷、甘草等配制成痱子粉。

【用法用量】煎服，10～20g，宜包煎。外用适量。

【使用注意】脾虚、热病伤津及孕妇慎用。

【现代研究】

1. 化学成分：含硅酸镁、氧化铝、氧化镍等成分。

2. 药理作用：具有吸附和收敛作用，内服能保护肠壁；体外撒布创面形成被膜，有保护创面、吸收分泌物、促进结痂的作用。此外，对伤寒杆菌、甲型副伤寒杆菌有抑制作用。

木 通

【原文】木通性寒，小肠热闭，利窍通经，最能导滞。

【详注】木通性寒，具有清热利尿之功，适用于小肠有热之小便淋沥、尿道疼痛，又能通经下乳。

木通为木通科植物木通、三叶木通或白木通的干燥藤茎。味苦，性寒。归心、小肠、膀胱经。功能利尿通淋，清心火，通经下乳。本品苦寒而清降，能清膀胱、小肠之湿热，又清心火，导小肠之热外出，故宜于热淋涩痛、湿热壅盛之水肿及口疮等；且善通利血脉、通经、利窍、下乳，亦常用治经闭不通、乳汁不通及湿热痹痛等。

【应用】

1. 热淋涩痛，水肿 本品能利水消肿，下利湿热，使湿热之邪下行从小便排出。用治膀胱湿热，小便短赤、淋沥涩痛，常与车前子、滑石等同用；用治水肿，常配伍猪苓、桑白皮等同用。

2. 口舌生疮，心烦尿赤 本品能上清心经之火，下泄小肠之热。常治心火上炎、口舌生疮或心火下移小肠而致的心烦尿赤等，多与生地黄、甘草、竹叶等同用。

3. 经闭，乳少 本品通经下乳，用治血瘀经闭，配红花、桃仁、丹参等同用；若用治乳汁短少或不通，可与王不留行、穿山甲（代用品）等同用；本品还能利血脉、通关节，配桑枝、薏苡仁等同用，治疗湿热痹痛。

【用法用量】煎服，3～6g。

【使用注意】本品不宜过量服或久服，孕妇慎用。内无湿热者及儿童、年老体弱者慎用。

【现代研究】

1. 化学成分：含白桦脂醇、齐墩果酸、常春藤皂苷元、木通皂苷。此外，尚含豆甾醇、β－谷甾醇、胡萝卜苷、肌醇、蔗糖钾盐等成分。

2. 药理作用：可利尿、抗菌。此外，对革兰阳性菌及革兰阴性杆菌如痢疾杆菌、伤寒杆菌均有抑制作用，对董色毛癣菌也有一定程度的抑制作用。

通 草

【原文】通草味甘，善治膀胱，消痈散肿，能医乳房。

【详注】通草味甘，淡渗利水而消肿，又入膀胱经而善清膀胱湿热，适用于湿热所致热淋之小便不利、短赤涩痛及水肿等。此外，尚有通乳的作用，可治产后乳汁不通。

通草为五加科植物通脱木的干燥茎髓。别名白通草。味甘、淡，性微寒。归肺、胃、膀胱经。功能利尿通淋，通气下乳。本品甘淡性寒，气味俱薄，淡渗清热，引热下行从小便而出，宜于膀胱湿热之小便淋沥涩痛及水湿停蓄之水肿、小便不利等；又善入阳明经，具通经下乳之功，可治产后乳汁不通。另通草、木通名称不同，气味有别。但今之木通，古书称为"通草"；今之通草，古书称为"通脱木"，当知区别，不可混淆。

【应用】

1. 淋证，水肿 本品气寒味淡而体轻，入太阴肺经，引热下降而利小便，既通淋，又消肿，尤宜于热淋之小便不利，淋沥涩痛，常与冬葵子、滑石、石韦等同用；用治石淋，可与金钱草、海金沙等同用；用治血淋，可与石韦、白茅根、蒲黄等同用；用治水湿停蓄之水肿证，可配猪苓、地龙、麝香，共研为末，米汤送服。

2. 产后乳汁不下 本品入胃经，通胃气上达而下乳汁，且味甘淡，多用于产后乳汁不畅或不下，与穿山甲（代用品）、甘草、猪蹄同用。

【用法用量】煎服，3～5g。

【使用注意】气阴两虚、内无湿热及孕妇慎用。

【现代研究】

1. 化学成分：含肌醇、多聚戊糖、葡萄糖、半乳糖醛酸及谷氨酸等15种氨基酸，尚含钙、镁、铁等21种微量元素。

2. 药理作用：可利尿，增加尿钾排出量，促进乳汁分泌。此外，还具有一定调节免疫和抗氧化的作用。

瞿 麦

【原文】瞿麦苦寒，专治淋病①，且能堕胎，通经立应。

【详注】瞿麦苦寒，有清热利尿之功，善治热淋所致的小便淋沥涩痛；又活血通经，可治血瘀证。因其破血之性，易堕胎，故孕妇应慎用。

注：①淋病：指因湿热下注所致的以小便不利、淋沥涩痛为主要表现的一种疾病。

瞿麦为石竹科植物瞿麦和石竹的干燥地上部分。味苦，性寒。归心、小肠、膀胱经。功能利尿通淋，破血通经。本品苦能泄降，寒而清热，能利小肠而泻心火，清膀胱而导湿热下行，为治淋证常用药，尤宜于热淋；又苦泄下行，能活血而通经脉，用治血热兼瘀阻之经闭、月经不调。

【应用】

1. 淋证 本品能清心与小肠火，导热下行，有利尿通淋之功，为治淋常用药，尤以热淋最为适宜。常与萹蓄、木通、车前子同用，如八正散；治小便淋沥有血，则与栀子、甘草等同用；用治石淋，与石韦、滑石、冬葵子等同用，如石韦散。

2. 闭经，月经不调 本品能破血通经，用治血热瘀阻之经闭或月经不调尤宜，常与桃仁、红花、丹参、赤芍等同用。

【用法用量】煎服，9～15g。

【使用注意】脾气虚弱者及孕妇慎用。

【现代研究】

1. 化学成分：含生物碱、磷酸、苯乙醇、花色苷、水杨酸甲酯、丁香油酚、维生素 A 样物质、皂苷、糖类等。

2. 药理作用：可利尿、抑菌、兴奋肠管、抑制心脏、降低血压、影响肾血容积、堕胎等。

萹　蓄

【原文】萹蓄味苦，疥瘙疽痔，小儿蛔虫，女人阴蚀。

【详注】萹蓄味苦，清利湿热以止痒，可用于湿热下注、郁蒸生虫之阴蚀、湿疹、湿疮等。并治小儿蛔虫病。

萹蓄为蓼科植物萹蓄的干燥地上部分。味苦，性微寒。归膀胱经。功能利尿通淋，杀虫止痒。本品性沉降下行，苦寒降泄，专入膀胱经，长于清利膀胱湿热而通淋，适用于热淋、石淋等，为治淋证常用之品；又善利湿热、杀虫止痒，常用治皮肤湿疹、滴虫阴痒及寄生虫病。

【应用】

1. 淋证　本品性微寒，入膀胱经，清利下焦湿热。多用于治疗热淋、石淋，常与木通、瞿麦、车前子等同用，如八正散；用治血淋，常与大蓟、小蓟、白茅根等同用。

2. 虫证，湿疹，阴痒　本品苦能燥湿，微寒清热，又善"杀三虫"。用治蛔虫病、蛲虫病、钩虫病，用时宜煎汤空腹服，以提高疗效。治蛔虫腹痛、面青，可单味浓煎服用；用治小儿蛲虫，下部瘙痒，可单味水煎，空腹饮之，还可用本品煎汤熏洗肛门；用治湿疹、湿疮、阴痒等，可单味煎水外洗，亦可配伍地肤子、蛇床子、荆芥等煎水外洗。

【用法用量】煎服，10 ~ 15g。鲜者加倍。外用适量。

【使用注意】本品苦寒，易伤脾胃，脾胃虚寒者慎用。

【现代研究】

1. 化学成分：含槲皮素、萹蓄苷、槲皮苷、杨梅苷、咖啡酸、绿原酸、钾盐、硅酸等成分。

2. 药理作用：可利尿、降血压、抗菌。此外，有驱蛔虫、蛲虫及缓下作用，还能促进血液凝固，增强子宫张力。

地肤子

【原文】地肤子寒，去膀胱热，皮肤瘙痒，除热甚捷。

【详注】地肤子性寒，能清下焦膀胱湿热，善治膀胱湿热之小便不利、短赤涩痛；又能祛风湿止痒，适用于皮肤疥癣、风疹瘙痒、湿疹湿疮等。

地肤子为藜科植物地肤的成熟果实。味辛、苦，性寒。归肾、膀胱经。功能清热利湿，祛风止痒。本品苦寒清热，入膀胱经而利尿通淋，故尤宜于下焦湿热之淋证；又能祛风除湿，有较好的止痒作用，常用治瘙痒性皮肤疾病。

【应用】

1. 淋证 本品苦寒降泄，能清利湿热而通淋，故用于治疗膀胱湿热之小便不利、淋沥涩痛，常与木通、瞿麦、冬葵子等同用。

2. 阴痒，带下，风疹，湿疹 本品能清除皮肤中之湿热与风邪而止痒。治疗风疹、湿疹，常与白鲜皮、蝉蜕、黄柏等同用；若下焦湿热，外阴湿痒者，可与苦参、龙胆草、白矾等煎汤外洗患处；治湿热带下，可配黄柏、苍术等煎服。

【用法用量】煎服，10~15g。外用适量。

【现代研究】

1. 化学成分：含地肤子皂苷 Ic、地肤子皂苷 B2、20-羟基脱皮素、齐墩果酸、脂肪、生物碱、维生素 A 类物质等成分。

2. 药理作用：对多种皮肤真菌均有不同程度的抑制作用，有较弱的利尿作用。另有抗过敏、降血糖、调节胃肠运动等作用。此外，还有抑制单核-巨噬系统的吞噬功能及迟发型超敏反应的作用。

海金沙

【原文】海金沙寒，淋病宜用，湿热可除，又善止痛。

【详注】海金沙性寒，善清下焦湿热、通利水道，善通淋止痛，尤宜于小便短赤、尿道涩痛之热淋。

海金沙为海金沙科植物海金沙的干燥成熟孢子。味甘、淡，性寒。归膀胱、小肠经。功能利尿通淋。本品甘淡，寒能清热，性偏下降，能利水渗湿，善清小肠、膀胱湿热，尤善止尿道疼痛，为治诸淋涩痛之要药。借其体滑而降之性，尤为治疗石淋之要药。

【应用】

1. 各种淋证　本品性寒降泄，善清小肠、膀胱湿热，功专利尿通淋止痛，尤善止尿道疼痛，常与金钱草、瞿麦等同用。

2. 小便不利，水肿　本品能利水消肿，尤以湿热肿满为宜。

【用法用量】煎服，6～15g，宜包煎。

【使用注意】肾阴虚者慎用。

【现代研究】

1. 化学成分：含棕榈酸、高丝氨酸、咖啡酸、香豆酸、金沙素、脂肪油等成分。

2. 药理作用：对金黄色葡萄球菌、铜绿假单胞菌、福氏痢疾杆菌、伤寒杆菌等均有抑制作用。此外，还有利胆、降血糖作用。

石　韦

【原文】石韦味苦，通利膀胱，遗尿或淋，发背疮痈。

【详注】石韦味苦，能下达膀胱而利尿通淋，善治膀胱湿热之小便短赤及涩痛带血之血淋；并治发背、湿疮等由湿热所致的外症。

石韦为水龙骨科植物庐山石韦和石韦或有柄石韦的干燥叶。味苦、甘，性微寒。归肺、膀胱经。功能利尿通淋，清肺止咳，凉血止血。本品药性寒凉，清利膀胱而通淋，兼可止血，尤宜于血淋，也常用治膀胱湿热见小便淋沥涩痛诸淋者；又入肺经，清肺热、止咳喘，用治肺热咳喘；且既止血又凉血，故对血热妄行之吐血、衄血、尿血、崩漏尤为适宜。

【应用】

1. 淋证　本品为清热利尿通淋常用药，又有凉血止血之功，故用治血淋涩痛尤宜。用治血淋，与当归、蒲黄、芍药同用，如石韦散；用治热淋、石淋，亦可与滑石为末，用米饮或蜜冲服。

2. 肺热咳喘 本品能清肺热、止咳平喘，用治肺热咳喘气急尤为适宜。

此外，本品寒凉，入血分又能凉血止血，故亦可用于血热出血证。

【用法用量】煎服，5~10g。大剂量30~60g。

【现代研究】

1. 化学成分：含绿原酸、山柰酚、槲皮素、三叶豆苷、紫云英苷、甘草苷、β-谷甾醇、芒果苷、异芒果苷、延胡索酸等成分。

2. 药理作用：可抗病毒、镇咳、祛痰、升高白细胞、保护肾脏。此外，对流行性感冒杆菌、金黄色葡萄球菌、变形杆菌、大肠埃希菌等有不同程度的抑制作用。

冬葵子

【原文】冬葵子寒，滑胎易产，癃利小便，善通乳难。

【详注】冬葵子性寒，能利尿通淋，适用于小便不利、淋沥涩痛或点滴难出之癃闭证；并能通乳，以治乳汁不通之证。

冬葵子为锦葵科植物冬葵的干燥成熟种子。味甘，性寒。归大肠、小肠、膀胱经。功能利尿通淋，下乳，润肠。本品质润滑利，能利水通淋，善治热淋涩痛；适当配伍尚可用治水肿、小便不利等；借其滑润利窍之性，而具下乳及润肠通便之功，用治产后乳汁不行、乳房胀痛及便秘。

【应用】

1. 淋证 本品有利尿通淋之功。用治热淋，与石韦、瞿麦、滑石等同用，如石韦散；用治血淋及妊娠子淋，单味用即效；用治石淋，与海金沙、金钱草、鸡内金等同用。本品质滑，通关格、利小便、消水肿。用治水肿胀满、小便不利，配猪苓、泽泻、茯苓等同用；若治关格胀满，大小便不通，可单味为末服。

2. 乳汁不通，乳房胀痛 本品滑润利窍，有通乳汁之功。用治产后乳汁不通、乳房胀痛，可与穿山甲（代用品）、王不留行等同用。

3. 便秘 本品质润可润肠通便。用于肠燥便秘证，可与郁李仁、杏仁、桃仁等同用。

【用法用量】煎服，10 ~ 15g。亦可为散。

【使用注意】本品寒润滑利，脾虚便溏者与孕妇慎用。

【现代研究】

1. 化学成分：含脂肪油、蛋白质及锌、铁、锰、磷等10种微量元素。

2. 药理作用：有明显的利尿、增加乳汁分泌的作用。

灯心草

【原文】灯草味甘，运利小便，癃闭成淋，湿肿为最。

【详注】灯心草味甘，具有通利小便、清利湿热之功，善治湿热淋证之小便淋涩不利、水肿胀满及癃闭等。

灯心草为灯心草科植物灯心草的干燥茎髓。味甘、淡，性微寒。归心、肺、小肠经。功能利尿通淋，清心降火。本品质轻，气味俱薄，性偏寒凉，甘淡渗湿，有清热利尿之功，用治五淋癃闭之证，尤宜于小便淋沥涩痛之热淋。因"诸痛痒疮，皆属于心"，本品善入心经，能清心火，导心火从小便而出，故适用于心烦失眠及口舌生疮、咽痛喉痹等证。

【应用】

1. 淋证　本品功可清热利尿，适用于治疗小便不利、淋沥涩痛之证。因其质轻力薄，临证多与木通、瞿麦、车前子等同用，如八正散。

2. 心烦失眠，口舌生疮　本品性寒，既能入心清心火，又可利尿泄热以引导心火下降。用治心烦失眠，可单味煎服，也可与木通、竹叶、栀子等同用；用治小儿心热夜啼，可与淡竹叶配伍开水泡服，也可配车前草煎汤服；治口舌生疮、咽喉肿痛，将灯心炭研为末，涂抹患处或拈盐吹喉。

【用法用量】煎服，1 ~ 3g。外用适量。

【现代研究】

1. 化学成分：主要含菲类成分（灯心草二酚、去氢灯心草二酚等）、纤维、脂肪油、蛋白质。此外，含有多聚糖、木犀草素、酚类、有机酸等成分。

2. 药理作用：有利尿、止血、镇静、催眠、抗氧化、抗菌等作用。

萆 薢

【原文】萆薢甘苦，风寒湿痹，腰背冷痛，添精益气。

【详注】萆薢味苦，有祛风湿、舒筋通络的作用，适用于治疗风湿痹证之腰背疼痛、肢体屈伸不利。

萆薢为薯蓣科植物绵萆薢、福州薯蓣或粉背薯蓣的干燥根茎。味苦，性平。归肝、胃经。功能利湿去浊，祛风除湿。本品能利湿、分清去浊，善治小便混浊如米泔或尿道涩痛的淋浊、白带等，为治膏淋白浊之要药。又能祛风湿、舒筋通络，因其性平，主在祛湿，故尤宜于治疗湿盛之痹病。

【应用】

1. 膏淋，白浊，带下 本品能利湿而分清去浊，为治小便混浊或如米泔之膏淋要药，常配伍乌药、益智仁、石菖蒲同用，如萆薢分清饮。亦可用治妇女白带而属湿盛者。

2. 风湿痹证 本品能祛风除湿、通络止痛，善治腰膝痹痛、筋脉屈伸不利者。若偏于寒湿者，可与附子、牛膝同用；属湿热者，则与黄柏、忍冬藤、防己等配伍同用。

【用法用量】煎服，10～15g。

【使用注意】本品易伤阴，肾阴亏虚、遗精滑泄者慎用。

【现代研究】

1. 化学成分：含薯蓣皂苷等多种甾体皂苷，总皂苷水解后生成薯蓣皂苷元等。此外，还含鞣质、淀粉、蛋白质等。

2. 药理作用：有抗痛风、抗骨质疏松、抗心肌缺血、抗肿瘤、抗真菌等作用。

茵 陈

【原文】茵陈味苦，退疸除黄，泻湿利水，清热为凉。

【详注】茵陈味苦，具有清热利湿、利胆退黄之功，善治湿热黄疸。

茵陈为菊科植物滨蒿或茵陈蒿的干燥地上部分。味苦，性微寒。归脾、胃、肝、胆经。功能清利湿热，利胆退黄。本品善清利肝胆湿热，使之从小便而出，故能利肝胆之湿而退黄，乃治疗黄疸的要药。又入肝经血分，有解毒疗疮之效；且芳香宣发，外达皮毛，可用治湿热蕴结之疮疹瘙痒。

【应用】

1. 黄疸　本品苦泄除湿，寒能清热，善清利脾胃肝胆湿热，使之从小便出，有良好的利湿退黄之效，故为治黄疸要药。用治身目发黄，黄色鲜明、小便短赤之阳黄，常配伍栀子、黄柏、大黄等同用，如茵陈蒿汤；用治黄疸湿邪偏重，小便不利，可配伍茯苓、猪苓、泽泻等同用，如茵陈五苓散；用治寒湿郁滞，黄色晦暗之阴黄，常配伍附子、干姜等同用，如茵陈四逆汤。

2. 湿温，湿疹，湿疮　本品有清热利湿之功，用治湿疹、湿疮、风疹瘙痒等证。可配伍黄柏、苦参、地肤子等同用，也可煎汤外洗。

【用法用量】煎服，10～30g。外用适量，煎汤熏洗。

【使用注意】蓄血发黄及血虚萎黄者忌用。

【现代研究】

1. 化学成分：含滨蒿内酯、东莨菪素、茵陈黄酮、绿原酸、水杨酸、香豆酸等。还含挥发油、烯炔、三萜、甾体等。

2. 药理作用：利胆、降血脂、解热、保肝、抗肿瘤、降血压。此外，对人型结核菌、流感病毒、ECHO 11 病毒均有抑制作用。

金钱草

【原文】金钱草咸，利尿软坚，通淋消肿，结石可痊。

【详注】金钱草味咸，能渗利下焦湿热、利尿通淋，尤善消结石，常用治石淋、热淋；又可清热解毒消肿，外用捣敷，可用于疮疡肿毒等热毒为患者。

金钱草为报春花科植物过路黄的干燥全草。味甘、淡、咸，性微寒。归肝、胆、肾、膀胱经。功能除湿退黄，利尿通淋，解毒消肿。本品善清肝胆之火，又能除下焦湿热，有清热利湿退黄之效，用治湿热黄疸。又利尿通淋，善消结石，性偏寒凉，可清热利湿以通淋涩，尤宜于石淋、热淋之证。又具解毒消肿之效，可用治恶疮肿毒、毒蛇咬伤等。

【应用】

1. 湿热黄疸 本品既能渗除下焦湿热，又能清肝胆之火，有清热利湿退黄之效，常与茵陈、栀子等同用，以增强清利肝胆湿热之力。

2. 石淋，热淋 本品能利尿通淋、排除结石，为治石淋之要药，可单用大剂量煎汤代茶饮，或与海金沙、鸡内金、滑石等通淋排石药同用；用治热淋，常配伍车前子、萹蓄等清热利尿通淋药同用。

3. 恶疮肿毒，毒蛇咬伤 本品有清热解毒消肿作用，可用于热毒所致的恶疮肿毒及毒蛇咬伤等，可用鲜品捣汁内服，并以渣外敷。

【用法用量】煎服，15～60g。鲜品加倍。外用适量。

【现代研究】

1. 化学成分：含酚性成分和甾醇、黄酮类（山柰素、槲皮素等）、氨基酸、鞣质、挥发油、胆碱、钾盐等成分。

2. 药理作用：具有抑菌、抗炎及利胆排石、促进胆汁分泌的作用。此外，对体液免疫、细胞免疫均有抑制作用，还能抑制皮肤移植排斥反应出现的时间。

【小结】

表6－1 利水渗湿药简表

药名	性味归经	功效	主治	性能作用特点
茯苓	甘、淡，平。归心、脾、肾经	利水渗湿，健脾安神	水肿，小便不利；脾虚证；心悸，失眠	甘淡性平，利水健脾，宁心安神，补利兼优
茯神	甘、淡，平。归心、脾经	宁心安神，健脾利水	心神不安，惊悸健忘；小便不利，水肿胀满	味甘能补，善入心而宁心安神，又入脾而健脾利水
薏苡仁	甘、淡，微寒。归脾、胃、肺经	利水渗湿，健脾，除痹，清热排脓	水肿，小便不利；脾虚泄泻；湿痹；肺痈，肠痈	甘淡性寒，利水健脾，除痹舒筋，清热排脓，既补又利

续表

药名	性味归经	功效	主治	性能作用特点
猪苓	甘、淡、平。归肾、膀胱经	利水渗湿	水肿,小便不利;泄泻;淋浊	利水作用强,只利不补
泽泻	甘、淡、寒。归肾、膀胱经	利水渗湿泄热	水肿,小便不利;泄泻,淋浊;痰饮;遗精	利水渗湿,性寒利下焦湿热,善泻肾火及膀胱热
冬瓜子	甘,寒。归肺、大肠经	清热化痰,排脓消痈	肺热咳嗽,肺痈肠痈;带下,白浊	性寒质滑,清肺、大肠热,排脓消肿,又利湿
葫芦	甘,平。归肺、肾经	利水消肿	水肿;淋证;黄疸	味淡气薄,功专利尿,又祛湿退黄,通淋
泽漆	辛、苦、微寒。有毒。归大肠、小肠、肺经	利水消肿,化痰止咳,解毒散结	水肿;咳喘;瘰疬,癣疮	苦寒泄降,善利水退肿,又化痰散结
榆白皮	甘,平。归膀胱、大肠、小肠经	利水通淋,解毒消肿	水肿,小便不通,淋浊;痈疽发背,丹毒,疥癣	甘平质滑下降,善入膀胱经而利水通淋,又解毒消肿
田螺	甘、咸,寒。归胃、大肠、小肠、膀胱经	清热利水,解毒消肿	热结小便不利,水肿脚气;疔疮肿毒诸证	味甘偏寒,清热利尿,又解毒消肿
鲤鱼	甘,平,归脾、肾经	健脾利水,消肿下气,安胎通乳	水肿胀满;胎动不安,乳汁不通	能补能利,健脾利水,善下气消胀,又安胎通乳
蝼蛄	咸,寒。归膀胱、大肠、小肠经	利水消肿,通淋	头面、大腹水肿;淋证	性善下行,攻逐力强,利水消肿,又通淋

续表

药名	性味归经	功效	主治	性能作用特点
赤小豆	甘、酸、平。归心、小肠经	利水消肿，解毒排脓，利湿退黄	水肿胀满，脚气浮肿；热毒痈疮；黄疸	通利力强，又兼补益之性，利水消肿，解毒消痈，退黄
车前子	甘、寒。归肾、肝、肺经	利尿通淋，渗湿止泻，清肝明目，清肺化痰	水肿，淋证；暑湿泄泻；目赤翳障；痰热咳嗽	甘寒滑利，利水道而通淋；分清浊止泻，清肝明目，清肺化痰
滑石	甘、淡、寒。归胃、膀胱经	利尿通淋，清解暑热，收湿敛疮	小便不利，淋沥涩痛；暑湿，湿温；湿疮，湿疹	质重寒滑，利下窍，清热通淋；清解暑热，祛湿敛疮
木通	苦，寒。有毒。归心、小肠、膀胱经	利尿通淋，清心火，通经下乳	热淋，水肿；口舌生疮，心烦尿赤；经闭，乳少	苦寒清降，利尿通淋，清心火，又通利血脉，调经下乳
通草	甘、淡，微寒。归肺、胃、膀胱经	利尿通淋，通气下乳	淋证，水肿；产后乳汁不下	甘淡性寒，清热利尿通淋，通经下乳
瞿麦	苦，寒。归心、小肠、膀胱经	利尿通淋，破血通经	淋证；闭经，月经不调	清热利尿通淋，苦泄破血通经
萹蓄	苦，微寒。归膀胱经	利尿通淋，杀虫止痒	淋证；虫证，湿疹，阴痒	善清利膀胱湿热而通淋，又杀虫止痒
地肤子	辛、苦、寒。归肾、膀胱经	清热利湿，祛风止痒	淋证；阴痒带下，风疹，湿疹	善清利下焦湿热，利尿通淋，又祛风止痒
海金沙	甘、淡，寒。归膀胱、小肠经	利尿通淋	淋证；小便不利，水肿	性降，通利水道，止尿道痛

续表

药名	性味归经	功效	主治	性能作用特点
石韦	苦、甘，微寒。归肺、膀胱经	利水通淋，清肺止咳，凉血止血	淋证；肺热咳喘；血热出血	清热通淋，止血，清肺止咳
冬葵子	甘，寒。归大肠、小肠、膀胱经	利尿通淋下乳，润肠	淋证；乳汁不通，乳房胀痛；便秘	滑润利窍，清热利尿通淋，下乳，润肠
灯心草	甘、淡，微寒。归心、肺、小肠经	利尿通淋，清心降火	淋证；心烦失眠，口舌生疮	质轻寒凉，清热利尿，清心火
草薢	苦，平。归肝、胃经	利湿去浊，祛风除湿	膏淋，白浊，带下；风湿痹证	利湿分清别浊，祛风除湿舒筋
茵陈	苦，微寒。归脾、胃、肝、胆经	清利湿热，利胆退黄	黄疸；湿温，湿疹，湿疮	苦泄下降，清利肝胆湿热
金钱草	甘、淡，微寒。归肝、胆、肾、膀胱经	除湿退黄，利尿通淋，解毒消肿	湿热黄疸；石淋，热淋；恶疮肿毒，毒蛇咬伤	利湿退黄，通淋排石，解毒消肿

（米宏图）

第七章　温里药

凡能温里祛寒，以治疗里寒证为主要作用的药物，称为温里药，又称祛寒药。

本类药物以味辛、性温热，主归脾胃经为其性能特点。主要作用是温里散寒、温经止痛，适用于治疗里寒证，包括虚、实两类病证。实寒证多由寒邪内侵所致，常见如脾胃受寒、寒邪袭肺、寒滞肝脉等证；虚寒证多由阳气不足、阴寒内盛所致，常见如脾阳不足、肾阳虚衰、心阳不振及心肾阳衰、元阳暴脱之亡阳证等。

附　子

【原文】附子辛热，性走不守，四肢厥冷，回阳功有。

【详注】附子辛热，性走而不守，上助心阳，中运脾阳，下补肾阳，外固卫阳，可达表里内外上下，温通周身之阳气。为治亡阳证、诸脏阳虚证之要药。

附子为毛茛科植物乌头的子根的加工品。味辛、甘，性大热。有毒。归心、脾、肾经。功能回阳救逆，补火助阳，散寒止痛。本品善补命门之火、益五脏之阳，为温补命门之主帅、回阳救逆之要药。其性善走，无处不到，为温通十二经脉之要药。常用治亡阳证，命门火衰阳痿、宫冷不孕，中寒腹痛，寒结便秘，风寒湿痹，阳虚水肿等证。目前临床内服以熟用为主，淡附片回阳救逆、散寒止痛力强，多用治亡阳虚脱、风寒湿痹、阳虚水肿、宫冷不孕等；炮附片温肾暖脾力胜，多用治心腹冷痛、虚寒吐泻等。

【应用】

1. 亡阳证　本品大辛大热，为纯阳燥烈之品，能补命门之火，挽救散失之元阳，并散寒却阴，以利阳气恢复，为"回阳救逆第一品药"。用治阳气衰微，阴寒内盛，大汗、大吐、大泻所致之畏寒蜷卧，四肢厥逆，汗出神疲，脉微欲绝之亡阳证，常配伍干姜、甘草同用以回阳救逆，如四逆汤；用治亡阳气脱或出血过多而气随血脱，可配伍大补元气之人参，以回阳固脱，如参附汤。

2. 阳虚证 本品辛甘温煦，具有峻补元阳、益火消阴作用。能上助心阳以通脉，中温脾阳以助运，下补肾阳以益火，而温一身之阳气。凡肾、脾、心诸脏阳气衰弱者，均可选用。用治肾阳不足、命门火衰所致阳痿宫冷、腰膝冷痛，常配伍肉桂、山茱萸、熟地黄、杜仲等同用，如右归丸；用治脾肾阳虚、寒湿内盛之脘腹冷痛、大便溏泻，常配伍党参、白术、干姜同用，如附子理中汤；用治脾肾阳虚水肿，可伍以白术、茯苓同用，如真武汤；用治阳虚外感风寒，可配麻黄、细辛同用以助阳解表，如麻黄附子细辛汤。此外，心阳衰弱、心悸气短等，辨证属阳虚者，均可选用本品。

3. 寒痹证 本品辛热行散，走而不守，可温通十二经脉，有较强的散寒止痛作用，尤善治寒湿偏盛之周身骨节痛剧者，常配伍桂枝、白术、甘草同用，如甘草附子汤。

【用法用量】煎服，3～15g，宜先煎 0.5～1 小时，至口尝无麻辣感为度。

【使用注意】本品辛热燥烈，易伤阴动火，故热证、阴虚阳亢者忌用。孕妇慎用。反半夏、瓜蒌、贝母、白蔹、白及。生品外用，内服须炮制。若内服过量，或炮制、煎煮方法不当，可引起中毒。

【现代研究】

1. 化学成分：本品含乌头碱、中乌头碱、次乌头碱、异飞燕草碱、新乌宁碱、苯甲酰新乌头原碱、乌胺及尿嘧啶等成分。

2. 药理作用：具有强心、预防室颤、抗炎、镇痛、双向血压调节作用；另有抗凝血、抗血栓、增强机体抗氧化能力、抗衰老作用。

干 姜

【原文】干姜味辛，表解风寒，炮苦逐冷，虚寒尤堪。

【详注】干姜味辛,守而不走,长于温暖脾肺而散寒化饮,又能回阳。尤其对脾胃寒证,无论是外寒内侵之实寒或阳气不足之虚寒证均适用。炮姜辛味减而带苦味,其辛燥之性较生品弱,温里之力不及干姜迅猛,但作用缓和而持久,长于温中止痛、止泻、温经止血,多用治脾胃虚寒之腹痛、吐泻及虚寒性出血证。

干姜为姜科植物姜的干燥根茎。味辛,性热。归心、肺、脾、胃经。功能温中散寒,回阳通脉,温肺化饮。本品长于温脾胃、健运脾阳,为温暖中焦之主药,常用治脾胃寒证之腹痛、呕吐、泄泻等;与附子同用,以助其回阳救逆之力,用治亡阳证,古时有"附子无姜不热"之说;入脾胃、肺经,既能温散肺中寒邪以利肺之宣降,使痰饮可化,又能温运脾胃以去湿浊,可绝生痰之源,故常用治寒饮咳喘,痰多清稀者。

【应用】

1. 脾胃寒证　本品辛热燥烈,主入脾胃而长于温中散寒,健运脾阳,为温暖中焦之主药。凡脾胃寒证之腹痛、呕吐、泄泻,无论外寒内侵之实寒证或阳虚生寒之虚寒证,均可用之。用治胃寒呕吐、脘腹冷痛,常配高良姜同用,如二姜丸;用治脾胃虚寒,脘腹冷痛、呕吐泄泻、食少,常配人参、白术等同用,如理中丸。

2. 亡阳证　本品辛热,具有祛散里寒,回阳通脉之功。用治心肾阳虚、阴寒内盛所致之亡阳厥逆、脉微欲绝,常配伍附子相须为用,以助附子回阳救逆之力,如四逆汤。

3. 寒饮喘咳　本品辛热,入肺经,可温肺散寒化饮。用治寒饮喘咳、形寒背冷、痰多清稀之证,常与细辛、麻黄等同用,如小青龙汤。

【用法用量】煎服,3~10g。

【使用注意】本品辛热燥烈,阴虚有热、血热妄行者及孕妇慎用。

【现代研究】

1. 化学成分:干姜含挥发油约2%,主要成分是姜烯、水芹烯、莰烯、姜烯酮、6-姜辣素、姜酮、龙脑、姜醇、柠檬醛等。尚含树脂、淀粉,以及多种氨基酸。

2. 药理作用:有镇静、镇痛、抗炎、止呕及短暂升高血压的作用;能明显延长大鼠实验性血栓形成时间，增加大鼠胆汁分泌量，有显著灭螺和抗血吸虫作用。

肉 桂

【原文】肉桂辛热，善通血脉，腹痛虚寒，温补可得。

【详注】肉桂辛热，既能温通经脉、运行气血，又能补火助阳、散寒止痛，适用于治疗肾、脾、心等多种阳虚证及寒凝疼痛证。

肉桂为樟科常绿乔木植物肉桂的树皮。味辛、甘，性大热。归肾、脾、心、肝经。功能补火助阳，散寒止痛，温经通脉。本品为补命火、壮元阳之要药，常用于治疗肾阳不足、命门火衰之阳痿、滑精、宫寒不孕，以及虚寒性脘腹痛、泄泻、痛经等。

【应用】

1. 肾阳虚衰　本品辛甘性热，为纯阳之品，能温补命门之火，益阳消阴，并引火归原，为治下元虚冷的要药。用治肾阳不足、命门火衰之阳痿宫冷、畏寒肢冷、腰膝冷痛、夜尿频多，常配伍附子、熟地黄、鹿角胶等同用，如肾气丸、右归丸；用治下元虚衰、虚阳上浮所致的上热下寒、面赤咽痛、虚喘汗出、心悸失眠，可配伍山茱萸、五味子、牡蛎等同用，使因下元虚衰所致上浮的虚阳回归故里以引火归原。

2. 寒痛证　本品辛热散寒止痛，甘热助阳补虚，可用治寒邪为患之诸寒痛证。用治寒邪内侵或脾胃虚寒所致之脘腹冷痛，可单用，或配伍干姜、高良姜、荜茇等同用；用治胸阳不振、寒邪内侵之胸痹心痛，常配伍附子、干姜、花椒等同用；用治寒疝腹痛，多配伍小茴香、沉香、乌药等同用，如暖肝煎。

3. 寒凝经脉证　本品辛散温通，行气血、散瘀滞，具有温通经脉、散寒止痛之功。用治风寒湿痹或以寒邪为甚的痛痹，常配伍独活、桑寄生、杜仲等同用，如独活寄生汤；用治寒凝血滞经脉之闭经、痛经，常伍以当归、川芎、小茴香等同用，如少腹逐瘀汤。

4. 阴疽　本品可温阳散寒、通畅气血，用治阴疽属气血虚寒、血运不畅者。

此外，对于久病气衰血少之证，在补养气血方剂中，加入少量肉桂，可温运阳气，鼓舞气血生长且可减轻补药滋腻之性。

【用法用量】煎服，1~5g，宜后下或焗服；研末冲服，每次1~2g。

【使用注意】阴虚火旺、内有实热、血热妄行者及孕妇慎用。畏赤石脂。

【现代研究】

1. 化学成分：含挥发油（桂皮油）1.98%~2.06%，主要成分为桂皮醛，占52.92%~61.20%，其他尚含肉桂醇、桂醇醋酸酯、肉桂酸、醋酸苯丙酯、香豆素、黏液、鞣质等。

2. 药理作用：有扩张血管、促进血液循环、增强冠脉及脑血流量、使血管阻力下降、抗血小板凝集、抗凝血酶等作用；还具有镇静、镇痛、解热、抗惊厥、促进肠运动、增强消化功能、缓解胃肠痉挛性疼痛、抗动物实验性胃溃疡、降血糖、抑菌等作用。

吴茱萸

【原文】吴萸辛热，能调疝气①，脐腹寒疼，酸水能治。

【详注】吴茱萸辛热，能疏肝、暖肝、降逆气，并有良好的止痛作用，常用治寒凝肝脉之疝气疼痛、中焦虚寒之脘腹冷痛及肝郁化火犯胃、胃失和降之呕吐吞酸等。

注：①疝气：通常指腹股沟部的疝。症状是腹股沟凸起或阴囊肿大，时有剧痛。

吴茱萸为芸香科常绿灌木或小乔木植物吴茱萸的干燥未成熟果实。味辛、苦，性热。有小毒。归肝、脾、胃、肾经。功能散寒止痛，降逆止呕，助阳止泻。本品温散寒邪力强，降逆止呕亦佳，为治胃寒呕逆要药，常用治脘腹寒痛、呕吐吞酸及寒疝腹痛；也可用于五更泄泻、痛经、霍乱转筋及脚气肿痛等。

【应用】

1. 寒滞肝脉诸痛证 本品辛散苦泄，性热燥烈，主入肝经，既温散肝经之寒邪，又疏肝气之郁滞，有良好的止痛作用，为治肝寒气滞诸痛之要药。用治肝胃虚寒、浊阴上逆所致之厥阴头痛证，症见颠顶头痛、呕吐涎沫，常伍以生姜、人参等同用，如吴茱萸汤；用治寒疝腹痛，常配伍小茴香、木香、川楝子等同用，如导气汤；用治冲任虚寒、瘀血阻滞之痛经，常配伍桂枝、当归、川芎等同用，如温经汤。

2. 胃寒呕吐 本品入脾胃经，可散寒止痛、降逆止呕，兼能制酸。用治中焦虚寒之脘腹冷痛、呕吐泛酸，常配伍人参、生姜等同用，如吴茱萸汤；用治寒邪犯胃、胃失和降之呕吐，可伍以半夏、生姜等同用；用治肝郁化火、横逆犯胃之胁痛口苦、呕吐泛酸，可重用黄连与之配伍，如左金丸。

3. 虚寒泄泻 本品入脾、肾经，可温脾益肾、助阳止泻，为治脾肾阳虚、五更泄泻之常用药，常配伍补骨脂、肉豆蔻、五味子同用，如四神丸。

此外，本品研末醋调外敷足心，能引火下行，可治口疮。现代并用以治疗高血压病。

【用法用量】煎服，2~5g。外用适量。

【使用注意】本品辛热燥烈，易耗气动火，不宜多服、久服。阴虚有热者忌用。孕妇慎用。

【现代研究】

1. 化学成分：含挥发油，油中主要为吴茱萸烯、罗勒烯、月桂烯、吴茱萸内酯、吴茱萸内酯醇等。还含吴茱萸酸、吴茱萸碱、吴茱萸啶酮、吴茱萸精、吴茱萸苦素、柠檬苦素等。

2. 药理作用：具有抗动物实验性胃溃疡、镇痛、降血压、抑制血小板聚集、防血栓形成、保护心肌缺血等作用；吴茱萸次碱和脱氢吴茱萸碱对家兔离体及在体子宫有兴奋作用。

小茴香

【原文】小茴性温，能除疝气，腹痛腰疼，调中暖胃。

【详注】小茴香性温，既能温肾暖肝，又能行气止痛，为治寒疝疼痛之要药。尚具温中散寒、醒脾开胃之功，用治中焦虚寒，脘腹胀痛、呕吐食少等证。

小茴香为伞形科植物茴香的干燥成熟果实。别名小香、谷香。味辛，性温。归肝、肾、脾、胃经。功能散寒止痛，理气和胃。本品辛散温通，具有祛寒止痛、温中和胃的作用。常用治疝气疼痛、少腹冷痛；也可用于胃寒腹痛、呕吐、呃逆证。生品辛散理气作用较强，善于温胃止痛；盐制后辛散作用稍缓，专行下焦，长于温肾祛寒、疗疝止痛。

【应用】

1. 寒疝腹痛，睾丸偏坠胀痛，少腹冷痛及痛经　本品辛温散寒，入肝、肾经，既能温肾暖肝，又可疏肝理气、散寒止痛。用治寒疝腹痛，可单用本品炒热，布裹温熨腹部；或配伍乌药、青皮、高良姜、木香等同用，如天台乌药散。用治肝郁睾丸偏坠胀痛，可配伍橘核、荔枝核、山楂等同用。用治肝经感寒之少腹冷痛或冲任虚寒之痛经，可配伍当归、川芎、肉桂等同用。

2. 中焦寒凝气滞　本品入脾、胃经，可理脾胃之气，温中散寒、行气止痛。用治胃寒气滞之脘腹胀痛，常配伍高良姜、香附、乌药等同用；用治脾胃虚寒之脘腹胀痛、呕吐食少，可伍以白术、生姜、陈皮等同用。

【用法用量】煎服，3~6g。外用适量。

【现代研究】

1. 化学成分：本品含挥发油3%~6%，主要成分为反式茴香脑、柠檬烯、茴酮、爱草脑、γ-松油烯、α-蒎烯、月桂烯等。另含脂肪油约18%，其脂肪酸中主要为岩芹酸，还有油酸、亚油酸、棕榈酸、花生酸、山萮酸等。

2. 药理作用：有促进肠蠕动、抑制胃液分泌及促进胆汁分泌，并使胆汁固体成分增加等作用；其挥发油对气管平滑肌有松弛作用，并能促进肝组织再生；另有镇痛及己烯雌酚样作用等。

八角茴香

【原文】大茴味辛，疝气脚气，肿痛膀胱，止呕开胃。

【详注】八角茴香味辛，辛温燥散，善暖脾肾而理气散寒，除肾及膀胱之冷气，常用治疝气腹痛及寒湿脚气肿痛；且有温中止呕及开胃进食之功，可用于胃脘冷痛及呕吐、呃逆等。

八角茴香为木兰科植物八角茴香树的果实。别名大茴香、八角。味辛、甘，性温。归肝、肾、脾、胃经。功能散寒健胃。本品辛散温燥，善暖脾肾而理气散寒。其功用、主治与小茴香相近，但药力较弱，主要用作食物调味品。

【应用】

1. 胃脘冷痛，呕吐、呃逆 本品辛热，温中散寒止痛，理气和中止呕、止呃，可单用或配伍高良姜、肉桂、木香等同用。

2. 肾虚腰痛，寒疝腹痛，干、湿脚气 本品入肾经，温肾散寒，常配肉桂、小茴香、吴茱萸等同用。

【用法用量】煎服，3~6g。

【现代研究】

1. 化学成分：本品主含黄酮类化合物，内有槲皮素、山柰酚，还含有机酸类化合物、挥发油等。

2. 药理作用：有抑菌、促进肠胃蠕动、缓解腹部疼痛、祛痰、升白细胞等作用；所含茴香脑具有雌激素活性。

丁 香

【原文】丁香辛热，能除寒呕，心腹疼痛，温胃可晓。

【详注】丁香味辛，性温热，其性下行，善于温中散寒，降逆止呕止呃，为治胃寒呕吐、呃逆之要药。温通力强，又能止痛，亦可用治胃寒脘腹冷痛证。

丁香为桃金娘科常绿乔木植物丁香的花蕾。又名公丁香。味辛，性温。归脾、胃、肾经。功能温中降逆，散寒止痛，温肾助阳。本品为治虚寒呕逆之要药，常用治虚寒呕吐、呃逆证，也可用于脘腹冷痛、奔豚气及阴冷、阳痿等证。另有母丁香，又名鸡舌香，为丁香的成熟果实入药，其性味功效与公丁香相似，但气味较淡，功力较逊，一说力较弱而药效持久。

【应用】

1. 胃寒呕吐、呃逆　本品辛温芳香，能温中散寒，降逆止呕，为治胃寒呃逆、呕吐要药。用治虚寒呃逆，常配伍柿蒂、党参、生姜同用，以温中补虚降逆，如丁香柿蒂汤；用治胃寒呕吐，可伍以半夏、生姜同用，以增强止呕之力。

2. 脘腹冷痛　本品温中散寒止痛，用治胃寒脘腹冷痛，常配伍延胡索、五灵脂、橘红等同用。

3. 肾虚阳痿，宫冷　本品可温肾助阳起痿，常伍以附子、肉桂、淫羊藿等同用。

【用法用量】煎服，1～3g。

【使用注意】本品温燥，热证及阴虚内热者忌用。畏郁金。

【现代研究】

1. 化学成分：含挥发油16%～19%，油中主要成分是丁香油酚、乙酰丁香油酚，微量成分有丁香烯醇、庚酮、水杨酸甲酯、齐墩果酸、山柰素、α-丁香烯、胡椒酚、苯甲醇、苯甲醛等。

2. 药理作用：能促进胃液分泌、增强消化功能、减轻恶心呕吐、缓解腹部气胀；有抑菌、杀螨、镇痛、抗炎、抗惊厥作用；另有抗血小板聚集、抗凝、抗血栓形成、抗腹泻、利胆和抗缺氧等作用。

高良姜

【原文】良姜性热，下气温中，转筋霍乱，酒食能攻。

【详注】高良姜性热，有温中下气、止痛、消食的作用。适用于治疗胃寒脘腹冷痛、吐泻转筋和酒食不消等。

高良姜为姜科多年生草本植物高良姜的干燥根茎。味辛，性热。归脾、胃经。功能散寒止痛，温胃止呕。本品具有温中散寒止痛作用，功似干姜而温胃之功过之，常用治胃脘寒痛，亦可用于胃寒呕逆、泻痢和寒疝等。

【应用】

1. 胃寒脘腹冷痛　本品辛散温通，善散寒止痛，为治胃寒脘腹冷痛之常用药，常配伍炮姜同用，如二姜丸；用治胃寒肝郁、脘腹胀痛，常配伍香附同用，如良附丸。

2. 胃寒呕吐 本品性辛热，具有温散寒邪、和胃止呕之功。用治胃寒之噫气、呕吐者，可伍以半夏、生姜等同用；用治虚寒呕吐，常配伍党参、白术、茯苓等同用。

【用法用量】煎服，3～10g。研末服，每次3g。

【现代研究】

1. 化学成分：含挥发油0.5%～1.5%，油中主要成分为1，8－桉叶素、桂皮酸甲酯、丁香油酚、蒎烯、荜澄茄烯及辛辣成分高良姜酚等。尚含黄酮类（高良姜素、山柰素、山柰酚、槲皮素、异鼠李素）。

2. 药理作用：具有镇痛、抗炎、抗溃疡、抗菌、抗血栓形成等作用。

附药：红豆蔻

红豆蔻为高良姜的种子，味辛，性温。归脾、肺经。功能散寒燥湿，醒脾消食。用治脘腹冷痛，食积腹胀，呕吐泄泻，噎膈反胃等。煎服，3～6g；或研末。阴虚有热者禁服。

胡　椒

【原文】胡椒味辛，心腹冷痛，下气温中，跌仆堪用。

【详注】胡椒味辛，长于温中散寒止痛，常用治寒邪凝滞之脘腹冷痛。尚有止呕、止泻之功，适用于治疗脾胃受寒之吐泻。

胡椒为胡椒科常绿攀援植物胡椒的果实。采取未成熟的果实，干燥后为黑胡椒；成熟果实，经加工除去果皮后为白胡椒。药用以白胡椒为佳。味辛，性热。归胃、大肠经。功能温中散寒，下气消痰。本品具有温中散寒作用，常用治胃寒疼痛、呕吐、泄泻等。

【应用】

1. 胃寒腹痛、呕吐、泄泻 本品味辛性热，能温中散寒止痛，用治胃寒脘腹冷痛、呕吐，可单用研末入猪肚中炖服，或配高良姜、荜茇等同用。

2. 癫痫 本品辛散温通，能下气行滞、消痰宽胸，用治痰气郁滞、蒙蔽清窍的癫痫痰多证，常与荜茇等份为末服。

此外，作调味品，少量使用，能增进食欲，有开胃进食的作用。

【用法用量】煎服，2～4g；研末服，每次 0.6～1.5g。外用适量。

【现代研究】

1. 化学成分：含挥发油，黑胡椒含 1.2%～2.6%，白胡椒约含 0.8%。油中主要成分为胡椒醛、二氢香芹醇、氧化石竹烯、隐品酮及反－松香芹醇。尚含胡椒碱，胡椒林碱，胡椒油 A、B、C，胡椒新碱等。

2. 药理作用：能延长大鼠给戊巴比妥睡眠时间，促进胆汁分泌，并有抗炎、镇静、抗惊厥作用。

花 椒

【原文】川椒辛热，祛邪逐寒，明目杀虫，温而不猛。

【详注】花椒辛热，辛散温通，并能止痛，适用于治疗寒凝中焦、腹痛泄泻者；又能驱杀肠道寄生虫而止痛，用治虫积腹痛病症。

花椒为芸香科灌木或小乔木植物花椒的干燥成熟果皮。以四川产者效佳，故又名川椒、蜀椒。味辛，性热。有小毒。归脾、胃、肺、肾经。功能温中止痛，杀虫止痒。本品常用治脘腹寒痛、虫积腹痛，也可用于寒湿泄泻；外用杀虫，燥湿止痒效佳，多用于疥疮、湿疹、阴痒等皮肤瘙痒症。

【应用】

1. 中寒腹痛，寒湿吐泻 本品辛散温燥，主入脾胃，可散寒止痛、和胃止呕、燥湿止泻。用治外寒内侵、胃寒腹痛、呕吐，可配伍生姜、白豆蔻等同用；用治脾胃虚寒，脘腹冷痛、呕吐、不思饮食，常伍以干姜、人参等同用；用治寒湿困中、腹痛吐泻，常配伍苍术、砂仁、草豆蔻等同用。

2. 虫积腹痛 本品既驱杀蛔虫，又可止痛。用治虫积腹痛，烦闷吐蛔，可配伍乌梅、干姜、黄柏等同用，如乌梅丸；用治小儿蛲虫症，可单用或配伍其他药物煎汤保留灌肠。

3. 湿疹瘙痒，妇人阴痒 本品有杀虫、燥湿止痒之功，可单味煎汤外洗。

【用法用量】煎服，3～6g。外用适量，煎汤熏洗。

【现代研究】

1. 化学成分：主含挥发油、生物碱、木脂素、香豆素和脂肪酸，另含三萜、甾醇、烃类和酮苷类等。

2. 药理作用：有抗溃疡、镇痛、抗炎、保肝、止泻、抗血栓形成、抑菌等作用。此外，20%花椒挥发油有近似普鲁卡因的局麻作用。

附药：椒目

椒目为花椒的种子。味苦，性寒。归脾、膀胱经。功能行水消肿，降气平喘。用治水肿胀满，痰饮喘咳等。煎服，3～10g。

荜 茇

【原文】荜茇味辛，温中下气，痃癖阴疝，霍乱泻痢。

【详注】荜茇味辛，长于温胃散寒、行气止痛，适用于治疗胃寒凝滞之脘腹冷痛；又温暖脾胃，有止呕、止泻之功，可用治脾胃受寒之呕吐、泄泻等。

荜茇为胡椒科多年生草质藤本植物荜茇的干燥未成熟果穗。味辛，性热。归脾、胃、大肠经。功能温中散寒，下气止痛。本品辛散温通，能温中散寒止痛、降胃气、止呕呃，常用治胃寒脘腹冷痛、泄泻、呕吐、呃逆证，也可用于痛经、偏头痛、牙痛等。

【应用】

胃寒腹痛，呕吐，呃逆，泄泻 本品能温中散寒止痛，降胃气、止呕呃。用治胃寒脘腹冷痛、呕吐、呃逆、泄泻等，常配干姜、厚朴、附子等同用；用治脾胃虚寒之腹痛冷泻，常配白术、干姜、肉豆蔻等同用。

此外，以本品配胡椒研末，填塞龋齿孔中，可治龋齿疼痛。

【用法用量】煎服，1～3g。外用适量。

【现代研究】

1. 化学成分：主含胡椒碱、棕榈酸、四氢胡椒酸、挥发油等成分。

2. 药理作用：能降低外源性及内源性总胆固醇、抗心律失常、抗缺氧及心肌缺血，并有镇静、镇痛、解热等作用。

荜澄茄

【原文】荜澄茄辛，除胀化食，消痰止哕①，能逐寒气。

【详注】荜澄茄味辛，善于温中散寒、行气止痛，又降逆止呕、止哕，适用于治疗胃寒脘腹冷痛、呕吐、呃逆及寒疝腹痛等。此外，兼能温散肾、膀胱之寒气，用于下焦虚寒之小便不利或寒湿郁滞之小便浑浊等。

注：①哕（yuě）：是指呕逆或干呕。

荜澄茄为胡椒科植物荜澄茄及樟科植物山鸡椒的果实。味辛，性温。归脾、胃、肾、膀胱经。功能温中散寒，行气止痛。本品善温暖脾胃而散寒止痛，为治胃寒呕吐、呃逆之常用药；兼暖肾、散膀胱之寒气，可用治寒疝、小便频数等。

【应用】

1. 胃寒腹痛，呕吐，呃逆 本品辛散温通，能温中散寒止痛。用治胃寒脘腹冷痛、呕吐、呃逆，可单用或配高良姜、丁香、厚朴等同用。

2. 寒疝腹痛 本品味辛性温，能散寒行气止痛，常配伍吴茱萸、香附、木香等同用。

此外，治下焦虚寒之小便不利或寒湿郁滞之小便浑浊，可与萆薢、茯苓、乌药等同用。

【用法用量】煎服，1~3g。

【现代研究】

1. 化学成分：含挥发油2%~6%，油中主要成分为柠檬醛、柠檬烯、香茅醛、莰烯、甲基庚烯酮、香叶醇、α-蒎烯、苧烯、对伞花烃、乙酸乙酯、β-蒎烯及甲基庚烯酮等。

2. 药理作用：有抗动物实验性胃溃疡及实验性腹泻的作用；另有抗心律失常、改善心肌缺血、平喘等作用。

【小结】

表7-1 温里药简表

药名	性味归经	功效	主治	性能作用特点
附子	辛，甘，大热。有毒。归心、肾、脾经	回阳救逆，补火助阳，散寒止痛	亡阳证；阳虚证；寒痹证	纯阳燥烈，性猛力峻，温一身之阳，峻补元阳救逆，逐表里之寒，止痛

续表

药名	性味归经	功效	主治	性能作用特点
干姜	辛，热。归脾、胃、心、肺经	温中散寒，回阳通脉，温肺化饮	脾胃寒证；亡阳证；寒饮喘咳	善入中焦而温中散寒，又回阳通脉，温肺化饮
肉桂	辛、甘，热。归脾、肾、心、肝经	补火助阳，散寒止痛，温经通脉	肾阳虚衰；寒痛证；寒凝经脉证；阴疽	善补命门火，引火归原；温暖下元，散寒止痛，温通血脉
吴茱萸	辛、苦，热。有小毒。归肝、脾、胃、肾经	散寒止痛，降逆止呕，助阳止泻	寒滞肝脉诸痛证；胃寒呕吐；虚寒泄泻	入厥阴肝经，疏肝下气，暖肝散寒止痛，降逆止呕，止泻
小茴香	辛，温。归肝、肾、脾、胃经	散寒止痛，理气和胃	寒疝腹痛，睾丸偏坠胀痛；中焦寒凝气滞证	暖肝肾，散寒止痛，理气和中
八角茴香	辛，热。归脾、胃、肝、肾经	散寒健胃	寒疝腹痛；胃寒呕逆	功似小茴香，但药力较弱
丁香	辛，温。归脾、胃、肾经	温中降逆，散寒止痛，温肾助阳	胃寒呕吐呃逆；脘腹冷痛；肾虚阳痿宫冷	温中散寒止痛，降逆止呃止呕，又温肾助阳
高良姜	辛，热。归脾、胃经	散寒止痛，温胃止呕	胃寒脘腹冷痛；胃寒呕吐	入中焦，长于散寒温中止痛，止呕
胡椒	辛，热。归胃、大肠经	温中散寒，下气消痰	胃寒腹痛，呕吐泄泻；癫痫	温中散寒止痛，下气行滞，消痰宽胸，开胃进食
花椒	辛，热。归脾、胃、肾经	温中止痛，杀虫止痒	中寒腹痛，寒湿吐泻；虫积腹痛；湿疹瘙痒，妇人阴痒	辛散温燥，主入脾胃，温中散寒止痛，又燥湿杀虫止痒

续表

药名	性味归经	功效	主治	性能作用特点
荜茇	辛，热。归胃、大肠经	温中散寒，下气止痛	胃寒腹痛，呕吐，呃逆，泄泻	辛散温通，温中散寒止痛，降胃气，止呕呃
荜澄茄	辛，温。归脾、胃、肾、膀胱经	温中散寒，行气止痛	胃寒腹痛，呕吐，呃逆；寒疝腹痛	辛散温通，能温中散寒，行气止痛

（于 杰）

第八章　理气药

凡能疏理气机，常用以治疗气滞或气逆证的药物，称为理气药，又称行气药。

本类药物以气香性温，味辛而苦，行泄壅滞，走窜温通，主入脾、胃、肝、肺经为其性能特点。主要作用包括理气健脾、疏肝解郁、理气宽胸、行气止痛、破气散结等。主要用治脾胃气滞所致脘腹胀痛、嗳气吞酸、恶心呕吐、腹泻或便秘等；肝气郁滞所致胁肋胀痛、疝气疼痛、乳房胀痛、月经不调等；肺气壅滞所致胸闷胸痛、咳嗽气喘等。

陈　皮

【原文】陈皮辛温，顺气宽膈，留白和胃，消痰去白。

【详注】陈皮味辛性温，能调理脾胃气机、顺气快膈，常用治脾胃气滞之脘腹胀满、恶心呕吐及痰多咳嗽等。陈皮留白则补脾和中，去白则消痰理肺气。

陈皮为芸香科小乔木植物橘及其栽培变种的成熟果皮。习惯认为新鲜橘皮味较辛辣，气较燥烈，而经放置陈久后，气味缓和，行而不峻，温而不燥烈，其质量为优，故名为陈皮。以广东新会所产者为佳，又称之为广陈皮或新会皮。味辛、苦，性温。归脾、肺经。功能理气，健脾，燥湿，化痰。本品作用温和，长于行脾胃之气，兼能降逆止呕、燥湿健脾，用治脾胃气滞兼有呕恶者及湿阻气滞之脘腹胀满疼痛、不思饮食者尤为适宜。辛散温通，既能燥湿化痰，又能温化寒痰，且辛行苦泄而宣降肺气止咳，故亦为治痰之要药，用治湿痰、寒痰咳嗽等。

【应用】

1. 脾胃气滞证　本品味辛行气，苦能燥湿，温能散寒，入脾胃经，长于行脾胃之气，能健脾和中，行气止痛。用治寒湿中阻之脾胃气滞，脘腹胀痛、嗳气、恶心呕吐、泄泻者尤为适宜，常配伍苍术、厚朴等同用，如平胃散。用治脾虚气滞，腹痛喜按、不思饮食、便溏舌淡者，可配伍党参、白术、茯苓等同用，如异功散。

2. 呕吐，呃逆　本品既能行气，又具和胃止呕之功，善于疏理气机，调畅中焦，用治呕吐、呃逆诸证。用治外感风寒，内伤湿滞之呕吐，可配伍藿香、紫苏等同用，如藿香正气散。用治胃寒呕吐，常配伍生姜等同用。用治胃热呕吐，可配伍竹茹等同用，如橘皮竹茹汤。

3. 湿痰，寒痰咳嗽　本品辛散温通，既能燥化湿痰，又能温化寒痰，且辛行苦泄而宣降肺气止咳，故为治痰之要药。用治湿痰咳嗽，常配伍半夏、茯苓等同用，如二陈汤。用治寒痰咳嗽，常配干姜、细辛等同用。

【用法用量】煎服，3～10g。

【现代研究】

1. 化学成分：含有柠檬烯、川陈皮素、橙皮苷、新橙皮苷、橙皮素、对羟福林、黄酮化合物等。

2. 药理作用：具有抑制胃肠运动、促进唾液淀粉酶活性、松弛支气管平滑肌、镇咳、平喘、祛痰、升高血压、利胆、降低血清胆固醇、清除氧自由基和抗脂质过氧化等作用；小剂量可增强心脏收缩力，使心排血量增加，大剂量可抑制心脏。

附药：橘白

橘白为芸香科植物橘及其栽培变种的白色内层果皮。味苦、辛、微甘，性温。归脾、胃经。功能和胃化湿。适用于湿浊内阻，胸脘痞满、食欲不振。煎服，1.5～3g。

附药：橘红

橘红为芸香科植物橘及其栽培变种的外层果皮。味辛、苦，性温。归肺、脾经。功能理气宽中，燥湿化痰。适用于湿痰或寒痰咳嗽，食积呕恶、胸闷等。煎服，3～10g。阴虚燥咳及久嗽气虚者禁服。

青　皮

【原文】青皮苦温，能攻气滞，削坚平肝，安胃下食。

【详注】青皮苦温，性烈辛散，具有疏肝破气、消积化滞的作用，常用治胸胁胀痛、乳房胀痛、乳痈、疝气疼痛等；也可用于食积不化、痞块积聚、癥瘕等。

青皮为芸香科小乔木植物橘及其栽培变种的幼果或未成熟果实的果皮。味苦、辛，性温。归肝、胆、胃经。功能疏肝破气，消积化滞。本品药性峻烈，作用力强，长于行气疏肝、破气散结，故适用于治疗肝郁气滞之胁肋胀痛、乳房肿硬胀痛、乳痈、疝气疼痛等；兼入胃经，消积化滞，用治食积气滞之脘腹胀痛。青皮与陈皮二者同出一物，均能理气开胃。但青皮质重，主入肝胆经，其性较猛，偏于疏肝破气、散结消积；陈皮质轻，入肺脾经，其性较缓，偏于理气健脾。

【应用】

1. 肝气郁滞证　本品辛散温通，苦泄下行，性锐沉降，入肝、胆经，长于疏肝破气。用治肝郁气滞之胸胁胀痛，可配柴胡、郁金、香附等同用。用治乳房胀痛或结块，可配伍柴胡、浙贝母、橘叶、瓜蒌等同用。用治乳痈肿痛，常配伍蒲公英、金银花等同用。用治寒疝疼痛，可配伍乌药、小茴香等同用，如天台乌药散。

2. 食积气滞腹痛　本品兼入胃经，辛行苦降温通，具有消积化滞、和降胃气、行气止痛作用。用治食积气滞，脘腹胀痛，常配伍山楂、神曲、麦芽等同用，如青皮丸。用治气滞较甚，腹痛、大便不通者，可配伍大黄、槟榔、木香等同用，如木香槟榔丸。

此外，本品长于破气散结，可用治气滞血瘀之癥瘕积聚、久疟癖块等，常配伍丹参、三棱、莪术等同用。

【用法用量】煎服，3～10g。醋炙疏肝止痛力强。

【现代研究】

1. 化学成分：主要成分与陈皮相似，但量不同，如所含对羟福林比陈皮为高。另含多种氨基酸，如天冬氨酸、谷氨酸、脯氨酸等。

2. 药理作用：所含挥发油对胃肠道有温和的刺激作用，能促进消化液的分泌和排除肠内积气，抑制肠管平滑肌，呈解痉作用。另有利胆、祛痰、扩张支气管、平喘作用；其注射液静注有显著的升压作用，对心肌有明显的正性作用。

枳 实

【原文】枳实味苦，消食除痞，破积化痰，冲墙倒壁①。

【详注】枳实味苦，作用峻烈，善于破气化痰、消积散痞，多用治痰浊内阻、胸阳不振之胸痹、结胸，阳明腑实证之脘腹痞满、大便秘结，以及湿热泻痢等。

注：①冲墙倒壁：这里用以形容本品行气破积力强，疗效迅速，作用峻猛。

枳实为芸香科小乔木植物橙及其栽培变种或甜橙的幼果。味辛、苦，性微寒。归脾、胃、大肠经。功能破气消积，化痰除痞。本品辛散苦降，气锐性猛，作用力强，善行中焦之气，能破气散结、消除痞满，为破气消痞之要药，故适用于胃肠气滞、痞满之证。又功善化痰浊而消积滞，破气结以通痞塞，用于痰阻气滞之胸痹心痛、结胸等。

【应用】

1. 胃肠气滞证 本品行气力强，善破气除痞、消积导滞。用治饮食积滞、脘腹痞满胀痛、嗳腐气臭，常配伍山楂、神曲、莱菔子、麦芽等同用。用治脾虚食积，应配伍白术等补气健脾药同用，如枳术丸。用治热结便秘，腹痞胀痛，常配大黄、芒硝等同用，如大承气汤。用治湿热积滞，大便不通或泻痢，常配伍黄连、黄芩、大黄等同用，如枳实导滞丸。

2. 痰滞胸脘痞满，胸痹结胸 本品辛散苦泄，能行气化痰以消痞，破气散结而止痛。用治胸阳不振、痰阻胸痹，常配伍薤白、桂枝等同用，如枳实薤白桂枝汤。用治痰热结胸，可配瓜蒌、半夏、黄连等同用，如小陷胸汤。用治心下痞满，食欲不振，可配半夏曲、厚朴等同用，如枳实消痞丸。

此外，本品尚可用治胃扩张、胃下垂、脱肛等脏器下垂病证，可配补气、升阳之品同用，以增强疗效。

【用法用量】煎服，3~10g。大量可用至30g。炒后性较平和。

【使用注意】脾胃虚弱及孕妇慎用。

【现代研究】

1. 化学成分：含挥发油、黄酮苷、橙皮苷、橙皮素、柚皮芦丁、辛弗林、N-甲基酪胺、对羟福林、去甲肾上腺素、色胺诺林等。另外，尚含脂肪、蛋白质、糖类、胡萝卜素、核黄素、钙、磷、铁等。

2. 药理作用：能缓解小肠痉挛，可使胃肠收缩节律增加、胆囊收缩，抗溃疡，有强心、抑制血栓形成作用；注射液静注能增加冠脉、脑、肾血流量，降低脑、肾血管阻力，有明显的升高血压作用。另有降糖、降血脂、抗休克、利尿、抗过敏等作用。

枳　壳

【原文】枳壳微寒，快气宽肠，胸中气结，胀满堪尝。

【详注】枳壳性微寒，力薄而缓，长于理气宽中、行滞消胀，多用于胸腹气滞，胀满疼痛、食积不化等证。

枳壳为芸香科植物酸橙及其栽培变种接近成熟的果实（去瓤）。性味、归经、功用与枳实同，但枳实力强，多用于破积导滞、通利大便；枳壳作用较缓和，长于行气宽中，消胀除满。

【应用】

1. 食积不化，脘腹胀满　本品长于理气宽中，消除胀满，用治饮食积滞，脘腹胀满作痛，嗳腐气臭，大便不通或泻痢等。

2. 胸膈痞满，胁肋胀痛　本品苦降下行，能行气宽胸以行滞消积、散结而止痛。用治上焦气壅、胸膈痞满及胁肋胀痛等。

此外，本品尚可用治气虚下陷之脱肛、子宫脱垂等，可配补气、升阳之品同用，以增强疗效。

【用法用量】煎服，3～10g。大量可用至30g。炒后性较平和。

【使用注意】孕妇慎用。

【现代研究】

1. 化学成分：含挥发油、黄酮苷、N-甲基酪胺、对羟福林、去甲肾上腺素、色胺诺林等。另外，尚含脂肪、蛋白质、糖类、胡萝卜素、核黄素、钙、磷、铁等。

2. 药理作用：有强心、升压、抗休克、抑制胃肠运动等作用；对已孕、未孕家兔离体、在位子宫均呈兴奋作用。

木 香

【原文】木香微温，散滞和胃，诸风能调，行肝泻肺。

【详注】木香性温，长于行胃肠之滞、导三焦气壅，为行气止痛之要药。有行肝气、理肺气之功，用治胸腹一切寒凝气滞作痛及脘腹诸痛；也可用治疝气疼痛、痛经、痢疾等。

木香为菊科草本植物木香、川木香的根。产于印度、缅甸等地者称广木香。味辛、苦，性温。归脾、胃、大肠、肝、胆经。功能行气止痛，健脾消食。本品辛行苦泄温通，善于通行脾胃气滞，具有良好的行气止痛作用，为治脾胃气滞，脘腹胀痛之要药。亦善于通行大肠之气，使肠道气机通畅，而大便通调，后重自除，用治大肠气滞之泻痢、里急后重等证。生品擅行气止痛，多用治脾胃气滞之脘腹胀满疼痛、肝郁气滞之胁肋疼痛。煨木香实肠止泻，多用于泄泻腹痛。至于"泻肺"的说法，古书虽有记载，现代临床极少使用。

【应用】

1. 脾胃气滞证　本品善开壅导滞、升降诸气，能通行脾胃之滞气，为行气止痛之要药。用治脾胃气滞之脘腹胀痛，常配伍陈皮、厚朴等行气调中之品同用，如木香顺气散。用治脾虚气滞之脘腹胀满、食少便溏，可配党参、白术、陈皮等补气健脾药同用，如香砂六君子汤。

2. 泻痢里急后重　本品辛行苦降，归大肠经，善行大肠之滞气，为治湿热泻痢里急后重之要药，常配伍黄连等清热燥湿药同用，如香连丸。用治食积气滞、湿热蕴结，大便秘结或泻而不爽，常配伍槟榔、陈皮、大黄等同用，如木香槟榔丸。

3. 胁痛，黄疸　本品能行气调中，入肝胆经而疏利肝胆、开郁止痛，故可用治湿热郁蒸、脾失运化、肝失疏泄、气机阻滞之脘腹胀痛、胁痛、黄疸，常配伍柴胡、郁金、大黄、茵陈等同用。

此外，本品具有强烈芳香之气，可醒脾开胃，在补益方剂中用之，能减轻补益药的腻胃和滞气之弊。

【用法用量】煎服，3～10g。生用行气力强，煨用行气力缓而多用于止泻。

【使用注意】本品辛温香燥，凡阴虚火旺者慎用。

【现代研究】

1. 化学成分：主含挥发油，油中成分为木香醇、木香烯内酯等。尚含甘氨酸、瓜氨酸等 20 种氨基酸及胆胺、木香碱、有机酸等。

2. 药理作用：能促进消化液分泌和胃肠蠕动，利胆、抗消化性溃疡等；另有松弛气管平滑肌、抗炎、抑菌、利尿、抗肿瘤、扩张血管及促进纤维蛋白溶解等作用。

沉　香

【原文】沉香降气，暖胃追邪，通天彻地[①]，气逆为佳。

【详注】沉香具有行气止痛、降逆调中、温肾纳气的作用，常用治寒凝气滞之脘腹胀痛，胃寒呕吐、久呃，以及下元虚冷、肾不纳气之虚喘等证。

注：①通天彻地：形容本品上能治肺气不降、下能温肾气虚寒的作用。

沉香为瑞香科乔木植物沉香及白木香含有树脂的木材。味辛、苦，性温。归脾、胃、肾经。功能行气止痛，温中止呕，纳气平喘。本品辛散温通，气味芳香，温而不燥，行而不泄，具有行气散寒止痛之功，常用治寒凝气滞，胸腹胀痛；善温中散寒，降逆止呕，用治胃寒呕吐、呃逆；又能温肾纳气、降逆平喘，适用于治疗下元虚冷、肾不纳气之虚喘证。

【应用】

1. 寒凝气滞证　本品气香味辛而性温，善散胸腹阴寒、行气止痛。用治寒凝气滞之胸腹胀痛，常配伍乌药、木香、槟榔等同用，如沉香四磨汤。用治脾胃虚寒之脘腹冷痛，常配伍干姜、附子、肉桂等同用。

2. 胃寒呕吐　本品辛温散寒，味苦降泄，善温胃散寒、降逆止呕。用治寒邪犯胃之呕吐，常配陈皮、胡椒等同用，如沉香丸。胃寒呃逆，经久不愈，常配伍丁香、白豆蔻、紫苏叶等同用。

3. 虚喘证　本品归肾经，既能温肾纳气，又能降逆平喘。用治下元虚冷、肾不纳气之虚喘证，常配伍肉桂、附子、补骨脂等同用，如黑锡丹。

用治上盛下虚之痰饮喘咳，可配伍紫苏子、半夏、厚朴等同用，如苏子降气汤。

【用法用量】煎服，1～5g，宜后下；或磨汁冲服；或入丸、散剂，每次 0.5～1g。

【使用注意】本品辛温助热，阴虚火旺者慎用。

【现代研究】

1. 化学成分：本品含挥发油和树脂等，成分有沉香螺旋醇、沉香四醇、白木香醇、苄基丙酮、呋喃白木香醛、呋喃白木香醇等，还有色酮类、酚性成分等。

2. 药理作用：本品对家兔离体小肠运动有抑制作用；所含挥发油有促进消化液分泌及胆汁分泌作用；沉香煎剂对结核杆菌、伤寒杆菌、福氏痢疾杆菌均有较强的抗菌作用。此外，尚有镇静、安定、麻醉、镇痛、平喘等作用。

檀　香

【原文】檀香味辛，开胃进食，霍乱腹痛，中恶秽气。

【详注】檀香味辛，具有理气调中、散寒止痛的作用，偏于宣散气郁，善上行，常用治寒凝气滞所致胸腹疼痛、胃脘作痛、呕吐清水，以及噎膈等证。

檀香为檀香科小乔木植物檀香的木质心材。味辛，性温。归脾、胃、肺经。功能行气止痛，散寒调中。本品气味芳香，辛散温通，有行气调中、散寒止痛之功，用于寒凝气滞之脘腹冷痛、呕吐食少，以及寒凝气滞血瘀之胸痹、心痛等证。近年常用于治疗冠心病属气滞血瘀者。

【应用】

胸腹寒凝气滞证　本品辛散温通而芳香，善理脾胃、调肺气、利膈宽胸，有行气止痛、散寒调中之功。用治寒凝气滞之胸腹冷痛，常配白豆蔻、砂仁、丁香等同用；用治寒凝气滞之胸痹心痛，常配荜茇、延胡索、高良姜等同用。

【用法用量】煎服，2～5g，宜后下；入丸、散，1～3g。

【使用注意】阴虚火旺及实热吐衄者慎用。

【现代研究】

1. 化学成分：主含挥发油，主要成分为 α-檀香萜醇、β-檀香萜醇，并含檀萜烯、檀萜烯酮、二氢-α-沉香呋喃、朱栾萜烯等。

2. 药理作用：抑制小鼠中枢；对离体蛙心呈负性肌力作用，对四逆汤、五加皮中毒所致心律不齐有拮抗作用；对痢疾杆菌、结核杆菌有抑制作用；檀香油有利尿作用。

香 附

【原文】香附味甘，快气开郁，止痛调经，更消宿食。

【详注】香附味甘，具有理气解郁，调经止痛的作用，为"气病之总司，女科之主帅"，常用治郁病及妇女月经不调、痛经、闭经，以及寒凝气滞、肝气犯胃之脘腹诸痛证。

香附为莎草科草本植物莎草的根茎。味辛、甘、微苦，性平。归肝、脾经。功能疏肝理气，调经止痛。本品辛散行气，入肝经，为疏肝解郁、行气止痛之要药，常用治肝气郁结之情志抑郁、胁肋胀痛，寒凝气滞之胃脘疼痛、疝气疼痛等。又能行气和血，使气血通利、疏泄调达，称为"气中血药"，故亦为妇科理气调经止痛要药，用治月经不调、痛经、乳房胀痛或结块等。

【应用】

1. 肝气郁滞证 本品辛散通行，入肝经，疏肝解郁、行气止痛，用治肝气郁结，抑郁不舒、胁肋胀痛，常配伍柴胡、枳壳等同用，如柴胡疏肝散。用治寒凝气滞、肝气犯胃之胃脘疼痛，常配伍高良姜同用，如良附丸。用治寒疝腹痛，常配小茴香、乌药、吴茱萸等同用。

2. 月经不调，痛经，乳房胀痛 本品辛散，能行气和血，调经止痛。用治月经不调、痛经，常配伍柴胡、川芎、当归等同用。用治乳房胀痛，可配柴胡、青皮、瓜蒌皮等同用。

【用法用量】煎服，6~12g。醋炙止痛力增强。

【现代研究】

1. 化学成分：本品含挥发油。油中主要成分为 β-蒎烯、香附子烯、

α－香附酮、β－香附酮、广藿香酮、柠檬烯等。尚含生物碱、黄酮类及三萜类等。

2. 药理作用：对动物离体子宫、回肠平滑肌均有抑制作用；另有抑菌、促进胆汁分泌、保肝、强心、减慢心律及降低血压等作用；其挥发油有轻度雌激素样作用。此外，本品还有抗肿瘤、抗炎作用。

乌药

【原文】乌药辛温，心腹胀痛，小便滑数，顺气通用。

【详注】乌药辛温，长于疏理胸腹之气逆，散寒暖肾，通行膀胱冷气，常用治脘腹诸痛、妇人腹痛及疝气疼痛，也可用于上气喘急、遗尿、尿频等。

乌药为樟科灌木或小乔木植物乌药的根。味辛，性温。归肺、肝、脾、肾、膀胱经。功能行气止痛，温肾散寒。本品具有宣畅气机、温散寒邪、行气止痛之功，气雄走窜，无处不达，上入肺经，中入脾经，下入肾经，凡三焦寒凝气滞所致病证皆可应用，上可治上气喘息，中可治脘腹胀痛，下可治尿频遗尿、寒疝疼痛、痛经。

【应用】

1. 寒凝气滞所致胸腹诸痛证　本品辛散温通，入上中下三焦，具有散寒行气止痛作用。用治胸胁闷痛，常配伍薤白、瓜蒌皮、延胡索等同用。用治脘腹胀痛，常配陈皮、木香等同用。用治寒疝腹痛，常配小茴香、青皮、高良姜等同用。用治痛经，常配伍当归、香附、木香等同用，如乌药汤。

2. 尿频，遗尿　本品入肾、膀胱经，具有温肾散寒、缩尿止遗之功。用治肾阳不足、膀胱虚冷之小便频数、小儿遗尿，常配伍山药、益智仁等同用，如缩泉丸。

【用法用量】煎服，3～10g。

【现代研究】

1. 化学成分：主含倍半萜及其内脂类成分（乌药醚内酯、伪新乌药醚内酯、乌药醇等）、生物碱（木姜子碱、去甲异波尔定碱等）、挥发油

（龙脑、乙酸龙脑酯等）、脂肪酸类成分（癸酸、十二烷酸等）。

2. 药理作用：本品对胃肠道平滑肌有兴奋和抑制的双向调节作用，能促进消化液分泌；其挥发油内服能兴奋大脑皮质，促进呼吸，兴奋心肌，加速血液循环，升高血压；另对小鼠肉瘤 S180 有抑制作用。

川楝子

【原文】 楝子苦寒，膀胱疝气，中湿伤寒，利水之剂。

【详注】 川楝子苦寒，具有行气止痛、杀虫的作用，常用治肝胃气滞之脘腹胁肋疼痛、小肠疝气、睾丸肿痛及虫积腹痛等。

川楝子为楝科乔木植物川楝的成熟果实，以四川产者为佳。又名金铃子。味苦，性寒。有小毒。归肝、胃、小肠、膀胱经。功能行气止痛，杀虫疗癣。本品既能疏肝，又能止痛，适用于治疗气机阻滞的多种疼痛证。又因其药性苦寒，有清肝火、泄郁热之功，故用治肝气郁滞而兼有热象者尤为适宜。另擅长杀虫疗癣、止痒，用治虫积腹痛、头癣等。

【应用】

1. 肝郁气滞疼痛证 本品疏肝行气止痛，又苦寒降泄，具有清肝泻火之功，故用治肝郁化火所致的疼痛证尤为适宜，常配伍延胡索同用，如金铃子散。用治肝胃不和之胁肋作痛、脘腹疼痛，常配伍柴胡、白芍、青皮等同用。用治肝经寒凝气滞之疝气疼痛，常配伍乌药、小茴香、木香、高良姜等同用，如天台乌药散。

2. 虫积腹痛 本品既能驱虫，又能止痛，常配伍使君子、槟榔等同用。

此外，本品外用尚具有杀虫止痒之功，用治头癣，可焙黄研末，制为软膏涂敷患处。

【用法用量】 煎服，5 ~ 10g。外用适量。炒用寒性减弱。

【使用注意】 本品苦寒有毒，不宜过量或持续服用。脾胃虚寒者慎用。

【现代研究】

1. 化学成分：本品含川楝素、楝树碱、山柰醇、黄酮、多糖及脂肪油等。

2. 药理作用：本品能兴奋肠管平滑肌，松弛奥狄括约肌，有利胆作用。所含川楝素对猪蛔虫、蚯蚓、水蛭等有明显的杀灭作用。尚有抑菌、抗炎、抗肿瘤、镇痛、抗生育等作用。

佛 手

【原文】佛手性温，理气宽胸，疏肝解郁，胀痛宜用。

【详注】佛手性温，具有行气止痛，化痰止咳的作用。药性平和，行而不破，为行气止痛、醒脾开胃之良品。常用治肝郁或肝气犯胃之胁脘作痛、呕吐泛酸等证，也可用于痰气咳喘证。

佛手为芸香科小乔木或灌木植物佛手的果实。味辛、苦，性温。归肝、脾、胃、肺经。功能疏肝解郁，理气和中，燥湿化痰。本品辛行温通，善于疏肝解郁、行气止痛；气清香，入脾胃，能行气调中；苦燥，入肺经，既能燥湿化痰，又能行气宽胸。

【应用】

1. 肝郁胸胁胀痛 本品辛行苦泄，善疏肝解郁、行气止痛。用治肝郁气滞及肝胃不和之胸胁胀痛、脘腹痞满等，常配伍柴胡、香附、郁金等同用。

2. 气滞脘腹疼痛 本品气味芳香，能理气止痛、和中导滞。用治脾胃气滞之脘腹胀痛、呕恶食少等，常配木香、香附、砂仁等同用。

3. 久咳痰多，胸闷作痛 本品芳香醒脾，苦温燥湿而善健脾化痰，用治咳嗽日久痰多、胸膺作痛者，可配丝瓜络、瓜蒌皮、陈皮等同用。

【用法用量】煎服，3～10g。

【现代研究】

1. 化学成分：含挥发油、香豆精、多糖、有机酸类化合物。主要成分有佛手内酯、柠檬内酯、橙皮苷、柠檬烯、柠檬苦素、布枯叶苷等。

2. 药理作用：对肠道平滑肌有明显的抑制作用，有扩张冠状血管、增加冠脉血流量、减缓心率、降低血压、保护实验性心肌缺血的作用；另有平喘、祛痰、抗过敏、调节免疫、抗肿瘤等作用。

香橼

【原文】香橼性温，理气疏肝，化痰止呕，胀痛皆安。

【详注】香橼性温，具有疏肝解郁、理气化痰、宽中利膈之功，用治肝郁胸胁胀痛，气滞脘腹胀痛、食少呕吐及痰饮咳嗽、胸膈不利等。

香橼为芸香科小乔木植物枸橼或香圆的成熟果实。味辛、微苦、酸，性温。归肝、脾、胃、肺经。功能疏肝解郁，理气和中，燥湿化痰。本品辛行苦泄，有疏肝理气、行气止痛之功，用治肝郁气滞之胁肋胀痛、脘腹痞闷证；能行脾胃之气，宽中快膈，用治脾胃气滞之脘腹胀痛、嗳气吞酸、呕恶食少证；能行气调中、燥湿化痰止咳，适用于痰湿壅滞之咳嗽痰多、胸胁不利之证。本品功同佛手，但效力较逊。

【应用】

1. 肝郁胸胁胀痛　本品辛能行散，苦能疏泄，入肝经而能疏理肝气止痛。用治肝郁胸胁胀痛，常配柴胡、郁金、佛手等同用。

2. 气滞脘腹胀痛　本品气香醒脾，辛行苦泄，入脾胃以行气宽中。用治脾胃气滞之脘腹胀痛、嗳气吞酸、呕恶食少，可配木香、砂仁、藿香等同用。

3. 痰饮咳嗽，胸膈不利　本品苦燥降泄以化痰止咳，辛行入肺而理气宽胸。用治痰多、咳嗽、胸闷等，常配生姜、半夏、茯苓等同用。

【用法用量】煎服，3～10g。

【现代研究】

1. 化学成分：含右旋柠檬烯、水芹烯、枸橼醛、柚皮苷、橙皮苷、柠檬酸、苹果酸、维生素C及挥发油等。

2. 药理作用：具有促进胃肠蠕动、健胃、祛痰、抗炎、抗病毒等作用。

玫瑰花

【原文】玫瑰花温，疏肝解郁，理气调中，行瘀活血。

【详注】玫瑰花性温，具有疏肝解郁、醒脾和胃、理气调中、活血止痛之功，用治肝郁犯胃之胸胁脘腹胀痛、呕恶食少，肝郁之月经不调、经前乳房胀痛，以及跌打损伤、瘀肿疼痛等。

玫瑰花为蔷薇科灌木植物玫瑰的花蕾。味甘、辛，性温。归肝、脾经。功能疏肝解郁，活血止痛。本品芳香，既能疏肝解郁，又能醒脾和胃，并能止痛，常用治肝胃不和之胸胁脘腹胀痛、呕恶食少之证；能疏通气血，有行气解郁、活血止痛之功，可用治肝气郁滞之月经不调、经前乳房胀痛及跌打伤痛等。

【应用】

1. 肝胃不和证 本品芳香行气，味苦疏泄，有疏肝解郁、醒脾和胃、行气止痛之功。用治肝郁犯胃之胸胁脘腹胀痛、呕恶食少，可配香附、佛手、砂仁等同用。

2. 月经不调，经前乳房胀痛 本品善疏解肝郁、调经止痛，用治肝气郁滞之月经不调、经前乳房胀痛，常配当归、川芎、白芍等同用。

3. 跌打伤痛 本品味苦疏泄，性温通行，能活血散瘀以止痛。用治跌打损伤、瘀肿疼痛，常配当归、川芎、赤芍等同用。

【用法用量】煎服，3~6g。

【现代研究】

1. 化学成分：本品含挥发油，油中主要为玫瑰油、香茅醇、牻牛儿醇、橙花醇、丁香油酚、苯乙醇。此外，尚含槲皮苷、鞣质、脂肪油、有机酸等。

2. 药理作用：对实验性动物心肌缺血有一定的保护作用；玫瑰油对大鼠有促进胆汁分泌作用。

薤　白

【原文】薤白苦温，辛滑通阳，下气散结，胸痹宜尝。

【详注】薤白苦温，具有通阳散结、下气导滞的作用，善开胸痹，为治疗胸痹之要药，也可用治气滞下利、喘咳等。

薤白为百合科草本植物小根蒜和薤的地下鳞茎。味辛、苦，性温。归肺、心、胃、大肠经。功能通阳散结，行气导滞。本品辛散苦降，温通滑利，散阴寒之凝滞，行胸阳之壅结，为治胸痹之要药。能通调胃肠气机、消胀止痛，用治胃寒气滞之脘腹痞满胀痛，以及湿热内蕴、胃肠气滞之胸腹胀满、泻痢后重等。

【应用】

1. 胸痹证　本品善通胸阳、散结，为治胸痹之要药。用治寒痰阻滞、胸阳不振之胸痹证，常配伍瓜蒌、半夏、枳实、桂枝等同用，如瓜蒌薤白白酒汤、瓜蒌薤白半夏汤、枳实薤白桂枝汤。用治痰瘀胸痹，可配伍丹参、红花、瓜蒌皮等同用。

2. 脘腹痞满胀痛，泻痢里急后重　本品入胃、大肠经，有行气导滞、消胀止痛之功。用治胃肠气滞，泻痢里急后重，常配伍木香、枳实等同用。用治胃寒气滞之脘腹痞满胀痛，可伍以高良姜、砂仁、木香等同用。

【用法用量】煎服，5～10g。

【现代研究】

1. 化学成分：本品含薤白苷 A～K、大蒜氨酸、甲基大蒜氨酸、大蒜糖等，醇提取物含有前列腺素 A1 和 B1 等。

2. 药理作用：薤白提取物能明显降低血脂及血清过氧化脂质，抗血小板凝集，预防实验性动脉粥样硬化，抗心肌缺氧、缺血等；煎剂对痢疾杆菌、金黄色葡萄球菌、肺炎球菌有抑制作用。

荔枝核

【原文】荔枝核温，理气散寒，疝瘕腹痛，服之俱安。

【详注】荔枝核性温，具有温中行气，散寒止痛的作用，为治疗寒疝之要药，常用治疝气腹痛、睾丸肿痛；亦可用治胃痛、痛经、产后腹痛及奔豚气等证。

荔枝核为无患子科乔木植物荔枝的成熟种子。味辛、微苦，性温。归肝、胃经。功能行气散结，散寒止痛。本品善入肝经，味辛能行，味苦能泄，性温祛寒，常用治寒凝气滞之疝气腹痛、睾丸肿痛，肝郁气滞、肝胃不和之胃脘疼痛，以及肝郁气滞血瘀之痛经、产后腹痛等。

【应用】

1. 疝气痛，睾丸肿痛 本品主入肝经，有疏肝理气、行气散结、散寒止痛之功。用治寒凝气滞之疝气痛、睾丸肿痛，常配小茴香、橘核、青皮等同用。

2. 胃脘久痛，痛经，产后腹痛 本品辛行苦泄温通，入肝、胃经，有疏肝和胃、理气止痛作用。用治肝气郁结、肝胃不和之胃脘久痛，可配木香研末服；若肝郁气滞血瘀之痛经及产后腹痛，常配川芎、当归、益母草等同用。

【用法用量】煎服，10～15g。或入丸、散剂。

【现代研究】

1. 化学成分：本品含挥发油、总皂苷、多糖、黄酮类化合物。油中成分有 3－羟基丁酮、α－亚甲环丙基甘氨酸等。

2. 药理作用：具有调血脂、抗氧化、提高抗氧化酶 SOD 活性作用；能降低实验性糖尿病动物血糖；尚有护肝、抗乙肝病毒、增强免疫等作用。

大腹皮

【原文】腹皮微温，能下膈气，安胃健脾，浮肿消去。

【详注】大腹皮性微温，具有下气宽中，利水消肿的作用，常用治气滞湿阻或脾虚食积之脘腹胀满及水肿、脚气肿满等。

大腹皮为棕榈科乔木植物槟榔的果皮。又名槟榔皮、大腹毛、大毛。味辛，性微温。归脾、胃、大肠、小肠经。功能行气宽中，利水消肿。本品善于疏通中焦气滞，常用治食积气滞、脘腹胀满、嗳气吞酸、大便秘结或泻而不爽等；又性辛散轻浮，能散无形之湿滞，行气利水消肿，适用于湿阻气滞之脘腹胀满、水肿、脚气肿痛等。

【应用】

1. 胃肠气滞证 本品辛能行散，主入脾、胃经，能行气导滞、宽中利气。用治食积气滞之脘腹痞胀、嗳气吞酸、大便秘结或泻而不爽，可配山楂、麦芽、枳实等同用；若治湿阻气滞之脘腹胀满，可与藿香、陈皮、厚朴等同用。

2. 水肿胀满，脚气浮肿　本品能行水消肿。治疗水湿外溢，皮肤水肿、小便不利，可与茯苓皮、五加皮等同用，如五皮饮；若治脚气肿痛、二便不通，可与桑白皮、木通、牵牛子等同用。

【用法用量】煎服，5～10g。

【现代研究】

1. 化学成分：本品含槟榔碱、槟榔次碱、α－儿茶素等。

2. 药理作用：本品有兴奋胃肠道平滑肌、促胃肠动力作用，并有促进纤维蛋白溶解、杀绦虫等作用。

柿　蒂

【原文】柿蒂苦涩，呃逆能医，柿霜甘凉，燥咳可治。

【详注】柿蒂味苦、涩，善降逆气，为止呃要药，凡胃气上逆所致呃逆均可选用。柿霜味甘，性凉，能清热生津、润肺止咳，用治肺热燥咳、咯血，咽干，消渴等。

柿蒂为柿树科乔木植物柿的宿存花萼。味苦、涩，性平。归胃经。功能降气止呃。本品药性平和，善降胃气止呃，凡胃气上逆所致之呃逆病证，无论寒热、虚实均可选用，随证配伍用之。

【应用】

呃逆证　本品味苦善降胃气，为止呃要药。因其性平和，不寒不热，故凡胃气上逆所致呃逆，均可以本品为主，结合辨证，配伍相应药物使用。

【用法用量】煎服，5～10g。

【现代研究】

1. 化学成分：主含三萜类成分：齐墩果酸、熊果酸及桦皮酸；还含β－谷甾醇、糖苷、鞣质等。

2. 药理作用：本品能对抗氯仿诱发的小鼠室颤、乌头碱和氯化钡所致大鼠心律失常；尚有镇静、催眠、抗惊厥、抗家兔生育作用。

附药：柿霜

柿霜为柿科植物柿的果实制成"柿饼"时外表所生的白色粉霜。味甘，性凉。归心、肺、胃经。功能润肺止咳，生津利咽，止血。用治肺热燥咳、咽干喉痛，口舌生疮，吐血，咯血，消渴等证。冲服，3～9g；或入丸剂噙化。风寒咳嗽者禁服。

刀 豆

【原文】刀豆甘温，味甘补中，气温暖肾，止呃有功。

【详注】刀豆甘温暖胃和中，又性主沉降，能降气止呃，常用治中焦虚寒之呕吐、呃逆证；入肾经，能温肾助阳，可用治肾虚腰痛。

刀豆为豆科草质藤本植物刀豆的成熟种子。味甘、性温，归胃、肾经。功能降气止呃，温肾助阳。本品甘补温中，降气止呃，常用治中焦虚寒之呃逆、呕吐证；入肾经，能温肾助阳，用治肾虚腰痛，但其温肾阳力较弱，多作辅助药应用。

【应用】

1. 呃逆，呕吐 本品能温中和胃、降气止呃。用治中焦虚寒之呕吐、呃逆，常配丁香、柿蒂等同用。

2. 肾虚腰痛 本品能温肾助阳。用治肾阳虚腰痛，可单用或配杜仲、桑寄生、牛膝等同用。

【用法用量】煎服，10～15g。

【现代研究】

1. 化学成分：本品含尿素酶、血细胞凝集素、刀豆四胺、赤霉素、刀豆氨酸及淀粉、蛋白质、脂肪等。

2. 药理作用：具有抗代谢、抗肿瘤、抑制 Lee 流感病毒的繁殖，以及促进缺血后心功能不全恢复等作用。

甘 松

【原文】甘松味香，善除恶气，治体香肌，心腹痛已。

【详注】甘松气味芳香，善于消除臭恶之气，煎汤熏洗，可以香身；内服有行气调中、散寒止痛之功，可用治寒凝气滞之心腹疼痛等。

甘松为败酱科草本植物甘松或匙叶甘松的根及根茎。味辛、甘，性温。归脾、胃经。功能行气止痛，开郁醒脾。本品芳香，有行气调中、醒脾开胃、散寒止痛之功，常用治寒凝气滞之脘腹胀痛及脾虚气滞之胸闷腹胀、不思饮食等。

【应用】

1. 脘腹胀闷，疼痛 本品味辛行气，芳香醒脾，性温散寒，故能行气消胀、醒脾开胃、散寒止痛。用治寒凝气滞之脘腹胀痛等，常配伍木香、砂仁、陈皮等同用。

2. 思虑伤脾，不思饮食 本品有开郁醒脾、行气消胀之功，用治气机阻滞之胸闷腹胀、纳呆，可与柴胡、郁金、白豆蔻等同用。

3. 湿脚气 本品有收湿拔毒之功，用治湿脚气，可配荷叶、藁本煎汤外洗。

此外，本品单用泡汤含漱，可治牙痛。

【用法用量】煎服，3~6g。外用适量。

【现代研究】

1. 化学成分：主含缬草萜酮、甘松新酮、甘松醛、广藿香醇等；匙叶甘松的根主含呋喃香豆精类化合物甘松素、甘松醇、白芷素等。

2. 药理作用：有镇静、抗癫痫、抗惊厥、促神经生长、改善认知能力、抗抑郁、抗溃疡、抗疟原虫活性、抑菌、降血压、抗心律不齐、保护心肌细胞、抗心肌缺血作用；醇提取物有抗组胺、5－羟色胺、乙酰胆碱的作用。

九香虫

【原文】九香虫温，胃寒宜用，助阳温中，理气止痛。

【详注】九香虫性温，有温中散寒、行气止痛、助肾阳之功，常用治肝胃不和或寒郁中焦之胁肋、脘腹疼痛及肾阳不足之阳痿、腰膝冷痛等。

九香虫为蝽科昆虫九香虫的全虫。味辛、咸，性温。归肝、脾、肾经。功能理气止痛，温肾助阳。本品善入肝、胃，行散温通，有温中散寒、行气止痛之功，常用治肝胃不和或胃寒气滞之胁肋、脘腹疼痛等证；又入肾经，有温肾助阳、壮阳起痿之功，可用治肾阳不足之阳痿、腰膝酸痛等。

【应用】

1. 肝胃气滞之胸胁胀痛 本品气香走窜、温通利膈而有行气止痛之功。用治肝胃不和或中焦寒凝气滞之胸胁胀痛、胃脘疼痛，常配香附、木香、延胡索、郁金等同用。

2. 阳痿，腰膝冷痛，尿频 本品有温肾助阳起痿之功。用治肾阳不足、命门火衰之阳痿、腰膝冷痛，可单用炙热嚼服、研末服，或配淫羊藿、杜仲、巴戟天等同用。

【用法用量】煎服，3~10g。入丸、散剂服，1.5~3g。

【现代研究】

1. 化学成分：本品含九香虫油，油中含硬脂酸、棕榈酸、油酸等，另含蛋白质、甲壳质、维生素、微量元素、醛和酮类物质等。

2. 药理作用：有较强的抗菌作用；并有促进机体新陈代谢的作用。

【小结】

表8-1 理气药简表

药名	性味归经	功效	主治	性能作用特点
橘皮	辛、苦、温。归脾、肺经	理气健脾，燥湿化痰	脾胃气滞证；呕吐、呃逆；痰多咳嗽	善理脾肺气滞，健脾燥湿化痰
青皮	苦、辛，温。归肝、胆、胃经	疏肝破气，消积化滞	肝气郁滞证；食积气滞腹痛；癥瘕积聚	疏肝破气，善走两胁，消积导滞和胃性较峻烈
枳实	苦、辛，微寒。归脾、胃、大肠经	破气除痞，化痰消积	胃肠气滞证；痰滞胸脘痞满，胸痹结胸	善行肠胃气滞，破气消积，化痰除痞性猛力峻
枳壳	苦、酸，微寒。归脾、胃、大肠经	理气宽胸，消胀除痞	胃肠气滞证；痰滞胸脘痞满，胸痹结胸	功同枳实，唯作用较缓

药名	性味归经	功效	主治	性能作用特点
木香	辛、苦，温。归脾、胃、大肠、胆经	行气止痛，健脾消食	脾胃气滞证；泻痢里急后重；胁痛、黄疸	善走大腹，主行肠胃气滞，行气止痛作用效佳，又健脾消食
沉香	辛、苦，温。归脾、胃、肾经	行气止痛，温中止呕，纳气平喘	寒凝气滞证；胃寒呕吐；虚喘证	走胸腹，散寒行气止痛，又温中降逆止呕，温肾纳气平喘
檀香	辛，温。归脾、胃、心、肺经	行气止痛，散寒调中	胸腹寒凝气滞证	辛香温通，善理脾胃，调肺气，利膈宽胸
香附	辛、微苦、微甘，平。归肝、脾、三焦经	疏肝理气，调经止痛	肝气郁滞证；月经不调，痛经，乳房胀痛	入肝经疏肝理气，走少腹调经止痛，性平和缓，气中血药
乌药	辛，温。归肺、脾、肾、膀胱经	行气止痛，温肾散寒	寒凝气滞之胸腹诸痛证；尿频，遗尿	散寒行气止痛，温肾缩尿，善走小腹
川楝子	苦，寒。有小毒。归肝、胃、小肠、膀胱经	行气止痛，杀虫疗癣	肝郁气滞疼痛证；虫积腹痛；头癣	性寒，疏肝郁，清肝热，止痛，杀虫疗癣
佛手	辛、苦，温。归肝、脾、胃、肺经	疏肝解郁，理气和中，燥湿化痰	肝郁胸胁胀痛；气滞脘腹疼痛；久咳痰多，胸闷作痛	疏肝，调中，燥湿化痰
香橼	辛、微苦、酸，温。归肝、脾、胃、肺经	疏肝解郁，理气和中，燥湿化痰	肝郁胸胁胀痛；气滞脘腹胀痛；痰饮咳嗽，胸膈不利	功同佛手，但效力较逊

续表

药名	性味归经	功效	主治	性能作用特点
玫瑰花	甘、微苦，温。归肝、脾经	疏肝解郁，活血止痛	肝胃气痛；月经不调，经前乳房胀痛；跌打伤痛	善疏解肝郁、醒脾和胃，活血调经、止痛
薤白	辛、苦，温。归肺、胃、大肠经	通阳散结，行气导滞	胸痹证；脘腹痞满胀痛，泻痢里急后重	通胸阳散壅结，行气导滞消胀
荔枝核	辛、微苦，温。归肝、胃经	行气散结，散寒止痛	疝气痛，睾丸肿痛；胃脘痛，痛经，产后腹痛	辛行苦泄温通，入肝胃经，疏肝和胃、行气散结、散寒止痛
大腹皮	辛，微温。归脾、胃、大肠、小肠经	行气宽中，利水消肿	胃肠气滞，脘腹胀闷；水肿、脚气	本品辛能行散，主入脾胃经，能行气导滞，宽中利气，行水消肿
柿蒂	苦、涩，平。归胃经	降气止呃	呃逆证	药性平和，降胃气，止呃逆
刀豆	甘，温。归胃、肾经	降气止呃，温肾助阳	呃逆，呕吐；肾虚腰痛	温中和胃，降气止呃，又温肾助阳
甘松	辛、甘，温。归脾、胃经	行气止痛，开郁醒脾	脘腹闷胀，疼痛；思虑伤脾，不思饮食	辛温行气消胀，散寒止痛，芳香醒脾开胃
九香虫	咸，温。归肝、脾、肾经	理气止痛，温肾助阳	胸胁、脘腹胀痛；阳痿、腰膝冷痛、尿频	气香走窜，温通利膈而行气止痛，又温肾壮阳

（田洪昭、张文钊）

第九章　消食药

凡以消导积滞、促进消化、增进食欲为主要作用的药物，称为消食药，又叫消导药。

本类药多以味甘、性平，主入脾、胃二经为其性能特点。主要作用是消食化积、运脾和中、开胃进食，适用于治疗饮食积滞、脘腹胀满、嗳腐吞酸、恶心呕吐、不思饮食、大便失常及脾胃虚弱之消化不良。

山　楂

【原文】山楂味甘，磨消肉食，疗疝催疮，消膨健胃。

【详注】山楂味甘，能消食磨谷、导滞消胀，为治食积不化尤其是油腻肉食积滞的要药；又行气散瘀，为治疝气腹痛、血瘀诸证的常用药。但以消胀满、健胃功用为主。

山楂为蔷薇科植物野山楂、山楂的果实。味酸、甘，性微温。归脾、胃、肝经。功能消食化积，行气散瘀。本品消食化积力强，能消一切饮食积滞；又善活血祛瘀，可用治产后瘀阻腹痛、痛经及瘀滞胸胁痛等证。此外，炒炭止泻止痢，用治泻痢腹痛。现代用本品制剂治疗冠心病、高血压病、高脂血症等，均有较好疗效。

【应用】

1. 肉食积滞　本品酸甘，微温不热，功善健脾和中、消积化滞，尤为消化油腻肉食积滞之要药。凡肉食积滞之脘腹胀满、嗳气吞酸、腹痛便溏者，单味煎服即有效。

2. 泻痢腹痛，疝气痛　本品炒用能止泻止痢，用治脾虚、湿热等所致的泻痢腹痛，常配黄连、木香同用；用治疝气痛，常配橘核、荔枝核等同用。

3. 产后瘀阻腹痛、痛经　本品性温兼入肝经血分，能通行气血，有活血祛瘀止痛之功。用治产后瘀阻腹痛、恶露不尽或痛经、经闭,常配川芎、桃仁、红花等同用。

【用法用量】煎服,10~15g,大剂量30g。生山楂、炒山楂多用于消食散瘀,焦山楂、山楂炭多用于止泻止痢。

【使用注意】脾胃虚弱而无积滞者或胃酸分泌过多者慎用。

【现代研究】

1. 化学成分:含黄酮类(槲皮素、金丝桃苷等)、三萜皂苷类(熊果酸、齐墩果酸、山楂酸等)、皂苷鞣质、游离酸、脂肪酸、维生素C、无机盐、红色素等。

2. 药理作用:促进消化,增加胃消化酶的分泌,调整胃肠功能,提高蛋白分解酶的活性,促进脂肪分解;扩张冠状动脉,增加冠脉流量,保护心肌缺血缺氧;并可强心、降血压及抗心律失常;又降血脂,抗动脉粥样硬化、抗血小板聚集,抗氧化,增强免疫,利尿,镇静,收缩子宫,抑菌等。

神 曲

【原文】神曲味甘,开胃进食,破结逐痰,调中下气。

【详注】神曲味甘,能开胃、增进食欲,适用于治疗食积不化、脘腹胀满及脾胃虚弱、消化不良等。还可除痰、调和脾胃、通畅气机。

神曲为面粉和其他药物混合后经发酵而成的加工品。别名六神曲、六曲。味甘、辛,性温。归脾、胃经。功能消食和胃。本品甘温健脾、和中开胃,辛以行散消食,适用于治疗食积不化,尤善消陈腐类、酒食类积滞,又略兼解表之功,对伤食发热泄泻或食滞兼外感者尤为适宜。

【应用】

饮食积滞 本品甘温健脾开胃,尚能"行脾胃滞气",故对饮食积滞证颇为常用。用治饮食积滞、脘腹胀痛、食少纳呆、肠鸣腹泻,常与山楂、麦芽、木香等同用;本品炒焦后又具止泻之功,对食积腹泻可发挥消食和止泻双重作用,常与焦山楂、焦麦芽同用,习称"焦三仙";又因本品味辛能散,并含有解表退热之品,尤宜外感兼食积者。

此外，丸剂中含有金石、贝壳类药物，难以消化吸收者，古代常用本品糊丸以助消化。

【用法用量】煎服，6～15g。止泻宜炒焦用。

【现代研究】

1. 化学成分：神曲为酵母制剂，含酵母菌、淀粉酶、维生素 B 复合体、麦角甾醇、蛋白质及脂肪、挥发油等。

2. 药理作用：神曲因含有多量酵母菌和复合维生素 B，故有增进食欲，维持正常消化功能等作用。

麦 芽

【原文】麦芽甘温，能消宿食，心腹膨胀，行血散滞。

【详注】麦芽味甘，能消化胃肠饮食积滞，适用于治疗面食积滞和小儿乳积引起的胸腹胀满作痛。另有行血、散瘀血停滞的作用，可用治妇女断乳、乳房胀痛等证。

麦芽为禾本科植物大麦的成熟果实经发芽干燥而成。味甘，性平。归脾、胃、肝经。功能消食健胃，回乳消胀，疏肝解郁。本品消食和中，尤善助淀粉性食物的消化；又入肝经而能散郁行滞、疏肝回乳，用于妇女断乳、乳房胀痛及肝气郁滞或肝胃不和之胁痛、脘腹痛等证，但其疏肝力较弱，故仅作辅助药应用。

【应用】

1. 饮食积滞证 本品甘平，消食化积作用较好，尤长于"消化一切米、面、诸果食积"，故主要用以促进淀粉性食物的消化，常与山楂、神曲、鸡内金等同用。用治小儿乳食停滞，亦可选用。若治脾虚食少、食后饱胀，可与神曲、白术等同用。

2. 断乳，乳房胀痛 本品有回乳之功，可减少乳汁分泌。用治妇女断乳或乳汁郁积之乳房胀痛等。

此外，又兼疏肝解郁，用治肝气郁滞或肝胃不和之胸胁、脘腹胀痛等证，常配川楝子、柴胡等同用。

【用法用量】煎服，10～15g，大剂量30～120g。生麦芽功偏消食健胃；炒麦芽多用于回乳消胀。

【使用注意】哺乳期妇女不宜使用。

【现代研究】

1. 化学成分：主要含α-淀粉酶、β-淀粉酶、催化酶、麦芽糖及大麦芽碱、大麦芽胍碱、腺嘌呤、胆碱、蛋白质、氨基酸、B族维生素、维生素D、维生素E、细胞色素C等。

2. 药理作用：可助消化、促进胃酸及胃蛋白酶的分泌、抑制泌乳素分泌；生麦芽可扩张母鼠乳腺泡及增加乳汁充盈度，炮制后则作用减弱；麦芽具有回乳和催乳的双向作用，其作用关键不在于生用或炒用，而在于剂量的大小，即小剂量催乳，大剂量回乳。另有降血糖、抗真菌等作用。

谷 芽

【原文】谷芽甘平，养胃健脾，饮食停滞，并治不饥。

【详注】谷芽甘平，能消食和中、健脾开胃，用治脾胃虚弱、谷食停滞、消化不良、胸脘胀满及食欲不振等。

谷芽为禾本科植物稻的成熟果实经发芽晒干而成。味甘，性平。归脾、胃经。功能消食健胃。本品能健脾开胃、消食化积，尤善消谷面积滞，但其作用较麦芽和缓，用治脾胃虚弱、消化不良、饮食乏味者尤为适宜，助消化而不伤胃气。

【应用】

食积气滞证 本品消食和中，作用和缓，助消化而不伤胃气。用治饮食积滞证，常与麦芽相须为用，以提高疗效；若治脾虚食少，常配砂仁、白术、炙甘草等同用。

【用法用量】煎服，9～15g；大剂量30g。炒用长于和中；生用偏于消食。

【现代研究】

1. 化学成分：主要含淀粉酶、B族维生素及淀粉、蛋白质、脂肪油、麦芽糖、腺嘌呤、胆碱、聚胺氧化酶、天冬氨酸等。

2. 药理作用：能增加消化液分泌，助消化。其所含淀粉酶能将淀粉完全水解成麦芽糖。实验表明，可通过抑制肥大细胞组胺释放而具有抗过敏活性。

莱菔子

【原文】莱菔子辛，喘咳下气，倒壁冲墙，胀满消去。

【详注】莱菔子辛散行气，功擅消食化积、除胀行滞、降气消痰，为治食积气滞之脘腹胀满、痰壅气逆之喘咳病证的常用之品。

莱菔子为十字花科植物莱菔的种子。又称萝卜子。味辛、甘，性平。归脾、胃、肺经。功能消食除胀，降气化痰。本品味辛行散，消食化积，尤善行气消胀，常用治食积气滞之脘腹胀满、疼痛等证；又降气化痰，用治咳喘痰多、胸闷气逆等。

【应用】

1. 食积气滞　本品味辛行散，消食化积之中，尤善行气消胀。用治食积气滞所致的脘腹胀满或疼痛、嗳气吞酸，常与山楂、神曲、陈皮等同用，如保和丸；若用治食积气滞兼脾虚者，方中再配白术，以攻补兼施，如大安丸。

2. 咳喘痰多，胸闷食少　本品降气消痰，常与白芥子、紫苏子同用，如三子养亲汤。

此外，古方中生用研服以涌吐风痰。

【用法用量】煎服，5～12g。炒后性缓，有香气，可避免生品服后恶心的副作用，长于消食。

【使用注意】本品辛散耗气，故气虚及无食积、痰滞者慎用。

【现代研究】

1. 化学成分：莱菔子含莱菔素、芥子碱、脂肪油（油中含大量芥酸、亚油酸、亚麻酸）、β-谷甾醇、糖类及多种氨基酸、维生素等。

2. 药理作用：能增强离体兔回肠节律性收缩和抑制小鼠胃排空，另有抗菌、祛痰、镇咳、平喘、改善排尿功能及降血压、降低胆固醇、防止动脉硬化等作用。

莱菔根

【原文】 莱菔根甘，下气消谷，痰癖咳嗽，兼解面毒。

【详注】 莱菔根味甘，能消食清热而止渴，降气化痰而止咳，常用治谷食积滞引起的脘腹胀满、消渴，以及痰饮停于胁下之喘满、咳嗽等。

莱菔根为十字花科植物莱菔的新鲜根。又称萝卜根。味甘、辛，性微寒。归肺、脾、胃经。功能消食化积，降气化痰。本品性善清降，能清热消食而止渴，降气化痰而止咳，用治食积、痰滞、消渴等兼气机不畅者；并有止血的作用，可治吐血、衄血、咳血、肠风便血等出血证。此外，本品亦可治淋病、白浊，外用可治损伤瘀肿、疮疡、烫伤及冻疮初起等。熟食之能温中、补不足，可用治劳嗽痰血，故有"生克熟补"之说。

【应用】

1. 食积气滞，胸腹胀满 本品消食化积，用治食积气滞所致之脘腹胀满或疼痛、嗳气吞酸，常配山楂、神曲、陈皮等同用。

2. 痰湿内盛，咳嗽喘满 本品降气消痰止咳，常配白芥子、紫苏子等同用。

【用法用量】 捣汁饮，30~90g，或煮熟食之。

【使用注意】 脾胃虚寒者不宜生食。

【现代研究】

1. 化学成分：含莱菔苷、芥子油苷、芥酸、亚油酸、亚麻酸、糖类、维生素C及多种氨基酸等成分。

2. 药理作用：有抗菌、抗病毒、抗癌、防止胆石形成等作用。

鸡内金

【原文】 鸡内金寒，溺遗精泄，禁痢漏崩，更除烦热。

【详注】 鸡内金运脾消食力强，用治各种食积不化及小儿脾虚疳积证。尚有固精止遗、化坚消石之功，可治遗精、遗尿、结石症等。

鸡内金为雉科动物家鸡的砂囊角质内壁。味甘，性平。归脾、胃、小肠、膀胱经。功能消食健胃，涩精止遗。本品既善磨谷消积，又善健脾强胃，用治各种食积或食滞兼脾虚及小儿疳积等证。尚能固精止遗、化坚消石，用治肾虚遗尿、遗精及肝胆、泌尿系结石症。

【应用】

1. 饮食积滞，小儿疳积　本品有较强的消食化积作用，并能健运脾胃，故广泛用于各种食积证。单用研末服，或配山楂、麦芽等同用。

2. 肾虚遗精、遗尿　本品固精缩尿止遗，用治肾虚遗精、遗尿，可配伍补肾固精缩尿药同用。

3. 砂石淋证，胆结石　本品入膀胱经，有化坚消石之功，常与金钱草同用。

【用法用量】煎服，3～10g；研末服，每次1.5～3g。研末用效果比煎剂好。

【现代研究】

1. 化学成分：鸡内金含胃激素、角蛋白、微量胃蛋白酶、淀粉酶、多种维生素与微量元素及18种氨基酸等。

2. 药理作用：增强胃运动功能，提高胃液分泌量、酸度和消化力；增强胃蛋白酶、胰脂肪酶活性；加强膀胱括约肌收缩，减少尿量，提高醒觉。

阿　魏

【原文】阿魏性温，除癥破结，止痛杀虫，传尸①可灭。

【详注】阿魏性温，具有消积杀虫、化癥散痞之功，常用治癥瘕结聚痞块及虫积、肉积、心腹冷痛等。

注：①传尸：指能互相传染的消耗性疾患，如肺痨等。

阿魏为伞形科植物阿魏、新疆阿魏、宽叶阿魏的树脂。味苦、辛，性温。归肝、脾、胃经。功能化癥散痞消积，杀虫。本品能消食化滞，尤善治肉食积滞；又化癥散痞消积，用治癥瘕、痞块等。

【应用】

1. 肉食积滞　本品有消食化滞之功。可治各种食积，尤善治肉食积滞，常配伍山楂、黄连、连翘同用。

2. 癥瘕，痞块 本品苦泄辛温行散，有化癥散痞之功，用治腹中痞块、瘀血癥瘕等证，常配白芥子、三棱等同用；亦可配伍雄黄、肉桂、乳香等同用，制成硬膏外敷。

此外，本品还可用治疟疾、痢疾。

【用法用量】内服，1~1.5g，多入丸、散，不宜入煎剂。外用适量，多入膏药。

【使用注意】脾胃虚弱及孕妇忌用。

【现代研究】

1. 化学成分：阿魏含挥发油 20.74%，其中部分硫醚化合物是其特殊臭味的来源。另含香豆精类化合物，树脂中含阿魏酸、阿魏酸酯等。

2. 药理作用：对动物肠管等多种器官平滑肌有舒张作用，有较强的抗炎活性，并可抗过敏和免疫；抗生育，对孕兔离体子宫呈兴奋作用。

【小结】

表 9-1　消食药简表

药名	性味归经	功效	主治	性能作用特点
山楂	酸、甘，微温。归脾、胃、肝经	消食化积，行气散瘀	肉食积滞；泻痢腹痛，疝气痛；产后瘀阻腹痛、痛经	健脾和中，消积化滞，善治油腻肉食积滞，又行气散瘀止痛
神曲	甘、辛，温。归脾、胃经	消食和胃	饮食积滞证	消食健脾开胃，尤宜米面及酒食陈腐食积
麦芽	甘，平。归脾、胃、肝经	消食健胃，回乳消胀，疏肝解郁	饮食积滞证；断乳，乳房胀痛	消食化积，善消淀粉性食积，又兼回乳消胀，疏肝解郁
谷芽	甘，平。归脾、胃经	消食健胃	谷面积滞及脾虚食少，消化不良	消食和中，作用和缓，助消化而不伤胃气

续表

药名	性味归经	功效	主治	性能作用特点
莱菔子	辛、甘、平。归脾、胃、肺经	消食除胀，降气化痰	食积气滞；咳喘痰多，胸闷食少	味辛行散，消食化积，尤善行气消胀，又降气化痰
莱菔根	甘，微寒。归肺、脾、胃经	消食化积，降气化痰	食积胀满；咳嗽喘满	消食，下气，化痰，又清热生津
鸡内金	甘，平。归脾、小肠、膀胱经	消食健胃，涩精止遗	饮食积滞，小儿疳积；肾虚遗精、遗尿；砂石淋证，结石	消食化积力强，并健运脾胃，又固精缩尿止遗，兼可化坚消石
阿魏	苦、辛，温。归肝、脾、胃经	化癥散痞消积，杀虫	癥瘕、痞块；肉食积滞	消食化滞，尤善治肉食积滞，又化癥散痞

（魏名卓）

第十章　驱虫药

凡以毒杀驱除人体肠道寄生虫为主要作用，用治虫证的药物，称为驱虫药。

本类药以主入脾、胃、大肠经为其性能特点。主要作用是驱虫，对人体肠道寄生虫虫体有杀灭或麻痹作用，促使其排出体外，部分药兼有行气、消积、润肠等作用。适用于蛔虫病、绦虫病、蛲虫病、钩虫病及姜片虫病等多种肠道寄生虫病，部分尚可用于食积气滞、小儿疳积、便秘等。

使君子

【原文】使君曰温，消疳消浊，泻痢诸虫，总能除却。

【详注】使君子性温，功善杀虫，用治诸虫证，尤为驱杀蛔虫的要药；又兼能健脾消疳，为治小儿疳积的常用药。

使君子为使君子科植物使君子的干燥成熟果实。味甘，性温。归脾、胃、小肠经。功能驱虫消积。本品甘温益脾胃，作用缓和，有良好的驱杀蛔虫作用，又健脾消疳，且性滑利，具有缓慢的通肠之功而消积通便，为驱蛔要药。因其味甜，故尤宜于治疗小儿蛔虫疳积证。

【应用】

1. 蛔虫病　本品味甘气香而不苦，性温又入脾、胃经，有良好的驱杀蛔虫作用，为驱蛔要药，尤宜于小儿蛔虫所致的疳疾。轻证单用本品炒香嚼服；因其作用缓和，重证需与苦楝皮、槟榔等同用，如使君子散。若与百部、槟榔、大黄等同用，亦可用治蛲虫病。

2. 小儿疳积　本品甘温，既能驱虫，又能健脾消疳。用治小儿疳积面色萎黄、形瘦腹大、腹痛有虫者，常与槟榔、神曲、麦芽等同用，如肥儿丸。

【用法用量】煎服，9~12g，捣碎；取仁炒香嚼服，6~9g。小儿每岁

1~1.5粒，1日总量不超过20粒。空腹服用，每日1次，连用3日。

【使用注意】大量服用能引起呃逆、眩晕、呕吐、腹泻等反应。若与热茶同服，亦能引起呃逆、腹泻，故服用时当忌饮茶。

【现代研究】

1. 化学成分：主含使君子酸、苹果酸、棕榈酸、油酸、硬脂酸、花生酸、胡芦巴碱、氨基酸及甾醇、脂肪油等成分。

2. 药理作用：可驱蛔、驱蛲、抑真菌、升高血压。此外，还能增加小鼠自发活动次数。

苦楝皮

【原文】楝根性寒，能追诸虫，疼痛立止，积聚立通。

【详注】苦楝皮性寒，功善杀虫，能驱杀多种肠道寄生虫，适用于蛔虫、钩虫等引起的腹痛、呕吐清水等。

苦楝皮为楝科植物楝或川楝的干燥树皮及根皮。味苦，性寒。有毒。归肝、脾、胃、小肠经。功能杀虫，疗癣。本品苦寒，有可靠的杀虫作用，常用治诸虫腹痛之证。外用除杀虫外，还能苦寒燥湿止痒，故煎汤洗或研末敷，适于治疗疥疮、头癣、湿疮、湿疹瘙痒等证。

【应用】

1. 蛔虫病，蛲虫病，钩虫病　本品苦寒有毒，有较强的杀虫作用，可用治多种肠道寄生虫病，为广谱驱虫中药。治蛔虫证，可单用水煎、煎膏或制成片剂、糖浆服用；亦可与使君子、槟榔、大黄等同用，如化虫丸。与百部、乌梅同煎，取浓液于晚间作保留灌肠，可治蛲虫病。与石榴皮同煎服之，可治钩虫病。

2. 疥癣，湿疮　本品能清热燥湿、杀虫止痒。用治疥疮、头癣、湿疮、湿疹瘙痒等证，可单用本品为末，用醋或猪脂调涂患处。

【用法用量】煎服，3~6g；有效成分难溶于水，需文火久煎。外用适量。

【使用注意】本品有毒，不宜过量或持续服用。孕妇慎用。肝肾功能不正常者禁用。

【现代研究】

1. 化学成分：含川楝素、苦楝酮、苦楝萜酮内酯、苦楝萜醇内酯、苦楝萜酸甲酯、苦楝子三醇等成分。

2. 药理作用：可驱蛔、驱蛲、抗血吸虫、抗真菌、抗肉毒中毒。此外，还能抑制呼吸，使兔肠肌肌张力及收缩力增加，有组胺样或组胺释放作用。

槟　榔

【原文】槟榔辛温，破气杀虫，祛痰逐水，专除后重①。

【详注】槟榔辛温，可驱杀诸虫，用治多种肠道寄生虫病，尤善治绦虫病；又行气导滞，且兼缓泻之性，适用于食积不消引起的泄泻、痢疾、腹痛后重等；能行气利水，可治水湿内停所致胸腹胀满、水肿脚气等。

注：①后重：指时时欲便而又便不下来，并有下坠的感觉。

槟榔为棕榈科植物槟榔的干燥成熟种子。味苦、辛，性温。归胃、大肠经。功能杀虫消积，行气，利水，截疟。本品驱虫谱广，并以泻下作用驱除虫体为其优点。用治绦虫病疗效最佳。其性下行，善行胃肠之气，消积缓泻，宜用于食积气滞之腹胀泻痢后重；又辛散温通，味苦降泄，有行气利水之功，气行则助水运，可治水湿内停诸证。另有截疟的功效，又可用治疟疾。

【应用】

1. 多种肠道寄生虫证 本品对绦虫、蛔虫、蛲虫、钩虫、姜片虫等多种肠道寄生虫有驱杀作用，并有缓泻作用。用治绦虫病疗效最佳，可单用，现代多与南瓜子同用，其杀绦虫疗效更佳。

2. 食积气滞，泻痢后重 本品辛散苦泄，入胃、大肠经，善行肠胃气滞，消积导滞，兼能缓泻通便。用治食积气滞、腹胀便秘等，常与木香、青皮等同用，如木香槟榔丸；用治湿热泻痢，常与黄连、芍药等同用，如芍药汤。

3. 水肿，脚气肿痛 本品既能利水，又能行气。用治水肿实证，二便不利，常配商陆、泽泻等同用；用治寒湿脚气肿痛，常配木瓜、陈皮等同用。

此外，尚有截疟作用，可用治疟疾，如截疟七宝饮。

【用法用量】煎服，3～10g。驱杀绦虫、姜片虫时，可用30～60g。生用力强，炒用力缓；鲜者优于陈久者。

【使用注意】脾虚便溏或气虚下陷者忌用。孕妇慎用。

【现代研究】

1. 化学成分：含槟榔碱、槟榔次碱、去甲基槟榔碱、去甲基槟榔次碱、槟榔副碱、高槟榔碱、鞣酸、脂肪油、脂肪酸、鞣质及槟榔红色素。

2. 药理作用：有驱虫、抗病原微生物、抗癌、降血压、拟胆碱作用，可促进唾液、汗腺分泌，增加肠蠕动，减慢心率。此外，对皮肤真菌、流感病毒、幽门螺杆菌均有抑制作用。

南瓜子

【原文】南瓜子温，杀虫无毒，血吸绦蛔，大剂吞服。

【详注】南瓜子甘平，无毒而无伤伐之弊，功善杀虫，用治绦虫、血吸虫、蛔虫等病，可单味生用或大剂量吞服。

南瓜子为葫芦科植物南瓜的种子。味甘，性平。归胃、大肠经。功能杀虫。本品可驱杀绦虫、蛔虫等肠道寄生虫而无攻伐之虞，能麻痹虫体的中后段节片，常与槟榔相须为用。大剂量亦可用治血吸虫病。

【应用】

绦虫病 本品甘平，杀虫而不伤正气，用治绦虫病，可单用新鲜南瓜子30～60g，研烂，加水、冰糖或蜂蜜调匀，空腹顿服；亦可与槟榔同用，则疗效更佳，先用本品研粉，冷开水调服60～120g，两小时后服槟榔60～120g的水煎剂，再过半小时，服玄明粉15g，促使泻下，以利虫体排出。

此外，南瓜子亦可用治血吸虫病，但需较大剂量（120～200g），长期服用。

【用法用量】研粉，60～120g，冷开水调服。

【现代研究】

1. 化学成分：含南瓜子氨酸、脂肪油、蛋白质、胡萝卜素及维生素A、维生素 B_1、维生素 B_2、维生素 C。其脂肪油中主要成分为亚麻仁油酸、油酸、硬脂酸等。

2. 药理作用：对牛肉绦虫或猪肉绦虫的中段和后段节片均有麻痹作用，对血吸虫幼虫有抑制和杀灭作用，能使成虫虫体萎缩、生殖器退化、子宫内虫卵减少，但不能杀灭。对膀胱刺激征有对症治疗作用。

雷 丸

【原文】 雷丸味苦，善杀诸虫，癫痫蛊毒，治儿有功。

【详注】 雷丸味苦，功专杀虫，能驱杀多种肠道寄生虫，适用于治疗虫积腹痛；又可消积，清心经积热，可治小儿疳积及惊啼、风痫等证。

雷丸为白蘑科真菌雷丸的干燥菌核。味苦，性寒。有小毒。归胃、大肠经。功能杀虫，消积。本品苦寒有小毒，能毒杀多种肠道寄生虫，使其虫体受到破坏，以驱除绦虫为主；又具消积除疳之力，用治小儿疳积；借其性寒，可清心经积热，热去则神安，可治小儿惊啼、风痫等证。

【应用】

1. 绦虫病，蛔虫病 本品驱虫面广，对多种肠道寄生虫均有驱杀作用，尤以驱杀绦虫为佳。用治绦虫病，可单用研末吞服，每次 20g，每日服 3 次，多数患者在第 2～3 日虫体全部或分段排出；用治蛔虫病，常与槟榔、牵牛子、苦楝皮等同用，如追虫丸。

2. 小儿疳积 本品具杀虫消积之功，主入阳明经以开滞消疳，常配伍使君子、鹤虱、榧子、槟榔各等份，为末，乳食前温米饮调下，如雷丸散；亦可配伍使君子、苍术，另以鸡蛋入药蒸食。

【用法用量】 入丸、散剂，15～21g。每次 5～7g，饭后温开水调服，每日 3 次，连服 3 日。

【使用注意】 因本品含蛋白酶，加热到 60℃ 左右时即易于破坏而失效，故不入煎剂。有虫积而脾胃虚寒者慎服。

【现代研究】

1. 化学成分：主要含雷丸素、雷丸蛋白酶等；还含麦角甾醇、雷丸多糖 S-4002、钙、铝、镁等成分。

2. 药理作用：可驱绦虫、抗炎、提高免疫功能、抗癌。此外，对阴道毛滴虫、猪蛔、蚯蚓及水蛭有一定杀灭作用。

鹤 虱

【原文】鹤虱味苦，杀虫追毒，心腹卒痛，蛔虫堪逐。

【详注】鹤虱味苦，功善杀虫，适用于治疗蛔虫、蛲虫、钩虫及绦虫等引发的虫积腹痛。

鹤虱为菊科植物天名精或伞形科植物野胡萝卜的干燥成熟果实。味苦、辛，性平。有小毒。归脾、胃经。功能杀虫消积。本品苦辛，苦降辛行，能除逆气。虫得辛则伏，得苦则下，故善治多种肠道寄生虫所致脘腹疼痛及小儿疳积等证。

【应用】

1. 虫积腹痛 本品有杀虫消积之功，可用治多种肠道寄生虫病。驱杀蛔虫、蛲虫，可单用本品作散剂服，或伍用苦楝皮、槟榔、使君子、芜荑、枯矾等，为末，酒煮面糊为丸；用治虫痛发作有时，口吐清水，可与胡粉、白矾、槟榔等同用。

2. 小儿疳积 本品驱虫面广，并能消疳，用治小儿疳积，可与胡粉、槟榔、苦楝皮、白矾等同用，如化虫丸；用治湿热蕴结之蛔疳，可与使君子、槟榔、木香等同用。

【用法用量】煎服，3~9g，或入丸、散。外用适量。

【使用注意】本品有小毒，服后可有头晕、恶心、耳鸣、腹痛等反应，故腹泻者忌用。南鹤虱有抗生育作用，孕妇慎用。

【现代研究】

1. 化学成分：天名精果实中含缬草酸、正己酸、油酸、右旋亚麻酸、三十一烷、豆甾醇及天名精内酯、天名精酮、天名精素、格瑞尼林、埃瓦林等。野胡萝卜果实含细辛醚、β-没药烯、巴豆酸、细辛醛、牻牛儿醇及胡萝卜醇等。

2. 药理作用：有驱虫、抗菌、抗惊厥、催眠、抗生育、扩冠及降温、降血压等作用。

榧 子

【原文】 榧实味甘，主疗五痔，蛊毒三虫①，不可多食。

【详注】 榧子味甘，功善杀虫消积，对多种虫积所致腹痛皆可取效。又润肠通便，可治痔疮、大便困难。但不可多服，恐致滑泄不禁。

注：①三虫：即指蛔虫、蛲虫、姜片虫。

榧子为红豆杉科植物榧的干燥成熟种子。味甘，性平。归肺、胃、大肠经。功能杀虫消积，润肠通便，润肺止咳。本品既能杀虫消积，又能润肠通便以促进排虫，且甘平而不易伤胃，善治虫积腹痛，尤其对绦虫、钩虫之效佳。又借其油润之性，入肺、大肠经，具有润肺止咳、润肠疗痔之功，可用治肺燥咳嗽及肠燥便秘等证。

【应用】

1. 虫积腹痛 本品杀虫消积，润肠通便，故可不与泻下药同用。又因其甘平而不伤胃，对蛔虫、钩虫、绦虫、姜片虫等多种肠道寄生虫引起的虫积腹痛有效。常与使君子、苦楝皮同用，治蛔虫病；单用或与槟榔、贯众同用，治钩虫病；与槟榔、南瓜子同用，治绦虫病。

2. 肠燥便秘 本品甘润平和，入大肠经，有润肠通便之效。用治痔疮便秘，可单用炒熟嚼服；用治肠燥便秘，亦可与大麻仁、郁李仁、瓜蒌仁等同用。

3. 肺燥咳嗽 本品甘润入肺，能润肺燥止咳嗽。但力弱，以轻症为宜，可与川贝母、瓜蒌子、炙桑叶、沙参等养阴润肺止咳药同用。

此外，可治丝虫病，以榧子肉与血余炭调蜜为丸服，4 天为 1 疗程，经 1～2 个疗程，常使微丝蚴转阴。

【用法用量】 煎服，10～15g；炒熟嚼服，每次 15g。入煎服宜生用。

【使用注意】 大便溏薄、肺热咳嗽者不宜用。服榧子时，不宜食绿豆，以免影响疗效。

【现代研究】

1. 化学成分：含不饱和脂肪酸、亚油酸、硬脂酸、油酸，并含麦朊、甾醇、草酸、葡萄糖、多糖、挥发油、鞣质等。

2. 药理作用：可驱绦虫、钩虫、猪蛔，对蚯蚓、血吸虫尾蚴、蚂蟥有毒性作用；此外，日本产�榧子所含生物碱可使子宫收缩，民间用于坠胎。

芜 荑

【原文】芜荑味辛，驱邪杀虫，痔瘘癣疥，化食除风。

【详注】芜荑味辛，有杀虫消积之功，适用于虫积腹痛及小儿疳积；借其辛散苦燥之性，又可祛风除湿，外用可治痔疮、瘘管及疥癣、恶疮等。

芜荑为榆科植物大果榆果实的加工品。味辛、苦，性温。归脾、胃经。功能杀虫消积。本品偏走脾、胃经，辛行苦下，具杀虫消积之功，故善治虫积腹痛及小儿疳积等证；又辛散祛风，苦燥湿邪，故外用亦可治疥癣、恶疮等。

【应用】

1. 虫积腹痛 本品具杀虫消积之功，用治蛔虫、蛲虫、绦虫之面黄、腹痛，可单用本品和面粉炒成黄色，为末，米饮送服；亦可与槟榔、木香研末，石榴根煎汤送服。

2. 小儿疳积 本品既能杀虫止痛，又能消积疗疳，可与使君子、夜明砂、白术、人参等同用，治疗小儿疳积腹痛有虫、消瘦泄泻者，如布袋丸。

此外，本品研末，用醋或蜜调涂患处，用治疥癣瘙痒、皮肤恶疮。

【用法用量】煎服，3~10g；入丸、散，每次2~3g。外用适量，研末调敷。

【使用注意】脾胃虚弱者、肺及脾燥热者忌服。

【现代研究】

1. 化学成分：含鞣质、糖类等成分。

2. 药理作用：可驱虫、抗疟；体外对猪蛔虫、蚯蚓、蚂蟥皆有显著杀灭效力。此外，对堇色毛癣菌、奥杜盎氏小芽孢癣菌等 12 种皮肤真菌有不同程度的抑制作用。

【小结】

表 10 - 1　驱虫药简表

药名	性味归经	功效	主治	性能作用特点
使君子	甘，温。归脾、胃、小肠经	驱虫消积	蛔虫病；小儿疳积	善驱蛔虫，又消积
苦楝皮	苦，寒。有毒。归肝、脾、胃、小肠经	杀虫疗癣	蛔虫病，蛲虫病，钩虫病；疥癣湿疮	毒性较强，驱杀蛔虫、钩虫、蛲虫
槟榔	苦、辛，温。归胃、大肠经	杀虫消积，行气利水，截疟	肠道寄生虫诸证；食积气滞、泻痢后重；水肿，脚气	能驱杀多种寄生虫，尤善驱杀绦虫，又消积，行气，利水，截疟
南瓜子	甘，平。归胃、大肠经	杀虫	绦虫病	善驱杀绦虫，甘平不伤正
雷丸	苦，寒。有小毒。归胃、大肠经	驱虫	绦虫证，蛔虫证；小儿疳积	善驱杀绦虫，又驱杀钩虫、蛔虫
鹤虱	苦、辛，平。有小毒。归脾、胃经	杀虫消积	虫积腹痛；小儿疳积	苦降辛行，善杀诸虫，消积
榧子	甘，平。归肺、胃、大肠经	杀虫消积，润肠通便，润肺止咳	虫积腹痛；肠燥便秘；肺燥咳嗽	杀虫消积，又质润平和，润肠通便，润肺止咳
芜荑	辛、苦，温。归脾、胃经	杀虫消积	虫积腹痛；小儿疳积	辛行苦下，杀虫消积，又祛风燥湿

（高明珠、王欣航）

第十一章　止血药

凡以制止体内外出血为主要功效，主治各种出血病证的药物，称为止血药。

本类药物因功效不同，故性能亦有异。如凉血止血药药性多苦寒，温经止血药与化瘀止血药药性多辛温，收敛止血药多性平味涩，主入心、肝、脾经，主要作用是止血，适用于治疗咳血、衄血、吐血、便血、尿血、崩漏及外伤出血等体内外各种出血病证。

大、　小　蓟

【原文】大小蓟苦，消肿破血，吐衄咯唾，崩漏可啜。

【详注】大蓟、小蓟味苦，能活血消肿、凉血止血，常用治吐血、衄血、咳血、尿血及崩漏下血等多种出血病证。

大蓟和小蓟分别为菊科草本植物大蓟和菊科草本植物刺儿菜或刻叶刺儿菜的全草及根。味甘、苦，性凉。归心、肝经。功能凉血止血，解毒消肿。二者均为甘凉清解之品，善治血热妄行引起的咳血、衄血、咯血、尿血、崩漏出血及热毒疮痈等。但小蓟兼有利尿作用，以治尿血、血淋尤宜；大蓟散瘀消痈之力略强。

【应用】

1. 血热出血证　大蓟、小蓟性凉，功能凉血止血，主治血热所致的各种出血病证，可单用捣汁服，或与其他凉血止血药配伍，如十灰散，二者与白茅根、侧柏叶、牡丹皮等同用。小蓟兼能利尿通淋，故以治尿血更为多用，常配清热泻火、利尿通淋之品，如小蓟饮子，以之与生地、滑石、淡竹叶等同用。

2. 热毒疮痈　大蓟、小蓟能清热解毒，兼能散瘀消肿，用治热毒疮痈初起肿痛之证，可单用鲜品捣烂敷患处，也可配伍其他清热解毒药同用。

【用法用量】煎服，10～15g，鲜品可用30～60g。外用适量，捣敷患处。鲜品凉血消痈，治血热出血及热毒痈肿效佳，炒炭用专于止血。

【使用注意】因本品寒凉易伤脾胃之阳气，故脾胃虚寒者慎用。

【现代研究】

1. 化学成分：大蓟含柳穿鱼叶苷、蒙花苷、甾醇类、生物碱、黄酮及挥发油、多糖等成分；小蓟含蒙花苷、原儿茶酸、绿原酸、咖啡酸、芹菜素、黄酮苷、有机酸及甾醇类、氯化钾等成分。

2. 药理作用：大蓟具有止血、缩短凝血时间、降血压、抗肿瘤、抗病毒、抑菌、消炎、利尿及抑制心脏等作用；小蓟有止血、降脂、利胆、兴奋子宫、降血压、兴奋心脏、消炎、镇静、利尿等作用。

地　榆

【原文】地榆沉寒，血热堪用，血痢带崩，金疮①止痛。

【详注】地榆性寒，能凉血止血、清热解毒、敛疮止痛，主治血热出血证，如血痢、崩漏、带下及金疮出血、疼痛等证。

注：①金疮：即金属器刃损伤肢体所致的创伤，或伤后感染毒邪溃烂成疮。

地榆为蔷薇科草本植物地榆或长叶地榆的根。味苦、酸，性微寒。归肝、胃、大肠经。功能凉血止血，解毒敛疮。本品寒清苦降而酸涩，能凉血泄热、收敛止血，善治下焦血热所致的出血证。此外，研末麻油调外敷，有泻火解毒敛疮的作用，为治烫伤之要药，并治刀伤、疮疡肿毒、湿疹及皮肤溃烂等，可减少伤口渗出液，减轻疼痛，促进愈合。

【应用】

1. **血热出血证**　本品苦寒入血分，长于泄热而凉血止血；其味涩，又能收敛止血，可用治多种血热出血之证。又因其性下降，故尤宜于下焦血热之便血、痔血、崩漏之证，常与其他清热凉血止血之品配伍，如与槐角、黄芩等同用。本品功能清热解毒、凉血涩肠而止痢，对于血痢不止者亦有良效。

2. **烫伤，湿疹，疮疡痈肿**　本品苦寒能泻火解毒，味涩能敛疮，为治水火烫伤之要药。用治湿疹及皮肤溃烂，可以本品浓煎外洗，或用纱布浸药外敷，亦可配煅石膏、枯矾研末外掺患处。本品清热凉血，又能解毒消肿，用治疮疡痈肿，无论成脓与否均可选用。若初起未成脓者，可单用地榆煎汁浸洗，或湿敷患处；若已成脓者，可用单味鲜地榆，或配伍其他清热解毒药，捣烂外敷局部。

【用法用量】煎服，10～15g，大剂量可用至30g。或入丸、散。外用适量。止血多炒炭用，解毒敛疮多生用。

【使用注意】本品性寒苦涩，凡虚寒性便血、下利、崩漏及出血有瘀者慎用。对于烧烫伤患者，不宜大面积使用地榆制剂外涂，以防其所含鞣质被大量吸收而引起中毒性肝炎。

【现代研究】

1. 化学成分：主要含鞣质、黄烷－3－醇衍生物、酚酸性化合物、三萜皂苷类成分。

2. 药理作用：可缩短出凝血时间、收缩血管；促进烧伤、烫伤及伤口的愈合；可降低毛细血管的通透性、减少渗出、减轻组织水肿、降低感染及死亡率；可抑制伤寒杆菌、脑膜炎双球菌、钩端螺旋体及某些致病真菌；有促进细胞免疫调节功能，抗肿瘤、抗氧化、抗过敏、消炎、促进造血、抗实验性腹泻、镇静等作用。

槐　花

【原文】槐花味苦，痔漏[①]肠风[②]，大肠热痢，更杀蛔虫。

【详注】槐花味苦，能凉血止血、疏风清热，可用于治疗痔漏肛门出血、肠风下血及大肠有热之痢疾，并有杀蛔虫的作用。

注：①痔漏：即肛漏，指因肛门周围痈疽破溃久不愈合，或由肛管直肠内壁的感染所形成的一种瘘管。

②肠风：指以便血为主症的疾病。

槐花为豆科乔木槐树的花蕾。味苦，性寒。归肝、大肠经。功能凉血止血，清肝泻火。本品苦寒泄热，善清泻大肠之火热而凉血止血，尤以下消化道出血之痔血、便血为擅长，并且能治疗大肠有热之痢疾。还有清泻肝火之功，善治肝火上炎之证。此外，古人认为槐花有杀肠道蛔虫作用。

【应用】

1. 血热出血证 本品味苦性寒，功能凉血止血，凡血热所致的各种出血证，均可选用。因其归大肠经，善清泻大肠之火热而止血，故对痔血、便血等下部出血最为适宜，常与地榆、栀子等清热凉血药同用。

2. 目赤，头痛 本品味苦性寒，长于清泻肝火，适用于肝火上炎所导致的目赤、头胀头痛及眩晕等证，可用单味煎汤代茶饮，或配伍夏枯草、菊花等清肝火的药物同用。

【用法用量】 煎服，10～15g。止血多炒炭用，清热泻火宜生用。

【使用注意】 脾胃虚寒者慎用。阴虚发热而无实火者慎用。

【现代研究】

1. 化学成分：含芸香苷、槐花甲素、槐花乙素、槐花丙素、槲皮素、芦丁、异鼠李素等黄酮类、甾类、萜类及鞣质成分。

2. 药理作用：可止血、消炎、抑菌、抗病毒，减少毛细血管的通透性及脆性，缩短出血时间；可增强毛细血管的抵抗力；并可降血压，降血脂，降血糖，抗氧化，防治动脉硬化，扩张冠状血管，改善心肌循环，降低心肌收缩力，减慢心率。

槐 实

【原文】 槐实味苦，阴疮①湿痒，五痔肿痛，止血极荞。

【详注】 槐实味苦，有清热，凉血，燥湿的作用。常用治前阴生疮流黄水瘙痒、五种痔疮肿痛证。本品有较强的止血功能。

注：①阴疮：外阴部溃烂，或成溃疡，脓血淋漓，或疼痛，或瘙痒的一种病症。

槐实为豆科乔木植物槐树的果实。味苦，性微寒。归肝、大肠经。功能凉血止血，润肠通便，清肝火。本品苦降燥湿，寒能泄热，既能清肠止血，又有燥湿的作用，可治肠风血热引起的五种痔疮肿痛、便血及阴疮、湿痒等。此外，本品还能清肝泻火，用治肝火上炎等证。

【应用】

便血与痔疮肿痛 本品广泛用于血热妄行所致之多种出血证，用治由大肠火盛引发的便血及痔疮肿痛，多与栀子并用，亦可加入黄连、黄柏；如配百草霜为末服，治吐血；配蒲黄，治鼻衄；配芍药、枳壳、甘草，治血痢；配白茅根、大蓟、小蓟，治尿血。

此外，本品还能清泻肝火，治肝火上炎的头痛、目赤、眩晕，宜与黄芩、菊花、夏枯草等同用。

【用法用量】煎服，3～15g；或入丸、散。外用适量，研末调敷。清热凉血者生用，止血宜炒炭用。

【使用注意】本品味苦性寒，易伤脾胃，脾胃虚寒、大便溏薄者忌用。

【现代研究】

1. 化学成分：含染料木素、芸香苷、槐属黄酮醇苷、槐属苷等成分。

2. 药理作用：可抗菌、抗病毒、抗炎；其提取液有提高小鼠血糖作用；其所含芸香苷还可抑制眼醛糖还原酶。

侧柏叶

【原文】侧柏叶苦，吐衄崩痢，能生须眉，除湿之剂。

【详注】侧柏叶味苦，有凉血止血的作用，可治吐血、衄血、崩漏下血、血痢等血热妄行之证；并能去头面湿热，使脱落之须眉、毛发生长。

侧柏叶为柏科乔木植物侧柏的嫩枝及叶。味苦、涩，性微寒。归肺、肝、大肠经。功能凉血止血，化痰止咳。本品苦能燥湿、涩能收敛、寒能清热，既能凉血止血，又能清血分湿热，善治各种出血证，尤以血热者为宜，并能使因血热脱落的须眉重生，阴虚有热的须发早白变黑。此外，本品尚有清肺化痰止咳的作用。研末调涂或制成酊剂外搽还可治水火烫伤。

【应用】

1. 血热出血证 本品苦涩性寒，善清血热，兼能收敛止血，为治各种出血病证之要药。尤以治疗血热出血病证为宜。单用有效，或配其他凉血止血之品，如四生丸，以之与荷叶、生地黄等同用。

2. 肺热咳嗽 本品苦寒清泄，长于清肺热、化痰止咳，适用于治疗肺热咳嗽痰多者，可单味应用，或配贝母、瓜蒌等清热化痰药同用。

此外，本品外用可治烫伤及脱发。

【用法用量】 煎服，10～15g；外用适量。止血多炒炭用，化痰止咳宜生用。

【使用注意】 久服、多服易致胃脘不适及食欲不振。

【现代研究】

1. 化学成分：含挥发油，油中主要为侧柏烯、侧柏酮、小茴香酮、蒎烯、石竹烯、柏木脑、乙酸松油脂等，并含有黄酮类化合物、有机酸、树脂、鞣质等。

2. 药理作用：有止血、抗炎作用，能明显缩短出凝血时间；另有镇咳、祛痰、平喘、抑菌、抗结核、镇静及轻度降压作用。

白茅根

【原文】 茅根味甘，通关逐瘀，止吐衄血，客热可去。

【详注】 白茅根味甘，能通关窍、祛瘀血、清血热，用于治疗血热妄行所致的吐血、衄血及胃热烦渴等。

白茅根为禾本科草本植物白茅的根茎。味甘，性寒。归肺、胃、膀胱经。功能凉血止血，清热利尿，清肺胃热。本品能清肺、胃、膀胱之热，善治热性病引起的各种出血证及水肿、小便不利等。其味甘性寒，除清热外尚能养阴生津而止渴，故还可治热病烦渴、胃热呕吐、肺热咳嗽等。

【应用】

1. 血热出血证　本品能清血分之热而凉血止血，凡吐血、衄血、咳血、尿血、崩漏等多种血热出血之证，皆可应用。因其性寒降，入膀胱经，能清热利尿、导热下行，故对膀胱湿热蕴结而致尿血、血淋之证，尤为适宜，可单用茅根煎汁或鲜品捣汁服用有效，或配伍其他止血药同用以增强疗效。

2. 热淋，水肿，黄疸　本品能清热利尿通淋，有利水而不伤阴的特点，为治湿热淋证、水肿之良品。治热淋、水肿、小便不利，可单用本品煎服，也可与其他清热利尿药同用；治湿热黄疸，常配茵陈、栀子等清热利湿退黄药同用。

3. 胃热呕吐，肺热咳嗽　本品甘寒，归肺、胃经，既能清胃热而止呕，又能清肺热而止咳。用治胃热呕吐，常与芦根、竹茹等清胃热、降逆止呕药同用；用治肺热咳嗽，常配清肺化痰、止咳之品，如与桑白皮同用。

【用法用量】煎服，15～30g，鲜品加倍。清热凉血、利尿退黄多生用，止血亦可炒炭用。

【使用注意】脾胃虚寒及溲多不渴者忌服。

【现代研究】

1. 化学成分：含有白茅素、芦竹素、印白茅素、羊齿醇等三萜烯类，有机酸，甾醇，糖类化合物，钾，钙等。

2. 药理作用：可促凝血，显著缩短出凝血时间，明显缩短兔血浆复钙时间；生品止血作用优于茅根炭，有利尿作用；煎液对宋氏痢疾杆菌、弗氏痢疾杆菌有轻度的抑制作用；并有消炎、抗病毒、解酒毒、镇痛、降血糖、降血压、抗肿瘤等作用。

附药：白茅花

白茅花为禾本科植物白茅的花穗。味甘，性温。功能活血止血，消瘀止痛，止血疗伤。主要用治吐血、衄血等证。煎服，9～15g。外用适量，塞鼻。

百草霜

【原文】百草霜温，止血功良，化积止泻，外用疗疮。

【详注】百草霜性温，具有止血的作用，用于治疗吐衄下血及外伤出血等证有较好的疗效。本品还兼能化积止泻，可止食积泻痢。外用又能治咽痛口疮等。

百草霜为稻草、麦秸、杂草燃烧后附于锅底或烟囱内的黑色烟灰。味辛，性温。归肺、胃、大肠经。功能收敛止血，消积止泻。本品善治吐血、衄血、便血、血崩、带下、食积、痢疾、黄疸、咽喉肿痛、口舌生疮、白秃头疮、外伤出血等。

【应用】

1. 衄血吐血，崩漏下血　本品为收敛止血药，单用或随证配伍。如治衄血不止、齿缝出血，可单用本品吹之或掺之。治崩漏下血偏血热者，配地榆、黄连煎服；若血崩大脱偏于虚寒者，常配炮姜、人参煎汤饮。

2. 积滞泻痢 本品能消积化滞、涩肠止泻，用治食积泻痢，常与山楂、神曲、木香等同用；治血痢，常配黄连、木香为末，粥引调下。与巴豆霜同用，尚可疗小儿食积痞膨。

【用法用量】煎服，3~9g；或入丸、散剂，1~3g。外用适量，研末撒，或调敷。

【使用注意】阴虚内热者慎服。

三 七

【原文】三七性温，止血行瘀，消肿定痛，内服外敷。

【详注】三七性温，有止血行瘀，消肿定痛的作用，对于人体内外的各种出血证，如吐血、衄血、血痢、便血、崩漏下血、外伤出血，以及跌仆损伤瘀血作痛等证，不论内服或外敷，均有良效。

三七为五加科植物三七的根。味甘、苦，性温。归肝、胃经。功能化瘀止血，活血定痛。本品具有止血不留瘀，化瘀而不伤正的优点。善治体内外各种出血证，尤以有瘀滞者为宜，诚为血证良药；又适用于出血兼有瘀滞之证及跌打损伤等证，为伤科要药。此外，因其具有化瘀之功，常用治冠心病心绞痛及脑出血后遗症等。

【应用】

1. 体内外各种出血证 本品入肝经血分，功善止血，又能化瘀。对人体内外各种出血，无论有无瘀滞，均可应用，尤以有瘀滞者为宜。于凉血止血、收敛止血等方中配伍本品，既可助其止血之效，又可防其留瘀之弊。

2. 跌打损伤，瘀滞肿痛 本品活血化瘀而消肿定痛，为治瘀血诸证之佳品，前人誉为金疮杖疮之圣药。凡跌打损伤、瘀血肿痛或筋骨折伤等，本品皆为首选药物。可单用为末，黄酒或白开水送服；或配伍其他活血消肿之品，其效更捷，如与红花、土鳖虫等同用。

此外，本品还有补虚强壮的作用，民间常以之与母鸡或猪肉炖服，治虚损劳伤。

【用法用量】多研末吞服，每次 1~3g；煎服，3~10g，亦可入丸、散。外用适量，研末外掺或调敷。

【使用注意】孕妇慎用。

【现代研究】

1. 化学成分：含三七皂苷、人参皂苷、七叶胆苷、五加皂苷、三七素、多糖、槲皮苷、槲皮素、β‐谷甾醇。

2. 药理作用：能缩短出血和凝血时间；抗凝、抑制血小板聚集、促进纤溶、降低全血黏度；降低血压，减慢心率，增加冠脉流量，降低心肌耗氧量，抗心律失常；加速消除运动性疲劳，增强体质，增加脑力和记忆力，抗衰老，抗疲劳；另有抗肿瘤、调节血脂、消炎及镇痛等作用。

茜　草

【原文】茜草味苦，便衄吐血，经带崩漏，损伤虚热。

【详注】茜草味苦，既能化瘀止血，又能凉血止血，宜治血热夹瘀所致的各种出血证。生用能行瘀血，可治跌打损伤、瘀血作痛及发热等。

茜草为茜草料草本植物茜草的根及根茎。味苦，性寒。归肝经。功能凉血化瘀止血，通经。本品苦能开泄，寒可清热，专行血分，具有生行熟止的特点。生品既能活血化瘀，又能通经；炒用能加强止血作用。故生用善治跌打损伤、血瘀经闭、风湿痹痛等；炒炭善治血热夹瘀的吐血、便血、衄血和月经过多、带下不止、崩漏等。

【应用】

1. 血热夹瘀之出血证　本品味苦性寒，专入肝经血分，既能凉血，又能化瘀，具有较好的止血作用，对于血热夹瘀的各种出血证尤为适宜。治疗血热咳血、吐血、衄血、尿血等，轻者可单用煎服，重者常配伍其他凉血止血之品，如十灰散，以之与小蓟、白茅根等同用。

2. 血瘀经闭，跌打损伤，风湿痹痛　本品能通经络、行瘀滞、利关节，可用治经闭、跌打损伤、风湿痹痛等血瘀经络闭阻之证，尤多用于妇科。治疗血瘀经闭，单用本品酒煎服，或配桃仁、红花、当归等活血通经之品；治疗跌打损伤，可单味泡酒服，或配三七、乳香、没药等活血疗伤之品；治疗痹病，也可单用浸酒服，或配伍独活、海风藤等祛风通络之品。

【用法用量】煎服，10～15g，大剂量可用30g。亦可入丸、散。止血炒炭用，活血通经生用或酒炒用。

【使用注意】脾胃虚寒者慎用。

【现代研究】

1. 化学成分：含环己肽系列物、蒽醌类、还原萘醌、酶类、萜类、多糖及β–谷甾醇等。

2. 药理作用：能缩短家兔凝血时间，止血、抗炎；有轻度抗凝血效应；另有兴奋子宫、抗肿瘤、抗氧化、护肝、升白细胞、抑菌、祛痰、镇咳、增加冠脉流量等作用。

蒲 黄

【原文】蒲黄味甘，逐瘀止崩，止血须炒，破血用生。

【详注】蒲黄味甘，既能破瘀血，治疗经闭不通和产后瘀血腹痛；又能收敛止血，治疗吐血、鼻衄、便血、崩漏等各种出血证。止血须炒用，破血宜生用。

蒲黄为香蒲科水生草本植物水烛香蒲、东方香蒲或同属植物的花粉。味甘，性平。归肝、心经。功能止血，化瘀，利尿通淋。本品甘缓不峻，性平无寒热之偏。生用气香辛散，能化瘀止血；炒炭性涩，能收涩止血，有止血而不留瘀的特点。善治内伤吐血、衄血、咯血、尿血、崩漏及创伤出血等证。并有活血通经、祛瘀止痛的作用，善治瘀血作痛的痛经、心腹诸痛或外伤肿痛等。此外，还可用于治疗血淋涩痛，具有化瘀止血、利尿通淋、止痛之功。

【应用】

1. 体内外各种出血证 本品长于收敛止血，兼有活血行瘀之功，为止血行瘀之良药，化瘀止血而无留瘀之弊，可用治体内外各种出血病证，且无论属寒属热、有无瘀滞皆宜。可单用冲服，亦可配伍其他止血药同用；治外伤出血，可单用外掺伤口。

2. 瘀滞痛证 本品能行血通经、消瘀止痛，凡跌打损伤、痛经、经闭、产后瘀痛、心腹疼痛等瘀血作痛者均可运用，尤为妇科所常用。每与化瘀止痛之品同用，如失笑散以之与五灵脂相须为用，治一切心腹之痛。

3. 血淋 本品既能止血，又能利尿通淋，故可用治血淋涩痛，常与利尿通淋之品配伍，如小蓟饮子以之与滑石、木通等同用。

【用法用量】煎服，3～10g。本品为花粉类药材，质地轻浮，入汤剂宜包煎。外用适量，研末外掺或调敷。止血多炒用，化瘀、利尿多生用。

【使用注意】本品能收缩子宫，故孕妇慎用。

【现代研究】

1. 化学成分：含柚皮素、槲皮素、异鼠李素、甾类、烷类、酸类、挥发油、氨基酸、脂肪油及多种糖。

2. 药理作用：可促凝血，抑制血小板黏附和聚集，抗血栓形成，抗动脉粥样硬化；对离体及在体子宫有兴奋作用；扩张血管，增加冠脉流量，抗心肌及脑缺血，改善微循环；另有降血压、调脂、利胆、解痉、镇痛、抗炎、抗过敏等作用。

花蕊石

【原文】花蕊石寒，善止诸血，金疮血流，产后血涌。

【详注】花蕊石善化瘀止血，可用于治疗刀、枪等所致外伤出血、产后大出血等多种出血病证。

花蕊石为变质岩类岩石蛇纹大理岩之石块。味酸、涩，性平。归肝经。功能化瘀止血。本品酸涩收敛，能行血散瘀，善治血瘀吐血、咯血、衄血、便血、妇女崩漏、产后大出血及跌打损伤、金疮出血等一切出血证。

【应用】

吐血咯血，血崩下血，外伤出血 本品辛能行散，质重性坠，为化瘀止血专药。如花蕊石散，用本品合童便以醋或酒调服，治内出血有瘀滞之证；大出血者，服后以独参汤补之；也可配三七、血余炭同用。外伤出血，单用研末或配白及、海螵蛸、煅牡蛎为散外敷。

【用法用量】煎服，10～15g，打碎先煎；研末服，每次1～1.5g。外用适量。

【使用注意】内无瘀滞者慎用。孕妇慎用。

【现代研究】

1. 化学成分：含碳酸钙和碳酸镁，并混有少量的铁盐、铝盐和少量的酸不溶物及多种微量元素。

2. 药理作用：具有止血作用；增强血中钙离子浓度，使血管致密，防止血浆渗出和促进血液凝固。

降　香

【原文】降香性温，止血行瘀，辟恶降气，胀痛皆除。

【详注】降香性温，止血行瘀；气芳香，善辟秽恶；质重，又能降气。凡是秽浊内阻、呕吐腹痛，以及气滞血瘀的胸胁胀痛和外伤出血等证，皆可应用。

降香为豆科植物降香檀的根部心材。味辛，性温。归肝、脾经。功能化瘀止血，理气止痛。本品气香辛散，温通行滞，色紫入血，故能止血，并可行瘀，有散瘀止血定痛之功，善治气滞血瘀的胸胁作痛及跌打损伤等。

【应用】

1. 瘀滞性出血证　本品能治咳血、吐血及外伤等多种瘀滞出血证，为伤科常用之品。多用于跌打损伤所致的外伤出血，可以本品研末外敷，亦可与其他化瘀止血之品同用。

2. 胸腹胁肋疼痛等多种疼痛证　常与活血行气止痛之品配伍应用。近年亦用于冠心病、心绞痛等。

【用法用量】煎服，9～15g。研末服，每次1～2g。外用适量。

【使用注意】阴虚火盛及血热妄行而无瘀滞者忌用。

【现代研究】

1. 化学成分：含异黄酮衍生物的单聚体、双聚体、肉桂烯类衍生物等，并含挥发油及多种微量元素。

2. 药理作用：降香挥发油有抗血栓、抗凝血、增加冠脉流量、减慢心率作用。降香的乙醇提取物有抗惊厥、镇痛和抗菌作用。黄酮类化合物具有抗氧化、抗癌、抗炎、镇痛和松弛血管等作用。

白　及

【原文】白及味苦，功专收敛，肿毒疮疡，外科最善。

【详注】白及味苦，能收敛生肌，最善于治疗疮痈肿毒等外科病证。

白及为兰科草本植物白及的块茎。味苦、甘、涩，性微寒。归肺、胃、肝经。功能收敛止血，消肿生肌。本品味涩质黏，苦泄寒清，为收敛止血之要药，以善止肺胃出血见长，故本品内服善治肺胃损伤的咳血、吐血、便血等。此外，本品微寒清热，入血分又有消肿敛疮生肌作用。外敷治疮痈肿毒，疮疡初起未成脓者，可使之消散；疮痈溃脓、久不收口者，可使之生肌收口。

【应用】

1. 体内外诸出血证　本品为收敛止血之要药，可用治咳血、衄血、吐血、便血及外伤出血等体内外诸出血证。治诸内出血证，用单味研末，糯米汤调服；治外伤或金创出血，可单味研末外掺或水调外敷。因其主归肺、胃经，故尤多用于肺、胃出血之证。治疗胃出血之吐血、便血，常配收敛止血、制酸止痛的海螵蛸；治疗肺痨咳血，常配化瘀止血的三七。

2. 痈肿疮疡，水火烫伤，手足皲裂，肛裂　本品寒凉苦泄，能消散痈肿；味涩质黏，能敛疮生肌，为外疡消肿生肌的常用药，内服与外用皆宜。治疗痈肿疮疡，初起可配伍清热解毒消痈之品，如与金银花、皂刺、乳香等同用；若疮痈已溃，久不收口者，单用本品研末外掺。治水火烫伤，可以本品研末，用油调敷，或以白及粉、煅石膏粉、凡士林调膏外用，能促进生肌结痂。治手足皲裂、肛裂，可以之研末，麻油调涂，能促进裂口愈合。

【用法用量】煎服，3～10g；大剂量可用至30g；亦可入丸、散。入散剂，每次用2～5g；研末吞服，每次1.5～3g。外用适量。

【使用注意】外感咳血、肺痈初起及肺胃有实热者忌服。不宜与乌头同用。

【现代研究】

1. 化学成分：含联苄类、二氢类、联菲类成分、二氢菲并吡喃等菲衍生物，并含蒽醌衍生物、有机酸、白及胶、淀粉、葡萄糖、挥发油、黏液质等。

2. 药理作用：可缩短凝血时间及抑制纤溶，有良好的局部止血作用。另有抗溃疡、预防肠粘连、抗肿瘤、抗休克、抗结核杆菌、调节免疫等作用。

仙鹤草

【原文】仙鹤草涩，收敛补虚，出血可止，劳伤能愈。

【详注】仙鹤草味苦涩，能收敛止血，用于吐血、鼻衄、崩漏、便血等证，有较好的疗效。又兼有补虚之功，用治脱力劳伤。

仙鹤草为蔷薇科多年生草本植物龙芽草的全草。又称龙芽草、脱力草。味苦、涩，性平。归肝经。功能收敛止血，止痢，杀虫。本品因其味涩收敛，故善治各种出血证及慢性泻痢等。本品兼能补虚，江浙一带以本品与大枣煎服，用治脱力劳伤证，故又有"脱力草"之名。此外，本品近年来还用治滴虫性阴道炎，有杀虫止痒之功。

【应用】

1. 各种出血证 本品功能收敛止血，广泛用于全身各部的出血之证。因其药性平和，大凡出血病证，无论寒热虚实，皆可应用。治疗血热妄行之出血证，可配生地黄、侧柏叶、牡丹皮等凉血止血之品；治疗虚寒性出血证，可与党参、熟地黄、炮姜、艾叶等益气补血、温经止血药同用。

2. 腹泻，痢疾 本品能涩肠止泻止痢，因本品药性平和，兼能补虚，又能止血，故对于血痢及久病泻痢尤为适宜，可单用本品水煎服，或与其他药物同用。

3. 滴虫性阴道炎等 以本品煎浓汁冲洗阴道，或制为栓剂置入；或取本品制成200%浓缩液，用带尾大棉球蘸满药液放置阴道穹窿之内，24小时后取出，治疗5~7次，均有较好效果。

此外，本品在民间又名"脱力草"，常以本品与大枣各30g煎服，治因劳力过度所致神疲乏力等症。

【用法用量】煎服，3～10g；大剂量可用至30～60g；外用适量。

【使用注意】外感初起，泄泻发热者忌用。

【现代研究】

1. 化学成分：含仙鹤草素、仙鹤草酚、仙鹤草内酯、仙鹤草醇、鞣质、黄酮类、有机酸类、挥发油及维生素 C、维生素 K 等。

2. 药理作用：仙鹤草粗制浸膏有促凝血和收缩血管作用，仙鹤草内酯可抑制肠蠕动；并有抑菌、消炎、调整心律、降血压、降血糖、抗氧化、镇痛等作用。仙鹤草酚有抗疟、抗癌及杀虫等作用。

附药：仙鹤草根

仙鹤草根为蔷薇科植物龙牙草等带有不定芽的根茎。味苦、涩，性平。功能杀虫。主要用治绦虫、滴虫性肠炎。制成粉剂、浸膏使用。

棕榈炭

【原文】棕榈子苦，禁泄涩痢，带下崩中，肠风堪治。

【详注】棕榈炭味苦、涩，善收敛，有涩肠止泻痢和止血的作用，可治久泻久痢、白带过多、崩漏及肠风下血等。

棕榈炭为棕榈科植物棕榈的叶柄的加工品。别名棕榈子。味苦、涩，性平。归肝经。功能收敛止血。本品涩能收敛，药性平和，无寒热之偏，功专收涩，善作用于下焦，有涩肠止泻、止血、止带的作用，可用于久泻、久痢、肠风下血及崩漏、带下等。

【应用】

多种出血证　本品为收敛止血之要药，可用于吐血、衄血、崩漏、便血、尿血等多种出血证，尤多用于崩漏。因其收敛性强，故以治出血而无瘀滞者为宜。可单味应用，或随证配伍相应药物，其效尤佳。治疗血热妄行之吐血、衄血、咳血，常与其他凉血止血药配伍，如十灰散以之与小蓟、栀子等同用；治疗脾不统血，冲任不固之崩漏下血，常配伍益气固涩之品，如固冲汤以之与黄芪、白术、煅龙骨等同用。

此外，本品苦涩收敛，且能止泻止带，尚可用于久泻久痢，妇女带下。

【用法用量】煎服，3～10g；研末服，1～1.5g。

【使用注意】吐血、崩漏、痔血初期及湿热下利脓血初发者忌用。

【现代研究】

1. 化学成分：含大量纤维素及鞣质。

2. 药理作用：棕榈炭粉的醇提物能收缩小鼠子宫，并有一定的凝血作用。

血余炭

【原文】人之头发，补阴甚捷，吐衄血晕，风惊痫热。

【详注】人之头发焖煅制炭，有补阴，止血，定惊的作用，可用于治疗吐血、衄血及吐衄过度引起的眩晕、小儿惊风、癫痫等病证。

血余炭为人发制成的炭化物。味苦，性平。归肝经。功能收敛止血。本品不仅能收敛止血，又能散瘀，故无留瘀之弊，可用于治疗吐血、咳血、鼻衄、尿血、便血、崩漏及血晕等多种出血证。因能补阴利尿，又可治小便不利、淋病尿血。

【应用】

多种出血证　本品苦涩性平，能收敛止血，兼能消瘀，有止血而不留瘀的特性，可用于各种出血之证。既可内服，也可外用；既可单用，亦可因证配伍使用。

此外，本品外用有生肌敛疮之功，善治疮疡溃后久不收口及水火烫伤等。还可用于治疗惊痫之证，但现临床已很少使用。

【用法用量】煎服，5～10g；研末服，1.5～3g。外用适量。

【使用注意】因本品煅后有焦发气味，易致恶心呕吐，故胃弱者慎用。

【现代研究】

1. 化学成分：人发的主要成分是一种优角蛋白及多种微量元素。血余炭含碳素、胱氨酸及脂类。

2. 药理作用：可缩短出凝血时间及血浆复钙时间，尚有一定抗菌作用。

卷 柏

【原文】卷柏味辛，癥瘕血闭，风眩痿躄①，更驱鬼疰②。

【详注】卷柏味辛，生用有破血的作用，可以消腹中瘀血积聚的癥瘕和治经闭；并治肝风头目眩晕，两足软弱、不能行走的痿躄及肺痨等病症。

注：①痿躄：以四肢软弱无力，尤以下肢痿弱、足不能行为主症的病症。

②鬼疰：即肺痨的一种。疰，指一种能互相传染的病。

卷柏为卷柏科植物卷柏的全草。味辛，性平。归肝经。功能活血祛瘀，止血。本品有破血的作用，可治妇女血瘀经闭、痛经、癥瘕积聚、痿躄、外伤瘀肿及肺痈等。炒用性涩，有止血作用，善治吐血、尿血、便血等多种出血证。

【应用】

1. 吐血，衄血，便血，尿血等证 本品有止血之功，可用于治疗各种出血证。如治疗吐血、衄血，每与生地、丹皮、仙鹤草等凉血止血药同用；治疗便血，可配伍侧柏叶、棕榈炭、地榆炭等；治疗尿血，可与白茅根、小蓟、血余炭等药同用。

2. 血瘀经闭，癥瘕 本品有活血祛瘀之功，能治腹中瘀血癥瘕及经闭，常配伍当归、川芎、桃仁、红花等活血化瘀之品。

3. 跌打损伤及外伤出血 本品可单用煎服治疗跌打损伤，或与当归、刘寄奴、没药等同用；又可用本品研末外敷治疗外伤出血。

【用法用量】煎服，5～10g；或入丸、散。活血祛瘀宜生用；止血宜炒炭。外用适量，捣敷或研末敷。

【使用注意】孕妇忌用。

【现代研究】

1. 化学成分：含黄酮、氨基酸、海藻糖等成分。

2. 药理作用：可止血、镇静。

京　墨

【原文】京墨味辛，吐衄下血，产后崩中，止血甚捷。

【详注】京墨味辛，有止血作用，善治吐血、衄血、便血和产后崩漏等证。止血作用起效快捷。

京墨为松烟和入胶汁、香料等加工制成。味辛，性温。归心、肝经。功能止血。本品可治多种出血证。外涂可治外伤出血；同醋或胆汁磨涂患处，可消肿。

【应用】

1. 吐血，鼻衄，产后血晕，崩漏　本品有止血之功，可用于治疗吐血证，常与阿胶同服；如属血热，则与生藕汁、鲜地黄自然汁磨服；治疗天行热毒，症见鼻衄者，用本品捣末以鸡子清和丸内服；或研墨后点入鼻孔；治疗产后血晕、崩漏，单用本品研末内服。

2. 痈疽发背　本品以醋磨浓墨，并合猪胆汁外涂痈疽上，可治痈疽发背属热毒壅结者。

【用法用量】煎服，3～9g，磨汁服；或入丸、散剂。外用磨汁涂。

【使用注意】热病初起衄血者慎服。

藕

【原文】藕味甘寒，解酒清热，消烦逐瘀，止吐衄血。

【详注】鲜藕味甘，性寒，能清热除烦、凉血止血，并能散瘀血，可用于热病津伤、烦渴不止及血热妄行之吐血衄血等病证。此外，本品亦可解酒毒。

藕为睡莲科植物莲的肥大根茎。味甘，性微寒。归心、肺、脾、胃经。功能清热除烦，凉血止血，散瘀血。本品甘寒清润，具有止血不留瘀的优点，适用于治疗热病烦渴和血热妄行的吐血、衄血、尿血等多种出血证及妇女产后血瘀腹痛等。此外，还能解酒毒，用于治疗酒毒引起的烦渴。

【应用】

1. 血热妄行之吐血、衄血、咯血 本品有凉血止血作用，善治血热妄行之出血证，尤以兼血瘀者更为适宜，常配伍其他凉血止血药同用。如治血淋，以鲜藕汁调血余炭内服；治吐血、衄血，以鲜藕汁配鲜白茅根、鲜小蓟煎汤服。

2. 热病津伤，烦渴不止 本品甘寒清润，有清热除烦作用，可治疗热病津伤，烦渴不止，常用鲜藕汁与蜜搅匀服；治疗霍乱吐泻不止，烦渴，以生藕配少许生姜捣汁服；治疗温病热伤津液之口渴或噎膈呕吐不已，配伍梨汁、麦冬汁、芦根汁同饮。

【用法用量】 煎服，10～30g；鲜品可捣汁服。

【使用注意】 脾虚胃寒者忌生食。煮食、捣汁时忌用铁器。

【现代研究】

1. 化学成分：含儿茶酚、右旋没食子儿茶精、新绿原酸、过氧化物酶及维生素 C 等成分。

2. 药理作用：能缩短凝血时间。

附药：藕节

藕节为睡莲科多年生水生植物莲根茎的节部。味甘、涩，性平。功能收敛止血。主要用治各种出血，如吐血、咯血、衄血、便血、崩漏等证。煎服，10～30g；鲜品可捣汁服。本品本为食物，药性和缓，单用力薄，故常用治出血轻症或配入复方使用。

艾 叶

【原文】 艾叶温平，温经散寒，漏血安胎，心痛即安。

【详注】 艾叶性温，能温经散寒止痛、止血安胎，可用于治疗寒邪凝结所致的脘腹冷痛、胸痹心痛，以及崩漏下血、胎动不安等各种虚寒性出血证。

艾叶为菊科草本植物艾的干燥叶。味苦、辛，性温。有小毒。归肝、脾、肾经。功能温经止血，散寒调经，安胎。本品苦燥辛散，芳香而温，善治虚寒性的出血，尤宜于妇女崩漏下血，亦可用于血热妄行的衄血、咯血及下焦虚寒所致的妇科寒凝血瘀诸痛证。此外，本品煎汤外洗，可治皮肤湿疹瘙痒。

【应用】

1. 虚寒性出血证　本品气香味辛，温可散寒，能暖气血而温经脉，为温经止血之要药，适用于虚寒性出血病证，尤善治疗下元虚冷、冲任不固所致的崩漏下血。可单用本品，或与温经散寒、养血止血之品配伍，如胶艾汤以之与阿胶、芍药、干地黄等同用。

2. 月经不调，痛经　本品能温经脉、止冷痛，常用于下焦虚寒或寒客胞宫所致的月经不调、经行腹痛、宫寒不孕等病证，每与散寒止痛、养血调经之品配伍，如艾附暖宫丸以之与香附、吴茱萸、当归等同用。

3. 胎动不安　本品为妇科安胎之要药，可单用，或与养血益肾安胎的阿胶、桑寄生等同用。

此外，将本品捣绒，制成艾条、艾炷等，用以熏灸体表穴位，能温煦气血，透达经络，可用于治疗阳虚寒盛或风寒湿邪所致的各种疼痛。

【用法用量】　煎服，3～9g；外用适量。温经止血宜炒炭用，余则生用。

【使用注意】　本品药性温燥，阴虚血热者慎用。不宜大量服用，以免引起急性胃肠炎、中毒性黄疸和肝炎等不良反应。

【现代研究】

1. 化学成分：含有挥发油，其中有α-水芹烯、α-萜品烯醇、β-石竹烯、荜澄茄烯、侧柏醇，并含黄酮、鞣质、多糖等。

2. 药理作用：艾叶油吸入有与异丙肾上腺素相近的平喘作用，且有明显的镇咳、祛痰及抗过敏作用；挥发油对皮肤有轻微刺激作用，引起发热、潮红等，对中枢神经系统有兴奋、致惊厥作用；口服过量对胃肠道有刺激；煎剂能兴奋离体子宫；艾叶有抑菌、消炎、利胆、心脏抑制作用；艾叶炭有止血作用；艾灸有促进免疫功能、保护胃黏膜等作用。

伏龙肝

【原文】伏龙肝温，治痰①安胎，吐血咳逆，心烦妙哉。

【详注】伏龙肝性温，能降逆止呕、止血、安胎，可用于治疗疫病、呕吐、咳嗽、便血、心烦等病证。

注：①疫：流行性瘟疫病。

伏龙肝为烧柴草灶内中心的焦黄土块。又名灶心土。味辛，性微温。归脾、胃、大肠、肝经。功能温中止血，止呕，止泻。本品辛温散寒，可治脾气虚寒、不能统血的吐血、衄血、便血、崩漏和中焦虚寒而胃失和降的呕吐、妊娠恶阻及脾虚久泻等病证，还可治疗流行性瘟疫病。此外，心烦病证用之亦有较好疗效。

【应用】

1. 脾阳虚不能统血之吐血、便血、崩漏等　本品主归胃与大肠，能温中焦，收摄脾气，尤其对吐血、便血更宜。可单味煎服，亦可与其他温中散寒止血之品同用，如黄土汤以本品配伍附子、白术、阿胶等同用。

2. 脾胃虚寒、胃气不降所致的呕吐　本品能温胃止呕，可以单用研末，米饮调服；亦可配入复方应用，常与补气健脾温中之品同用。

3. 脾胃虚寒之久泻　本品能温脾涩肠止泻，常与补气健脾止泻之品同用。

【用法用量】煎服，15～30g，布包先煎；或用60～120g，煎汤代水。

【使用注意】阴虚或实火失血、热证呕吐及腹泻者忌服。

【现代研究】

1. 化学成分：主要含硅酸、氧化铅及氧化铁，尚含氧化钠、氧化钾、氧化镁、氧化钙等。

2. 药理作用：具有止呕，缩短凝血时间，抑制纤溶酶及增加血小板Ⅲ因子活性等作用。

【小结】

表 11-1　止血药简表

药名	性味归经	功效	主治	性能作用特点
大小蓟	甘、苦、凉。归心、肝经	凉血止血，解毒消肿	血热出血证；热毒疮疡	凉血止血，善治血热所致的各种出血病证，又清热解毒

续表

药名	性味归经	功效	主治	性能作用特点
地榆	苦、酸，微寒。归肝、胃、大肠经	凉血止血，解毒敛疮	血热出血证；烫伤，湿疹，疮疡痈肿	凉血止血，尤宜于下焦血热之便血、痔血、崩漏之证，又泻火解毒、敛疮，为治水火烫伤之要药
槐花	苦，寒。归肝、大肠经	凉血止血，清肝泻火	血热出血证；目赤，头痛	凉血止血，对痔血、便血等下部出血最为适宜，又清泻肝火
槐实	苦，微寒。归肝、大肠经	凉血止血，润肠通便，清肝火	便血与痔疮肿痛	凉血止血，善治大肠火盛引起的便血与痔疮肿痛，又清泻肝火
侧柏叶	苦、涩，微寒。归肺、肝、大肠经	凉血止血，化痰止咳	血热出血证；肺热咳嗽	善清血热，尤以治疗血热出血病证为宜，又清肺热，化痰止咳
白茅根	甘，寒。归肺、胃、膀胱经	凉血止血，清热利尿，清肺胃热	血热出血证；热淋，水肿，黄疸；胃热呕吐，肺热咳喘	清血分之热而凉血止血，又清热利尿通淋，兼清胃热、清肺热
百草霜	辛，温。归肺、胃、大肠经	收敛止血，消积止泻	衄血吐血，崩漏下血；积滞泻痢	止血，兼化积止泻，外用疗疮
三七	甘、苦，温。归肝、胃经	化瘀止血，活血定痛	体内外各种出血证；跌打损伤，瘀滞肿痛	功善止血，又化瘀，有止血不留瘀、化瘀不伤正之特点，又消肿定痛

药名	性味归经	功效	主治	性能作用特点
茜草	苦，寒。归肝经	凉血化瘀止血，通经	血热夹瘀之出血证；血瘀经闭，跌打损伤，风湿痹痛	既化瘀止血，又凉血止血；通经络，行瘀滞，利关节
蒲黄	甘，平。归肝、心经	止血，化瘀，利尿	体内外各种出血证；瘀滞痛证；血淋	长于收敛止血，兼活血行瘀之功，又利尿通淋
花蕊石	酸、涩，平。归肝经	化瘀止血	吐血咯血，血崩下血，外伤出血	辛能行散，为化瘀止血专药
降香	辛，温。归肝、脾经	化瘀止血，理气止痛	瘀滞性出血证；胸腹胁肋疼痛等多种疼痛证	气香辛散，温通行滞，有散瘀止血定痛之功
白及	苦、甘、涩，微寒。归肺、胃、肝经	收敛止血，消肿生肌	体内外诸出血证；痈肿疮疡，水火烫伤等	质黏味涩，为收敛止血之要药，又敛疮生肌，兼消散痈肿
仙鹤草	苦、涩，平。归肝经	收敛止血止痢，杀虫	各种出血证；腹泻，痢疾；滴虫性阴道炎	味涩收敛，善收敛止血，又具涩敛之性，可涩肠止泻止痢
棕榈炭	苦、涩、平。归肝经	收敛止血	多种出血证	味苦而涩，为收敛止血之要药
血余炭	苦，平。归肝经	收敛止血	多种出血证	苦涩性平，善收涩止血，兼能消瘀
卷柏	辛，平。归肝经	活血祛瘀止血	吐血，衄血，便血等；血瘀经闭，癥瘕	生用善破血，炒用性涩，善止血
京墨	辛，温。归心、肝经	止血	吐血，产后血晕，崩漏等；痈疽发背	味辛，善止血

药名	性味归经	功效	主治	性能作用特点
藕	甘，微寒。归心、肺、脾、胃经	清热除烦，凉血止血，散瘀血	吐血，衄血等；热病津伤，烦渴不止	甘寒清润，清热除烦，凉血止血，止血不留瘀
艾叶	苦、辛，温。有小毒。归肝、脾、肾经	温经止血，散寒调经，安胎	虚寒性出血证；月经不调，胎动不安	芳香而温，为温经止血之要药，又止冷痛，散寒调经，兼能安胎
伏龙肝	辛，微温。归脾、胃、大肠、肝经	温中止血，止呕，止泻	吐血，便血，崩漏；呕吐；久泻	温中焦，收摄脾气，又温胃止呕，温脾涩肠止泻

（柴剑波、关子赫）

第十二章　活血化瘀药

凡以通畅血行，消散瘀血为主要功效，主治瘀血病证的药物，称活血化瘀药，或活血祛瘀药，简称活血药或化瘀药。

本类药物多以味辛、苦，主入心、肝二经为其性能特点。主要作用是活血止痛、活血调经、活血疗伤及破血消癥。适用于各种瘀血疼痛、癥瘕积聚、跌仆损伤、关节痹痛、中风半身不遂、痈肿疮疡和血滞经闭、痛经、产后腹痛等一切瘀血阻滞之证。

川　芎

【原文】川芎辛温，活血通经，除寒行气，散风止痛。

【详注】川芎味辛，性温。辛能散、温能通，具有活血行气，祛风止痛的作用，适用于治疗血瘀气滞诸痛证。此外，有祛风散寒止痛之功，又善治风寒头痛、身痛和风湿痹痛等。

川芎为伞形科植物川芎的根。味辛，性温。归心、肝经。功能活血行气，祛风止痛。本品辛香行散，温通血脉，既能活血祛瘀以调经，又能行气开郁而止痛，且能上行头目。常用于治疗血瘀气滞所致的胸、胁、腹诸痛证，为治头痛之要药；也可下行血海而调经水，故亦为妇科调经之要药，可用于治疗多种妇科瘀血之证。

【应用】

1. 血瘀气滞痛证　本品辛散温通，既能活血，又能行气，为"血中气药"，广泛用于血瘀气滞所致的胸、胁、腹诸痛证。用治肝郁气滞而致血行不畅之胸胁疼痛，常配柴胡、白芍、香附等同用，如柴胡疏肝散；用治血瘀经闭，痛经，常配伍红花、桃仁、当归等同用，如桃红四物汤；用治冲任虚寒而有瘀滞的月经不调、痛经，常配伍吴茱萸、桂枝、当归等同用，如温经汤；用治产后恶露不下，瘀阻腹痛，常配伍当归、桃仁、炮姜等同用，如生化汤。此外，伤科的跌仆损伤，外科的疮疡痈肿也可随证配伍用之。

2. 头痛，风湿痹痛　本品辛温升散，性善疏通，能"上行头目"，祛风止痛，为治头痛之要药。可单用为散，浸酒饮之；或随证配伍可治疗多种头痛，无论风寒、风湿、风热、血虚、血瘀头痛皆宜，故有"头痛不离川芎"之说。本品辛散温通，能祛风通络止痛，又可治风湿痹痛，常与独活、秦艽、防风等同用。

【用法用量】煎服，3～10g。

【使用注意】本品温燥，阴虚火旺者慎用。月经过多及孕妇慎用。

【现代研究】

1. 化学成分：主要含藁本内酯、蛇床内酯、新蛇床内酯、洋川芎内酯等挥发油，川芎嗪等生物碱，阿魏酸等酚类及有机酸类成分。

2. 药理作用：川芎嗪能抑制血管收缩、扩张冠状动脉、增加冠脉流量，改善心肌缺氧及肠系膜微循环，并能降低心肌耗氧、抑制血小板聚集，可通过增加脑皮质血流量而改善脑缺血、减少脑组织损伤；可使孕兔离体子宫收缩加强；阿魏酸能调节免疫、抗放射损伤；并有镇痛、镇静、解痉、降血压、抗肿瘤、抑菌、平喘等作用。

延胡索

【原文】延胡气温，心腹卒痛，通经活血，跌仆血崩。

【详注】延胡索性温，善治胸痹心痛、脘腹疼痛等；又能通经活血，治疗跌打损伤、产后瘀滞腹痛、崩漏等。

延胡索为罂粟科草本植物延胡索的块茎。又名元胡、玄胡。味辛、苦，性温。归肝、脾、心经。功能活血，行气，止痛。本品辛散温通，"能行血中气滞，故专治一身上下诸痛"，广泛应用于身体各部位的多种疼痛证候。尤宜治气血阻滞不得流通之胸腹卒然作痛；妇女月经不畅，少腹作痛；跌打损伤或子宫大出血而有瘀血停滞的疼痛等。

【应用】

气血瘀滞诸痛证　本品为止痛之要药。无论何种痛证，均可配伍应用，尤其对治疗内脏诸痛最为擅长。治卒然心痛，或心痛经年不愈者，常配缓急止痛之品，如与甘草为伍；治胃痛不可忍者，可单用为末，温酒调服；治脘痛连及两胁，因肝郁化热者，常配川楝子同用，如金铃子散；治寒疝腹痛，可配小茴香、吴茱萸等同用；治气滞血瘀之痛经、月经不调、产后瘀滞腹痛，常配当归、红花、香附等同用；治跌打损伤、瘀肿疼痛，常与乳香、没药等同用。

【用法用量】煎服，3～10g。研末服，每次1.5～3g。醋制可增强其止痛作用。

【使用注意】血虚无瘀者忌用。孕妇慎用。

【现代研究】

1. 化学成分：含有生物碱（延胡索甲素、延胡索乙素、延胡索丙素等），并含挥发油、树脂、黏液质、甾体、有机酸、氨基酸等。

2. 药理作用：本品有显著镇痛、镇静、催眠作用，尚有明显扩张冠状动脉、增加冠脉血流、改善心肌供氧、增加心排血量、抗心律失常、抑制血小板聚集、降血压、解痉、抗溃疡及松弛肌肉等作用。此外，还有一定的保肝、抗菌、抗炎、抗肿瘤和提高抗应激能力的作用。

郁 金

【原文】郁金味苦，破血行气，血淋溺血，郁结能舒。

【详注】郁金味苦，能活血止痛，行气解郁；又能清热凉血，用治尿血等；且能行气解郁，用治肝郁气滞血结诸证。

郁金为姜科草本植物郁金、莪术或姜黄的块根。味辛、苦，性寒。归肝、胆、心经。功能活血止痛，行气解郁，清心凉血，利胆退黄。本品辛散苦泄，性寒清热，既能疏肝行气解郁，又能活血祛瘀止痛，可治气滞血瘀引起的胸胁刺痛、妇女痛经、癥瘕痞块等。并有清心凉血止血，疏肝利胆退黄的作用，用治温热病、高热谵语，或湿温痰浊蒙蔽清窍、神志不清、癫狂，或血热妄行引起的吐血、衄血、血淋、崩漏及湿热黄疸、胆结石等疾病。

【应用】

1. 气滞血瘀之胸、胁、腹痛　本品辛能行散，能活血行气止痛，适用于治疗气郁血滞之痛证。因其性偏寒凉，对血瘀气滞而有郁热之证最为适宜。治肝郁有热、气滞血瘀之痛经、乳房作胀，常与柴胡、香附、当归等同用；治胸胁损伤，胸闷疼痛，可与降香、五灵脂等同用；治癥瘕痞块，可与鳖甲、莪术、丹参、青皮等同用。

2. 热病神昏，癫痫　本品能解郁开窍，且性寒入心经，能清心热，故可用治湿温病浊邪蒙蔽清窍，神志昏迷，常配栀子、竹沥、石菖蒲等同用，如菖蒲郁金汤；治癫痫、癫狂因气郁痰阻，闭塞心窍者，可与白矾为伍以清心开窍、豁痰醒神。

3. 吐血，衄血，倒经，尿血，血淋　本品性寒，入肝经血分而能凉血；味苦辛，能降泄顺气。因其能凉血降气，而达止血之效，故可用治肝郁化火，气火上逆之吐血、衄血、倒经及热结下焦，伤及血络之尿血等证，常与生地黄、牡丹皮、小蓟等同用。

4. 湿热黄疸，胆石症　本品性寒入肝胆经，能清利肝胆湿热而退黄排石。治湿热黄疸，可配茵陈、栀子等同用；治湿热煎熬成石的胆石症，可配金钱草、鸡内金等同用。

【用法用量】煎服，5~15g；研末服，2~5g。

【使用注意】因本品能活血化瘀，对子宫有兴奋作用，故孕妇慎用。不宜与丁香同用。

【现代研究】

1. 化学成分：本品主要含挥发油（莪术醇、倍半萜烯醇、桉叶素、松油烯、姜黄酮等），另含姜黄素、多糖、生物碱、木脂素等成分。

2. 药理作用：可改善血液循环、降低全血黏度、舒张血管、抑制血小板、降血脂、利胆、保肝、兴奋未孕或早孕子宫；并有镇痛、解痉、抗过敏、抗氧化、抑菌、消炎等作用。

姜　黄

【原文】姜黄味辛，消痈破血，心腹结痛，下气最捷。

【详注】姜黄味辛，能破血消痈，可治痈疽发背等；并善治气滞血瘀之胸胁脘腹疼痛等，有良好的活血行气止痛之功。

姜黄为姜科草本植物姜黄的根茎。味辛、苦，性温。归肝、脾经。功能活血行气，通经止痛。本品辛散温通苦泄，能行气活血，消痈肿、破瘀血；外散风痹、通络止痛。适用于治疗气滞血瘀引起的胸胁刺痛，心腹疼痛，痛经，闭经，外伤瘀肿作痛及风湿痹痛等，对风湿肩臂痛尤为适宜。

【应用】

1. 心、胸、胁、腹痛，经闭，产后腹痛及跌打损伤　本品入血分能活血行瘀，入气分能行散滞气，使瘀散滞通而痛解，广泛用于血瘀气滞诸痛证。治血瘀气滞之心腹痛，可配当归、木香、乌药等同用。治气滞血瘀之痛经、经闭、产后腹痛及跌打损伤，瘀肿疼痛，常配当归、川芎、红花、苏木等同用。

2. 风湿痹痛　本品外散风寒，内行气血，善通痹止痛，为治风湿肩臂疼痛之良药，常配羌活、防风、当归等同用。

此外，取其活血消肿止痛之功，外用可治牙痛及疮疡痈肿。

【用法用量】煎服，3～10g，外用适量。

【使用注意】孕妇慎用。

【现代研究】

1. 化学成分：主要含挥发油、黄酮类、有机酸类、糖类及姜黄素等。

2. 药理作用：姜黄素有明显的降血脂作用；能增加心肌血流量，增加纤溶酶活性，抑制血小板聚集；有利胆作用，能增加胆汁的生成和分泌，并增加胆囊的收缩；姜黄煎剂及浸剂对小鼠、豚鼠及兔子宫均有兴奋作用；并有保护胃黏膜、抗溃疡、消炎、解痉、抗氧化、抗肿瘤、抑菌、抗生育等作用。

乳　香

【原文】乳香辛苦，疗诸恶疮，生肌止痛，心腹尤良。

【详注】乳香味辛、苦，能活血行气，止痛、生肌，可用治心腹肢体作痛、跌打损伤、痈疽肿毒、疮疡等病证。

乳香为橄榄科小乔木植物卡氏乳香树及同属植物皮部渗出的树脂。味辛、苦，性温。归肝、心、脾经。功能活血行气止痛，消肿生肌。本品辛散苦泄温通，芳香走窜，入肝经走血分，既能活血化瘀，又可行气散滞、消肿生肌，可治痈疽肿毒诸疮和跌打损伤、瘀血作痛等证，尤宜用于治疗临床各种瘀滞疼痛之证，其效颇佳，故为外、伤科之要药。

　　【应用】

　　1. 血瘀气滞诸痛证　本品内能宣通脏腑，外能透达经络，既能活血化瘀，又能行散滞气，止痛之功较著。善治血瘀气滞之疼痛，常与没药相须为用。治气血瘀滞之胸腹或胃脘疼痛，可配川楝子、木香等同用；治痛经、经闭、产后瘀阻腹痛，常配当归、丹参等同用；治风寒湿痹，肢体麻木疼痛，常配祛风湿、止痹痛之品同用。

　　2. 跌打损伤，疮疡痈肿　本品辛香走窜，既能活血消肿，又能生肌敛疮；既可内服，亦可外用。治跌打损伤，瘀血肿痛，常配没药、血竭、红花等同用，如七厘散；治疮疡肿毒初起，红肿热痛，可配金银花、白芷、没药等同用，如仙方活命饮；治疮疡溃破，久不收口，常与没药共研末外用，以生肌敛疮。

　　【用法用量】煎服，3～10g，宜炒去油用。外用适量，生用或炒用，研末外敷。

　　【使用注意】本品气味辛烈，对胃有较强的刺激性，易致恶心呕吐，故内服不宜大量。孕妇及胃弱者慎用。

　　【现代研究】

　　1. 化学成分：本品含树脂60%～70%，树胶27%～35%，挥发油3%～8%，并含苦味质等成分。

　　2. 药理作用：可镇痛、抗菌，抑制炎症，加速炎症渗出排泄、吸收，促进伤口愈合；并有免疫抑制、抗氧化、抗肿瘤、抗早孕等作用。

没　药

　　【原文】没药苦平，治疮止痛，跌打损伤，破血通用。

　　【详注】没药味苦，性平，能活血散瘀，行气止痛，生肌消痈，可用治胸腹疼痛、跌打损伤、痈肿疮疡等。

没药为橄榄科没药树或其他同属植物皮部渗出的树脂。味苦、辛，性平。归肝、心、脾经。功能活血止痛，消肿生肌。本品可治妇女瘀血不行的月经停闭、痛经，或瘀血积聚成块的癥瘕，以及外科痈肿疮疡和伤科的跌打损伤等，为外、伤科要药。今人认为没药功近乳香，以散血止痛为胜；乳香功擅活血伸筋，二药常相须为用。

【应用】

1. 血瘀气滞诸痛证 本品功可活血化瘀，行散滞气，止痛之功较著。善治血瘀气滞之疼痛，常与乳香相须为用。

2. 跌打损伤，疮疡痈肿 本品既能活血消肿，又能生肌敛疮，为外伤科常用之要药。常与乳香相须为用，治跌打损伤，瘀血肿痛，疮疡肿毒初起，及疮疡溃破久不收口等病证。

【用法用量】煎服，3～10g，宜炒去油用。外用适量，生用或炒用，研末外敷。

【使用注意】本品气味辛烈，对胃有较强的刺激性，易致恶心呕吐，故内服不宜大量。孕妇及胃弱者慎用。

【现代研究】

1. 化学成分：本品含树脂25%～35%，挥发油2.5%～6.5%，树胶57%～65%，并含氧化酶、甾体类、黄酮类、木脂素类等成分。

2. 药理作用：本品对多种致病真菌有不同程度的抑制作用，有明显的消炎、镇痛作用，能降血脂，预防动脉粥样硬化，并能抗肿瘤、保肝、抑制子宫平滑肌收缩。

五灵脂

【原文】五灵味甘，血滞腹痛，止血用炒，行血用生。

【详注】五灵脂味甘，能活血止痛，化瘀止血，善治多种瘀滞疼痛之证；又可用治瘀血性出血证。炒用止血力强，化瘀当生用。

五灵脂为鼯鼠科动物复齿鼯鼠或其他近缘动物的粪便。其粪便结块者，称灵脂块。味苦、甘，性温。归肝经。功能活血止痛，化瘀止血。本品苦泄温通，为治疗血滞诸痛之要药。用治痛经、闭经、产后瘀阻腹痛，或胸痛、脘腹疼痛，及瘀血内阻之出血等证。

【应用】

1. 瘀血阻滞诸痛证 本品专入肝经血分，活血化瘀，善止疼痛，为治疗血瘀诸痛之要药。常配蒲黄相须为用，如失笑散。

2. 瘀滞出血证 本品既能止血，又能活血散瘀，且无留瘀之弊。适用于治疗瘀血内阻、血不归经之出血，尤多用治妇女崩漏，月经过多，色紫多块，少腹刺痛者，可单味炒研末，温酒送服，或配三七、蒲黄等化瘀止血药同用。

【用法用量】 煎服，3～10g，宜包煎。本品生用有腥臭味，不利于服用，制后可矫臭矫味。醋炙可增强其化瘀止血作用，酒炙可增强其活血止痛作用。

【使用注意】 血虚无瘀者及孕妇慎用。不宜与人参同用。

【现代研究】

1. 化学成分：含有尿嘧啶、尿素、尿酸、五灵脂酸、维生素 A 类物质及多量树脂。

2. 药理作用：可抑制血小板聚集，降低全血黏度、血浆黏度；能改善脑缺血，降低心肌细胞耗氧量；缓解平滑肌痉挛，增强机体免疫功能；对多种致病菌有不同程度的抑制作用。

枫香脂

【原文】 枫香味辛，外科要药，瘙痒瘾疹，齿痛亦可。

【详注】 枫香味辛，为外科要药，功能活血解毒，生肌敛疮，可用治痈疮溃烂、瘾疹瘙痒、牙痛等病证。

枫香脂为金缕梅科植物枫香的树脂。味辛、苦，性平。归肺、脾经。功能活血止痛，解毒，生肌，凉血。本品辛散苦泄，为外科之要药。能治疗痈疽疮疥、瘾疹、风痒、瘰疬、齿痛、痹痛等病证，内服、外用皆有良效。

【应用】

1. 发背及痈疮溃烂 本品有活血解毒、生肌敛疮作用，临床常用于发背及痈疮溃烂、痛不可忍之证，常配伍乳香、没药同用。

2. 流注，痰核，瘰疬，瘾疹风痒等 本品辛散苦泄，为外科之要药，可治疗流注、痰核等证，常配伍草乌、地龙、麝香同用；治疗瘾疹风痒，常配以大黄、川芎、苦参、蛇床子煎水外洗。

3. 胃痛，牙痛等 本品有止痛作用，可治胃痛、牙痛。治疗胃痛，可用本品研末服；治疗牙痛，可用本品研末，每日擦齿。

此外，本品尚可治疗吐血、衄血、外伤出血及皮肤皲裂等证。

【用法用量】研末内服，1.5～3g；或入丸、散剂。外用适量，研末撒、调敷或制膏摊贴。

【使用注意】内无瘀滞者忌服。孕妇忌用。

【现代研究】

1. 化学成分：本品主要含有阿姆布酮酸、路路通二醇酸、枫香脂熊果酸等成分。

2. 药理作用：可使兔血栓长度缩短和重量减轻，并能明显抑制大鼠血栓的形成。

酒

【原文】酒通血脉，消愁遣兴，少饮壮神，过多损命。

【详注】酒有通利血脉的作用，可用于治疗关节酸痛、行动不利，少饮可振奋精神，多饮或久饮会损害身体。

酒为米、麦、黍、高粱等和曲酿成的一种饮料。味甘、苦、辛，性温。归心、肝、肺、胃经。功能温通血脉、御寒气、行药势。本品性走窜，适用于寒凝血瘀、寒湿疼痛等，临证可见手足麻木，筋骨不利，胸痹心痛等症状表现。酒炙药物，可起到行血脉、助药势、引药上行等作用。

【应用】

风寒湿痹，手足麻木，筋骨不利，胸痹心痛等 本品能温通血脉、驱散寒邪且行药势，善于治疗风寒痹痛，筋脉拘急，胸痹等血脉闭阻之证。治疗风寒湿痹，可用酒浸泡木瓜、五加皮、白花蛇等，作药酒饮用；胸痹、气短、喘息，可配伍瓜蒌、薤白同煎服。

此外，感受风寒或被雨淋，可用本品御寒祛湿；风火牙痛，可用烧酒浸花椒，频频饮之。

【用法用量】内服，适量，温饮，和药同煎或浸药。外用适量，淋洗、漱口或摩擦。

【使用注意】阴虚、失血及湿热甚者忌用。

【现代研究】

1. 化学成分：酒类均含乙醇。蒸馏酒尚含高级醇、脂肪酸、醛、酯类物质和少量挥发酸、不挥发酸。非蒸馏酒尚含有机酸、糖类、甘油、酯类、醛类；米酒尚含较多的糖类、有机酸等。

2. 药理作用：可促进胃肠消化和吸收。中等量的乙醇可促进血液循环、扩张皮肤血管；乙醇能使大脑抑制功能减弱而显示出较长时间的兴奋现象。非蒸馏酒有不同程度的营养补益作用。

丹 参

【原文】丹参味苦，破积调经，生新去恶，祛除带崩。

【详注】丹参味苦，能破积消癥、活血调经、祛瘀生新，可用治瘀血所致的癥瘕积聚、月经不调、崩漏带下等病证。

丹参为唇形科草本植物丹参的根。味苦，性微寒。归心、肝经。功能活血祛瘀，通经止痛，清心安神，凉血消痈。本品苦能降泄，寒能凉血，主治妇女月经不调，为妇科之要药，因其性偏寒凉，故对血热瘀滞者尤为适宜。此外，尚能除烦安神、凉血消痈，可用治心烦失眠、疮痈肿痛等。

【应用】

1. 各种瘀血病证 本品药性平和，能祛瘀生新，活血不伤正，广泛用于治疗瘀血所致的各种病证。治血脉瘀阻之胸痹心痛、脘腹疼痛，可配伍砂仁、檀香等同用，如丹参饮；治癥瘕积聚，可与三棱、莪术、鳖甲等同用；治跌打损伤，肢体瘀血作痛，常与当归、乳香、没药等同用；治风湿痹证，可配伍防风、秦艽等同用。本品活血祛瘀，为妇科调经要药，对瘀血引起的月经不调、痛经、经闭及产后瘀阻腹痛，可单味为末，酒调服，或配益母草、当归等同用。

2. 疮疡痈肿　本品性寒，既凉血又活血，有清瘀热、消痈肿之功，可用于治疗热毒瘀阻引起的疮痈肿毒，常配金银花、连翘等同用。

3. 心烦不眠　本品性属寒凉，入心经，既能凉血活血，又能清心除烦而安神，用于温热病热入营分之心烦少寐，常配伍生地黄、玄参、连翘等同用，如清营汤。

【用法用量】煎服，10～15g。活血化瘀宜酒炙用。

【使用注意】孕妇慎用。无瘀血或有出血倾向者慎用。不宜与藜芦同用。

【现代研究】

1. 化学成分：含丹参酮、丹参素、丹参酸、隐丹参酮、苷类、氨基酸等。

2. 药理作用：可扩张冠状动脉，增加冠脉流量，改善心肌缺血、梗死和心脏功能，调整心律，抗凝；可抑制或减轻肝细胞变性、坏死及炎症反应，促进肝细胞再生，并有抗纤维化作用，提高机体耐缺氧能力；改善肾功能，保护缺血性肾损伤，促进组织修复，加速骨折愈合。此外，还有镇静、镇痛、抗过敏、改善胰岛素抵抗、增强免疫、抑菌、消炎、催眠、降血脂、抗衰老、抗疲劳、降低血糖及抗肿瘤等作用。

红　花

【原文】红花辛温，最消瘀热，多则通经，少则养血。

【详注】红花味辛，性温，最善活血化瘀，可治瘀血引起的发热。大剂量应用可活血通经，常用于治疗瘀血内停所致病证；少量应用则可养血和血。

红花为菊科草本植物红花的筒状花冠。味辛，性温。归心、肝经。功能活血通经，祛瘀止痛。本品辛散温通，专入血分，可以通月经、行瘀血，适用于治疗痛经、血滞经闭、产后瘀阻腹痛等病证，为妇科血瘀病证的常用药；又可用于治疗肢节疼痛及跌打损伤之瘀肿疼痛等病证。此外，还可用于治疗热郁血滞所致的斑疹色暗。

【应用】

1. 血滞经闭，痛经，产后瘀滞腹痛　本品为活血通经止痛之要药，是治疗妇产科血瘀病证的常用药。可单用酒煎服，或配当归、赤芍、桃仁等同用，如桃红四物汤。

2. 癥瘕积聚，心腹瘀痛，跌打损伤及疮疡肿痛 本品活血祛瘀而达消癥、通畅血脉、消肿止痛之效。治疗癥瘕积聚，常配三棱、莪术等同用；治心脉瘀阻，胸痹心痛，常配桂枝、瓜蒌、丹参等同用；治跌打损伤、瘀肿作痛，常配苏木、乳香、没药等同用；治疮疡肿痛，常配连翘、紫花地丁等同用。

此外，其能活血祛瘀而消斑，可用治热郁血瘀之斑疹色暗。

【用法用量】煎服，3～10g。外用适量。

【使用注意】孕妇慎用。有出血倾向者不宜多用。

1. 化学成分：含红花醌苷、新红花苷和红花苷等苷类，又含红花黄色素、脂肪酸类、酚类成分（绿原酸、咖啡酸）、挥发性成分（马鞭烯酮、桂皮酸甲酯）、娠烯酮、β-谷甾醇等。

2. 药理作用：可兴奋子宫，降低冠脉阻力、增加冠脉流量、减慢心率；保护血管内皮细胞；显著增加缺血再灌注后局部脑血流量，抗脑缺血损伤；并有抗心律失常、扩张血管，降压，抑制血小板聚集和增加纤溶作用。此外，红花油还有降血脂、抗肿瘤、抗糖尿病肾病、镇痛、催眠、抗缺氧、抗疲劳、抑菌、消炎及免疫调节的作用。

附药：藏红花

藏红花为鸢尾科草本植物番红花的花柱头。因以前由西藏进口运销国内各地，故名。别名番红花、西红花。味甘，性微寒。归心、肝经。有与红花相似的活血化瘀通经作用，且力量较强，又兼凉血解毒之功。尤宜于温热病热入血分发斑，热郁血瘀，斑色紫暗者。煎服，1～3g。孕妇慎用。

桃 仁

【原文】桃仁甘平，能润大肠，通经破瘀，血瘕①堪尝。

【详注】桃仁味甘，性平，能润肠通便、活血化瘀、通经，常用于治疗癥瘕积聚等多种瘀血证及肠燥便秘等。

注：①血瘕：为妇女瘕瘕的一类疾病。多因月经期间，邪气与血结聚，阻于经络而成。

桃仁为蔷薇科小乔木桃或山桃的种仁。味苦、甘，性平。归心、肝、肺、大肠经。功能活血祛瘀，润肠通便，止咳平喘。本品苦泄散瘀，入肝经血分，有较强的活血祛瘀之力，善治妇女血分瘀血阻滞所致之痛经、经闭、产后瘀阻腹痛、瘕瘕及跌打损伤、瘀肿疼痛等；并有润燥滑肠的作用，能治津伤肠燥之大便秘结；且有活血消痈的作用，善泄血分壅滞，可治肺痈及肠痈初起。

【应用】

1. 多种瘀血证 本品活血散瘀力强，有推陈致新之功。临床运用广泛，无论血滞血结，新瘀久瘀，均可配伍使用。治瘀血经闭、痛经，常配红花、当归等同用，如桃红四物汤；治产后瘀滞腹痛，常配炮姜、川芎等药用，如生化汤；治瘕瘕痞块，常配三棱、莪术等同用；治跌打损伤、瘀肿疼痛，常配当归、红花、大黄等同用，如复元活血汤；治热壅血瘀之肺痈、肠痈，常配清热解毒、消痈排脓之品，如治肺痈可配苇茎、冬瓜子等同用，治肠痈可配大黄、牡丹皮等同用。

2. 肠燥便秘 本品为种仁，富含油脂，能润燥滑肠，主治肠燥便秘。常配伍当归、火麻仁、瓜蒌子等同用。

3. 咳嗽气喘 本品味苦，能降肺气，有止咳平喘之功，治咳嗽气喘，可单用，也可配伍杏仁同用，则止咳平喘之功更著。

【用法用量】 煎服，5～10g，宜捣碎入煎；制霜用宜包煎。

【使用注意】 本品有毒，不可过量。便溏者及孕妇慎用。

【现代研究】

1. 化学成分：含苦杏仁苷、苦杏仁酶、挥发油、脂肪油、氨基酸、蛋白质、甲基苷及糖类等。

2. 药理作用：可明显增加脑血流量，降低冠脉血管阻力，减少心肌耗氧量，延长出凝血时间，抗血栓，并可抗组织纤维化，镇咳平喘；桃仁及苦杏仁苷有润肠、镇静、镇痛、抑菌、消炎、抗氧化、抗过敏、调节免疫、保护神经、促进黑色素合成、保肝、利胆、抗肿瘤、兴奋子宫等作用。

益母草

【原文】 益母草苦，女科为主，产后胎前，生新去瘀。

【详注】 益母草味苦，能活血调经，行瘀血、生新血，为妇产科之要药，无论产后、胎前皆可随证选用。

益母草为唇形科草本植物益母草的全草。味辛、苦，性寒。归肝、心、膀胱经。功能活血调经，利水消肿，清热解毒。本品辛散苦泄，功善活血祛瘀调经，为妇科经产之要药，能起到祛瘀血、生新血的作用，故可治血滞月经不调、经行不畅、小腹胀痛、月经闭阻、产后瘀阻腹痛、恶露不尽等。另有利尿消肿之效，可治小便不利、水肿等。

【应用】

1. 血滞经闭、痛经、产后瘀滞腹痛等多种瘀血病证 本品主入血分，善活血调经，祛瘀生新，尤为妇科经产要药，故有益母之名。治血滞经闭、痛经及产后瘀滞腹痛，可单用熬膏服，也可配当归、丹参、川芎、赤芍等同用。治跌打损伤、胸痹疼痛等瘀血证也可选用本品。

2. 水肿，小便不利 本品既能利水消肿，又能活血化瘀，尤宜用于治疗水瘀互阻的水肿。可单用，亦可配伍白茅根、泽兰等同用。

3. 疮痈肿毒 本品有清热解毒消肿之效，治疮痈肿毒，多配伍蒲公英、连翘等同用。

【用法用量】 煎服，10～30g；或熬膏，入丸剂。外用适量捣敷或煎汤外洗。

【使用注意】 孕妇慎用。阴虚血少无瘀者不宜服。

【现代研究】

1. 化学成分：含生物碱（益母草碱、水苏碱等）、黄酮类（洋芹素、槲皮素等），并含二萜类、挥发油、脂肪酸等。

2. 药理作用：本品对多种动物的子宫呈兴奋作用，使子宫收缩频率、幅度及紧张度增加；能增加冠脉流量，减慢心率，改善微循环，防治心肌梗死，降低血液黏稠度，抑制血栓形成；能扩张外周血管及降低血压；并有抗真菌、利尿、保护肾脏、抗炎、镇痛等作用。

附药：茺蔚子

茺蔚子为益母草的果实，亦入药用。味辛、甘，微寒。有小毒。归肝、心包经。功能活血调经，清肝明目。主治月经不调，产后瘀血腹痛，目赤肿痛，头痛头晕等。煎服，6~9g。本品不宜过量服用，以免中毒。瞳孔散大者忌用。

泽 兰

【原文】泽兰甘苦，痈肿能消，打仆伤损，肢体虚浮。

【详注】泽兰味苦，能利水消肿、活血祛瘀，可用于治疗痈肿、跌打损伤、肢体水肿等证。

泽兰为唇形科草本植物地瓜苗或毛叶地瓜苗的地上部分。味苦、辛，性微温。归肝、脾经。功能活血祛瘀，利水消肿。本品辛散温通苦泄，性平温和，行而不峻，可治痈肿、跌打损伤、瘀肿疼痛及妇科血瘀经闭、痛经、产后瘀滞腹痛等证。此外，既能活血，又能利水消肿，对于瘀血阻滞、水瘀互结之证尤为适宜，可治肢体水肿、腹水等证。

【应用】

1. 妇女血瘀经闭、痛经、月经不调、产后瘀滞腹痛及跌打损伤、痈肿等 本品辛散温通，善活血而调经，且作用温和，行血而不峻烈，故为妇科活血调经常用之品。用治妇科瘀血证，常配活血养血调经、疏肝理气止痛之品；若用治跌打损伤，可单用捣敷，亦可配伍活血疗伤止痛之品；用治痈肿，则可配伍清热解毒消痈之品。

2. 产后水肿，浮肿及腹水 本品利水作用缓和，单用力薄，常配伍其他利水消肿、健脾渗湿之品。

【用法用量】煎服，10~15g；外用适量。

【使用注意】无瘀滞者慎服。

【现代研究】

1. 化学成分：含酚酸类成分：原儿茶醛、原儿茶酸等；挥发油、黄酮、酚类、糖类、三萜类、甾体化合物、有机酸、皂苷等。

2. 药理作用：本品有抗血栓形成、降低血小板聚集、改善微循环、调节血脂代谢作用，全草制剂尚有一定的强心作用。泽兰水提取醇沉液具有利胆保肝作用。泽兰及其不同极性部位具有清除自由基作用。

牛 膝

【原文】牛膝味苦，除湿痹痿，腰膝酸疼，小便淋沥。

【详注】牛膝味苦，能补肝肾、强筋骨、活血通络，可用治风湿关节疼痛和腰膝酸痛，或两足痿弱不能行走等证。此外，尚有利尿通淋之功，故也可用于治疗小便淋沥不通之证。

牛膝为苋科草本植物牛膝（怀牛膝）和川牛膝的根。味苦、酸，性平。归肝、肾经。功能活血通经，补肝肾，强筋骨，利水通淋，引火（血）下行。本品可治风湿关节痛、腰膝酸痛或下肢痿软无力，以及瘀阻所致月经不调、痛经、闭经、产后腹痛、跌仆伤痛等。其苦泄下行，能引血（火）下行，还可治血热上逆引起的吐血、鼻衄，虚火上炎所致之口舌生疮、咽肿疼痛，以及肝肾阴虚、肝阳上亢之眩晕头痛等。此外，还有利尿通淋之功，可治血淋尿血、小便淋沥不快等。另外，怀牛膝偏于补肝肾、强筋骨，用于肝肾不足的腰膝软弱等；川牛膝偏于活血通经，用于瘀血阻滞、经脉不通等。

【应用】

1. 血滞经闭，痛经，产后腹痛及跌仆伤痛 本品活血祛瘀，可用于多种血瘀之证。因性善下行，长于活血通经，故尤多用治妇科、伤科瘀血阻滞之证。用治瘀阻经闭、痛经、月经不调、产后腹痛，常配当归、桃仁、红花等同用；用治跌打损伤、腰膝瘀痛，常配续断、当归、乳香等同用。

2. 腰膝酸痛，下肢痿弱 本品能补肝肾、强筋骨。用治肝肾亏虚之腰腿酸痛、软弱无力者，常与杜仲、续断、补骨脂等同用；用治痹痛日久、腰膝酸痛者，常配独活、桑寄生等同用，如独活寄生汤；用治湿热成痿、足膝痿软者，常配清热燥湿之品。

3. 淋证，水肿，小便不利 本品性善下行，功能通淋行瘀。用治诸淋涩痛，常配冬葵子、瞿麦、车前子、滑石等同用；用治水肿、小便不利，常配泽泻、车前子等同用。

4. 头痛，眩晕，牙龈肿痛，口舌生疮及吐血，衄血等 本品性善下行，能引血下行，以降上炎之火，可治火热上逆诸证。用治肝阳上亢之头痛眩晕，可配代赭石、生牡蛎、生龟板等同用，如镇肝熄风汤；用治胃火上炎之齿龈肿痛、口舌生疮，可配生地黄、石膏、知母等同用，如玉女煎；用治气火上逆，迫血妄行之吐血、衄血，可配白茅根、栀子等同用。

【用法用量】煎服，6～15g。活血通经、利水通淋、引火（血）下行宜生用；补肝肾、强筋骨宜酒炙用。

【使用注意】下元不固、滑精者慎用。月经过多者忌服。孕妇慎用。

【现代研究】

1. 化学成分：本品含蜕皮甾酮、牛膝甾酮、紫茎牛膝甾酮、三萜皂苷、多糖、生物碱、有机酸、香豆素类及氨基酸等成分。

2. 药理作用：可兴奋子宫平滑肌、抗生育、抗着床及抗早孕；扩张血管、抗凝血、抗动脉粥样硬化、改善微循环、降血压、降低全血黏度、降低血细胞比容；消炎、镇痛、消肿；另有提高机体免疫功能、抗衰老、增强记忆、降低血糖等作用。

附药：土牛膝

土牛膝为苋科植物牛膝的野生种及柳叶牛膝、粗毛牛膝等的根及根茎。味甘、微苦、酸，性寒。归肝、肾经。功能活血祛瘀，泻火解毒，利尿通淋，主要用治闭经、跌打损伤、风湿关节痛、痢疾、白喉、咽喉肿痛、疮痈、淋证、水肿等。煎服9～15g，鲜品30～60g。外用适量。孕妇忌用。

鸡血藤

【原文】鸡血藤温，血虚宜用，月经不调，麻木酸痛。

【详注】鸡血藤性温，有补血活血、舒筋通络的作用，可治血虚萎黄、月经不调及腰膝酸痛、筋骨麻木等。

鸡血藤为豆科植物密花豆和香花崖豆藤等的藤茎。味苦、甘，性温。归肝、肾经。功能行血补血，舒筋活络。本品甘补、苦泄、温通，既能活血，又能补血，善治血瘀、血虚或血虚而兼有瘀滞之证；且有舒筋活络之功，可治风湿痹痛、肢麻不仁等。

【应用】

1. 月经不调，痛经，经闭　本品苦而不燥、温而不烈，性质和缓，既能活血，又能补血，凡血瘀或血虚所致的月经病证均可应用，对血虚兼瘀者尤宜。用治血瘀之月经不调、痛经、闭经，可与当归、川芎、香附等同用；用治血虚月经不调、痛经、经闭，则配当归、熟地黄、白芍等同用。

2. 风湿痹痛，手足麻木，肢体瘫痪　本品行血养血、舒筋活络，对于上述病证，无论血瘀、血虚或血虚兼瘀者均可应用。如用治风湿痹痛、肢体麻木，可与独活、威灵仙、桑寄生等同用；用治中风肢体瘫痪，常配黄芪、丹参、地龙等同用。

【用法用量】煎服，9～15g，大剂量可用30g；或浸酒服，或熬膏服。

【使用注意】热结血瘀者不宜多用。

【现代研究】

1. 化学成分：含异黄酮、二氢黄酮、查耳酮、拟雌内酯、三萜、黄烷醇类、蒽醌类及甾醇等类型的化合物。

2. 药理作用：本品有补血作用，促进造血功能，能降低血管阻力，增强子宫节律性收缩；并有抑制血小板聚集、消炎、促进肝细胞再生、抗肿瘤、镇痛、抗氧化、调节免疫、镇静催眠、抗病毒、抗菌、降血脂等作用。

王不留行

【原文】王不留行，调经催产，除风痹痛，乳痈当啖。

【详注】王不留行能活血止痛、调经催产、除痹消痈，可用治妇女经闭、难产、风痹疼痛、乳汁不下、乳痈等。

王不留行为石竹科草本植物麦蓝菜的成熟种子。味苦，性平。归肝、胃经。功能活血通经，下乳消肿。本品苦能开泄，走而不守，上通乳脉，下通经血，兼消肿止痛、利膀胱之功，可治乳汁不通而乳房胀痛并已成乳痈，瘀血不行的月经不通、妇人难产，以及诸淋涩痛、小便不利等证。此外，还有除风痹内寒的作用，可治风湿痹痛等。

【应用】

1. 血滞经闭，痛经等　本品活血化瘀，有活血通经之效，可配伍当归、川芎、红花等同用。

2. 产后乳汁不行及乳痈等　本品归胃、肝二经，秉宣通之性，善通乳脉，为治产后因乳脉不通而致乳汁不行或乳汁短少者，常与穿山甲（代用品）为伍，效果更佳；若兼有气血虚者，又可配黄芪、党参、当归等同用；若乳脉不通而成乳痈者，本品可活血消痈，常与蒲公英、漏芦等同用。

3. 淋证　本品有利尿通淋之功，可与其他利尿通淋之品合用。

【用法用量】煎服，5～10g。本品治乳痈或其他疮痈肿痛多生用，应打碎入煎；炒后爆裂体泡，易于煎出有效成分，且性偏温，长于活血通经。

【使用注意】孕妇慎用。

【现代研究】

1. 化学成分：含多种皂苷，并含王不留行黄酮苷及环肽、单糖、脂肪、蛋白质、生物碱、香豆素类化合物。

2. 药理作用：有抗早孕、抗着床作用，对子宫有兴奋作用，并能促进乳汁分泌，对艾氏腹水瘤、人体肺癌有抑制作用。还有消炎、镇痛等作用。

月季花

【原文】月季花温，调经宜服，瘰疬可治，又消肿毒。

【详注】月季花性温，为活血调经药，适宜治疗月经不调。还有活血消痈之功，外敷又治瘰疬肿毒。

月季花为蔷薇科植物月季的花蕾或初开放的花。味甘，性温。归肝经。功能活血调经，解郁，消肿。本品常用于治疗肝郁不舒，瘀血阻滞所致月经不调等。此外，又可用于治疗瘰疬痰核、疮痈肿毒等。

【应用】

1. 月经不调，胸腹胀痛　本品甘温通利，主入肝经血分，功能活血调经。主要用治肝郁气滞、血瘀所致月经不调、胸腹胀痛、烦闷呕恶等，常与丹参、当归、茺蔚子、香附等同用。

2. 瘰疬痰核，痈肿疮毒　本品既能活血散滞，又能解毒消肿，故还可用治瘰疬痰核、痈肿疮毒。用治前者常与金银花、连翘、蒲公英等同用，用治后者常与夏枯草、玄参、浙贝母、牡蛎等同用。

【用法用量】煎服，3～6g，不宜久煎。外用适量捣敷。

【使用注意】本品久服能引起便溏腹泻，故脾胃虚弱者及孕妇慎用。

【现代研究】

1. 化学成分：本品含挥发油，成分与玫瑰油相似，玫瑰油中大部分为萜醇类化合物，另含没食子酸、槲皮苷、金丝桃苷、山柰黄素、鞣质、色素等。

2. 药理作用：具有抗氧化、利尿、增强机体免疫力、抑制血小板聚集、抗肿瘤、抗真菌、抗病毒等作用。

凌霄花

【原文】紫葳味酸，调经止痛，崩中带下，癥瘕通用。

【详注】凌霄花味酸，性寒，功能凉血、活血、调经止痛，凡崩中、带下、癥瘕等病证，皆可应用。

凌霄花为紫葳科藤本植物凌霄或美洲凌霄的花。别名紫葳。味辛、苦、酸，性微寒。归肝、心包经。功能破瘀通经，凉血活血。本品辛散行血，性寒泄热，可用治瘀血不行之经闭腹痛或血崩、带下、癥瘕积聚及跌打损伤等。此外，还能治血热生风之周身瘙痒、风疹等。

【应用】

1. 月经不调，血瘀经闭，癥瘕痞块　本品有行血破瘀之功。如用治血热血瘀所致月经不调、经闭腹痛，常与赤芍、丹皮、红花等同用；用治癥瘕痞块，常与鳖甲、䗪虫、大黄、桃仁等同用，如大黄䗪虫丸。

2. 风疹瘙痒，皮肤湿癣　本品凉血祛风，故可用治血热风盛所致的风疹瘙痒及皮肤湿癣等。用治前者常与牡丹皮、赤芍、生地黄、鲜首乌、荆芥、防风、蝉蜕等同用，用治后者常与雄黄、白矾、黄连、天南星等同用。

此外，本品能破瘀消癥，临床可用于治疗癌肿。

【用法用量】煎服，5~15g。外用适量捣敷。

【使用注意】孕妇慎用。

【现代研究】

1. 化学成分：主要含芹菜素、紫葳苷、凌霄苷、齐墩果酸、辣椒黄色、β-谷甾醇、生物碱、有机酸及挥发油等成分。

2. 药理作用：能抑制未孕子宫收缩、增强妊娠子宫收缩；降低血液黏度、抑制血小板聚集、改善血液循环；舒张冠状动脉、抑制血栓形成。另有抗氧化、抗炎、降低血清胆固醇、止咳、抗癌等作用。对平滑肌有中度解痉和抗胃溃疡的作用。

鬼箭羽

【原文】鬼箭羽苦，通经堕胎，杀虫祛结，驱邪除乖。

【详注】鬼箭羽味苦，有破瘀血、通月经和散风邪的作用，可引起堕胎，能治妇女瘀血不行所致的月经不通。此外，还有杀虫的作用。

鬼箭羽为卫矛科植物卫矛的具翅状物的枝条或翅状附属物。味苦，性寒。归肝经。功能破血通经，祛风杀虫。本品苦寒清泄，入血分，可治妇女瘀血不行所致的月经不通或行经腹痛，以及风湿痹痛、虫积腹痛等。

【应用】

1. 妇女经闭、经行不畅，产后血瘀腹痛等 本品能破血通经，善治妇女瘀血经闭及产后腹痛等，常配伍当归、川芎、桃仁、红花、延胡索等同用；用治产后恶露不尽，腹脐坚硬胀痛，常与当归、红花同用，酒煎服；用治癥瘕积聚，常与大黄、枳实、三棱、莪术等同用。

2. 风湿痹痛，跌打损伤等 本品有祛风除湿，散风邪的作用，可治疗风湿痹痛、跌打损伤等病证。用治风湿痹痛，可配伍防风、桑寄生、独活等同用；用治跌打损伤，常配伍牛膝、延胡索、川芎等同用；用治瘙痒瘾疹，多与防风、白蒺藜等同用。

此外，本品尚可治疗冠心病心绞痛属血瘀气滞者，常配伍赤芍、桃仁、大黄、柴胡、桂心等同用；用治疟疾，常与穿山甲（代用品）研细末同服。

【用法用量】煎服，5～10g，或入丸、散剂。外用适量。

【使用注意】本品苦寒，破血力强，脾胃虚寒、气血虚弱者及孕妇忌用。

【现代研究】

1. 化学成分：本品主要含有鬼箭羽碱、雷公藤碱、卫矛碱、香橙素、卫矛素等成分。

2. 药理作用：有降血糖的作用，并可增加心肌营养性血流量，增加氧和营养物质的供应。

马鞭草

【原文】马鞭味苦，破血通经，癥瘕痞块，服之最灵。

【详注】马鞭草味苦，能破血通经，善于治疗瘀血停聚所致的癥瘕、痞块及妇女痛经、经闭等病证。

马鞭草为马鞭科植物马鞭草的全草或带根全草。味苦，性微寒。归肝、脾经。功能活血凉血，散瘀通经。本品苦能开泄，微寒清热，可治疗血滞经闭腹痛、癥瘕痞块。又有截疟吐痢、清热解毒、利尿消肿的作用，可用治疟疾寒热、湿热泻痢、痈肿疮疡及水肿、小便不利。

【应用】

1. 妇女血瘀痛经，月经不调，经闭等　本品能活血散瘀、通经络，善于治疗血瘀痛经、经闭等月经不调病证，可配伍益母草、香附等同用；用治跌打损伤，每与桃仁、红花、川芎等同用。

2. 脚气水肿，痢疾等　本品有利尿消肿、截疟吐痢的作用，可治疗水肿、痢疾等。用治水肿，可与木瓜、牛膝等同用；用治痢疾，可配伍土茯苓同用。

此外，本品尚可治疗风热感冒，常配羌活、青蒿、桔梗等同用；用治咽喉肿痛，以本品鲜茎叶捣汁，加人乳含服，或与桔梗同用；用治痈疮肿毒、乳痈肿痛，可单味煎服，或加酒与生姜捣汁服；用治肝硬化腹水之鼓胀证，可与刘寄奴、半边莲等同用；用治疟疾，可用酒煎服。

【用法用量】煎服，15～30g，鲜品加倍；或入丸、散剂。外用适量，捣敷，或捣汁涂。

【使用注意】本品苦寒且有活血通经之功，脾胃虚寒者及孕妇忌用。

【现代研究】

1. 化学成分：全草含马鞭草苷、5－羟基马鞭草苷；另含苦杏仁酶、鞣质；叶又含腺苷、β－胡萝卜素。

2. 药理作用：本品有抗炎、止痛、镇咳及兴奋子宫作用；马鞭草苷小量对交感神经末梢呈兴奋作用，大量呈抑制作用；对哺乳动物可促进乳汁分泌。

砂　糖

【原文】砂糖味甘，润肺利中，多食损齿，湿热生虫。

【详注】砂糖味甘，有润肺、调和脾胃的作用。但多服会损伤牙齿，并能助湿热以致生虫。

砂糖为禾本科植物甘蔗的茎汁经精制而成的乳白色结晶体和赤色结晶体。味甘，性平。归肺、脾、胃经。功能活血化瘀，润肺生津。本品能治肺燥咳嗽、口干燥渴、中虚脘痛等。赤砂糖味甘，性温。有补中缓肝、活血化瘀之功，可治产后恶露不尽、口干呕哕、虚羸血痢等。

【应用】

1. 痛经，产后瘀阻腹痛　本品能活血化瘀，适用于治疗瘀血内阻之痛经及产后腹痛等，可配伍生姜末冲服。

2. 上气喘嗽烦热　本品味甘，能润肺生津，善治咳喘，可用砂糖、姜汁等份煎服。

此外，本品尚治下利噤口，可用砂糖250g，乌梅1枚，水煎，时时饮之；研末菜油调敷，可治水火烫伤。

【用法用量】10～15g，冲服；外用适量。

【使用注意】痰湿内盛者不宜服。

土鳖虫

【原文】䗪虫咸寒，行瘀通经，破癥消瘕，接骨续筋。

【详注】土鳖虫味咸，性寒，有行瘀通经、破癥瘕、消积聚的作用，可治癥瘕、瘀阻腹痛。还有续筋接骨的功用。

土鳖虫为鳖蠊科昆虫地鳖或冀地鳖雌虫的全体。又称地鳖虫、䗪虫。味咸，性寒。归肝经。功能破血逐瘀，续筋接骨。本品活血疗伤、续筋接骨，善治骨折损伤，为伤科所常用；咸入血能软坚，逐瘀通经、消癥，故又可治血滞经闭、产后瘀滞腹痛和瘀血积聚、腹中积块的癥瘕等。

【应用】

1. 跌打损伤，筋伤骨折，瘀肿疼痛 本品咸寒入血，主入肝经，性善走窜，能活血疗伤、续筋接骨，为伤科之要药。用治骨折伤痛，可单用研末调敷，或研末黄酒冲服，或配自然铜、骨碎补、乳香等同用；用治骨折筋伤后期、筋骨软弱者，常配续断、杜仲等同用。

2. 血瘀经闭，癥瘕积聚 本品入肝经血分，能破血逐瘀以通经、消癥，为治血瘀经闭、癥瘕积聚之要药。用治血瘀经闭、产后瘀滞腹痛，常配大黄、桃仁等同用，如下瘀血汤；用治癥瘕积块，常配柴胡、桃仁、鳖甲等同用，如鳖甲煎丸。

【用法用量】煎服，3～10g；研末服，1～1.5g，黄酒送服为佳。外用适量。

【使用注意】孕妇禁用。

【现代研究】

1. 化学成分：本品主要成分为氨基酸，尚含多种活性蛋白（酶）、不饱和脂肪酸、多种微量元素生物碱和脂溶性维生素等。

2. 药理作用：具有抗凝血、抗血栓、调节血脂、抗氧自由基、保护血管内皮细胞、改善血液流变性、抗缺血缺氧等作用；可抑制肿瘤血管生成并具有直接抗肿瘤活性；能促进骨损伤愈合。此外，还有增强免疫、抗突变、抗氧化、镇痛等作用。

番木鳖

【原文】番木鳖寒，消肿通络，喉痹痈疡，瘫痪麻木。

【详注】番木鳖性寒，有消肿毒、通经络、止痛作用，可用于咽喉肿痛、痈疽肿毒、瘰疬恶疮，以及风湿引起的筋脉拘挛、麻木瘫痪等。

番木鳖为马钱科植物马钱及同科木质马钱的成熟种子。别名马钱子。味苦，性寒，有毒。归肝、脾经。功能通络散结，消肿定痛。本品为伤科疗伤止痛之佳品，善治痈疽、跌打损伤等；又有较强的开通经络，透达关节而止痛的作用，亦可治疗痹痛等。

【应用】

1. 跌打损伤，痈疽肿痛　本品善能活血通络、散结消肿，又长于止痛。用治跌打损伤、骨折肿痛，可配乳香、没药等内服或外敷；用治痈疽疮毒，多作外用，单用或配其他解毒消肿散结之品。

2. 风湿顽痹，麻木瘫痪　本品善能搜筋骨间风湿，开通经络，透达关节，止痛力强，为治疗风湿顽痹、拘挛疼痛、麻木瘫痪之佳品，单用有效，或配羌活、乳香、全蝎等同用。

【用法用量】内服宜制用，多入丸散，日服 0.3~0.6g；外用适量，研末调涂。

【使用注意】本品有大毒，内服不宜生用及多服久服；本品所含有毒成分能被皮肤吸收，故外用亦不宜大面积涂敷。体虚者忌用。孕妇禁用。运动员慎用。

【现代研究】

1. 化学成分：含多种生物碱，主要为番木鳖碱（士的宁）、马钱子碱，并含番木鳖苷、绿原酸等。

2. 药理作用：士的宁对整个中枢神经系统都有兴奋作用，还能刺激味觉感受器，反射性增加胃液分泌，促进消化功能和食欲，过量则抑制；马钱子碱有明显的镇痛、镇咳祛痰作用，对感觉神经末梢有麻痹作用；水煎剂及马钱子碱对皮肤真菌及肺炎链球菌等有抑制作用。

自然铜

【原文】自然铜辛，接骨续筋，既散瘀血，又善止疼。

【详注】自然铜味辛，有续筋接骨，散瘀止痛的作用。可治跌仆筋骨折伤、瘀血阻滞疼痛等。

自然铜为天然黄铁矿矿石，主含二硫化铁（FeS_2）。味辛，性平。归肝、肾经。功能行血化滞，散瘀止痛，接骨疗伤。本品为伤科之要药，善治跌打损伤、骨折筋断等。

【应用】

　　跌打损伤，骨折筋断，瘀肿疼痛　本品味辛而散，入肝经血分，有散瘀止痛、续筋接骨、促进骨折愈合的作用，外敷、内服均可。常配乳香、没药等同用。

　　【用法用量】煎服，10～15g；入丸、散，每次服0.3g。外用适量。

　　【使用注意】孕妇慎用。不宜久服。

　　【现代研究】

　　1. 化学成分：本品主要成分为二硫化铁（FeS_2），并混含铝、镁、钙、铜、镍、锑、砷等物质及20余种微量元素。

　　2. 药理作用：本品对骨折愈合有显著促进作用。对多种病原性真菌有不同程度的拮抗作用。

苏　木

　　【原文】苏木甘咸，能行积血，产后血经，兼医仆跌。

　　【详注】苏木味甘、咸，能活血祛瘀，主治妇女血滞经闭、痛经、产后瘀阻诸证。亦治跌仆损伤，有消肿止痛的作用。

　　苏木为豆科灌木或小乔木植物苏木的心材。味甘、咸、辛，性平。归心、肝经。功能活血疗伤，祛瘀通经。本品辛能行滞，咸入血分，能活血通经、散瘀止痛。为治疗妇科血滞瘀阻诸证及伤科跌仆损伤、筋骨折伤、瘀肿疼痛等的常用药。

　　【应用】

　　1. 跌打损伤，骨折筋伤，瘀滞肿痛　本品味辛能散，功能活血散瘀、消肿止痛而疗伤。用治跌打损伤，瘀滞肿痛或骨折，既可内服，也可外用。内服常配乳香、没药、自然铜等同用，如八厘散；外用可与刘寄奴、泽兰等煎汤熏洗伤处。

　　2. 血滞经闭，痛经，产后瘀阻腹痛，痈肿疮毒　本品功能活血祛瘀、通经止痛。用治妇科瘀滞经产诸证，可单味水煎服，也可配川芎、当归、红花等同用；用治痈肿疮毒，可配金银花、连翘等同用。

【用法用量】煎服，3～10g。外用适量。

【使用注意】孕妇及月经过多者慎用。

【现代研究】

1. 化学成分：含巴西苏木素、查耳酮、原苏木素、苯骈四氢吡喃、苏木醇、苏木酮等类化合物，另含挥发油、有机酸及鞣质等。

2. 药理作用：本品能增强心肌收缩力，并有镇静、催眠、抗惊厥、镇痛、抑菌、降血糖、抑制血小板聚集、抗癌等作用。

骨碎补

【原文】骨碎补温，折伤骨节，风血积疼，最能破血。

【详注】骨碎补性温，擅长活血散瘀消肿、续接筋骨止痛，可用治跌打损伤、骨折及风湿痹阻经络引起的疼痛。

骨碎补为水龙骨科附生蕨类植物槲蕨的根茎。味苦，性温。归肝、肾经。功能活血续伤，补肾强骨。本品味苦行血，性温补肾，有温肾阳、强筋骨、活血疗伤接骨的作用，可治肾虚腰腿疼痛、耳鸣耳聋及跌仆筋骨损伤、瘀血停积疼痛等。

【应用】

1. 跌打损伤，筋骨损伤，瘀滞肿痛　本品能行血脉、续筋骨、疗伤痛，为伤科之要药。内服外用均有效，尤宜于骨折筋损之证。可单用本品浸酒服，或外敷；或配没药、自然铜等同用。

2. 肾虚腰痛脚弱，耳鸣耳聋，牙痛，久泻　本品能补肾阳、强筋骨、益虚损，可治肾虚诸证。用治肾虚腰痛、足膝痿弱，可配补骨脂、牛膝等同用；用治肾虚耳鸣、耳聋、牙痛，可配熟地黄、山茱萸、泽泻等同用；用治肾虚久泻，可单用，或配补骨脂、益智仁、吴茱萸等同用。

此外，本品外用能消风祛斑，故可用治斑秃、白癜风等。

【用法用量】煎服，10～15g。外用适量。

【使用注意】本品性温助阳，阴虚内热者宜慎用。孕妇慎用。

【现代研究】

1. 化学成分：主要含黄酮苷类化合物，北美圣草素、柚皮素、苦参黄素及其苷类如柚皮苷等，以及三萜类、酚酸类、苯丙素类、木质素等成分。

2. 药理作用：可降血脂、抗动脉粥样硬化；能促进骨对钙的吸收、提高血钙和血磷水平，从而有利于骨折的愈合，改善软骨细胞，推迟骨细胞的退行性病变；并有强心、镇静和镇痛作用；本品对链霉素的耳毒性有一定解毒作用。

血 竭

【原文】血竭味咸，跌仆损伤，恶毒疮痛，破血有谁。

【详注】血竭味咸，能散瘀止痛、止血、敛疮生肌，常用于治疗跌打损伤、恶毒疮疡、痛疖等病证。

血竭为棕榈科植物麒麟竭果实渗出的树脂经加工制成。味甘、咸，性平。归心、肝经。功能祛瘀定痛，止血生肌。本品味咸入血，能行能止，为伤科和外科之要药。外用功善止血、敛疮、生肌，可治外伤出血、溃疡不敛；内服破血力强，能破血散瘀止痛，可治跌打损伤、瘀肿疼痛和妇女瘀血经闭、痛经、产后瘀阻腹痛，以及一切瘀血阻滞的心腹刺痛等。

【应用】

1. 跌打损伤，瘀滞心腹疼痛 本品入血分而散瘀止痛，用治跌打损伤、筋骨疼痛，常配伍乳香、没药、儿茶等同用，如七厘散；用治产后瘀滞腹痛、痛经、经闭及一切瘀血阻滞的心腹刺痛，常配伍当归、莪术、三棱等同用。

2. 外伤出血及疮疡不敛 本品有化瘀止血、生肌敛疮之功。治上述病证，均可单用研末外敷患处，亦可配伍其他药物。

【用法用量】内服，多入丸、散，或研末服，每次 1~2g；外用适量，研末撒或入膏药用。

【使用注意】孕妇慎用。月经期不宜服用。

【现代研究】

1. 化学成分：本品含血竭素、血竭红素、去甲基血竭素、去甲基血竭红素及黄烷醇、查耳酮、树脂酸等成分。

2. 药理作用：可加快血流，防止血栓；对金黄色葡萄球菌、白色葡萄球菌及多种致病真菌有不同程度的抑制作用；对烫伤所致炎症能加速结痂，促进伤口愈合。另有抗炎、镇痛、降血脂、降血糖、改善机体免疫功能等作用。

孩儿茶

【原文】孩儿茶凉，收湿清热，生肌敛疮，定痛止血。

【详注】孩儿茶性凉，有清热燥湿、敛疮生肌、止血定痛之功，可外用治疗口疮牙疳、疮溃不敛、皮肤湿疮及外伤出血等。

孩儿茶为豆科植物儿茶的枝干及心材煎汁浓缩而成。别名儿茶。味苦、涩，性凉。归心、肺经。功能活血疗伤，生肌止血敛疮。本品可用于治疗多种出血证；外用可治疗多种外科疮疡、痔疮等证；其性凉苦降，亦可治疗肺热咳嗽有痰证。

【应用】

1. 跌打伤痛，出血 本品性涩，既能活血散瘀，又能收敛止血，可用于治疗多种内外伤出血病证。用治外伤出血，可与血竭、降香、白及、龙骨等同用；用治内伤出血，如吐血、便血、崩漏等，可单用内服，或配大黄、虎杖等同用。

2. 疮疡，湿疮，牙疳，下疳，痔疮 本品苦燥性凉，能解毒收湿、敛疮生肌，故外用可治疗多种外科疮疡肿痛病证。用治诸疮溃烂、久不收口，可与乳香、没药、冰片、血竭、龙骨等同用；用治皮肤湿疮，配龙骨、轻粉等同用；用治口疮，可配硼砂等份为末，外搽患处；用治下疳阴疮，可单用研末，或配珍珠、冰片，研末外敷；用治痔疮肿痛，以本品为末，配少许麝香，调敷患处。

3. 肺热咳嗽 本品内服能清肺化痰，可治疗肺热咳嗽有痰，常配伍桑叶、硼砂、紫苏子等同用。

【用法用量】内服，1～3g，多入丸、散剂；入煎剂可适当加量，宜包煎。外用适量，研末撒或调敷。

【使用注意】寒湿之证禁服。

【现代研究】

1. 化学成分：主要含黄烷醇衍生物：儿茶素、表儿茶素；黄酮类成分：槲皮素、山奈素等。还含有酚酸性成分、多聚糖、纤维素、微量元素等。

2. 药理作用：具有收敛、止泻、降压等作用；右旋儿茶精对离体心先抑制后兴奋；抑制酪氨酸脱羧酶之活性，抑制透明质酸酶、胆碱乙酰化酶，抑制链激酶对纤维蛋白的溶解作用；体外试验对多种皮肤真菌及金黄色葡萄球菌、多种杆菌等有一定抑制作用。还具有抗肿瘤、抗病毒、保护肝脏及肾脏等作用。

刘寄奴

【原文】刘寄奴苦，温通行瘀，消胀定痛，止血外敷。

【详注】刘寄奴味苦，性温。有破瘀血、消肿胀、止痛的作用，可治瘀血阻滞腹痛及折伤肿痛等证。外敷又能止血，可治外伤出血及烫火伤。

刘寄奴为菊科植物奇蒿的全草。味苦，性温。归心、肝、脾经。功能破血通经止痛，疗伤止血。本品善于行滞，能破血通经、散瘀止痛，用治跌打损伤、经闭、产后瘀滞腹痛等瘀血之证。此外，又消食化积，善治食积不化、脘腹胀痛等。

【应用】

1. 跌打损伤，肿痛出血 本品温散善走，能活血散瘀止痛、止血而疗伤。用治跌打损伤、瘀滞肿痛，可单用研末以酒调服；亦可配伍骨碎补、延胡索等同用。用治创伤出血，可单用鲜品捣烂外敷，或配茜草、五倍子等同用。

2. 血瘀经闭，产后瘀滞腹痛 本品辛散苦泄，能破血通经、散瘀止痛。用治血瘀经闭，可配桃仁、当归、川芎等同用；用治产后瘀滞腹痛，配甘草等份为末，水、酒调服。

3. 食积腹痛，赤白痢疾 本品气味芳香，能醒脾开胃、消食化积，用治食积不化、腹痛泻痢，可单用煎服，亦可配伍山楂、麦芽、鸡内金、白术等同用。

【用法用量】煎服，3～10g，外用适量。

【使用注意】为破血之品，多服令人吐利，血虚气弱而无瘀滞者忌用。孕妇慎用。

【现代研究】

1. 化学成分：含香豆精，异泽兰黄素，西米杜鹃醇，脱肠草素，奇蒿黄酮，奇蒿内酯醇等。

2. 药理作用：加速血液循环，解除平滑肌痉挛，促进血凝；煎液能增加豚鼠冠脉流量，对小鼠缺氧模型有明显的抗缺氧作用。水煎液对宋氏痢疾杆菌、福氏痢疾杆菌等有抑制作用。

莪 术

【原文】莪术温苦，善破痃癖①，止痛消瘀，通经最宜。

【详注】莪术味苦，性温，善于破血消积，治疗癥瘕积聚，并能行气止痛，化瘀通经，常用治经闭、痛经、产后瘀滞腹痛等证。

注：①痃癖：病名。脐腹偏侧或胁肋部时有筋脉攻撑急痛的病症。

莪术为姜科草本植物莪术、郁金或广西莪术的根茎。味辛、苦，性温。归肝、脾经。功能破血行气，消积止痛。本品辛散苦泄、温通行滞，既可破血行气，又能消积止痛，可用于治疗气滞血瘀所致的妇女经闭腹痛、癥瘕积聚、跌打损伤、瘀肿疼痛，及腹中食积气滞、脘腹胀痛等。

【应用】

1. 癥瘕积聚，经闭及心腹瘀痛 本品既入血分，又入气分，既能破血逐瘀，又能行气止痛，可用治气滞血瘀所致的上述病证，尤善消癥瘕积聚。每与三棱相须为用，以增强破瘀消癥止痛之功。

2. 食积脘腹胀痛 本品有较强的行气消积止痛之功，用于食积不化之脘腹胀痛甚者，常配青皮、槟榔等同用。

此外，本品既破血祛瘀，又消肿止痛，可用治跌打损伤、瘀肿疼痛，常与其他祛瘀疗伤药同用。

【用法用量】煎服，3～15g。破血逐瘀多醋炒，行气止痛多生用。外用适量。

【使用注意】本品药性峻猛，有耗气伤血之弊，不宜过量久服。孕妇及月经过多者禁用。

【现代研究】

1. 化学成分：本品含挥发油和姜黄素类成分，其中主要为莪术醇、莪术酮等。

2. 药理作用：本品具有抗癌作用，除能直接杀瘤外，还能增强瘤细胞的免疫原性，从而诱发或促进机体对肿瘤的免疫排斥反应；能抑制血小板聚集和抗血栓形成；能促进微动脉血流恢复，完全阻止微动脉收缩，明显促进局部微循环恢复。此外，还有升高白细胞、抑菌、保肝、抗炎、镇痛、抗溃疡、抗早孕等作用。

三　棱

【原文】三棱味苦，利血消癖①，气滞作痛，虚者当忌。

【详注】三棱味苦，能破血消积，善治癥瘕痞块；又能行气导滞，可用于治疗食积气滞、腹满胀痛等证。其药力峻猛，体虚者当忌用。

注：①癖：水饮停结，痰瘀凝滞而成的积块。

三棱为黑三棱科植物黑三棱的块茎。味辛、苦，性平。归肝、脾经。功能破血行气，消积止痛。本品苦能开泄，行散力猛，入血分能破血祛瘀，入气分能行气止痛、消积，故善治血瘀气滞的癥瘕积聚、经闭腹痛及食积证。此外，本品与化瘀软坚之品同用，还可治瘿肿、瘰疬、结核等。

【应用】

本品功效和主治病证与莪术基本相同，且常相须为用。虽两者均有较强的破血祛瘀作用，然两相比较，相对而言，三棱破血之力胜于莪术，莪术破气作用强于三棱。

【用法用量】煎服，3～10g。醋制后可加强祛瘀止痛作用。

【使用注意】本品药性峻猛，有耗气伤血之弊，不宜过量久服。孕妇及月经过多者禁用。不宜与芒硝、玄明粉同用。

【现代研究】

1. 化学成分：本品含苯乙醇、对苯二酚、棕榈酸等挥发油，黄酮类成分、脂肪酸及甾醇类等。

2. 药理作用：可抗凝和抗血栓形成，延长纤维蛋白的凝聚时间，延长体外血栓形成，缩短血栓长度，减轻血栓重量；可显著抑制血小板聚集，降低全血黏度；可增加心肌耗氧量，提高心肌氧利用率；对子宫平滑肌有兴奋作用，对实验动物肿瘤模型有一定的抑制作用。此外，还有镇痛、抗炎、抗氧化、抗组织纤维化、保护肾脏等作用。

干 漆

【原文】干漆辛温，通经破瘕，追积杀虫，效如奔马。

【详注】干漆味辛，性温，能破血通经、消积杀虫，可用治经闭、癥瘕积聚、虫积、疳积等，取效快捷。

干漆为漆树科植物漆树树脂的干燥品。味辛，性温。有毒。归肝、胃经。功能破血通络，杀虫消积。本品辛散苦泄，温通行滞，为作用较强的破血消癥药。对于瘀血阻滞的月经不通、癥瘕积聚及虫积腹痛等证，疗效显著。

【应用】

1. 经闭癥瘕　本品入肝经血分，有较强的活血通经、破瘀消癥作用。用治瘀血阻滞所致的经闭不通，可配牛膝共为末，生地黄汁合丸；用治妇女癥瘕、瘀结成块，常配大黄、桃仁、䗪虫、水蛭等同用，如大黄䗪虫丸。

2. 虫积腹痛　本品入胃经，有较强的消导杀虫作用。用治虫积腹痛，可配伍槟榔、龙胆等同用。

【用法用量】入丸、散，2~4.5g。本品内服宜炒或煅后使用，不宜入汤剂。

【使用注意】体虚无瘀滞者禁服。孕妇禁用。

【现代研究】

1. 化学成分：含黑色树脂成分。

2. 药理作用：有止血作用，并对离体大肠、小肠、支气管、子宫等有解痉作用，小剂量有强心作用，大剂量则抑制心脏，有降压作用。

水　蛭

【原文】水蛭味咸，除积瘀坚，通经堕产，折伤可瘥。

【详注】水蛭味咸，有破血逐瘀、通经闭的作用。适用于治疗瘀血积聚、经闭、跌打损伤、瘀血作痛等，并能堕胎。

水蛭为水蛭科动物蚂蟥、水蛭及柳叶蚂蟥的干燥体。味咸、苦，性平。有小毒。归肝经。功能破血逐瘀。本品咸能走血分，散结软坚，破血逐瘀力强，善消散癥结、通畅血脉，适用于治疗闭经、跌打损伤等瘀血内阻之证。此外，将活水蛭洗净，放患处吸血，可消痈肿丹毒。

【应用】

血瘀经闭，癥瘕积聚，跌打损伤　本品破血逐瘀力强，能通经、消癥、疗伤。治经闭、癥瘕，常配桃仁、虻虫等药同用，如抵当汤；治跌打损伤，可配苏木、自然铜等同用。

【用法用量】煎服，1~3g；研末服，0.3~0.5g。因其所含水蛭素，遇热及稀盐酸易被破坏，故以入丸散或研末服为宜。

【使用注意】孕妇及月经过多者禁用。

【现代研究】

1. 化学成分：主要含蛋白质、溶血甘油磷脂类成分；新鲜水蛭唾液中含有水蛭素，还含有肝素、抗血栓素及组胺样物质。

2. 药理作用：水蛭素有强大的抗凝作用和抗血栓形成的作用，对肾缺血有明显保护作用；其水煎剂能降低全血黏度比、血浆黏度比、血细胞比容，减少纤维蛋白含量，改善血液流变性；还有抑制肿瘤细胞、降血脂、终止妊娠、促进血肿吸收、减少蛋白尿等作用。

虻　虫

【原文】虻虫微寒，逐瘀散结，癥瘕蓄血，药性猛烈。

【详注】虻虫微寒，具有破血逐瘀和散结消癥瘕的作用，适用于治疗瘀血凝结证。其药性猛烈，凡无瘀血积聚者不可用之。

虻虫为虻科昆虫复带虻的雌性全虫。味苦，性微寒。有小毒。归肝经。功能破血逐瘀。本品力尤峻猛，用治瘀血凝结之经闭、癥瘕、蓄血发狂及跌仆损伤、瘀血肿痛等重证。

【应用】

癥瘕积聚，血滞经闭及跌打损伤　本品破血逐瘀而消癥，通经之力较峻猛。用治癥积，可与水蛭等活血消癥之品及行气消积之品同用；用治血滞经闭，宜配伍活血养血调经药同用；用治跌打损伤，可配伍乳香、没药等同用。

【用法用量】煎服，1～1.5g；研末服，每次0.3g。虻虫生品腥臭味较强，并有致泻的不良反应，故临床多米炒或焙后使用，可降低其毒性和腥臭气味。

【使用注意】孕妇禁用。体虚无瘀、腹泻者不宜使用。

【现代研究】

1. 化学成分：含蛋白质、氨基酸、胆固醇及钙、镁、磷、铁、钴、铜、锰、锶、锌、铝等24种无机元素。

2. 药理作用：有抗凝血酶作用，能显著延长出血时间，减少血浆纤维蛋白原含量，抑制血小板聚集，降低全血黏度比和血浆浓度比，降低血细胞比容，改善血液流变性。还具有抗炎、镇痛、抗肿瘤作用。

斑　蝥

【原文】斑蝥有毒，破血通经，诸疮瘰疬，水道能行。

【详注】斑蝥有大毒，能破血通经、蚀疮消癥，可用于治疗癥瘕积聚、瘰疬结核、痈肿疮疡等病证。

斑蝥为芫菁科昆虫南方大斑蝥或黄黑小斑蝥的干燥全虫。味辛，性温。有大毒。归肝、肾、胃经。功能破血消癥，攻毒蚀疮，引赤发疱。本品可用于治疗经闭不通、癥瘕积聚，并可以毒攻毒，能治各种疮毒疥癣和瘰疬等证。

【应用】

1. 癥瘕，经闭　本品辛行温通而入血分，能破血通经，消癥散结。善于治疗血瘀经闭，可配伍桃仁、大黄等同用；近人用治多种癌肿，尤以肝癌为优，可用斑蝥1~3只置鸡蛋内煮食。

2. 痈疽恶疮，顽癣，瘰疬等 本品为辛散有毒之品，外用可以毒攻毒，消肿散结。用治痈疽肿硬不破，可研末，和蒜捣膏贴之，以攻毒拔脓；用治顽癣，可以本品微炒研末，蜂蜜调敷；用治瘰疬、瘘疮，可配白矾、白砒、青黛等同用，研末外掺。

此外，本品外敷，有发疱作用，可作发疱疗法以治多种疾病，如面瘫、风湿痹痛等。

【用法用量】内服多入丸、散剂，0.03~0.06g。外用适量，研末敷贴，或酒、醋浸涂，或作发疱用。内服需以糯米同炒，或配青黛、丹参以缓其毒。

【使用注意】本品有大毒，内服宜慎，应严格掌握剂量，体弱者忌用。孕妇禁用。外用对皮肤、黏膜有很强的刺激作用，能引起皮肤发红、灼热、起疱，甚至腐烂，故不宜久敷和大面积使用。

【现代研究】

1. 化学成分：主要含有斑蝥素，此外还含有油脂、蚁酸、色素、蜡质和多种微量元素等。

2. 药理作用：斑蝥素有抗癌作用，能抑制癌细胞蛋白质的合成，从而抑制其生长分化。斑蝥素的各种衍生物能刺激骨髓而有升高白细胞的作用；斑蝥素还有增强免疫、抗病毒、抗菌作用及促雌激素样作用。对关节炎有明显消肿作用。

穿山甲 （已禁用）

【原文】穿山甲毒，痔癖①恶疮，吹奶②肿痛，通络散风。

【详注】穿山甲有消肿、排脓、下乳汁的作用，可治痔疮肿痛和痈疽疮毒；并治哺乳期吹奶之乳房肿痛生痈证。

注：①癖：指痞块生于两胁，时痛时止；亦有以痞块隐伏于两胁，平时不见，痛时才能触及为其特征的病症。

②吹奶：古人认为哺乳时小儿含乳头入睡，将气吹入乳房，因而引起

乳房结块成痈肿，称"吹奶"。多因乳汁瘀滞，又复感染而引起，相当于急性乳腺炎。

穿山甲为鲮鲤科动物鲮鲤的鳞甲。味咸，性微寒。归肝、胃经。功能活血消癥，通经下乳，消肿排脓。本品性善走窜，专于行散，能内通脏腑，外通经络而达病所，可治血滞经闭、癥瘕痞块、风湿痹痛；亦擅长通经下乳，可治产后乳汁不通、乳房肿痛生痈等证。痈肿初起，可使其消散；已成脓时，可促其早溃。

【应用】

1. 癥瘕积聚，血滞经闭及风湿痹痛　本品能行血分之瘀滞而消癥、通经、活络。用治癥瘕积聚，可配伍鳖甲、大黄等同用；用治血瘀经闭，可配伍当归、红花、桃仁等同用；用治风湿痹痛，关节不利、麻木拘挛，常配川芎、羌活、白花蛇等同用。

2. 乳汁不通　本品活血走窜，擅长通经下乳，用治产后乳汁不下或乳汁少者，可单用研末，以酒冲服；临床每与王不留行相须为用。

3. 痈肿疮毒，瘰疬　本品能活血消痈、消肿排脓，可使脓未成者消散，已成脓者速溃，为治疗疮疡肿痛之要药。用治疮痈初起，常配金银花、天花粉、皂角刺等同用，如仙方活命饮；用治疮痈脓成未溃者，常配黄芪、当归、皂角刺等同用；用治瘰疬结核，可配夏枯草、贝母、玄参等同用。

此外，还可治疗风寒湿痹之肢体拘挛或强直、疼痛不得屈伸等病证。

【用法用量】煎服，5～10g。研末吞服，每次1～1.5g。

【使用注意】孕妇慎用。

【现代研究】

1. 化学成分：含多种蛋白质、氨基酸、硬脂酸、胆甾醇、二十三酰丁胺、角蛋白、挥发油、穿山甲碱、胆甾醇及多种微量元素等。

2. 药理作用：可扩张血管、降低外周阻力，显著增加股动脉血流量，改善微循环；可明显延长凝血时间，降低血液黏度；并有升高白细胞、抗骨髓微循环障碍、消炎、镇痛、抑制乳腺增生、促进泌乳、提高机体免疫力和缺氧耐受力的作用。

狼　毒

【原文】狼毒味辛，破积瘕癥，恶疮鼠瘘①，止心腹疼。

【详注】狼毒味辛，有行血破积、消痰杀虫的作用，可消腹中癥瘕和不易治愈的恶疮及鼠瘘，又能治心腹作痛之证。

注：①鼠瘘：即瘰疬。

狼毒为瑞香科植物瑞香狼毒或大戟科植物狼毒大戟、月腺大戟的根。味苦、辛，性平。有毒。归肝、肺、脾经。功能逐水祛痰，破积杀虫。本品可治痰瘀互结之癥瘕、恶疮及虫积腹痛。此外，还有逐水消痰的作用，可治水肿腹胀、痰饮咳嗽及鼠瘘等证。

【应用】

水肿腹胀，痰饮咳逆上气，痰食虫积　本品能逐水祛痰、破积杀虫，适用于水肿腹胀、痰饮咳喘及虫积等证。用治水肿腹胀，可单用本品研末开水调服；用治痰饮咳逆上气、腹胁胀满，可配伍旋覆花、附子等蜜丸服用；用治虫积，可单用本品微炒研末。

此外，本品尚可用治年久积冷、心腹疼痛、淋巴结结核、骨结核、皮肤结核等，以及疥癣、癞疮、牛皮癣、神经性皮炎等证。

【用法用量】内服，须经醋制。煎服，0.5～3g；或入丸、散剂。外用适量，捣烂敷或捣汁涂搽。

【使用注意】本品为苦辛有毒之品，内服宜慎，切忌过量服用，否则可出现恶心、呕吐、出冷汗、面色苍白、抽搐等不良反应，严重者可导致死亡。脾胃虚弱者及消化道溃疡患者忌用。孕妇禁用。不宜与密陀僧同用。

【现代研究】

1. 化学成分：本品主要含狼毒素、异狼毒素、挥发油等成分。
2. 药理作用：有抗癌、镇痛、抗菌等作用。

醋

【原文】醋消肿毒，积瘕可去，产后金疮，血晕①皆治。

【详注】醋能消肿解毒、散瘀、止血，可用治胸腹疼痛、癥瘕积聚、痈疽疮肿、产后血晕、外伤出血等。

注：①血晕：产后或外伤出血过多引起的昏晕。

醋为以米、麦、高粱或酒、酒糟等酿成的含有乙酸的液体。味酸、苦，性温。归肝、胃经。功能散瘀止血，解毒杀虫。本品苦温散瘀，酸能安蛔，可用治血分瘀滞、产后血晕、癥瘕积聚、痈疽疮肿及胆道蛔虫引起的突发疼痛等病证。

【应用】

癥瘕积聚，吐血、衄血，痈疽疮毒等证 本品能散瘀、止血、解毒、杀虫，善治癥瘕积聚、外伤出血、痈疽疮毒等。用治癥瘕积聚，可用醋煮三棱、川芎、大黄共研为末制丸服；用治吐血、衄血，可用醋配伍其他止血药同用；用治外伤出血，可用醋调云南白药敷患处；用治痈疽疮毒，可用生附子醋磨调汁外敷，或调大黄末外敷。

此外，本品临床常用于防治流行性感冒、流脑、乙脑等传染病，可用食醋熏蒸；用治黄汗病，身体肿、发热、汗出黄黏，可用醋配伍黄芪、芍药、桂枝同煎服；用治产后血晕，可用醋熏鼻。用醋炙药物可引药入肝，增强止痛作用。

【用法用量】内服，适量，入汤剂或拌制药物。外用，适量，烧热熏嗅、含漱或和药调敷。

【使用注意】本品酸、苦，凡脾胃湿甚者、痿痹者、筋脉拘挛者及外感初起者应禁服。

【现代研究】

1. 化学成分：含乙酸（醋酸）、琥珀酸、柠檬酸、山梨糖、维生素 B_1、维生素 B_2 和烟酸、高级醇类、3-羟基丁酮、二羟基丙酮、酪醇、乙醛等成分。

2. 药理作用：可促进消化，增进食欲，有防腐杀菌作用。将醋蒸熏对流感病毒有杀灭作用，对甲型链球菌、肺炎双球菌、白色葡萄球菌、流感杆菌也有较强的抑制作用。

【小结】

表 12 - 1 活血化瘀药简表

药名	性味归经	功效	主治	性能作用特点
川芎	辛，温。归心、肝经	活血行气，祛风止痛	血瘀气滞痛证；头痛，风湿痹痛	辛散温通，既活血，又行气，且祛风止痛，为治头痛之要药
延胡索	辛、苦，温。归肝、脾、心经	活血，行气，止痛	气血瘀滞诸痛证	辛散温通，行血中气滞，善治一身上下诸痛
郁金	辛、苦，寒。归肝、胆、心经	活血止痛，行气解郁，清心凉血，利胆退黄	胸胁腹痛；热病神昏，癫痫；吐血；湿热黄疸、胆石症	辛能行散，既活血止痛，又行气解郁，兼性寒凉血，清利肝胆湿热
姜黄	辛、苦，温。归肝、脾经	活血行气，通经止痛	经闭，产后腹痛及跌打损伤；风湿痹痛	辛散苦泄温通，善活血行瘀，行散滞气，兼通络止痛
乳香	辛、苦，温。归肝、心、脾经	活血行气止痛，消肿生肌	血瘀气滞诸痛证；跌打损伤，疮疡痈肿	苦泄温通，芳香走窜，既活血化瘀，又消肿生肌
没药	苦、辛，平。归肝、心、脾经	活血止痛，消肿生肌	血瘀气滞诸痛证；跌打损伤，疮疡痈肿	辛散温通，既活血化瘀，又行散滞气，止痛之功较著，兼生肌消痈
五灵脂	苦、甘，温。归肝经	活血止痛，化瘀止血	瘀滞出血证；瘀血阻滞诸痛证	活血化瘀，善止疼痛，为治疗血瘀诸痛之要药，又止血
枫香脂	辛、苦，平。归肺、脾经	活血止痛解毒，生肌，凉血	发背及痈疽溃烂；流注，痰核；胃痛，牙痛等	辛散苦泄，为外科之要药，活血解毒，生肌敛疮，又行气止痛

药名	性味归经	功效	主治	性能作用特点
丹参	苦，微寒。归心、肝经	活血祛瘀，凉血消痈，除烦安神	各种瘀血证；疮疡痈肿；心烦不眠	祛瘀生新，为妇科要药，清瘀热消痈肿，又清心除烦而安神
红花	辛，温。归心、肝经	活血通经，祛瘀止痛	血滞经闭、痛经；跌打损伤及疮疡肿痛等	辛散温通，善活血通经止痛，又消肿止痛
桃仁	苦、甘、平。归心、肝、肺、大肠经	活血祛瘀，润肠通便，止咳平喘	多种瘀血证；肠燥便秘；咳嗽气喘	活血祛瘀，又润燥滑肠，兼降肺气，止咳平喘
益母草	辛、苦、寒。归肝、心、膀胱经	活血调经，利水消肿，清热解毒	多种瘀血病证；水肿，小便不利；疮痈肿毒	苦泄辛散，善活血调经，祛瘀生新，又利水消肿，清热解毒
泽兰	苦、辛，微温。归肝、脾经	活血祛瘀，利水消肿	血瘀经闭、痛经、月经不调；产后水肿等	辛散温通，善活血而调经，又利水消肿
牛膝	苦、酸，平。归肝、肾经	活血通经，补肝肾，强筋骨，利水通淋，引火（血）下行	多种血瘀证；腰膝酸痛；小便不利；牙龈肿痛，口舌生疮等	活血祛瘀，补肝肾，强筋骨，性善下行，又通淋行瘀，引火（血）下行
鸡血藤	苦、甘，温。归肝、肾经	行血补血，舒筋活络	月经不调，痛经，经闭；风湿痹痛，手足麻木	苦而不燥，温而不烈，既活血，又补血，兼舒筋活络
王不留行	苦，平。归肝、胃经	活血通经，下乳消肿	血滞经闭、痛经；产后乳汁不行；淋证	苦能开泄，走而不守，上通乳脉，下通经血，兼消肿止痛
月季花	甘，温。归肝经	活血调经解郁，消肿	月经不调，胸腹胀痛；瘰疬痰核，痈肿疮毒	甘温通利，活血调经，又解毒消肿

续表

药名	性味归经	功效	主治	性能作用特点
凌霄花	辛，微寒。归肝、心包经	破瘀通经，凉血活血	月经不调，血瘀经闭，癥瘕痞块；风疹瘙痒，皮肤湿癣	辛散行血，性寒泄热，可行血破瘀，凉血祛风
土鳖虫	咸，寒。归肝经	破血逐瘀，续筋接骨	跌打损伤，筋伤骨折；血瘀经闭，癥瘕积聚	咸寒入血，能活血疗伤，续筋接骨，又破癥瘕积聚
番木鳖	苦，寒。有毒。归肝、脾经	通络散结，消肿定痛	跌打损伤，痈疽肿痛；风湿顽痹，麻木瘫痪	善活血通络，散结消肿，又长于止痛
自然铜	辛，平。归肝、肾经	行血化滞，散瘀止痛，接骨疗伤	跌打损伤，骨折筋断，瘀肿疼痛	味辛而散，续筋接骨，散瘀止痛，为伤科要药
苏木	甘、咸、微辛，平。归心、肝经	活血疗伤，祛瘀通经	跌打损伤，骨折筋伤，瘀滞肿痛；血滞经闭，痛经等	辛能行滞，咸入血分，能活血通经，散瘀止痛
骨碎补	苦，温。归肝、肾经	活血续伤，补肾强骨	跌打损伤，筋骨损伤，瘀滞肿痛；腰痛脚弱等	味苦行血，性温补肾，能温肾阳，强筋骨，活血续伤接骨
血竭	甘、咸，平。归心、肝经	祛瘀定痛，止血生肌	跌打损伤，瘀滞心腹疼痛；外伤出血及疮疡不敛	味咸入血散瘀止痛，为伤科要药，又化瘀止血，生肌敛疮
孩儿茶	苦涩，凉。归心、肺经	活血疗伤，生肌止血敛疮	跌打伤痛；疮疡，湿疮等；肺热咳嗽	苦能燥湿，寒可清热，涩主收敛，善清热燥湿，敛疮生肌及止血定痛

药名	性味归经	功效	主治	性能作用特点
刘寄奴	苦，温。归心、脾经	破血疗伤通经，止痛，止血	跌打损伤，肿痛出血；血瘀经闭，产后瘀滞腹痛；食积腹痛	辛散苦泄，善于行散，能破血通经，散瘀止痛，又止血
莪术	辛、苦，温。归肝、脾经	破血行气，消积止痛	癥瘕积聚，经闭及心腹瘀痛；脘腹胀痛	辛散苦泄，温通行滞，可破血行气，消积止痛
三棱	辛、苦，平。归肝、脾经	破血行气，消积止痛	癥瘕积聚，经闭及心腹瘀痛；脘腹胀痛	苦能开泄，行散力猛，能破血祛瘀，行气止痛，消积
干漆	辛，温。有毒。归肝、胃经	破血通络，杀虫消积	经闭癥瘕；虫积腹痛	辛散苦泄，温通行滞，破血通经，消积杀虫
水蛭	咸、苦，平。有小毒。归肝经	破血逐瘀	血瘀经闭，癥瘕积聚，跌打损伤	咸苦入血，破血逐瘀力强，善消散癥结，通畅血脉
虻虫	苦，微寒。归肝经	破血逐瘀	癥瘕积聚，血滞经闭及跌打损伤	破血逐瘀而消癥，通经之力较峻猛
斑蝥	辛，温。有大毒。归肝、肾、胃经	破血消癥，攻毒蚀疮，引赤发疱	癥瘕，经闭；痈疽恶疮，顽癣，瘰疬等	辛行温通，善破血通经，消癥散结，又攻毒蚀疮
穿山甲（已禁用）	咸，微寒。归肝、胃经	活血消癥，通经下乳，消肿排脓	癥瘕积聚，血滞经闭及风湿痹痛；乳汁不通；痈肿疮毒	性善走窜，专于行散，善消肿排脓而下乳汁，又行血分之瘀滞而消癥
鬼箭羽	苦，寒。归肝经	破血通经，祛风杀虫	妇女经闭，经行不畅，产后血瘀腹痛；风湿痹痛等	善破瘀血，通月经及散风邪

续表

药名	性味归经	功效	主治	性能作用特点
马鞭草	苦，微寒。归肝、脾经	活血凉血，散瘀通经	妇女血瘀痛经，月经不调，经闭等	苦能开泄，微寒清热，善凉血破血通经
狼毒	苦、辛，平。有毒。归肝、肺、脾经	逐水祛痰，破积杀虫	水肿腹胀，痰饮咳逆上气，痰食虫积	善行血破积，消痰杀虫，又逐水消痰
砂糖	甘，平。归肺、脾、胃经	活血化瘀，润肺生津	痛经，产后瘀阻腹痛等；喘嗽烦热	味甘，善润肺，调和脾胃
酒	甘、苦、辛，温。归心、肝、肺、胃经	温通血脉，御寒气，行药势	风寒湿痹；胸痹心痛等	其性温而走窜，善温通血脉，酒炙药物，又行药势，引药上行而助药力
醋	酸、苦，温。归肝、胃经	散瘀止血，解毒杀虫	吐血，衄血，痈疽疮毒等	苦温散瘀，酸能安蛔，善消肿解毒，散瘀，止血，又杀虫

（蒋　蕾、毕珺辉）

第十三章　化痰止咳平喘药

凡以化痰、止咳平喘为主要作用，常用以治疗痰证、咳喘证的药物，称化痰止咳平喘药。

本类药多以味辛、咸、苦，性偏寒或温，主入肺经为其特点。主要作用是化痰止咳平喘。适用于治疗痰阻于肺之咳喘痰多；痰蒙心窍之昏厥、癫痫；痰蒙清阳之眩晕；肝风夹痰之卒中、惊厥；痰阻经络之肢体麻木，半身不遂；痰火互结于经络、肌肤之瘰疬、痰核、瘿瘤；痰凝肌肉、骨节之阴疽、流注及咳嗽气喘、胸膈满闷等。

半　夏

【原文】半夏味辛，健脾燥湿，痰厥①头疼，嗽呕堪入。

【详注】半夏味辛，能燥湿化痰、健脾和胃、降逆止呕，主治痰厥头痛、咳嗽痰多、胸膈痞满、恶心呕吐等证。

注：①痰厥：痰盛气闭所致的四肢厥冷，甚至昏厥的病症。

半夏为天南星科草本植物半夏的块茎。味辛，性温。有毒。归肺、脾、胃经。功能燥湿化痰，降逆止呕，消痞散结；外用消肿止痛。本品辛散温燥，能燥湿健脾以消痰，和胃降逆以止呕，可治湿停痰多引起的头痛、咳嗽，或因脾胃不和、痰饮停滞而出现的胸脘痞满、不思饮食及呕吐等。此外，内服还能消痰散结，治瘰疬痰核、咽喉肿痛及语音不出者；外用能消肿止痛，治痈疽发背、乳痈肿痛、毒蛇咬伤等。

【应用】

1. 湿痰，寒痰证　本品辛温而燥，善燥湿而化痰浊，并有止咳作用，为燥湿化痰之要药，尤善治脏腑之湿痰。用治湿痰阻肺、肺气壅滞、咳嗽气逆、痰多色白者，常配陈皮、茯苓、甘草同用，如二陈汤；用治寒饮咳喘，痰多清稀、夹有泡沫者，与干姜、细辛等同用，如小青龙汤；用治热痰犯肺，咳嗽痰黄质稠者，则需与清热化痰药同用；用治湿痰上扰，蒙蔽清窍，症见眩晕，头痛，痰多，胸膈满闷等，常配伍天麻、白术等同用。

2. 恶心呕吐，呃逆嗳气　本品长于降逆和胃，为止呕要药，各种原因所致的呕吐，皆可随证配伍用之。因其性温燥，长于化痰，故尤宜于治疗痰饮或胃寒所致的呕吐，常与生姜配伍同用。用治胃热呕吐，宜与黄连、竹茹等同用；用治胃虚气逆，配伍人参、白蜜等，如大半夏汤；用治胃阴虚呕吐，又当配养阴之品，如麦门冬汤。

3. 心下痞，结胸，梅核气　本品辛开散结，能化痰消痞。用治痰湿阻中、胸脘痞塞，可配伍苍术、厚朴、陈皮等同用。用治胸脘痞塞属寒热互结而成者，常配伍干姜、黄连、黄芩、甘草等同用，如半夏泻心汤、生姜泻心汤。用治痰热结胸，常配伍瓜蒌、黄连同用，如小陷胸汤。用治气郁痰凝的梅核气，常配紫苏、厚朴等同用，如半夏厚朴汤。

4. 瘿瘤痰核，痈疽及毒蛇咬伤　本品内服消痰散结，外用又能消肿止痛。治瘿瘤痰核，常配伍海藻、昆布、贝母等同用；治痈疽肿痛，可研末调敷；若治毒蛇咬伤，常与雄黄等配伍，外用。

【用法用量】煎服，3～10g。一般宜制过用。制半夏有姜半夏、法半夏等。姜半夏长于降逆止呕；法半夏长于燥湿。生品多外用，适量涂敷。

【使用注意】本品性温燥，阴虚燥咳、血证、热痰、燥痰应慎用。不宜与乌头类药材同用。孕妇慎用。

【现代研究】

1. 化学成分：本品含挥发油、有机酸、脂肪、淀粉、生物碱、黏液质、皂苷及辛辣性醇类等成分。

2. 药理作用：具有镇咳、祛痰、平喘、镇吐、镇静催眠、降血脂、抗血栓、抗炎、镇痛、促进学习记忆、抑制肿瘤细胞等作用；生半夏有抑菌作用。对胃溃疡有显著的预防和治疗作用；提高肝脏酪氨酸转氨酶的活性；促进胆汁分泌。

天南星

【原文】南星性热，能治风痰，破伤强直，风搐[①]自安。

【详注】天南星性温，善祛风痰，可用治风痰眩晕头痛、中风痰涎壅盛、口眼㖞斜、半身不遂、癫痫、破伤风及惊风四肢抽搐等。

注：①风搐：以手足抽动为主症的疾患。症见双目上视，角弓反张，或手足颤振抽动不已，不能持物和步行，夜卧发热，遍身瘙痒等。

天南星为天南星科草本植物天南星、东北天南星或异叶天南星的块茎。味苦、辛，性温。有毒。归肺、肝、脾经。功能燥湿化痰，息风止痉；外用散结消肿。本品苦温燥湿，辛开结闭，烈而有毒，有燥湿化痰之功，善治痰涎壅闭、顽痰阻肺、寒湿壅肺之咳嗽、胸闷等证。辛烈善行，专走经络，又善祛风痰而止痉，可治风痰眩晕、口眼㖞斜、手足顽麻、半身不遂及破伤风等证。

【应用】

1. 湿痰，寒痰证　本品性温，燥烈之性更甚于半夏，善治顽痰阻肺、咳嗽痰多、胸膈胀闷，常配伍半夏、橘红同用，如导痰汤。热痰咳嗽者，也可配清肺化痰之品同用。

2. 风痰诸证　本品既能化痰，又善息风止痉，用治风痰留滞经络，半身不遂、手足顽麻、口眼㖞斜等，常配伍半夏、白附子、川乌等同用。用治破伤风角弓反张、牙关紧闭、痰涎壅盛，常配伍白附子、天麻、防风等同用，如玉真散。用治痰浊上蒙清窍之癫痫，宜配伍半夏、全蝎、僵蚕、麝香等同用。

3. 痈疽肿痛，蛇虫咬伤　本品外用可攻毒散结消肿。用治痈肿初起，单用醋磨汁外涂有效；用治热毒盛者，宜配伍大黄、天花粉、黄柏等同用；用治痰核瘰疬，可用本品研末醋调敷。

【用法用量】煎服，3～10g，多制用。外用适量。

【使用注意】阴虚燥痰忌用。孕妇慎用。

【现代研究】

1. 化学成分：本品主要含皂苷、没食子酸、安息香酸、生物碱及多种氨基酸等成分。

2. 药理作用：具有祛痰、抗惊厥、镇静、镇痛、抗炎、解蛇毒、抗心律失常及抑制肿瘤等作用。

附药：胆南星

胆南星为天南星用牛胆汁拌制而成的加工品。味苦、微辛，性凉。归肝、胆经。功能清热化痰，息风止痉。主治中风、痫证、惊风、眩晕等偏热者及热痰咳喘证。煎服，3～6g。

白附子

【原文】 白附辛温，治面百病，血痹风疮，中风痰症。

【详注】 白附子辛温，能祛风止痉、燥湿化痰、解毒散结，可用治面部痤疮、风疮，气血闭阻之肢体麻木不仁，中风口眼㖞斜，以及偏正头痛、破伤风等。

白附子为天南星科草本植物独角莲的块茎。味辛、甘，性温。有毒。归肝经。功能燥湿化痰，息风止痉，止痛，解毒散结。本品辛温升散，其性上行，既能燥湿化痰，又能祛风止痉，善于治疗风痰阻于头面经络的面瘫及偏头痛、口眼㖞斜、中风痰壅，以及体虚风邪侵入肌体、肢体麻木的血痹和疮疡等。此外，又有解毒散结之功，可用治瘰疬痰核及毒蛇咬伤等。

【应用】

1. 中风痰壅，口眼㖞斜，惊风癫痫，破伤风 本品辛温燥烈，功类天南星，亦为治风痰之要药。用治中风口眼㖞斜，常配伍全蝎、僵蚕等同用。若用治风痰壅盛癫痫，常配伍半夏、天南星同用。用治破伤风，可配伍防风、天麻、天南星等同用。

2. 痰厥头痛，眩晕，风湿痹痛 本品既祛风痰，又能止痛，尤擅治头面部诸疾。用治痰厥头痛、眩晕，常配伍半夏、天南星等同用。其辛散温通之性，还可除肌肉、经络间风湿以止痹痛，用治风寒湿痹，关节酸痛、屈伸不利，常配伍威灵仙、羌活等同用。

3. 瘰疬痰核，毒蛇咬伤 本品解毒散结。用治瘰疬痰核，可鲜品捣烂外敷；用治毒蛇咬伤，可磨汁内服并外敷，亦可配其他解毒药同用。

【用法用量】 煎服，3～6g；研末服 0.5～1g，宜炮制后用。外用适量。

【使用注意】 本品辛温燥烈，阴虚血虚动风或热盛动风者不宜用。孕妇慎用。生品一般不内服。

【现代研究】

1. 化学成分：本品含黏液质、生物碱、苷类、有机酸类及草酸钙等。

2. 药理作用：有镇静、抗惊厥、抗破伤风、抗炎、抑制结核杆菌、镇咳、祛痰、降血清胆固醇及抗癌等作用。

白芥子

【原文】白芥子辛，专化胁痰[①]，疟蒸痞块，服之能安。

【详注】白芥子味辛，能化痰逐饮，善于治疗痰饮停滞胸胁之悬饮，并能消肿散结，可治疗疟疾经久不愈、胁下结成痞块等病证。

注：①胁痰：指寒痰滞于胸胁。

白芥子为十字花科草本植物白芥或芥菜的种子。味辛，性温。归肺、胃经。功能温肺化痰，利气散结，消肿止痛。本品辛散利气，温肺散寒，有宽胸利膈、化痰的作用，可用治寒痰壅盛之咳喘、痰多、胸闷和痰饮阻于胸膈之悬饮胸胁胀痛及疟疾经久不愈、胁下结成痞块等。此外，尚可治湿痰阻滞经络之肩背肢体疼痛麻木或阴疽流注之关节肿痛，以及跌打损伤、瘀血肿痛等证，有消肿散结、通络止痛之功。

【应用】

1. 寒痰咳喘，悬饮 本品辛温气锐，性善走散，能温肺寒，利气机，化寒痰，逐水饮。用治寒痰壅滞，咳嗽气喘、痰多清稀之证，常配伍紫苏子、莱菔子等同用。若用治悬饮咳喘胸满胁痛、形气俱实者，可配甘遂、大戟等同用。若用治冷哮，可配伍细辛、甘遂、麝香等研末，外敷肺俞、膏肓等穴。近年用本品治疗渗出性胸膜炎、慢性气管炎、支气管哮喘等病，有消除胸腔积液、消痰、平喘等作用。

2. 阴疽流注，肢体麻木，关节肿痛 本品温通经络，又能消肿散结止痛。用治痰滞经络，肩臂肢体疼痛麻木或筋骨腰背疼痛，常配伍没药、肉桂、木香等同用。用治湿痰阻滞经络引起的阴疽流注，常配伍鹿角胶、肉桂、炮姜、熟地黄等同用。用治肿毒初起，可单用为末，醋调外涂。

【用法用量】煎服，3~9g。外用适量，研末调敷。

【使用注意】本品对皮肤黏膜刺激性较强，易引起红肿、发疱，故消化道溃疡、出血者及皮肤过敏者忌用。用量不宜过大。

【现代研究】

1. 化学成分：主要含芥子碱、白芥子苷、脂肪酸、蛋白质及黏液质、多种氨基酸等成分。

2. 药理作用：具有催吐、祛痰、助消化、抑制真菌、抑制结核杆菌、抗炎等作用。白芥子苷水解后生成白芥子油有较强的刺激作用，可致皮肤充血、发疱。

猪牙皂

【原文】 牙皂味辛，通关利窍，敷肿痛消，吐风痰妙。

【详注】 猪牙皂味辛，能通关开窍、搜风祛痰、消肿止痛，用治卒中牙关紧闭、癫痫痰甚、咳痰气喘、痈疽疮毒等。

猪牙皂为豆科乔木植物皂荚的果实。其形扁长者，称大皂荚；其植株受伤后所结的小型果实，弯曲成月牙形，称猪牙皂或小皂荚，均可入药。味辛、咸，性温。有小毒。归肺、大肠经。功能祛痰，通窍开闭，祛风杀虫。本品辛散温通、走窜开窍，有较强的祛痰作用，能涌吐风热痰涎，可用于中风痰多、咳嗽气喘、痰厥、癫痫、喉痹等痰涎壅盛者及头痛、口㖞之风痰阻络者。此外，熬膏外敷用治疮肿未溃者，有消肿止痛之功。

【应用】

1. 咳喘痰多之证 本品辛温，刺激性强，能促进呼吸道黏膜分泌增加，有较强的祛痰作用，又可畅利气道，故宜于咳喘气逆而痰稠胶黏难咯者，可单用，亦可配伍应用。但因其有毒，临床上较少使用。

2. 痰涎壅盛之中风、痫证等闭证神昏 本品既能化痰，外用纳入鼻中又有通窍开闭之功。用治中风、痫证等痰涎壅盛之闭证，可以本品配细辛共研为末，吹鼻取嚏；亦可与开窍醒神之品配伍同用。

本品外用又有祛风杀虫止痒之效，可用治皮肤瘙痒诸证。治癣证瘙痒，可单用以陈醋浸泡后研末调涂。

【用法用量】 多研末服，1~1.5g；亦可入汤剂，1.5~5g。外用适量。

【使用注意】 本品对胃黏膜有刺激作用，内服过量可引起呕吐、腹泻，故不宜过量。因其刺激性强，且有毒，故孕妇、体虚阴亏者忌服。所含皂苷有溶血作用，有出血倾向者忌用。

【现代研究】

1. 化学成分：本品主要含皂苷、鞣质、蜡酸及甾醇等成分。

2. 药理作用：有显著祛痰、抑菌、抗肿瘤作用。增加冠状动脉血流量，减轻心肌缺血程度，缩小梗死面积，其含皂苷有溶血作用。

皂角刺

【原文】皂角刺温，消肿排脓，疮癣瘙痒，乳汁不通。

【详注】皂角刺性温，善能攻散，有消肿排脓的作用，用治痈肿疮毒，未成脓者可使之消散，已成脓者能促其早溃；并可通乳，用治乳痈、乳汁不通，疗效较好。此外，还可用治麻风癣疮，有祛风杀虫之效。

皂角刺为豆科植物皂荚的棘刺。味辛，性温。归肝、肺经。功能消肿托毒，排脓杀虫。本品善治痈疽肿毒、瘰疬、疮疹顽癣、产后缺乳、胎衣不下等。

【应用】

痈疽肿毒，乳痈　本品有消肿排脓之功，善治痈疽肿毒、乳痈等证。用治痈疽肿毒初期，常配伍金银花、紫花地丁、甘草、天花粉等同用；用治痈疽脓成未溃者，常配伍黄芪、当归、穿山甲（代用品）等同用；用治乳痈肿痛，常与蒲公英、白芷、青皮等同用；用治乳汁不通，又常配伍穿山甲（代用品）、漏芦等同用。

此外，本品配苍耳子、苦参等外用，还可用治麻风癣疥。

【用法用量】煎服，3～10g；或入丸、散剂。外用适量，醋煎涂，或研末撒，或调敷。

【使用注意】痈疽已溃者不宜服。孕妇忌用。

【现代研究】

1. 化学成分：含皂荚皂苷、棕榈酸、硬脂酸、油酸、亚甾醇、谷甾醇、二十九碳烷等。

2. 药理作用：可抗癌、抑制金黄色葡萄球菌及卡他球菌。

金沸草

【原文】金沸草温，消痰止嗽，明目祛风，逐水尤妙。

【详注】金沸草性温，能消痰止咳、明目祛风、下气行水，可用治痰涎壅肺或寒饮内停所致的痰嗽喘咳，以及胃气上逆所致的恶心呕吐、嗳气等。

金沸草为菊科草本植物旋覆花、线叶旋覆花或大花旋覆花的茎叶。味咸、微苦，性温。归肺、胃经。功能化痰，宣肺止咳。本品苦降温通，咸化痰结，具有降气化痰止咳作用，可用治肺寒、痰饮蓄积之咳喘痰多。并有祛风之功，可用治风湿痹痛。

【应用】

1. 咳喘痰多，痰饮蓄结，胸膈痞满 本品化痰降气而平喘咳、除痞满。用治寒痰咳喘，常配伍紫苏子、半夏等同用。若用治属痰热者，可配伍桑白皮、瓜蒌等同用。兼风寒外袭，咳嗽痰多，又当配伍发散风寒药同用，如金沸草散。

2. 嗳气，呕吐 本品善降胃气而止呕逆。用治痰浊中阻、胃气上逆，吐逆不止、头目眩晕者，常配伍半夏、橘红等同用。若用治中气虚弱、痰浊内阻，心下痞硬、嗳气不除者，可配伍半夏、生姜、人参等同用。

此外，本品有活血通络之效，可用治气血不和之胸胁痛。

【用法用量】煎服，3～10g。

【使用注意】阴虚及燥热所致之咳嗽应忌用。

【现代研究】

1. 化学成分：本品含旋覆花次内酯、蒲公英甾醇、银胶菊素等成分。

2. 药理作用：对金黄色葡萄球菌、肺炎链球菌、铜绿假单胞菌、大肠埃希菌及单纯疱疹病毒有抑制作用。

附药：旋覆花

旋覆花为菊科植物旋覆花或欧亚旋覆花的头状花序。味苦、辛，性微温。功能降气，消痰，行水，止呕。主要用治咳喘痰多、呕逆之证。煎服3～10g。因本品有绒毛，易刺激咽喉作痒而致呛咳呕吐，故须布包入煎。

白 前

【原文】白前微温，降气下痰，咳嗽喘满，服之皆安。

【详注】白前性微温，有降气下痰、止咳嗽的作用，用治肺气壅实的痰多咳嗽、气喘胸满、夜不得卧、喉中痰鸣如水鸡声等证，疗效颇佳。

白前为萝藦科植物柳叶白前或芫花叶白前的根茎及根。味辛、苦，性微温。归肺经。功能降气祛痰，止咳平喘。本品为治咳喘的常用药，用治咳喘，无论属寒属热、外感内伤、新久病证均可用之，尤以痰湿或寒痰阻肺、肺气失降者为宜。

【应用】

咳嗽痰多，气喘　本品性微温而不燥烈，长于祛痰，又能止咳平喘。用治寒痰咳喘，常配伍紫苏子、半夏等同用。用治外感风寒咳嗽、咯痰不爽者，常配伍荆芥、桔梗等同用，如止嗽散。用治肺热咳喘，常配伍桑白皮、葶苈子等同用。若与黄芪、沙参等配伍，又可治疗久咳肺气阴两虚者。

【用法用量】煎服，3～10g；或入丸、散剂。蜜炙白前，性较缓和，多用于肺阴不足，气逆、干咳者。

【使用注意】本品祛痰作用较强，对胃黏膜有刺激性，如有胃病或有出血倾向者、肺虚喘咳者应慎用。

【现代研究】

1. 化学成分：本品含皂苷、甾醇及脂肪酸等成分。

2. 药理作用：芫花叶白前各种提取物均有明显的镇咳作用，水、醇提取物又具有明显的祛痰作用。水提取物对乙酰胆碱和组胺混合液诱发的豚鼠哮喘有明显的预防作用。此外，还具有显著的抗炎作用。柳叶白前醇、醚提物有较明显的镇咳和祛痰作用，水提物有一定的祛痰和抗炎作用，还具有镇痛及抗血栓形成作用，显著延长血栓形成及凝血时间，诱导白血病细胞分化作用。

前 胡

【原文】前胡微寒，宁嗽化痰，寒热头痛，痞闷能安。

【详注】前胡性微寒，既可宣散风热，又能清肺化痰、降逆止咳，可用治外感风邪引起的咳嗽痰多、恶寒发热、头痛及痰热阻肺的痞满胀闷等。

前胡为伞形科草本植物白花前胡和紫花前胡的根。味苦、辛，性微寒。归肺经。功能降气化痰，宣散风热。本品适于外感风邪引起的咳嗽痰多及痰热阻肺、肺气失降咳喘等。

【应用】

1. 痰热咳喘 本品辛散苦降，善祛痰涎而降肺气，性寒清热，宜于痰热壅肺，肺失宣降之咳喘胸满、咯痰黄稠量多等证。因其寒性不著，亦可用治湿痰、寒痰证。

2. 风热咳嗽 本品能疏散风热、宣发肺气，又兼化痰止咳之功。用治外感风热，咳嗽痰多尤为适宜，可与薄荷、牛蒡子等同用。若治风寒咳嗽，可配生姜、紫苏等同用，如杏苏散。

【用法用量】煎服，3~10g；或入丸、散剂。生用发散作用明显，多用治外感咳嗽；蜜炙寒性减，略呈润肺之功，多用治久咳肺虚或燥咳痰少之证。

【使用注意】肾不纳气之虚喘不宜服。

【现代研究】

1. 化学成分：本品含香豆素类、挥发油、内酯、前胡素、苷类及微量元素等成分。

2. 药理作用：有祛痰平喘、抗心衰、降血压、抗菌、消炎、镇静、抗过敏、抗溃疡、解痉等作用。

桔 梗

【原文】桔梗味苦，疗咽肿痛，载药上升，开胸利壅。

【详注】桔梗味苦，功善开宣肺气、宽胸利咽、祛痰止咳，为治疗咽喉肿痛之主药；并有载药上升的作用，可作为病在胸膈以上者的引导药。还能宣通肺中的痰阻壅塞，有开胸利壅的作用。

桔梗为桔梗科多年生草本植物桔梗的根。味苦、辛，性平。归肺经。功能宣肺，祛痰，利咽，排脓。本品善于开宣肺气而祛痰浊，载药上行，引经入肺。适用于治疗风寒、风热咳嗽，痰阻气滞之咳嗽胸闷及肺痈吐脓等证。

【应用】

1. 咳嗽痰多，胸闷不畅　本品辛散苦泄，开宣肺气而利胸膈，长于祛痰，并可止咳，为治咳嗽痰多之要药，无论寒热皆可应用。用治风寒咳嗽，配伍紫苏叶、杏仁等同用，如杏苏散。用治风热犯肺的咳嗽，配伍桑叶、菊花、杏仁等同用，如桑菊饮。用治痰壅气滞之胸痞、烦闷，常配伍宽胸利气、化痰消滞之品。

2. 咽喉肿痛，失音　本品能宣肺利咽开音，善治咽痛音哑之证，无论外感、热毒、阴虚所致者均可用之。用治风热犯肺、咽痛失音者，常配生甘草同用，如桔梗汤。用治咽喉肿痛属热毒壅盛者，常配射干、马勃、板蓝根等同用。用治阴虚咽痛，宜配伍玄参、麦冬等同用。

3. 肺痈吐脓　本品能利肺排脓，常用治肺痈吐脓、咳嗽胸痛等证，可配伍鱼腥草、冬瓜子同用。

此外，本品又可开宣肺气而通二便，用治癃闭、便秘。

【用法用量】煎服，3～10g；或入丸、散剂。

【使用注意】用量过大易致恶心呕吐。

【现代研究】

1. 化学成分：本品含多种皂苷，主要为桔梗皂苷，亦含甾体、脂肪油、脂肪酸、桔梗聚糖等成分。

2. 药理作用：有祛痰、镇咳、抗菌、增强免疫、消炎、抗溃疡等作用；亦有镇静、镇痛、解热、降血糖、降胆固醇、解痉、保肝、抗癌、抗氧化等作用。

贝 母

【原文】贝母微寒，止嗽化痰，肺痈肺痿，开郁除烦。

【详注】贝母甘寒质润，既能清热化痰，又可润肺止咳，用治咳嗽胸痛、咳吐脓血的肺痈证和肺热津伤、咳吐浊沫的肺痿证；也可治疗咳嗽痰黄、口干咽痒的痰热咳嗽和阴虚内热咳痰带血的虚劳咳嗽。并且还有开郁散结、解除烦热的作用，所以又能治因痰热郁结而产生的痈肿、瘰疬等证。

贝母有川贝母和浙贝母两种，川贝母为百合科多年生草本植物川贝母、暗紫贝母等的地下鳞茎；浙贝母为百合科多年生草本植物浙贝母的地下鳞茎。川贝母味苦、甘，性微寒，归肺经；浙贝母味苦，性寒，归肺经。川贝母与浙贝母功能清肺化痰止咳，清热散结。二者均常用治痰热咳嗽、肺痈、肺痿及瘰疬、痈肿等证。但川贝母味甘性微寒兼有润肺之功，善治燥咳久嗽；浙贝母苦寒开泄，清火散结作用较强，以治瘰疬、痈肿见长。

【应用】

1. 虚劳咳嗽，肺热燥咳 本品性寒能清化热痰，又味甘性润，能润燥化痰、止咳，故尤宜于治疗内伤久咳、阴伤肺燥、痰少咽干或痰中带血之证。用治肺阴虚劳嗽、久咳有痰者，常配伍沙参、麦冬等同用。用治肺热、肺燥咳嗽，常配伍知母同用，如二母散。痰热较甚者，可与蛇胆汁配伍，如成药蛇胆川贝末（液）。

2. 瘰疬，痈肿，乳痈 本品能清化郁热，化痰散结。用治痰火郁结之瘰疬，常配玄参、牡蛎等同用，如消瘰丸。用治热毒壅结之乳痈、肺痈，常配伍蒲公英、鱼腥草等同用。

【用法用量】煎服，3~10g；研末服，1~2g。

【使用注意】不宜与乌头同用。

【现代研究】

1. 化学成分：川贝母含川贝碱、川贝酮碱、贝母辛碱、棱砂贝母芬酮碱等多种生物碱；浙贝母含浙贝母碱、去氢浙贝母碱、贝母辛碱、异浙贝母碱等。

2. 药理作用：川贝母有镇咳、祛痰、平喘、抑菌、降血压、止泻、增加子宫张力、扩大瞳孔、抗胆碱活性、松弛平滑肌等作用；浙贝母有明显的镇咳、降血压、镇痛、镇静、扩瞳、松弛肠道、抗菌、抗溃疡、抗甲亢及兴奋子宫作用。

附药：川贝母

川贝母为百合科植物川贝母、暗紫贝母、甘肃贝母或棱砂贝母的鳞茎。味苦、甘，性微寒。功能清化热痰，润燥化痰，止咳，散结消肿。主要用治虚劳咳嗽，肺热燥咳，瘰疬，痈肿，乳痈之证。煎服，3～10g；研末服，1～2g。反乌头。

附药：浙贝母

浙贝母为百合科多年生草本植物浙贝母的鳞茎。又名象贝母、大贝母。原产于浙江象山。味苦，性寒。功能清热化痰，开郁散结。主要用治风热燥热痰热咳嗽及瘰疬，瘿瘤，痈肿疮毒，肺痈等证。煎服，3～10g。反乌头。

瓜蒌仁

【原文】瓜蒌仁寒，宁嗽化痰，伤寒结胸，解渴止烦。

【详注】瓜蒌仁甘寒清润，故有清热润肺、化痰止咳之功，可治痰热咳嗽和伤寒病痰热结在心下，按之作痛的结胸证，并可解除热病之烦渴。

瓜蒌仁为葫芦科草质藤本植物瓜蒌和双边瓜蒌的种仁。味甘、微苦，性寒。归肺、胃、大肠经。功能清热化痰，润燥化痰，宽胸散结，润肠通便。本品甘寒清润，上能清肺润燥以化痰，下能滑肠润燥以通便，可治痰热咳嗽、烦渴便秘，以及伤寒病痰热内结、胸腹胀满疼痛、手不可按的结胸证。

【应用】

1. 热痰，燥痰咳喘 本品甘寒而润，善清化热痰、润燥化痰。用治痰热较甚，咳嗽痰黄、质稠难咯、胸膈痞满者，可配伍黄芩、胆南星、枳实等同用，如清气化痰丸。用治燥热伤肺，干咳无痰或痰少质黏、咯吐不利者，配伍天花粉、川贝母等同用。

2. 胸痹，结胸 本品能利气化痰而奏宽胸散结之效，常用治痰气互阻所致的胸膈、脘腹满闷胀痛。如用治胸痹，疼痛不得卧者，常配伍薤白、半夏、白酒同用，如瓜蒌薤白白酒汤、瓜蒌薤白半夏汤。用治痰热结胸，胸膈痞满、按之则痛者，配伍黄连、半夏同用，如小陷胸汤。

3. 肺痈，肠痈，乳痈 本品能清热散结消痈。用治肺痈咳吐脓血，常配伍鱼腥草、芦根等同用；用治肠痈，可配伍败酱草、大血藤等同用；用治乳痈初起、红肿热痛，可配伍当归、乳香、没药等同用。

4. 肠燥便秘 本品润燥滑肠，用治肠燥便秘，常与火麻仁、郁李仁等同用。

【用法用量】煎服，10～15g，打碎入煎剂。

【使用注意】本品甘寒而滑，脾虚便溏者忌用。反乌头。

【现代研究】

1. 化学成分：本品含皂苷、有机酸及盐类、树脂、糖类、色素等成分；瓜蒌皮（壳）含挥发油、氨基酸、生物碱等成分；瓜蒌仁（种子）含脂肪油、皂苷、甾醇等成分。

2. 药理作用：本品有致泻、祛痰、促进细胞免疫、抑菌、抑制溃疡形成、扩冠、降血脂及抗癌等作用。

竹 茹

【原文】竹茹止呕，能除寒热，胃热呕哕，不寐安歇。

【详注】竹茹能清热化痰、和胃止呕，可用治胃热呕吐、肺热咳嗽及痰热内扰所致的虚烦不寐。入药以姜汁炒，名姜竹茹，可增强和胃止呕的作用。

竹茹为禾本科乔木或灌木植物淡竹的茎秆除去外皮后刮下的中间层。味甘，性寒。归肺、心、胃经。功能清化热痰，除烦止呕。本品甘寒性滑，寒能清热，滑能利痰，善清肺胃之热而化痰止呕、开郁除烦，可治痰热咳嗽、痰黄黏稠，痰火内郁、心烦不眠，或胃热呕吐、痰热呕逆、虚热呕哕及妊娠呕吐等多种吐逆之证。

【应用】

1. 痰热、肺热咳嗽，痰热心烦不寐 本品甘寒性润，善清化热痰。用治肺热咳嗽、痰黄稠者，常配伍瓜蒌、桑白皮等同用。用治痰火内扰、胸闷痰多、心烦不寐者，常配枳实、半夏、茯苓等同用，如温胆汤。用治阴虚痰火所致虚烦不眠者，配伍麦冬、小麦、大枣等同用。

2. 胃热呕吐，妊娠恶阻　本品能清热降逆止呕，为治胃热呕逆之要药，常配伍黄连、黄芩、生姜等同用。若用治胃虚有热而致呕吐哕逆者，配伍人参、橘皮、生姜同用，如橘皮竹茹汤。用治胎热之妊娠恶阻、呕逆不食，常配伍黄芩、枇杷叶、橘皮等同用。

此外，本品还有凉血止血作用，可用治吐血、衄血、崩漏等证。

【用法用量】煎服，5～10g。生用清化热痰，姜汁炙用止呕。

【使用注意】胃寒呕吐及伤食呕吐忌服。

【现代研究】

1. 化学成分：本品含对羟基甲醛等成分。

2. 药理作用：有镇咳、祛痰等作用，并能抑菌、延缓衰老。

竹 沥

【原文】竹沥味甘，阴虚痰火，汗热烦渴，效如开锁。

【详注】竹沥味甘，善清热豁痰，对阴虚痰热咳嗽及热病汗出烦渴等证有较好的疗效。此外，本品还善治中风痰壅、癫狂、惊痫等病证。

竹沥为禾本科乔木或灌木植物淡竹的茎用火烤灼而流出的液汁。味甘，性寒。归心、肺、肝经。功能清热豁痰，清心定惊。本品甘寒滑利，清热祛痰之力较强，用治痰热咳喘、痰稠难咯、顽痰胶结者最宜，对阴虚肺有热痰者亦可用，对热病有汗、烦热、口渴亦有良好的疗效。此外，本品又能滑利通达，透经络，有涤痰开窍、清热定惊的作用，可治中风口噤、昏迷不语及痰热蒙闭清窍的惊痫癫狂等。

【应用】

1. 痰热咳喘　本品性寒滑利，祛痰力强，用治痰热咳喘、痰稠难咯、顽痰胶结者最宜，单用本品即有效。为增强疗效，常配伍半夏、黄芩、桑白皮、瓜蒌等同用。

2. 中风痰迷，惊痫癫狂　本品入心、肝经，善涤痰泄热而开窍定惊，可治中风口噤。若用治昏不知人、喉间痰多、不能服药者，可加用生姜汁鼻饲或灌服。用治小儿痰热惊风，可单用，或配伍胆南星、牛黄等同用。

【用法用量】内服30～50g，冲服。本品不能久藏，但可熬膏瓶贮，称竹沥膏；近年用安瓿瓶密封装置，可以久藏。

【使用注意】本品性寒滑，寒痰及便溏者忌用。

【现代研究】

1. 化学成分：本品含有 10 余种氨基酸，葡萄糖、果糖、蔗糖，以及愈创木酚、甲酚、苯酚、甲酸、乙酸、苯甲酸、水杨酸等。

2. 药理作用：具有明显的镇咳、祛痰、抗炎、抗深部菌感染的作用。但无平喘、解热作用，止咳的主要成分为氨基酸。另有增加尿中氯化物的作用，还有增高血糖的作用。

天竺黄

【原文】天竺黄甘，急慢惊风，镇心解热，化痰有功。

【详注】天竺黄味甘，镇心安神、清热化痰，善治小儿急慢惊风。急惊风以发病急为特点，突然高热惊厥、烦躁不安、面红唇赤、痰壅气促、牙关噤急，继而四肢抽搐、神志昏迷、头项僵硬；慢惊风抽搐缓慢无力、时发时止，体温不高，面色淡黄或青白相间，多合目昏睡或睡时露睛，神情倦怠，懒言少语，大便色青或下利清谷，脉来沉缓或沉迟无力。

天竺黄为禾本科植物青皮竹等被寄生的竹黄蜂咬洞或人工打洞后，于竹节间贮积的流液经干涸凝结而成的块状物质。味甘，性寒。归心、肝经。功能镇心安神，清热化痰。本品可治小儿痰热急慢抽搐，成年人痰热中风、失语偏瘫及痰热内盛、咳痰黄稠、胸闷气喘等证。

【应用】

1. 小儿惊风，中风癫痫，热病神昏　本品清化热痰、清心定惊之功与竹沥相似而力稍缓。如用治小儿痰热惊风，可与朱砂、麝香、胆南星等同用。用治中风痰壅、痰热癫痫等，则常配黄连、石菖蒲、郁金等同用；用治热病神昏谵语，可配伍牛黄、连翘、竹叶卷心等同用。

2. 痰热咳喘 本品亦可用于热痰咳喘，常配伍瓜蒌、贝母、桑白皮等同用。

【用法用量】煎服，3～9g；研粉冲服，每次 0.6～1g。

【使用注意】寒嗽者忌服。

【现代研究】

1. 化学成分：本品含生物碱类成分：胆碱、甜菜碱；二氧化硅、氨基酸、甘露醇、硬脂酸、竹红菌素、硅质等成分。

2. 药理作用：有镇痛、消炎等作用。此外，还有减慢心率、扩张微血管、抗凝血等作用。

海 藻

【原文】海藻咸寒，消瘿散疬，除胀破癥，利水通闭。

【详注】海藻咸寒，具软坚散结之功，善治瘿瘤、瘰疬，并能利水消肿，可治疗癥瘕、痈肿、水肿胀满、小便不利等证。

海藻为马尾藻科植物海蒿子或羊栖菜的藻体。味咸，性寒。归肝、胃、肾经。功能消痰软坚散结，利水消肿。本品咸能软坚，寒能泄热引水，善消瘿瘤、散瘰疬、除胀满、消腹部肿块，亦治睾丸肿痛，还可用治脚气浮肿及水肿等证。

【应用】

1. 瘿瘤，瘰疬，睾丸肿痛 本品咸能消痰软坚散结，多用于痰气胶结，凝聚成块性病变。用治瘿瘤、瘰疬等，常配伍昆布、贝母等同用，如海藻玉壶汤。用治痰凝气滞之睾丸肿胀疼痛，常配伍橘核、昆布、川楝子等同用，如橘核丸。

2. 痰饮水肿 本品有利水消肿之功，但单用力薄，可配伍茯苓、猪苓、泽泻等同用。

【用法用量】煎服，10～15g。

【使用注意】不宜与甘草同用。

【现代研究】

1. 化学成分：本品含藻胶酸、甘露醇、碘、多种维生素、氨基酸、无机元素及多糖等成分。

2. 药理作用：有抗凝血、降血压、降血糖、抗高脂血症等作用；多种提取物表现抗肿瘤活性，并可抑制病毒、杆菌及真菌等。

昆　布

【原文】昆布咸寒，软坚清热，瘿瘤癥瘕，瘰疬痰核。

【详注】昆布咸寒，有消痰结、散瘿瘤的作用，能治瘿瘤及瘰疬痰核等。此外，还能消癥瘕，治胁下肿块疼痛和睾丸肿痛，有软坚散结之功。

昆布为海带科植物海带或翅藻科植物昆布的叶状体。味咸，性寒。归肝、胃、肾经。功能消痰软坚散结，利水消肿。本品咸能软坚，又利水道而消肿，善治瘿瘤、瘰疬、睾丸肿痛及痰饮水肿等。本品功效、主治病证与海藻基本相同，且常相须为用。然两相比较，昆布之药力大于海藻。

【应用】

1. 瘿瘤，瘰疬，睾丸肿痛　本品咸能消痰软坚散结，多用于痰气胶结，凝聚成块性病变。用治瘿瘤、瘰疬等，常配伍海藻、贝母等同用。用治痰凝气滞之睾丸肿胀疼痛，宜配伍橘核、海藻、川楝子等同用，如橘核丸。

2. 痰饮水肿　本品有利水消肿之功，常配伍防己、大腹皮、车前子等同用。

此外，本品还可用治噎膈不下食。

【用法用量】煎服，6～12g。或入丸、散剂。

【使用注意】脾胃虚寒者忌服。

【现代研究】

1. 化学成分：本品含昆布素、藻胶酸、多种氨基酸、挥发油、多糖类、维生素类、脂肪酸、胡萝卜素及碘等成分。

2. 药理作用：有降胆固醇、降血糖、增强免疫、抗肿瘤等作用；尚可降血压、平喘、镇咳、抗辐射、抗氧化等。

海 蜇

【原文】海蜇味咸，化痰散结，痰热咳嗽，并消瘰疬。

【详注】海蜇味咸，有化痰散结的作用，可用于治疗痰多咳嗽和瘰疬痰核等证。

海蜇为海蜇科动物海蜇的口腕部。味咸，性平。归肝、肾经。功能清热，化痰，消积，润肠。本品善治痰嗽、哮喘、痞积胀满、大便燥结、脚肿、痰核等证。

【应用】

痰热咳嗽及瘰疬 本品味咸，有清热化痰、散结之功，善治痰热咳嗽及瘰疬之证，可配伍牡蛎、海藻、昆布等同用。

【用法用量】煎服，30~60g；或以姜、醋拌食。

【使用注意】脾胃虚寒者忌服。

【现代研究】

1. 化学成分：含水分、蛋白质、脂肪、糖类、灰分、钙、铁、硫胺素、核黄素、尼克酸、碘等成分。

2. 药理作用：能减弱心肌收缩力、降血压、扩张血管。

荸 荠

【原文】荸荠微寒，痰热宜服，止渴生津，滑肠明目。

【详注】荸荠性微寒，有清热化痰，生津止渴，润燥滑肠的作用，可治热病津伤烦渴、阴虚肺燥、痰热咳嗽、肠胃积热、大便燥结不通等。本品捣汁沉淀取粉研细外用，还可用治眼生翳膜，有明目之功。

荸荠为莎草科荸荠属植物荸荠的球茎及地上部分。味甘、苦，性寒。归肺经。功能清热化痰，生津止渴，润燥滑肠。本品善治热病津伤烦渴、阴虚肺燥、痰热咳嗽、肠胃积热、大便燥结不通及眼生翳膜等。

【应用】

1. 阴虚肺燥，痰热咳嗽 本品苦寒，有清热化痰之功，善治痰热咳嗽、阴虚肺燥之证,可与海蜇皮同用,亦可配沙参、麦冬、贝母、瓜蒌、胆南星等同用。

2. 热病津伤烦渴 本品味甘,能润肺生津,善治热病津伤之烦渴,常用鲜品捣汁,与鲜芦根汁、鲜藕汁、梨汁、麦冬汁共饮。

此外,本品单用研极细粉点眼或配复方使用,还可用治目赤肿痛、眼生翳膜。

【用法用量】鲜者打汁或煎汤服,每次 30～60g。外用适量。

【使用注意】脾胃虚寒者忌服。

【现代研究】

1. 化学成分:本品含丰富的蛋白质、糖、钙、铁及维生素,还有一种不耐热的抗菌物质——荸荠英。

2. 药理作用:对金黄色葡萄球菌、大肠埃希菌、产气杆菌及铜绿假单胞菌等均有抑制作用。并具有抗癌、降压的作用。

梨

【原文】梨味甘酸,解酒除渴,止嗽消痰,善驱烦热。

【详注】梨味甘酸,有清热除烦解渴,润肺化痰止咳的作用,并能解酒毒。善治热病津伤的烦热口渴和肺热阴伤的干咳无痰等。

梨为蔷薇科乔木植物白梨、沙梨、秋子梨等栽培种的果实。味甘、微酸,性凉。归肺、胃经。功能清热生津,除烦解渴,润燥化痰止咳。本品甘寒清热,甘酸养阴,能解酒毒。可用治热盛津伤之心烦口渴及消渴,饮酒过度之烦渴呕逆,燥热咳嗽,痰黏难咯或咳喘气急等。

【应用】

1. 干咳无痰,痰热中风,急惊痰壅 本品甘酸,性凉,有清热润肺化痰之功,善治肺热阴伤之燥热咳嗽、干咳无痰,可捣汁用或加姜汁、白蜜调服;用治痰热中风,可与竹沥、牛黄、童便等同用。

2. 温病口渴 本品甘酸,能清热生津、除烦解渴,善治热病烦渴甚,吐白沫黏滞不快者,单用食之甚佳,或常与梨汁、藕汁、麦冬汁、鲜苇根汁和匀服。

【用法用量】生食、捣汁或熬膏，适量。

【使用注意】脾胃虚寒者及寒嗽者忌服。

【现代研究】

1. 化学成分：本品主要含蔗糖、果糖、山梨糖醇、葡萄糖及多酚氧化酶等成分。

2. 药理作用：有抗疲劳、增强心肌活力、降低血压、防止动脉粥样硬化、抑制致癌物质亚硝胺的形成等作用。

海蛤壳

【原文】海蛤壳咸，软坚散结，清肺化痰，利尿止血。

【详注】海蛤壳味咸，有清热化痰，软坚散结的作用，适于治疗肺热咳血、吐痰不利、两胁疼痛及瘰疬痰核等。此外，还可用于水肿、小便不利和崩漏、带下等，有利尿止血之功。

海蛤壳为帘蛤科动物文蛤和青蛤等的贝壳。味咸，性寒。归肺、胃经。功能清肺化痰，软坚散结，利尿消肿。本品善治热痰胶结之咳嗽喘满，瘿瘤肿块及身肿胀满者。

【应用】

1. 痰热咳喘　本品能清肺热、化稠痰，对热痰胶结者疗效甚优。用治痰热壅肺，咳嗽喘满、痰黄黏稠，常与桑白皮、枇杷叶、杏仁等同用。用治肝火盛，夹痰热灼伤肺络，胸胁疼痛、咳吐痰血，可配伍青黛同用。

2. 瘿瘤瘰疬　本品咸寒，既能清化痰火，又能软坚散结。用治痰火凝聚，瘿瘤肿块，常配伍海藻、昆布、瓦楞子等同用。

3. 水肿胀满　本品有一定利尿消肿作用。用治水湿停滞，身肿胀满、咳喘气急者，常配泽泻、防己、莱菔子等同用。用治邪实病重者，可配甘遂、桑白皮等同用。

此外，本品煅后有制酸作用，用治胃痛泛酸，常配海螵蛸、延胡索等同用。外用又可治烫火伤、湿疹等证，常配煅石膏、黄柏、青黛等同用。

【用法用量】煎服，10~15g；蛤粉宜包煎。外用适量，研末调敷。生用清热化痰功佳，煅用制酸收敛力胜。

【使用注意】虚寒咳嗽者忌服。

【现代研究】

1. 化学成分：文蛤和青蛤的贝壳均含碳酸钙、壳角质、氨基酸等。另含钠、铝、铁、锶等微量元素。

2. 药理作用：有利尿、止血、抗衰老、抗炎作用，其与昆布、海藻、牡蛎的组方能抑制大鼠肉芽组织增生，对小鼠冰醋酸所致急性腹膜炎有显著抑制效果。文蛤水解液具有降糖、降脂作用。

海浮石

【原文】海浮石咸，清肺软坚，痰热喘咳，瘰疬能痊。

【详注】海浮石咸，寒可清热，有清肺热、化老痰、软坚散结的功效。对于肺热引起的老痰稠黏、咳喘吐血及瘰疬痰核等证，皆能用本品治疗。

海浮石为胞孔科动物脊突苔虫及瘤苔虫的骨骼，或火山喷出的岩浆形成的多孔状石块。味咸，性寒。归肺、脾经。功能清热化痰，消痰散结。本品善治热痰黏稠难咳及热痰郁结、阻滞经络之瘰疬、瘿瘤等。

【应用】

1. 热痰咳嗽 本品似海蛤壳，有清肺热、祛痰功效，以治热痰黏稠难咯者为宜。用治热痰阻肺所致咳嗽、痰黄黏稠、不易咯出者，可配伍瓜蒌、贝母、黄芩等同用。用治肺热咳嗽日久、痰中带血者，可与清肺止咳、凉血止血类药物同用。

2. 瘰疬，瘿瘤 本品味咸，性寒，有清热消痰散结功效。善治热痰郁结、阻滞经络之瘰疬、瘿瘤等证，常配昆布、浙贝母等同用。

【用法用量】煎服，10~15g。打碎先煎。

【使用注意】虚寒咳嗽者忌服。

【现代研究】

1. 化学成分：脊突苔虫的骨骼主含碳酸钙，并含少量镁、铁及酸不溶物质；火山喷出的岩浆形成的多孔状石块主要含二氧化硅（SiO_2），亦含氯、镁等。

2. 药理作用：有促进尿液分泌及祛除支气管分泌物的作用。

瓦楞子

【原文】瓦楞子咸，妇人血块，男子痰癖①，癥瘕可瘥。

【详注】瓦楞子味咸，能化痰散瘀、软坚散结，凡妇女经血瘀滞、痰饮凝聚而成的痰癖及癥瘕等病证，用之皆效。

注：①痰癖：水饮久停成痰，流移胁肋之间，以致时有胸胁痛的病症。

瓦楞子为软体动物蚶科毛蚶、泥蚶或魁蚶的贝壳。味咸，性平。归肺、肝、胃经。功能消痰软坚散结，化瘀行血，制酸止痛。本品善治瘀血不行之癥瘕和痰聚胸胁的痰癖证，及痰火凝结的瘿瘤、痰核等。此外，煅用还有制酸止痛的作用，用治肝胃不和、胃痛泛酸之证有效。

【应用】

1. 瘰疬，瘿瘤 本品有消痰散结之功，用治痰滞经络郁结成块之证，常配伍昆布、海藻同用，以增其效。

2. 癥瘕积聚 本品可活血化瘀以消癥，善治瘀血内阻之癥瘕积聚，可单用或配伍三棱、莪术、虫虫等同用。

此外，煅瓦楞子可制酸止痛，用治肝胃不和之胃痛吐酸者。

【用法用量】煎服，10～15g，宜先煎；研末服，每次1～3g。生用消痰散结；煅用制酸止痛。

【使用注意】无瘀滞者及孕妇忌用。

【现代研究】

1. 化学成分：本品含碳酸钙，亦含有机质及少量镁、铁、硅酸盐、磷酸盐等成分。

2. 药理作用：有中和胃酸，对抗消化性溃疡，加速溃疡面愈合，抑制幽门螺杆菌的作用；毛蚶水解液有保肝、降血脂、降血糖作用。

青礞石

【原文】青礞石寒，硝煅金色，坠痰消食，疗效莫测。

【详注】青礞石味咸，能下气坠痰、消食散癥，用于治疗顽痰、癫痫、癖积癥块等病证，每获奇效。使用本品应与火硝同入锅内，煅至呈金黄色者为佳。

青礞石为变质岩类黑云母片岩或绿泥石化云母碳酸盐片岩。味咸，性平。归肺、肝经。功能坠痰下气，平肝镇惊。本品咸能软坚消痰，质重沉降坠痰，可使痰积从大便而出，善治实热顽痰、咳逆胸闷及痰积不消引起的惊风、癫痫等，还可用治食积不消，疗效显著。

【应用】

1. 喘咳气逆、痰稠难咯之实证　本品能化痰以畅利肺气，宜于治疗痰稠胶黏难以咯出属于顽痰胶固之证者。用治咳喘痰黏稠胸闷之实热证，常配黄芩、沉香等同用。

2. 癫狂、惊风等肝风夹痰之痉挛抽搐者　本品既化痰又能息风止痉。用治热痰壅盛之惊风抽搐，可以煅礞石为末，用薄荷汁或白蜜调服，亦可配牛黄、天竺黄等同用。若用治癫狂躁扰不宁，大便秘结者，可与化痰、泻火通便之品同用。

【用法用量】煎服，6~10g，宜打碎布包先煎。入丸散，1.5~3g。

【使用注意】脾胃虚弱、孕妇及小儿慢惊风者忌用。

【现代研究】

1. 化学成分：黑云母片岩主要含钾、镁、铝、铁的硅酸盐；绿泥石化云母主要含碳酸盐。

2. 药理作用：有泻下、祛痰等作用。

胖大海

【原文】胖大海淡，清热开肺，咳嗽咽疼，音哑便秘。

【详注】胖大海性微寒，有清肺热，开宣肺气的作用，能治疗肺热及肺气壅闭的咳嗽、咽痛、声哑等证。此外，还可用治肠热便秘，有清肠通便的功效。

胖大海为梧桐科植物胖大海的成熟种子。味甘，性寒。归肺、大肠经。功能清肺利咽，润肠通便。本品善治肺热所致咽喉疼痛、声哑、咳嗽及热结肠道便秘轻证。

【应用】

1. 肺热所致咽喉疼痛、声哑、咳嗽　本品性寒可清肺化痰，又宣肺、利咽以开音，但其力较弱，宜于肺热所致之轻证，单味泡服，亦可配伍桔梗、蝉蜕等同用。

2. 热结便秘　本品可润肠通便，又兼可清泄肠道之热，用治热结肠道之便秘轻证，可单味泡服，或与泄热通便之品配伍，以助其效。

【用法用量】沸水泡服或煎服，2～3 枚。

【使用注意】寒嗽脾虚便溏者忌用。

【现代研究】

1. 化学成分：本品含胖大海素、西黄芪胶黏素、戊聚糖及收敛性物质等成分。

2. 药理作用：有促进肠蠕动、收缩血管平滑肌、改善黏膜炎症、减轻痉挛疼痛、抗菌、抗病毒、利尿等作用。

杏　仁

【原文】杏仁温苦，风寒喘嗽，大肠气闭，便难切要。

【详注】杏仁味苦，性温，有止咳平喘，降气润肠的作用。善治外感风寒气喘、咳嗽，并可治大肠气滞的大便闭结不通。

杏仁为蔷薇科乔木植物山杏、西伯利亚杏、东北杏或杏的成熟种子。味苦，性微温。有小毒。归肺、大肠经。功能止咳平喘，润肠通便。本品苦温宣降，可散寒邪，归肺经而入气分，既能宣肺以开闭塞，又能降气而止咳喘，为治咳喘之要药，适于治疗多种咳嗽，尤以风寒痰咳为优。此外，本品含油脂而质润，味苦降而通泄，有润肠通便之功，为津伤血亏、肠燥便秘所常用。

【应用】

1. 咳嗽气喘　本品宣降肺气，有良好的止咳定喘之功，凡咳嗽喘满，无论新久、寒热、虚实，有无外感，无不相宜。用治外感风寒，肺气内壅，症见鼻塞头痛、咳嗽多痰，常与麻黄、甘草同用。用治外感风热咳嗽，则配伍桑叶、菊花等同用。用治燥热咳嗽、干咳无痰，配伍桑叶、沙参、浙贝母等同用。用治热邪内壅，而见咳喘身热、气急鼻煽，常与麻黄、石膏等同用。

2. 肠燥便秘 本品质润多脂，能润肠通便，适用于治疗肠燥便秘，常配柏子仁、郁李仁、桃仁等同用，如五仁丸。若用治胃肠燥热、大便干结，又可配伍麻子仁、大黄、厚朴等同用，如麻子仁丸。

【用法用量】 煎服，5～10g，宜打碎入煎，生品入煎剂宜后下。或入丸、散剂。

【使用注意】 有小毒，用量不宜过大。大便溏泻者及婴儿慎用。

【现代研究】

1. 化学成分：本品主含苦杏仁苷、苦杏仁酶、脂肪油、多种氨基酸及蛋白质成分。

2. 药理作用：具有镇咳、平喘、抑菌、驱虫、止痒、抗炎、镇痛、增强机体细胞免疫、抗肿瘤、抗消化性溃疡、抗脑缺血、降血糖、润肠通便等作用。

紫苏子

【原文】 苏子味辛，驱痰降气，止咳定喘，更润心肺。

【详注】 紫苏子味辛，有除痰降气，止咳嗽，平气喘的作用，适宜于治疗咳嗽痰喘、胸闷气逆等病证。还能润肺滑肠，可治肠燥大便不通。

紫苏子为唇形科草本植物紫苏的成熟果实。味辛，性温。归肺、大肠经。功能止咳平喘，降气化痰，润肠通便。本品味辛疏泄，其性主降，既能下气消痰，又能宣肺宽胸，为止咳平喘之良剂。可治风寒外束、肺气不宣之咳嗽气喘、胸膈满闷或痰饮内停、肺气不降之咳喘痰多等。此外，还能润肺滑肠，兼能宽肠除胀，用治痰多肠燥气逆之便秘腹胀等。

【应用】

1. 咳喘痰多 本品辛温不燥，味苦性降，善降肺气以止咳平喘，并可化痰，常用于治疗痰涎壅盛、胸膈满闷、气逆咳喘之证。用治寒痰壅肺，上盛下虚之喘咳短气、痰多难咯、胸膈满闷，甚则不能平卧者，常配半夏、厚朴、肉桂、当归等同用。用治老人脾虚不运、痰多喘逆、气滞胸痞、食少难消者，可与白芥子、莱菔子同用。用治风寒外束，肺气不宣之咳喘气逆、胸膈烦闷者，常与麻黄、桑白皮、杏仁等同用。用治痰热互结，咳喘哮鸣而见胸闷不舒，当与黄芩、麻黄、杏仁等同用。

2. 肠燥便秘　本品富含油脂，能润燥滑肠，又能降泄肺气以助大肠传导之职，故肠燥便秘之证用之，常配伍杏仁、火麻仁、瓜蒌仁等，以加强润肠通便之力。

【用法用量】煎服，5~10g；煮粥食或入丸、散剂。

【使用注意】脾虚便溏者慎用。

【现代研究】

1. 化学成分：本品主含挥发油、脂肪油、迷迭香酸、维生素 B_1 及氨基酸等成分。

2. 药理作用：有镇咳、祛痰、平喘、抗炎、抗过敏、增强免疫、降血脂、抗肝损伤、升高血浆胆固醇、增强记忆、抗癌等作用。

百　部

【原文】百部味甘，骨蒸劳瘵[①]，杀疳蛔虫，久嗽功大。

【详注】百部味甘苦，有润肺止咳、杀虫的作用，善治阴虚骨蒸烦热的肺痨咳嗽，亦可用治疳积蛔虫病。

注：①劳瘵：指结核病。

百部为百部科植物直立百部、蔓生百部或对叶百部的块根。味甘、苦，性微温。归肺经。功能润肺下气止咳，外用杀虫灭虱。本品味甘质润，苦降下行，微温不燥，可治阴虚骨蒸烦热的肺痨咳嗽或外感风寒咳嗽、小儿营养障碍的疳积蛔虫病。此外，尚用于治疗皮肤疥癣、荨麻疹、蚊虫叮咬，用鲜品涂搽患部。

【应用】

1. 咳嗽　本品性温不燥，以止咳为主要功效，蜜炙能润肺。凡治咳嗽，无论外感、内伤、暴咳、久嗽，皆可用之，尤以治久咳虚嗽者为佳。若用治外伤风寒、久咳不已，常配荆芥、桔梗、紫菀等同用；用治肺痨阴虚咳嗽，常配沙参、麦冬、川贝母等同用；用治阴虚火旺，痰中带血、骨蒸潮热，常配川贝母、阿胶、三七等同用；用治小儿顿咳，咳嗽连声，常与桔梗、杏仁、麦冬等同用。

2. 头虱，体虱，疥癣，蛲虫病，阴痒　本品外用能杀虫灭虱。用治头虱、体虱，可单用酒浸涂擦患处；用治蛲虫病，可单用浓煎，睡前保留灌肠；用治阴道滴虫、阴部瘙痒，可单用，或配蛇床子、苦参等煎汤坐浴外洗；用治疥癣，常制成20%乙醇液或50%水煎剂外搽。

【用法用量】煎服，5~15g；外用适量。止咳宜蜜炙用。

【使用注意】热嗽及水亏火炎者忌用。

【现代研究】

1. 化学成分：本品含多种生物碱、糖类、蛋白质、脂类、有机酸等成分。

2. 药理作用：有镇咳、平喘、杀蛔虫、杀灭虱子等作用。此外，尚有抗结核、镇静、镇痛、抑菌、抑制流感病毒的作用。

紫　菀

【原文】紫菀苦辛，痰喘咳逆，肺痈吐脓，寒热并济。

【详注】紫菀味辛、苦，有润肺下气，化痰止咳的作用，可用治肺寒咳嗽或肺热咳喘、肺痈等证。

紫菀为菊科草本植物紫菀的根及根茎。味辛、甘、苦，性温。归肺经。功能润肺下气，化痰止咳。本品甘润苦泄，辛开肺郁，凡咳嗽无论新久、寒热、虚实，皆可用之。既可治肺部有寒、肺气壅塞的痰喘咳嗽，又能治肺部有热、咳嗽吐脓血的肺痈。

【应用】

咳喘有痰　本品温而不热，味苦辛而不燥，长于化痰浊而止咳。对咳嗽之证，无论外感内伤、病程长短、寒热虚实，皆可用之。肺气壅塞，咳嗽痰多、咯痰不爽者用之最宜。如用治风寒犯肺，咳嗽咽痒、咯痰不爽，常与荆芥、桔梗、百部、白前等同用，如止嗽散。用治肺气衰弱，寒咳喘息而无热者，可与党参、黄芪、干姜、乌梅等同用。本品蜜炙用虽能润肺，但滋养之功甚微，且毕竟为性温之品，若用治阴虚劳嗽、痰中带血，则须配养阴润肺之品，如与阿胶、贝母等同用，不宜单独使用。

【用法用量】煎服，5~10g。肺虚久咳宜蜜炙用。

【现代研究】

1. 化学成分：本品含紫菀皂苷、紫菀酮、东莨菪碱、大黄素、槲皮素、挥发油、脂肪酸、甾醇、肽类等成分。

2. 药理作用：有祛痰、镇咳、利尿、抑菌、抗病毒、抗肿瘤、抗氧化等作用。

款冬花

【原文】款花甘温，理肺消痰，肺痈喘咳，补劳除烦。

【详注】款冬花味甘，性温，有润肺下气，消痰止咳的作用，可治疗肺痈、气喘咳嗽，并治疗虚劳烦热咳嗽。

款冬花为菊科植物款冬的花蕾。味辛、甘，性温。归肺经。功能润肺下气，止咳化痰。本品辛甘温润，可散可降，用治咳嗽吐脓血的肺痈和虚劳烦热咳嗽，以及肺部有寒的气喘咳嗽等。本品与紫菀药性功效相似，紫菀长于化痰，而款冬花长于止咳。

【应用】

咳喘　本品长于下气止咳，略具化痰作用，蜜炙入药亦略有润肺之效。治咳喘无论寒热、虚实、新久皆可用，对肺寒咳嗽尤宜，常与紫菀相须为用。用治外感风寒、内停痰饮，咳嗽哮喘者，常与麻黄、细辛、半夏等同用，如射干麻黄汤。用治肺热咳喘，常与知母、桑白皮、川贝母等同用。用治肺痈咳吐脓痰者，也可配清热化痰排脓之品同用。用治肺气虚弱，咳嗽不已，可配伍人参、白术等同用。若治阴虚燥咳，则可配沙参、麦冬等同用。治喘咳日久、痰中带血，常与百合配伍同用。

【用法用量】煎服，5~10g。外感咳嗽宜生用，内伤咳嗽宜炙用。

【使用注意】肺痈吐脓血者慎用。

【现代研究】

1. 化学成分：本品主含黄酮类、生物碱类、三萜皂苷、挥发油、有机酸、甾体及鞣质等成分。

2. 药理作用：有镇咳、祛痰、平喘、升压、兴奋呼吸、抗溃疡、抗腹泻、利胆、抗血小板凝聚、抗肿瘤等作用。

马兜铃

【原文】兜铃苦寒，能熏痔漏，定喘消痰，肺热久嗽。

【详注】马兜铃味苦，性寒，有降气化痰，止咳平喘的作用。外用熏洗痔漏，可取消肿止痛之效；内服可治痰多气喘和肺热久咳。

马兜铃为马兜铃科植物北马兜铃或马兜铃的成熟果实。味苦、微辛，性寒。归肺、大肠经。功能清肺化痰，止咳平喘。本品苦降辛散寒清，能疏降肺气、清热化痰、止咳平喘，用治肺热咳嗽者最为适宜；尚能清大肠之积热，用以熏洗痔疮肿痛、痔漏，能起到消肿止痛的作用。

【应用】

1. 肺热咳喘　本品能清泄肺热，肃降肺气，长于止咳平喘，兼能化痰，较宜于咳嗽痰喘属于肺热内壅者。若痰气壅盛，喘咳气急胸闷者，本品力所不逮，须另配泻肺清热化痰之品，以增强疗效，如与桑白皮、葶苈子、半夏等同用；肺阴伤损，症见喘咳，痰少咽干口渴，甚至虚热内生致咳逆虚烦者，常与知母、天冬、麦冬等同用；虚火内炽、灼伤肺络，致痰中带血者，则配阿胶等同用。

2. 肛门肿痛，痔疮出血　本品能清泄大肠实热，适用于痔疮肿痛，常配生地黄、白术、甘草等内服；亦可单用本品或与槐角、地榆等配伍，熏洗患处，可达消肿止痛、止血之效。

本品还有降压作用，高血压病属肝火或肝阳上亢者，用之尤宜，可配夏枯草、钩藤、黄芩等同用。

【用法用量】煎服，3～10g；外用适量，煎汤熏洗。一般生用，肺虚久咳蜜炙用。

【使用注意】本品性寒味苦，易伤脾胃，用量不宜过大，以免引起呕吐。本品含马兜铃酸，长期、大剂量服用可引起肾脏损害等不良反应；儿童及老年人慎用；孕妇、婴幼儿及肾功能不全者禁用。

【现代研究】

1. 化学成分：本品含马兜铃碱、马兜铃酸、马兜铃次酸、木兰花碱等成分。

2. 药理作用：有镇咳、祛痰、平喘等作用；尚能抑制革兰阳性球菌、痢疾杆菌及真菌等。

附药：杜青木香

杜青木香为马兜铃的根，亦入药用。味辛、苦，性寒。有小毒。功能行气止痛，解毒消肿。主要用治气滞凝结所致的胸腹胀满、胃痛、腹痛、疝气、疮疡肿毒、毒蛇咬伤等证。煎服，5~10g。外用适量，研末敷。体质虚寒及胃弱者不宜服用。

枇杷叶

【原文】枇杷叶苦，偏理肺脏，吐秽不止，解酒清上。

【详注】枇杷叶味苦，功擅清肺止咳、和胃降逆，用于治疗肺热咳嗽、胃热恶心呕吐等病证。还可解酒毒，除口渴。

枇杷叶为蔷薇科植物枇杷的叶。味苦，性微寒。归肺、胃经。功能止咳平喘，清肺化痰，降逆止呕。本品善于降肺气而止咳平喘，兼能清肺化痰，故宜用治肺热咳喘；又能清胃热、降胃气而止呕逆，故适用于胃热呕逆，烦热口渴等证。

【应用】

1. 肺热咳喘 本品功能止咳平喘，兼能清肺化痰，故宜用于肺热咳喘，咯痰黄稠，常与桑白皮、黄连、甘草等同用。久咳肺阴受损，多与麦冬、天花粉等同用。燥邪伤肺，干咳无痰，咽喉干燥，常配伍桑叶、杏仁、麦冬等同用，如清燥救肺汤。治劳嗽久咳，与麦冬、橘红、薏苡仁等同用。

2. 胃热呕逆 本品能清胃降逆止呕。适用于胃热呕逆，烦热口渴，常配伍清胃之品；若中寒气逆，哕逆不止，饮食不入，则多与生姜、橘皮等同用。气虚胃气上逆，胸痞呕恶，可与人参、茯苓、生姜等同用。小儿胃弱，不时吐乳，可与丁香同用。

【用法用量】煎服，5～10g，止咳宜炙用，止呕宜生用。

【使用注意】本品为苦寒之品，故风寒咳嗽及胃寒呕吐者忌用。

【现代研究】

1. 化学成分：本品主含皂苷、熊果酸、酒石酸、倍半萜、苦杏仁苷、鞣质、维生素、山梨醇、挥发油等成分。

2. 药理作用：有止咳平喘、祛痰、消炎、增强免疫力等作用，并对革兰阳性球菌有抑制作用。增加胃肠蠕动，促进胃液分泌和利胆作用。此外，还能抗病毒、抗菌、降血糖及抗肿瘤等。

桑白皮

【原文】桑皮甘辛，止嗽定喘，泻肺火邪，其功不浅。

【详注】桑白皮味甘，能止咳定喘、泻肺清热，可用治肺热咳喘证。

桑白皮为桑科植物桑的根皮。味苦、甘，性寒。归肺经。功能泻肺平喘，利水消肿。本品能清肺泻火，兼泄肺中水气，故有止咳平喘作用，可用治肺热咳喘、痰多之证。此外，本品上泻肺气以肃降，下通水道，有利水退肿的作用，可用于水肿、脚气的小便不利、浮肿胀满等。

【应用】

1. 肺热咳喘　本品性寒，能清泻肺火，兼泻肺中水气而定嗽平喘，凡肺中火热或水气为患，均可用之，尤善清泄肺热。用治肺热壅盛咳喘，痰稠而黄，可与地骨皮同用。水饮停肺，胀满喘急，常配伍麻黄、葶苈子等同用。治肺虚有热而咳喘气短、潮热、盗汗者，常配伍人参、五味子、熟地黄等同用。

2. 水肿　本品能肃降肺气，通调水道而利水消肿，尤宜用于水肿实证。肺气不宣、水气不行的水肿喘急、小便不利，用此泻肺行水消肿，可与葶苈子、茯苓等同用。脾虚不运，水湿无制而致面目肌肤浮肿或腰以下肿、胀满喘急、小便不利者，常配伍茯苓皮、大腹皮、陈皮等同用。

此外，本品有清肝降压及止血之功，可治肝阳上亢、肝火偏旺之高血压病及衄血、咯血等。

【用法用量】煎服，5～15g。泻肺利水、平肝清火宜生用；肺虚咳嗽宜蜜炙用。

【使用注意】肺虚无火及肺寒咳嗽者忌用。

【现代研究】

1. 化学成分：本品含多种黄酮衍生物、东莨菪素、挥发油、谷甾醇、果胶、软脂酸、鞣质等成分。

2. 药理作用：有镇咳、祛痰、平喘、利尿、抗炎、镇痛、镇静、抗惊厥、降血糖、降血压、调节免疫、抗病毒、抗肿瘤、抗氧化、抗缺氧、延缓衰老等作用。

葶苈子

【原文】葶苈辛苦，利水消肿，痰咳癥瘕，治喘肺痈。

【详注】葶苈子味辛、苦，能利水消肿、泻肺平喘，常用于治疗痰气壅滞、咳嗽喘息、肺痈及痰瘀互结之癥瘕积聚等。

葶苈子为十字花科植物独行菜或播娘蒿的成熟种子。味苦、辛，性大寒。归肺、膀胱经。功能泻肺平喘，利水消肿。本品苦泄辛散，性寒清热，上能泻肺气之壅闭，下能通水道之不利，善泻肺中痰饮，利水消肿，可用于痰水壅塞、肺气不降的气喘和痰热郁结之肺痈。

【应用】

1. 咳嗽痰多，肺痈咳唾脓痰　本品功专泻肺气之实，消痰降气、祛痰平喘。用于痰涎壅盛，肃降失司，咳喘胸满，不能平卧，面目浮肿者，常配伍大枣，以缓制峻，如葶苈大枣泻肺汤。治肺痈痰热壅肺，初起轻证可单用；若热毒壅盛，咳唾脓痰腥臭，常与桔梗、金银花、薏苡仁等同用。

2. 水肿，胸腹积水，小便不利　本品能泻肺气之壅闭，而通调水道，行水消肿，故可用于肺气闭塞，水饮停留之证。因其性寒，故多用于热证。治结胸、胸水、腹水肿满，可与杏仁、大黄、芒硝等同用。

此外，现代常用本品治慢性肺源性心脏病、心力衰竭而症见水肿喘满者。

【用法用量】煎服，3～10g，包煎；研末服，3～6g。炒用可减缓其寒性，不易伤脾胃，临证较常使用。

【使用注意】非实热性痰喘水肿不宜用。

【现代研究】

1. 化学成分：本品主含强心苷、脂肪油、生物碱、蛋白质、糖类等成分。

2. 药理作用：有镇咳、强心、利尿、降血脂、抗抑郁、抗血小板聚集、抗肿瘤、广谱抗菌作用。

白　果

【原文】白果甘苦，喘嗽白浊，点茶压酒，不可多嚼。

【详注】白果味甘、苦，能敛肺定喘、收涩止带，可用治气喘、咳嗽、白浊、白带等证。作点心服食，能解酒，但有毒，不可多食。

白果为银杏科植物银杏的成熟种子。别名银杏。味甘、苦、涩，性平。有毒。归肺、肾经。功能化痰定喘，止带固精缩尿。本品苦能燥湿，涩能收敛，可治哮喘痰嗽；又能缩小便、止带浊，可治尿频、遗尿、遗精、白带、白浊等。此外，生品捣烂涂敷患处，可治无名肿毒、头癣、疳疮、阴部湿痒等，具有解毒杀虫的功效。

【应用】

1. **哮喘痰嗽**　本品既可止咳平喘，又能化痰涎，故为治喘咳痰多所常用。治外感风寒而内有蕴热以致喘咳气急、痰多黄稠者，常配伍麻黄、黄芩、桑白皮等同用。如治肺热燥咳，喘咳无痰，宜配天冬、麦冬、款冬花等同用。肺肾两虚之虚喘，又当配五味子、胡桃肉等同用。

2. **带下，白浊**　本品能收涩止带，治带下属脾肾亏虚，色清质稀者最宜，常配莲子肉、江米、胡椒、乌骨鸡等同用；属脾虚兼湿热下注，带下色黄腥臭者，常配伍芡实、黄柏、车前子等同用。

3. **遗精，尿频，遗尿**　本品又能固精关、缩小便，对于肾气不固而梦遗滑精或小便频数、遗尿，可单用或配伍熟地黄、山茱萸、覆盆子等同用。

【用法用量】煎服，5～10g，捣碎入煎。

【使用注意】本品有毒，不可多用，小儿尤当注意。

【现代研究】

1. 化学成分：本品主含黄酮类成分：山柰黄素、槲皮素、芦丁、白果素、银杏素等；银杏萜内酯类成分：银杏内酯 A、C 等；酚酸类成分：银杏毒素、白果酸、氢化白果酸等。

2. 药理作用：有祛痰、平喘等作用；并能抑制多种草兰阴性及阳性菌。此外，尚有抗癌、抗过敏、抗衰老、抗寄生虫、抗炎等作用。

表 13 – 1　化痰止咳平喘药简表

药名	性味归经	功效	主治	性能作用特点
半夏	辛，温。有毒。归肺、脾、胃经	燥湿化痰，降逆止呕，消痞散结，外用消肿止痛	湿痰，寒痰证；恶心呕吐，呃逆嗳气；心下痞；瘿瘤痰核等	辛散温燥，善燥湿健脾以消痰，和胃降逆以止呕，又内服消痰散结，外用消肿止痛
天南星	苦、辛，温。有毒。归肺、肝、脾经	燥湿化痰，息风止痉，外用散结消肿	湿痰，寒痰证；风痰诸证；痈疽肿痛，蛇虫咬伤	苦温燥湿，有燥湿化痰之功，辛烈善行，又善祛风痰而止痉
白附子	辛、甘，温。有毒。归肝经	化痰，息风止痉，止痛，解毒散结	中风痰壅，口眼㖞斜等；痰厥头痛，眩晕；瘰疬痰核	辛温升散，既燥湿化痰，又祛风止痉，兼解毒散结
白芥子	辛，温。归肺、胃经	温肺化痰，利气散结，消肿止痛	寒痰喘咳，悬饮；阴疽流注，肢体麻木，关节肿痛	辛散利气，善宽胸利膈，温肺化痰，又消肿散结止痛
猪牙皂	辛、咸，温。有小毒。归肺、大肠经	祛痰，通窍开闭，祛风杀虫	咳喘痰多之证；中风、痫证等闭证神昏	辛散温通，走窜开窍，善祛痰，又通窍开闭，祛风杀虫止痒
皂角刺	辛，温。归肝、肺经	消肿托毒，排脓杀虫	痈疽肿毒，乳痈	消肿排脓，又可通乳

续表

药名	性味归经	功效	主治	性能作用特点
金沸草	咸、微苦，温。归肺、胃经	化痰，宣肺止咳	咳喘痰多，痰饮蓄结，胸膈痞满；嗳气，呕吐	苦降温通，咸化痰结，善降气化痰止咳
白前	辛、苦，微温。归肺经	祛痰，止咳平喘	咳嗽痰多，气喘	性微温而不燥烈，长于祛痰，又能止咳平喘
前胡	苦、辛，微寒。归肺经	降气化痰，宣散风热	痰热咳喘；风热咳嗽	辛散苦降，善祛痰涎而降肺气，辛能散邪，又疏散风热
桔梗	苦、辛，平。归肺经	宣肺化痰止咳，利咽消肿，排脓	咳嗽痰多，胸闷不畅；咽喉肿痛，失音；肺痈吐脓	辛开苦泄，性平不燥，善开宣肺气，宽胸利咽，祛痰止咳，又利肺排脓
贝母	甘、苦，微寒。归肺经	清肺化痰止咳，清热散结	虚劳咳嗽，肺热燥咳；瘰疬，痈肿，乳痈	甘寒质润，善清热化痰，润肺止咳，又开郁散结
瓜蒌仁	甘、微苦，寒。归肺、胃、大肠经	清热化痰，润化燥痰，宽胸散结，润肠通便	热痰、燥痰咳喘；胸痹；肺痈；肠燥便秘	甘寒清润，上可清肺润燥以化痰，下可滑肠润燥以通便，又清热散结消痈
竹茹	甘，寒。归肺、心、胃经	清化热痰，除烦止呕	痰热、肺热咳嗽，痰热心烦不寐；胃热呕吐	甘寒性滑，寒能清热，滑能利痰，善清肺胃之热而化痰止呕
竹沥	甘，寒。归心、肺、肝经	清热豁痰，清心定惊	痰热咳喘；中风痰迷，惊痫癫狂	甘寒滑利，善清热祛痰，又涤痰开窍，清热定惊
天竺黄	甘，寒。归心、肝经	镇心安神，清热化痰	小儿惊风，中风癫痫，热病神昏；痰热咳喘	善清化热痰，清心定惊

续表

药名	性味归经	功效	主治	性能作用特点
海藻	咸，寒。归肝、胃、肾经	消痰软坚，利水消肿	瘿瘤，瘰疬，睾丸肿痛；痰饮水肿	咸能软坚散结，寒能泄热引水
昆布	咸，寒。归肝、胃、肾经	软坚散结，利水消肿	瘿瘤，瘰疬，睾丸肿痛；痰饮水肿	咸能消痰软坚散结，又利水消肿
海蜇	咸，平。归肝、肾经	清热化痰，消积润肠	痰热咳嗽及瘰疬	咸能软坚散结，又清热化痰
荸荠	甘、苦，寒。归肺经	清热化痰，生津止渴，润燥滑肠	痰热咳嗽；热病津伤烦渴	性微寒，善清热化痰，又生津止渴，润燥滑肠
梨	甘、微酸，凉。归肺、胃经	清热生津，除烦解渴，润燥化痰止咳	干咳无痰，痰热中风，急惊痰壅；温病口渴	甘寒清热，甘酸养阴，善清热除烦解渴，润肺化痰止咳
海蛤壳	咸，寒。归肺、胃经	清肺化痰，软坚散结，利尿消肿	痰热咳喘；瘿瘤瘰疬；水肿胀满	本品咸寒，善清化痰火，软坚散结，又利尿消肿
海浮石	咸，寒。归肺、脾经	清热化痰，消痰散结	热痰咳嗽；瘰疬，瘿瘤	咸能软坚，寒可清热，善清肺热，化老痰，软坚散结
瓦楞子	咸，平。归肺、肝、胃经	消痰软坚散结，化瘀行血，制酸止痛	瘰疬，瘿瘤；癥瘕积聚；胃痛吐酸	味咸性平，善化痰散瘀，软坚散结，又制酸止痛
青礞石	咸，平。归肺、肝经	坠痰下气，平肝镇惊	喘咳气逆痰稠难咯；癫狂，惊风	本品咸能软坚消痰，质重沉降坠痰，又息风止痉
胖大海	甘，寒。归肺、大肠经	清肺利咽，润肠通便	咽喉疼痛，声哑咳嗽；热结便秘	性寒可清肺化痰，又宣肺，利咽开音，兼润肠通便

续表

药名	性味归经	功效	主治	性能作用特点
杏仁	苦，微温。有小毒。归肺、大肠经	止咳平喘，润肠通便	咳嗽气喘；肠燥便秘	苦温宣降，善宣肺以开闭塞，降气而止咳喘，又润肠通便
紫苏子	辛，温。归肺、大肠经	止咳平喘，降气化痰，润肠通便	咳喘痰多；肠燥便秘	辛温不燥，味苦性降，善降肺气以止咳平喘，又润燥滑肠
百部	甘、苦，微温。归肺经	止咳，外用杀虫灭虱	咳嗽；头虱体虱，蛲虫阴痒	甘润苦降，微温不燥，善润肺止咳、杀虫
紫菀	辛、甘、苦，温。归肺经	化痰止咳	咳喘有痰	辛开宣散，苦能降泄，温和柔润，善润肺下气，化痰止咳
款冬花	辛、甘，温。归肺经	下气止咳化痰	咳喘	味辛性平而不燥，善下气止咳，化痰
马兜铃	苦、微辛，寒。归肺、大肠	清肺化痰，止咳平喘	肺热咳喘	苦降辛散寒清，善疏降肺气，清热化痰，止咳平喘
枇杷叶	苦，微寒。归肺、胃经	止咳平喘，清肺化痰，降逆止呕	肺热咳喘；胃热呕逆	善降肺气而止咳平喘，降胃气而止呕逆
桑白皮	苦、甘，寒。归肺、脾经	泻肺平喘，利水消肿	肺热咳喘；水肿	本品性寒，善清泻肺火而定嗽平喘，又利水消肿
葶苈子	苦、辛，大寒。归肺、膀胱经	泻肺平喘，利水消肿	咳嗽痰多，肺痈咳唾脓痰；水肿，胸腹积水，小便不利	苦泄辛散，性寒清热，上能泻肺气之壅闭，下能通水道之不利

续表

药名	性味归经	功效	主治	性能作用特点
白果	甘、苦、涩，平。有毒。归肺、肾经	化痰定喘，止带固精缩尿	哮喘痰嗽；带下，白浊；遗精，尿频，遗尿	苦能燥湿，涩能收敛，既止咳平喘，又收涩止带，固精关，缩小便

（于　杰）

第十四章　安神药

凡以安定神志为主要作用，常用于治疗心神不宁病证的药物，称为安神药。

本类药多以味甘，性平或偏寒，主入心肝二经为其性能特点。主要作用是镇心安神、养心安神。适用于心血虚、心气虚或心火亢盛，以及其他原因所致心神不宁、失眠多梦、心悸怔忡。亦可用于惊风、癫痫、癫狂等病证。部分药物还兼有平肝潜阳等作用，还可用治肝阳眩晕等。

朱　砂

【原文】朱砂味甘，镇心养神，祛邪解毒，定魄安魂。

【详注】朱砂甘寒质重，入心经，重可镇怯，寒而清热，有镇心安神定惊的作用。能治心神不宁、多梦惊悸不眠、癫痫神昏等症，可使精神恢复正常，此即所谓本品可"定魄安魂"。外用又能解毒，可治疮疡肿毒和咽喉肿痛，还可治目赤翳障。

朱砂为硫化物类矿物辰砂族辰砂，主含硫化汞。味甘，性寒。有毒。归心经。功能镇惊安神，清热解毒。本品寒质重，入心经，内能镇心神、定魄安魂，外能解疮毒。可治心经火盛、躁扰不安、心烦不眠、癫痫，或温热病邪热内炽的高热谵语及咽喉肿痛、口舌生疮、热毒疮痈等。

【应用】

1. 心神不宁，失眠，心悸　本品功擅清心降火、镇惊安神，为安神定志之要药。随证配伍可用于各种病因引发的心神不宁证，而尤宜于心火亢盛、内扰神明之心神不宁、烦躁不寐者，常与其他清心除烦药同用，如与黄连、生甘草同用。若兼阴亏血虚，心中烦热、失眠多梦、惊悸怔忡者，可与补血养阴药同用，如与当归、生地黄等药同用；若治心气虚者，又宜与益气养心之人参、炙甘草、茯神等药同用；若治痰迷心窍之惊悸怔忡，则宜作为辅助，与化痰开窍药同用。

2. 惊风，癫痫，癫狂　本品有清心镇惊安神之功。以治温热病，热入心包或痰热内闭所致的高热烦躁、神昏谵语、惊厥抽搐者，常配泻火解毒、开窍、息风止痉之品。若治小儿惊风，须与息风止痉之品同用，如与牛黄、全蝎、钩藤等配伍。用治癫痫卒昏抽搐，则与镇惊安神之品如磁石、珍珠等药同用以增效。若治痰迷癫狂，喜怒无常者，又须与化痰开窍药同用。

3. 疮疡肿毒，咽喉肿痛，口舌生疮　本品性寒，不论内服、外用均有清热解毒作用。用治火毒疮痈，常与清热泻火、解毒消痈之品配伍以增效，如与雄黄、大戟、山慈菇等同用；若治咽喉肿痛、口舌生疮，常与解毒消肿、敛疮止痛之品配伍，如与冰片、硼砂、元明粉等外用以取效。

【用法用量】内服，只宜入丸散或研末冲服，每次 0.1～0.5g；外用适量。

【使用注意】本品有毒，内服不可过量或持续服用，以防汞中毒；肝肾功能异常者应慎服，以免加重病情。入药只宜生用，忌火煅，火煅则析出水银，有剧毒。服药期间，应避免与含甲基结构的药物及含溴、碘的物质同服，以免在肠道内生成有刺激性的溴化汞、碘化汞，导致医源性肠炎。

【现代研究】

1. 化学成分：本品主要含硫化汞（HgS），另含硒、铅、钡等多种微量元素及雄黄、沥青质等杂质。

2. 药理作用：能降低中枢神经的兴奋性，有镇静、催眠、抗惊厥、抗心律失常、抗菌、抗病毒、防腐等作用。

磁　石

【原文】磁石味咸，专杀铁毒，若误吞针，系线即出。

【详注】磁石味咸，能吸铁，所以能杀铁毒。古人曾说可用真磁石来吸出误吞的金属针。

磁石为氧化物类矿物尖晶石族磁铁矿的矿石，主含四氧化三铁

（Fe_3O_4）。味咸，性寒。归心、肝、肾经。功能镇惊安神，平肝潜阳，聪耳明目，纳气定喘。本品咸寒质重，沉降下行，能潜阳安神、聪耳明目、纳气平喘，可治肝阳上亢的头晕目眩、耳鸣耳聋和心神不安的惊悸失眠及肾不纳气的虚喘等。

【应用】

1. 心神不宁，失眠，惊悸，癫痫　本品咸寒沉降，主入心、肝、肾三经。既有镇惊安神之功，又有益肾滋阴之效，为护真阴、镇浮阳、安心神之佳品。主治肾虚肝旺，扰动心神或惊恐气乱，神不守舍所致的心神不宁、惊悸、失眠、癫痫等证。

2. 头晕目眩　本品有益肾阴、敛浮阳、平肝潜阳之效。故用治肝阳上亢之头晕目眩、急躁易怒等证甚宜。若阴虚甚者，可配伍滋阴潜阳药如生地黄、白芍、龟甲等；若热甚者，又可配伍清热平肝之品如与钩藤、菊花、夏枯草等同用。

3. 耳鸣耳聋，视物昏花　本品能益肾阴，有聪耳明目之效。治肾虚耳鸣、耳聋，可单用本品煮粥服食；或配伍其他滋肾补阴之品以增效，如与熟地黄、山茱萸、五味子、石菖蒲等药同用。临床多配伍补肝肾明目之品如枸杞子、女贞子、菊花等以增效。

4. 肾虚气喘　本品有益肾纳气平喘之功。用治肾气不足，摄纳无权之虚喘，常与补益肺肾、纳气平喘之品如五味子、胡桃肉、蛤蚧等同用。

【用法用量】煎服，15～30g。宜打碎先煎。入丸、散，每次1～3g。

【使用注意】如入丸、散，不可多服。脾胃虚弱者慎用。

【现代研究】

1. 化学成分：本品主含四氧化三铁（Fe_3O_4），亦含砷、锰、铬、镉、钴、铜、镍、铅、锌、钛、钡、铝等微量元素。

2. 药理作用：有降低中枢神经兴奋性、催眠、镇静、抗惊厥、抗炎、镇痛、促凝血等作用。

龙　骨

【原文】龙骨味甘，梦遗精泄，崩带肠痈，惊痫风热。

【详注】龙骨味甘，有涩精、敛汗、固肠止泻的作用，常用治梦遗滑精、崩中带下、自汗盗汗、久泻脱肛等证。并能平肝潜阳，镇惊安神并治因风热引起的惊痫，阴虚阳亢，烦躁易怒，头晕目眩，以及神志不安，惊悸失眠，癫狂烦躁等证。

龙骨为古代多种大型哺乳动物的骨骼或象齿的化石。味甘、涩，性平。归心、肝、肾经。功能镇惊安神，平肝潜阳，收敛固涩。本品甘涩性寒，质重入肝经能平肝潜阳，入心经能镇静安神，可治阴虚阳亢之烦躁易怒、头晕目眩及心神不宁、心悸失眠、癫狂烦躁，并可治风热引起的惊痫等。其煅用有收敛固涩、吸湿敛疮之功，常用治遗精、带下、自汗、久泻脱肛、崩漏等滑脱诸证；研末外敷，可治湿疮、痒疹及疮疡久溃不敛等。

【应用】

1. 心神不宁，失眠心悸，惊痫癫狂 本品甘平沉降，入心、肝经，有良好的镇惊安神之效。可用于多种原因所致的心神不宁，心悸怔忡，失眠多梦等证，常与朱砂、酸枣仁、柏子仁、琥珀等安神之品配伍以增效，或随证配伍他药以取效；若治惊痫癫狂，本品须与化痰镇惊、息风止痉之品如牛黄、琥珀、钩藤等共用。

2. 肝阳眩晕 本品入肝经，有较强的平肝潜阳作用，每与牡蛎同用及配伍其他平肝潜阳药，以治肝阳上亢之头晕目眩、烦躁易怒等证。

3. 滑脱诸证 本品味涩能敛，煅用可增收敛固涩之功。随证相应配伍，可用治遗精、滑精、尿频、遗尿、崩漏、带下、自汗、盗汗等多种下虚滑脱之证。治疗肾虚遗精、滑精，每与益肾固精止遗之品配伍，如与牡蛎、沙苑子、芡实同用；治心肾两虚，小便频数者，须与调补心肾、固肾缩尿之品配伍，如与桑螵蛸、龟甲、茯神、人参等同用；治疗气虚不摄，冲任不固之崩漏、带下，常与益气固冲、止血止带之品配伍，如与黄芪、山萸肉、海螵蛸等同用；治疗表虚自汗、阴虚盗汗者，则与黄芪、五味子、茯苓等同用。

此外，煅龙骨外用，有收湿、敛疮、生肌之效。可用治湿疮痒疹及疮疡久溃不敛等证。

【用法用量】煎服，15～30g；打碎先煎。外用适量。收敛固涩宜煅用。

【使用注意】湿热积滞者慎服。

【现代研究】

1. 化学成分：本品主含碳酸钙，并含铁、钾、钠、锌、镁、铝等元素及氨基酸等。

2. 药理作用：抑制中枢，抑制骨骼肌的兴奋，调节机体免疫功能，有利于消除溃疡和促进伤口的恢复，有镇静、催眠、抗惊厥、促进血液凝固、降低血管通透性等作用。

附药：龙齿

龙齿为古代多种大型哺乳动物（如象类、三趾马等）牙齿的化石。味甘、涩，性凉。归心、肝经。功能镇惊安神。主要用治心神不宁之心悸失眠，惊痫，癫狂等证。用法用量与龙骨相同。

琥　珀

【原文】琥珀味甘，安魂定魄，破瘀消癥①，利水通涩。

【详注】琥珀味甘，能安神定志，治心神不宁、失眠多梦和惊风癫痫。并能破瘀血、消癥瘕，用治瘀血不行的月经停闭及瘀血结块的癥瘕疼痛。且有利水通淋的作用，治小便不通或小便短赤涩痛的淋病等。

注：①破郁消癥：能消除腹中瘀血积块。

琥珀为古代松科植物的树脂，埋藏地下经年久而成的化石样物质。味甘，性平。归心、肝、膀胱经。功能镇惊安神，活血散瘀，利尿通淋。本品有定惊安神、破瘀血、消癥瘕的作用，可治惊风癫痫、心悸不安、失眠多梦和血滞经闭、癥瘕积聚及外伤瘀血肿痛等证。并有利水通淋、散瘀止血的作用，可治小便不利或癃闭，尤宜于血淋，也治石淋、热淋。

【应用】

1. 心神不宁，失眠心悸，惊风，癫痫　本品性味甘平沉降，入心、肝二经，有镇惊安神之效。主治心神所伤、神不守舍之心神不宁、惊悸失眠、健忘多梦等证，常与其他安神定志药品配伍，如与朱砂、远志、石菖蒲等药同用；若治心血亏虚，惊悸怔忡，夜卧不安者，则须与养血安神药配伍以增效，如与酸枣仁、人参、当归等药同用；若治小儿惊风，高热、神昏、抽搐，以及癫痫发作，痉挛抽搐，又须与豁痰定惊、清热息风的药物配伍，如与天竺黄、胆南星、朱砂等药同用。

2. 血瘀证 本品入心肝血分，有活血通经，散瘀消癥的功效。主治痛经经闭，心腹刺痛，癥瘕积聚等多种血瘀证，常与当归、莪术等药物同用；若治心血瘀阻之胸痹心痛，又常与三七共用，研末吞服以取效。

3. 淋证，癃闭 本品既能利尿通淋，又能化瘀止血。故可治多种淋证，小便淋涩、疼痛及癃闭小便不利之证，而尤宜于血淋，单用即效，或配伍海金沙、蒲黄、通草等同用。

此外，本品活血消肿，兼能收敛生肌，尚可用于疮痈肿痛及溃后不收口、金疮外伤等。

【用法用量】 研末冲服，或入丸散每次 1.5 ~ 3g。外用适量。不入煎剂。

【使用注意】 阴虚内热者忌用；无瘀滞者忌用。

【现代研究】

1. 化学成分：主要含树脂、挥发油、琥珀酸等成分。

2. 药理作用：有抑制中枢、镇静、镇痛、抗惊厥、抗休克、降低体温等作用；尚可短暂兴奋呼吸和升压。

黑 铅

【原文】 黑铅味甘，止呕反胃，瘰疬外敷，安神定志。

【详注】 黑铅味甘，有镇逆止呕的作用，可治胃气上逆之呕吐及食入即吐的反胃证。锉末外敷，可消瘰疬。此外，还可安神定志，治心神不宁。

黑铅为方铅矿的矿石中提炼出的一种灰白色的金属。别名黑锡。味甘，性寒。归肝、肾经。功能镇逆止呕，坠痰镇惊，解毒杀虫。本品有镇逆止呕的作用，可治气逆呕吐、反胃及鬼痓等病。外用可治瘰疬。此外，取其安神定志的作用，还可治心神不宁。

【应用】

1. 心神不宁，噎膈反胃 本品可安神定志，故常治心神不宁。此外，尚有镇逆止呕之作用，故常配伍旋覆花、代赭石等以降逆止呕。

2. 瘿瘤、瘰疬，疮疡溃烂，久不收敛 本品常与海蛤壳、昆布等软坚散结药同用治疗瘰疬、瘿瘤；尚可与黄蜡入香油熬制成膏药外敷治疗疮疡溃烂，久不收敛。

此外，本品配伍黄连、白蔹等清热解毒药同用尚可治疗痈疽、发背。

【用法用量】煎服，6~12g；或入丸、散剂。外用适量，煅末调敷。

【使用注意】本品性寒，故脾胃虚寒者禁用。本品服之过量易出现中毒反应，故不宜久服或超量服用。

【现代研究】

1. 化学成分：金属铅。

2. 药理作用：易导致铅中毒，晚期可抑制骨髓及破坏红细胞而产生贫血。

酸枣仁

【原文】酸枣味酸，敛汗驱烦，多眠用生，不眠用炒。

【详注】酸枣仁酸敛止汗，又能养心肝之血而除虚烦，故有安神敛汗除虚烦的作用，可以治疗心神不安、虚汗不止、失眠等证。生用能清胆火，可治多眠。虚烦不眠宜炒熟用。

酸枣仁为鼠李科植物酸枣的成熟种子。味甘、酸，性平。归心、肝、胆经。功能养心益肝，安神，敛汗。本品可治疗肝血不足，虚火上扰，心神不安，虚烦不眠，或阴虚盗汗，气虚自汗，津伤口渴等。此外，生用能清胆火，可治失眠证。

【应用】

1. 失眠，心悸 本品味甘，入心、肝经，长于安神，兼能滋养心、肝之阴血，为养心安神之要药。主治心肝阴血亏虚，心失所养，神不守舍之失眠、多梦、健忘、心悸、怔忡等证，每与补养阴血之品如当归、熟地黄、何首乌、龙眼肉等配伍；若治肝虚有热之虚烦不眠，常与滋阴清热、除烦安神之品配伍，如与知母、茯苓、川芎、甘草等同用；若治心脾气血亏虚之心悸失眠，体倦健忘者，常与补气补血药配伍，如归脾汤，以之与人参、黄芪、当归等同用；若治心肾不足、阴虚血少之心悸怔忡、虚烦不寐、梦遗健忘者，常与滋阴养血、补心安神之品配伍，如天王补心丹，以之与麦冬、生地、远志等同用。

2. 自汗，盗汗　汗为心之液，本品味甘酸，入心经，既能养心安神，又能收敛止汗。常用治体虚自汗、盗汗，常配五味子、山茱萸、黄芪等同用。

【用法用量】煎服，9～15g。研末吞服，每次1.5～3g。

【使用注意】有实邪郁火者忌用。

【现代研究】

1. 化学成分：本品含酸枣仁皂苷、荷叶碱、斯皮诺素、糖类、有机酸、大量脂肪油、蛋白质、维生素C及甾醇等成分。

2. 药理作用：有镇静、催眠、镇痛、抗惊厥、降温、降血压、降血脂、改善心肌缺血、提高耐缺氧能力、增强免疫功能、抗血小板聚集、抗肿瘤作用；尚对子宫有兴奋作用。

附药：酸枣树皮

酸枣树皮为鼠李科植物酸枣的树皮。味涩，性平。功能敛疮生肌、解毒止血。主要用治烧烫伤、外伤出血、崩漏之证。煎服，15～30g。外用适量，研末，撒布或调涂；或熬膏涂。

柏子仁

【原文】柏子味甘，补心益气，敛汗润肠，更疗惊悸。

【详注】柏子仁味甘，能补心益气、敛汗、润肠通便，更能宁心安神，用治惊悸失眠、自汗、盗汗、肠燥便秘等证。

柏子仁为柏科植物侧柏的成熟种仁。味甘，性平。归心、肾、大肠经。功能养心安神，润肠通便。本品甘平润养，有养心安神、敛汗润肠的作用。善治血不养心所致虚烦不眠，惊悸怔忡，虚汗过多；或阴虚血少，肠燥津枯的便秘等。

【应用】

1. 失眠心悸　本品甘平质润，有养心安神之效。主治心阴不足，心血亏虚,心神失养之虚烦不眠,心悸怔忡,头晕健忘等证,常与人参、五味子、牡蛎等同用;若治心肾两虚,心肾不交之心悸不宁,心烦少寐,梦遗健忘者,则常与枸杞子、熟地黄、石菖蒲等同用,如柏子养心丸。

2. 肠燥便秘 本品质润多脂,入大肠经,有润肠通便之功。主治阴血亏虚、老年津亏、产后血虚等引起的肠燥便秘,常与桃仁、郁李仁、松子仁、杏仁等同用,如五仁丸。

【用法用量】煎服,10～20g。大便溏者宜用柏子仁霜代替柏子仁。

【使用注意】便溏者慎用;多痰者慎用。

【现代研究】

1. 化学成分:本品含柏木醇、双萜类、脂肪油、挥发油、皂苷、植物甾醇、维生素A样物质及蛋白质等成分。

2. 药理作用:有延长慢波睡眠期、镇静、润滑肠道、改善记忆等作用。

远 志

【原文】远志气温,能驱惊悸,安神镇心,令人多记。

【详注】远志性微温,能镇心安神,化痰开窍,可用治心神不安、惊悸失眠、健忘等证,可令记忆力增强。此外,本品还可用于痰蒙心窍之癫狂及痈疽肿毒等证。

远志为远志科植物远志或卵叶远志的根。味苦、辛,性微温。归心、肾、肺经。功能安神益智,祛痰开窍,消散痈肿。本品用治心肾不交的惊悸怔忡、失眠健忘等证。又有辛温通利、苦燥祛痰、化痰散结、开窍醒神的作用,适用于痰多之咳嗽及因痰湿壅塞在经络或痰阻心窍而产生的痈疽、癫痫等。

【应用】

1. 失眠,健忘,惊悸 本品苦、辛、温,主入心、肾经,既能开心气而宁心安神,又能通肾气而强志不忘,为交通心肾、宁心安神、益智强志之佳品。主治心肾不交之心神不宁,失眠健忘,惊悸不安等。

2. 癫痫惊狂 本品辛行苦泄温通,既能利心窍,又能逐痰涎。故可用治痰阻心窍之癫痫抽搐，惊风发狂等证。如治癫痫昏仆、痉挛抽搐者，常与半夏、天麻、全蝎等同用；若治惊风癫狂发作，则与石菖蒲、郁金、白矾等配伍同用。

3. 咳嗽痰多　本品入肺经，有较好的祛痰止咳作用。可用治痰多黏稠、咳吐不爽等，单用即效，或与杏仁、贝母、瓜蒌、桔梗等配伍。

4. 痈疽疮毒，乳痈肿痛　本品辛行苦泄通利，功擅疏通气血之壅滞而消散痈肿。治疗各种痈疽疮毒，不问寒热虚实，皆可应用，内服、外用均有疗效。内服可单用为末，黄酒送服；外用可将远志隔水蒸软，加少量黄酒捣烂敷患处。

【用法用量】煎服，5~15g。外用适量。

【使用注意】实火或痰热等证均当慎用；有胃炎及胃溃疡者慎用。

【现代研究】

1. 化学成分：本品含皂苷、苯骈色原酮、远志醇、四氢非洲防己胺、脂肪油、树脂、生物碱、果糖等成分。

2. 药理作用：有镇静、催眠、抗惊厥、降血压、利尿、抑菌、祛痰、镇咳、止痛、抗氧化、抗衰老、降血糖、降血脂、利胆、消肿、抗癌等作用，尚有改善记忆障碍的作用。

合欢皮

【原文】合欢味甘，利人心志，安脏明目，快乐无虑。

【详注】合欢皮味甘，能养心安神、安脏明目、解郁除烦，可治精神忧郁引起的心烦失眠及两目昏暗等证，并可使人心志欢悦。

合欢皮为豆科植物合欢的树皮。味甘，性平。归心、肝、肺经。功能安神解郁，活血消肿。本品可治情志所伤的愤怒忧郁、烦躁不安、健忘失眠等证。此外，还有活血祛瘀、消痈止痛之功，用治跌打骨折及痈肿疮毒等证。

【应用】

1. 心神不宁，忿怒忧郁，烦躁失眠　本品性味甘平，入心、肝经，能解肝郁，使五脏安和，心志欢悦而解郁安神。多用于情志不遂、忿怒忧郁所致心神不宁，烦躁失眠等证，可单味重用久服以取效，或与柏子仁、酸枣仁、夜交藤、郁金等同用。

2. 跌打骨折，血瘀肿痛 本品入心肝血分，有活血祛瘀、续筋接骨、消肿止痛之功，可用治跌打损伤、筋骨折伤、血瘀肿痛之证，常与桃仁、红花、乳香、没药、骨碎补等配伍应用。

3. 肺痈，疮痈肿毒 本品有活血消肿之功，能消散内外痈肿。治肺痈之胸痛、咳吐脓血，单用有效，或配鱼腥草、冬瓜仁、桃仁、芦根等同用；用治疮痈肿毒，常配蒲公英、紫花地丁、连翘、野菊花等同用。

【用法用量】煎服，6～15g。外用适量。

【使用注意】孕妇慎用。

【现代研究】

1. 化学成分：本品含皂苷、鞣质等成分。

2. 药理作用：有镇静、催眠作用；尚能抗凝、抗早孕。

附药：合欢花

合欢花为豆科植物合欢的花或花蕾。性味功效与合欢皮类似，但尤长于安神解郁，多用于忧郁不舒，虚烦不眠，健忘多梦等证，常与其他安神药配伍，其效更增。煎服，5～10g。

首乌藤

【原文】夜交藤平，失眠宜用，皮肤痒疮，肢体酸痛。

【详注】首乌藤性平，有安心神，养经络的作用，多用于虚烦多梦不眠及血虚肢体酸痛等证。此外，本品有止痒的作用，煎汤外洗，可治皮肤疮疹瘙痒。

首乌藤为蓼科植物何首乌的藤茎。别名夜交藤。味甘，性平。归心、肝经。功能养心安神，祛风通络。本品多用于阴血不足所致之失眠、健忘等证。又能祛风通络，可治血虚之风湿痹痛，关节屈伸不利等证。

【应用】

1. 心神不宁证 本品性味甘平，兼有一定滋养作用，既宁心安神，又可补心肝阴血，亦多用于阴血不足所致之失眠、健忘等证，常配酸枣仁、五味子、柏子仁等同用。

2. 血虚身痛，风湿痹痛等 本品既有养血之效，又能祛风通络。若血虚致肢体酸痛、肌肤麻痹不仁者，可与鸡血藤、桑寄生等补血、活血通络之品同用。风湿痹痛、关节屈伸不利之久病血虚者，宜与祛风湿、养血、通络止痛药同用。

此外，本品煎汤外洗，可治皮肤瘙痒等症。

【用法用量】煎服，10~30g。外用适量。

【使用注意】虚寒心悸失眠者忌用。

【现代研究】

1. 化学成分：本品含蒽醌类物质、木犀草素木糖、β-谷甾醇等成分。

2. 药理作用：有镇静、催眠、抗氧化、抗炎、抗菌、增强免疫功能等作用。

【小结】

表 14-1 安神药简表

药名	性味归经	功效	主治	性能作用特点
朱砂	甘，性寒。有毒。归心经	镇惊安神，清热解毒	心神不宁，失眠心悸；惊风，癫痫；疮疡肿毒	甘寒质重，甘入心经，重可镇怯，寒而清热，善镇心安神定惊
磁石	咸，性寒。归心、肝、肾经	镇惊安神，平肝潜阳，聪耳明目，纳气定喘	心神不宁；头晕目眩；耳鸣耳聋；肾虚气喘	咸寒沉降，既镇惊安神，又益肾滋阴，纳气平喘
龙骨	甘、涩，性平。归心、肝、肾经	镇惊安神，平肝潜阳，收敛固涩	心神不宁，失眠心悸，惊痫癫狂；肝阳眩晕；滑脱诸证	甘平沉降，善镇惊安神，平肝潜阳，味涩能敛，煅用擅收敛固涩
琥珀	甘，性平。归心、肝、膀胱经	镇惊安神，活血散瘀，利尿通淋	心神不宁，失眠心悸，惊风，癫痫；血瘀证；淋证	甘平沉降，善镇惊安神，又破瘀血，利水通淋

续表

药名	性味归经	功效	主治	性能作用特点
黑铅	甘，性寒。归肝、肾经	镇逆止呕，坠痰镇惊，解毒杀虫	心神不宁，噎膈反胃	善镇逆止呕，安神定志
酸枣仁	甘、酸，性平。归心、肝、胆经	养心益肝安神，敛汗	失眠，心悸；自汗，盗汗	甘润滋养心阴，酸敛止汗，酸又入肝，善养心肝之血而除虚烦
柏子仁	甘，性平。归心、肾、大肠经	养心安神，润肠通便	失眠，心悸；肠燥便秘	甘平润养，善养心安神，敛汗润肠
远志	苦、辛，性微温。归心、肾、肺经	安神益智，祛痰开窍，消散痈肿	失眠，健忘；癫痫惊狂；咳嗽痰多；痈疽疮毒，乳痈肿痛	善交通心肾，宁心安神，利心窍，祛痰止咳，辛行苦泄通利，又消散痈肿
合欢皮	甘，性平。归心、肝、肺经	安神解郁，活血消肿	心神不宁；跌打骨折，血瘀肿痛；疮痈肿毒	善解郁安神，活血消肿
首乌藤	甘，性平。归心、肝经	养心安神，祛风通络	心神不宁；血虚身痛，风湿痹痛	性味甘平，善宁心安神，又祛风通络

（米宏图）

第十五章　平肝息风药

凡以平肝潜阳、息风止痉为主要作用，主治肝阳上亢、肝风内动病证的药物，称为平肝息风药。

本类药物以入肝经，多为介类、虫类等动物药及矿物药为其性能特点。主要作用是平肝潜阳、息风止痉、镇静安神、祛风。主要用治肝阳上亢，头晕目眩和肝风内动，惊痫抽搐等证。此外部分平肝潜阳药还分别兼有软坚散结、收敛固脱、祛风止痒、降逆止血等作用，可用治痰核瘰疬、滑脱不禁、风热目赤、皮肤瘙痒、呕吐呃逆、血热吐衄等。部分息风止痉药还分别兼有清热解毒、祛外风等作用，可用治火毒炽盛之疮毒咽肿、热毒发斑，以及风邪中于经络之口眼㖞斜、肢体拘挛、风湿痹证等。

石决明

【原文】石决明咸，眩晕目昏，惊风抽搐，劳热骨蒸。

【详注】石决明味咸，能平肝潜阳、清肝明目。主治肝阳上亢之眩晕、头痛及肝经风热上炎之目赤肿痛、翳膜遮睛、视物昏糊等。

石决明为鲍科动物杂色鲍、皱纹盘鲍、羊鲍等的贝壳。又称九孔决明。味咸，性寒。归肝经。功能平肝潜阳，清肝明目。本品咸寒质重，既可平肝潜阳，用治肝阳上亢，头晕目眩，又可清泄肝热，为凉肝镇肝之要药。兼能益阴养肝，用治目赤、翳障、视物昏花等证，为明目之常用药。

【应用】

1. 肝阳上亢，头晕目眩　本品咸寒，质重，长于平肝潜阳、清泄肝热，又兼能滋养肝阴。尤善治肝肾阴虚，阴不制阳而肝阳上亢之头痛眩晕，常与生地黄、白芍、牡蛎等同用；若肝阳上亢而热象显著，症见头晕头痛、烦躁易怒者，常与羚羊角、钩藤、菊花等同用。

2. 目赤翳障，视物昏花　本品既清肝热，又益肝阴而明目退翳，用治目赤肿痛、目生翳障、视物昏花等，不论虚实，均可应用。

此外，煅石决明尚有收敛、制酸、止痛、止血之效，可用治胃痛泛酸、疮疡不敛及外伤出血。

【用法用量】煎服，15～30g。打碎先煎。平肝、清肝宜生用，外用点眼宜煅用，水飞。

【使用注意】本品咸寒易伤脾胃，故脾胃虚寒，食少便溏者慎用。

【现代研究】

1. 化学成分：本品含碳酸钙、有机质成分，尚含少量镁、铁、硅酸盐、磷酸盐、氯化物和极微量的碘。煅烧后碳酸钙分解，产生氧化钙，有机质则破坏。还含锌、锰、铬、锶、铜等微量元素。贝壳内层具有珍珠样光泽的角质蛋白，经盐酸水解得16种氨基酸。

2. 药理作用：本品有镇静、解痉、降血压、止痛、止血、解热、抑菌、消炎、降脂、保肝、抗氧化、抗凝等作用。

牡 蛎

【原文】牡蛎微寒，涩精止汗，崩带胁痛，老痰祛散。

【详注】牡蛎性微寒，归肝、肾经。功能平肝潜阳，软坚散结，收敛固涩。主治阴虚阳亢、虚风内动证；瘿瘤瘰疬，痰核肿块，肝、脾大；虚汗、遗精、带下、崩漏等滑脱证。

牡蛎为牡蛎科动物长牡蛎、大连湾牡蛎或近江牡蛎的贝壳。又称左牡蛎。味咸，性微寒。归肝、胆、肾经。功能重镇安神，潜阳补阴，软坚散结。本品平肝潜阳，益阴，用治肝阳上亢，头晕目眩；又可重镇安神，治疗心神不宁，惊悸失眠；味咸可软坚散结，用治瘰疬，痰核，积聚等；又有收敛固涩作用，治疗遗精，带下，虚汗等滑脱证。近代亦用牡蛎粉代替硫酸钡作胃肠造影。

【应用】

1. 心神不安，惊悸失眠 本品质重，有重镇安神之功效，用治心神不安、惊悸怔忡、失眠多梦等症，常与龙骨相须为用，如桂枝甘草龙骨牡蛎汤。

2. 肝阳上亢，头晕目眩　本品咸寒质重，入肝经，有平肝潜阳、益阴之功。用治水不涵木，阴虚阳亢，头目眩晕，烦躁不安，耳鸣者，常与龙骨、龟甲、白芍等同用，如镇肝熄风汤；亦治热病日久，灼烁真阴，虚风内动，四肢抽搐之症，常与生地黄、龟甲、鳖甲等配伍同用。

3. 痰核，瘰疬，瘿瘤，癥瘕积聚　本品味咸，软坚散结，用治痰火郁结之痰核、瘰疬、瘿瘤等，常与浙贝母、玄参等配伍，如消瘰丸；用治气滞血瘀的癥瘕积聚，常与鳖甲、丹参、莪术等同用。

4. 滑脱诸证　本品煅后有与煅龙骨相似的收敛固涩作用，可治疗滑脱之证。用治自汗、盗汗，常与麻黄根、浮小麦等同用；治肾虚遗精、滑精，常与沙苑子、龙骨、芡实等配伍，如金锁固精丸；治尿频、遗尿，可与桑螵蛸、金樱子、益智仁、龙骨等同用；治疗崩漏、带下证，常与海螵蛸、山茱萸、山药、龙骨等配伍。

此外，煅牡蛎有制酸止痛作用，可治胃痛泛酸，与乌贼骨、浙贝母共为细末，内服取效。

【用法用量】煎服，9～30g；宜打碎先煎。外用适量。收敛固涩宜煅用，其他宜生用。

【现代研究】

1. 化学成分：本品含碳酸钙、磷酸钙及硫酸钙。并含铜、铁、锌、锰、锶、铬等微量元素及多种氨基酸。

2. 药理作用：本品有镇静、抗惊厥、抗癫痫、镇痛、抗肝损伤、增强免疫、抗肿瘤、抗氧化、抗胃溃疡等作用。牡蛎多糖具有降血脂、抗凝血、抗血栓等作用。

珍　珠

【原文】珍珠气寒，镇惊除痫，开聋磨翳，止渴坠痰。

【详注】珍珠性寒，能镇心定惊、清肝去翳、收敛生肌。主治惊悸、癫痫、惊风、目赤翳障、视物昏花、喉痹腐烂、溃疡不敛及皮肤湿疹等。

珍珠为珍珠贝科动物马氏珍珠贝、蚌科动物三角帆蚌或褶纹冠蚌等双壳类动物受刺激形成的珍珠。又称真珠、濂珠。味甘、咸，性寒。主入心、肝经。功能安神定惊，明目消翳，解毒生肌。本品可清心镇惊，用治心肝热盛、癫痫、惊悸、高热惊风；又可养心镇静安神，治疗心肝血虚、失眠多梦、虚烦惊悸；可疏风清热，清肝明目，用治肝经风热上炎，眼生翳膜、赤涩疼痛；外用可生肌收口，治疮疡溃口，久不收口。现代临床报道用于治疗肿瘤病人化疗过程中导致的口腔糜烂，有一定的改善症状作用。

【应用】

1. 心神不宁，心悸失眠　本品甘寒，质重沉降，入心、肝经，重可镇怯，故有安神定惊之效。主治心神不宁，心悸失眠等症，单用即效。性寒清热，甘寒益阴，故更适用于心虚有热之心烦不眠、多梦健忘、心神不宁等症，每与酸枣仁、柏子仁、五味子等同用。

2. 惊风，癫痫　本品性寒质重，清心、肝之热而定惊止痉。治疗小儿痰热之急惊风，症见高热神昏、痉挛抽搐者，可与牛黄、胆南星、天竺黄等配伍；用治小儿惊痫，惊惕不安，吐舌抽搐等，可与朱砂、牛黄、黄连等配伍；用本品与朱砂、麝香、伏龙肝同用，可治小儿惊啼及夜啼不止。

3. 目赤翳障，视物不清　本品性寒清热，入肝经，善于清肝明目、消翳，故可用治多种眼疾。用治肝经风热或肝火上攻之目赤涩痛、眼生翳膜，常与青葙子、菊花、石决明等配伍；若治眼目翳障初起，可与琥珀、熊胆、麝香、黄连等配伍，研极细，点眼。

4. 口内诸疮，疮疡肿毒，溃久不敛　本品有清热解毒、生肌敛疮之功，用治口舌生疮、牙龈肿痛、咽喉溃烂等，多与硼砂、青黛、冰片、黄连合用，共为细末，吹入患处；若治疮疡溃烂，久不收口者，可配炉甘石、黄连、血竭、钟乳石等，令极细，调匀，外敷。

此外，本品亦可用治皮肤色斑。现多将本品用于化妆品中，以防治皮肤色素沉着，有润肤养颜之效。

【用法用量】内服多入丸、散用，每次 0.1～0.3g。外用适量。

【现代研究】

1. 化学成分：本品主含碳酸钙，多种氨基酸及锌、锰、铜、铁、镁、硒、锗等无机元素。尚含 B 族维生素、肽类、核酸等。

2. 药理作用：珍珠粉有镇静、抗惊厥、抗炎、镇痛、抗组胺作用；能抑制脂褐素形成，清除氧自由基，有增强免疫、延缓衰老、抗疲劳、抗辐射、抗心律失常及促进组织修复等作用。珍珠粉提取物对小鼠肉瘤细胞、肺癌细胞均有显著的抑制作用；珍珠膏外用有促进创面愈合作用。

玳 瑁

【原文】玳瑁甘寒，平肝镇心，神昏痉厥，热毒能清。

【详注】玳瑁味甘寒，能平肝定惊、清热解毒，主治阳亢火盛之高热、神昏、谵语、惊厥及火毒内郁之痘毒、疔疮、痈疮肿毒。此外，本品研末，黄酒冲服，可治腰腿痛。

玳瑁为海龟科水栖爬行动物玳瑁的甲片。又称瑇玳、文甲。味甘、咸，性寒。归心、肝经。功能清热解毒，定惊。本品甘寒，质重，可平抑肝阳，用治肝阳上亢，肝风内动；清热解毒又可治疗高热神昏、惊风抽搐、热毒痈肿。

【应用】

1. 肝阳上亢，肝风内动　本品可平抑肝阳、定惊止痉，常配伍羚羊角、石决明、白芍、龟板、牛膝等同用。

2. 热病神昏，惊风抽搐　本品可清热解毒，用于温热病后期之高热、神昏、谵语、惊痫抽搐等，常与羚羊角、石决明、钩藤、生地、黄连等同用。

此外，若与紫草同用，可治疗痘疮黑陷。

【用法用量】10～15g。或研末入丸散服。

【使用注意】虚寒而无热毒者不宜。

【现代研究】

1. 化学成分：背甲含角蛋白，其中含有赖氨酸、组氨酸等多种氨基酸；体脂含有月桂酸、棕榈酸、肉豆蔻酸、硬脂酸、花生酸、山萮酸、C_{14}不饱和酸、C_{16}不饱和酸、C_{18}不饱和酸、C_{20}不饱和酸、C_{22}不饱和酸、C_{24}不饱和酸及非皂化部分。

2. 药理作用：对免疫功能的影响，其乙醇提取液在体外对鼻咽癌患者的 T_4 和 T_8 阳性细胞，有微弱诱导作用。

紫贝齿

【原文】 贝子味咸，解肌散结，利水消肿，目翳清洁。

【详注】 紫贝齿味咸，有清热散结的作用，能散结热、利小便、退水肿，并有消除目翳的作用。

紫贝齿为宝贝科动物蛇首眼球贝、山猫宝贝或绶贝等的贝壳。又名贝子。味咸，性平。归肝经。功能平肝潜阳，镇惊安神，清肝明目。本品质重善潜降，有平肝潜阳、镇惊安神之效，用治肝阳上亢之头痛眩晕及惊悸失眠等症。能清肝明目，又可治疗肝热、风热目赤等眼疾。

【应用】

1. 肝阳上亢，头晕目眩　本品有显著的平肝潜阳作用，多与石决明、牡蛎、磁石等同用，以增强平肝潜阳之力。

2. 惊悸失眠　本品质重，具有镇惊安神之效。适用于肝阳上扰、心阳躁动之惊悸心烦、失眠、多梦者，每与龙骨、磁石、酸枣仁等同用；亦可用于小儿惊风、高热、抽搐者，与羚羊角、珍珠母、钩藤等同用。

3. 目赤翳障，目昏眼花　本品有清肝明目作用，用治肝热目赤肿痛、目生翳膜、视物昏花等，可与菊花、蝉蜕、夏枯草等同用。

【用法用量】 煎服，10~15g；宜打碎先煎，或研末入丸、散剂。

【使用注意】 脾胃虚弱者慎用。

【现代研究】

1. 化学成分：本品含碳酸钙、有机质及少量镁、铁、硅酸盐、磷酸盐、硫酸盐和氧化物。尚含锌、锰、铜、铬、锶等微量元素及多种氨基酸。

2. 药理作用：紫贝齿的系统药理研究未见报道。

代赭石

【原文】 代赭石寒，下胎崩带，儿疳泻痢，惊痫呕噎。

【详注】 代赭石性寒质重，善降逆气，可治难产胞衣不下；色赤性寒入血分，有凉血止血作用，可用于子宫出血和赤白带下及小儿疳积泻痢；并能镇惊，治疗小儿惊痫。

代赭石为三方晶系氧化物类矿物赤铁矿的矿石。味苦，性寒。归肝、心经。功能平肝潜阳，重镇降逆，凉血止血。本品为矿石类药物，质重沉降，镇肝潜阳，用于肝阳上亢之眩晕及气逆喘息之证。为重镇之品，善降肺胃之逆气而止呕、止呃、止噫。本品苦寒，入心肝血分，可凉血止血，用治迫血妄行之出血证，如吐血、衄血、崩漏下血。

【应用】

1. 肝阳上亢，头晕目眩　本品长于镇潜肝阳，又善清肝火。用于肝阳上亢所致的头目眩晕、目胀耳鸣等，常与怀牛膝、生龙骨、生牡蛎、生白芍等同用，如镇肝熄风汤；若治肝阳上亢、肝火上升所致的头晕头痛、心烦难寐，可配珍珠母、磁石、猪胆膏、冰片、半夏等。借其重镇、清肝之效，亦可用治小儿急惊风、慢惊风、吊眼撮口、搐搦不定。

2. 呕吐，呃逆，噫气　本品善降上逆之胃气而具止呕、止呃、止噫之效。用治胃气上逆之呕吐、呃逆、噫气不止等，常与旋覆花、半夏、生姜等配伍，如旋覆代赭汤；若治噎膈不能食、大便燥结，配伍党参、当归、肉苁蓉等；治疗宿食结于肠间，胃气上逆不降，大便多日不通者，可配伍甘遂、芒硝、干姜等同用。

3. 气逆喘息　本品亦能降上逆之肺气而平喘。用治哮喘有声、卧睡不得者，单用本品研末，米醋调服取效；用治肺肾不足、阴阳两虚之虚喘，每与党参、山茱萸、胡桃肉、山药等同用；若治肺热咳喘者，可与桑白皮、苏子、旋覆花等同用。

4. 血热吐衄，崩漏　本品有凉血止血之效，又善于降气、降火，尤适宜于气火上逆、迫血妄行之出血证。可单用，以本品煅烧醋淬，研细调服，治吐血、衄血；如治因热而胃气上逆所致吐血、衄血、胸中烦热者，可与白芍、竹茹、牛蒡子、清半夏等配伍；用治血热崩漏下血，可配伍禹余粮、赤石脂、五灵脂等同用。

【用法用量】煎服，10～30g；宜打碎先煎。入丸、散，每次1～3g。外用适量。降逆、平肝宜生用，止血宜煅用。

【使用注意】孕妇慎用。因含微量砷，故不宜长期服用。

【现代研究】

1. 化学成分：本品主含三氧化二铁（Fe_2O_3）。正品钉头赭石含铁60%以上，并含镉、钴、铬、铜、锰、镁等多种微量元素；尚含对人体有害的铅、砷、钛。

2. 药理作用：本品有镇静、抗惊厥、抗炎、止血作用；对肠管有兴奋作用，可使肠蠕动亢进；所含铁质能促进红细胞及血红蛋白的新生。

蒺 藜

【原文】蒺藜味苦，疗疮瘙痒，白癜①头疮，翳除目朗。

【详注】蒺藜味苦，有散风疏肝、行气的作用，可治风热引起的疮疡瘙痒、白癜风和小儿头疮等皮肤病；并治目赤多泪、目生翳膜的眼病，能使翳膜消除，视物清楚。

注：①白癜：癜，音店。即指白癜风，表现为皮肤上生白斑，是皮肤病的一种。

蒺藜为蒺藜科植物蒺藜的果实。又名刺蒺藜、白蒺藜。味辛、苦，性微温。有小毒。归肝经。功能平肝疏肝，祛风明目。本品味苦降泄，可清肝热，用治肝经风热引起的头痛眩晕；又辛散通行，疏肝理气，用治肝气郁结所致之胸胁不舒及胀痛，以及气滞血瘀的乳闭不通。亦可疏散肝经风热，用治风疹瘙痒及目赤多泪等病症。

【应用】

1. 肝阳上亢，头晕目眩 本品有平抑肝阳之功。用治肝阳上亢之头晕目眩等，常与钩藤、珍珠母、菊花等同用。

2. 胸胁胀痛，乳闭胀痛 本品能疏肝而散郁结，尚入血分而活血。用治肝郁气滞之胸胁胀痛，可与柴胡、香附、青皮等同用；若治肝郁乳汁不通、乳房作痛，可单用本品研末服，或与穿山甲（代用品）、王不留行等配伍同用。

3. 风热上攻，目赤翳障 本品疏散肝经风热而明目退翳，为祛风明目要药。用治风热目赤肿痛、多泪多眵或翳膜遮睛等，多与菊花、蔓荆子、决明子、青葙子等同用。

4. 风疹瘙痒，白癜风 本品有祛风止痒的作用。治疗风疹瘙痒，常与防风、荆芥、地肤子等配伍同用；若治血虚风盛，瘙痒难忍者，应与当归、何首乌、防风等配伍同用。《千金方》单用本品研末冲服，治白癜风。

【用法用量】 煎服，6~9g；或入丸、散剂。外用适量。

【使用注意】 孕妇慎用；气血虚弱者慎服。

【现代研究】

1. 化学成分：本品含刺蒺藜皂苷、刺蒺藜苷、蒺藜素 A、脂肪酸、鞣质、树脂、甾醇、钾盐、微量生物碱及少量挥发油等。

2. 药理作用：有降血压、利尿、抑菌、强心、提高机体免疫功能、强壮、抗衰老、抗过敏、降血脂、降血糖等作用。

羚羊角

【原文】 羚羊角寒，明目清肝，祛惊解毒，神志能安。

【详注】 羚羊角性寒清热，是清肝火、息肝风的主药。能明目，常用治肝火亢盛的目赤肿痛、羞明怕光等。此外，还有解毒的作用，善治温热病高热神昏痉挛和小儿惊风四肢抽搐等。

羚羊角为牛科动物赛加羚羊的角。本品味咸，性寒。归肝、心经。功能平肝息风，清肝明目，清热解毒。本品入肝经，息肝风，平肝阳，清肝热。清热力强，有清肝热、清肺热和清热解毒之效，用治目赤翳障，头痛眩晕；又可治疗肝热生风，神昏惊厥，惊痫抽搐；用于温热病壮热神昏，斑疹不透等；亦可用治痈肿疮毒，血热毒盛者。

【应用】

1. 肝风内动，惊痫抽搐 本品主入肝经，咸寒质重，善清泄肝热，平肝息风，镇惊解痉，故为治惊痫抽搐之要药，尤宜于热极生风所致者。用治温热病热邪炽盛之高热、神昏、惊厥抽搐者，常与钩藤、白芍、菊花同用，如羚角钩藤汤；治妇女子痫，可与防风、独活等配伍；用治癫痫、惊悸等，可与钩藤、天竺黄、郁金、朱砂等同用。

2. 肝阳上亢，头晕目眩 本品味咸质重主降，有平肝潜阳之功。治肝阳上亢所致之头晕目眩、烦躁失眠、头痛如劈等，常与石决明、龟甲、生地、菊花等同用。

3. 肝火上炎，目赤头痛 本品善清泻肝火而明目。故用治肝火上炎之头痛，目赤肿痛，羞明流泪等症，常与决明子、黄芩、龙胆草、车前子等同用。

4. 温热病壮热神昏，热毒发斑 本品入心、肝二经，寒以胜热，故能气血两清，清热凉血散血，泻火解毒。用于温热病壮热神昏、谵语躁狂，甚或抽搐、热毒斑疹等，常与石膏、寒水石、麝香等配伍，如紫雪丹。

此外，本品有解热、镇痛之效，可用于风湿热痹，肺热咳喘，百日咳等。

【用法用量】煎服，1~3g；宜单煎2小时以上。磨汁或研粉服，每次0.3~0.6g。

【使用注意】本品性寒，脾虚慢惊者忌用。

【现代研究】

1. 化学成分：本品主含角质蛋白，其水解后可得18种氨基酸及多肽物质。尚含多种磷脂、磷酸钙、胆固醇、维生素A等。此外，含多种微量元素。

2. 药理作用：羚羊角外皮浸出液对中枢神经系统有抑制作用，有镇痛、抗病毒、增强免疫作用，并能增强动物耐缺氧能力；煎剂有抗惊厥、解热作用；煎剂或醇提取液有降压作用。

牛 黄

【原文】牛黄味苦，大治风痰，定魄安魂，惊痫灵丹。

【详注】牛黄味苦，有清心豁痰开窍，凉肝息风定惊之功，善治中风痰厥、神志昏迷和热病惊狂诸症，对小儿惊痫疗效更好。

牛黄为牛科动物牛干燥的胆结石。本品味甘，性凉。归心、肝经。功能息风止痉，化痰开窍，清热解毒。本品性凉，其气芳香，入心经，能清心，祛痰，开窍醒神，用治壮热神昏，痉挛抽搐，痰热蒙蔽心窍所致之神昏、口噤、痰鸣；性凉，为清热解毒之良药，用治咽喉肿痛、溃烂及痈疽疔毒等。本品清热解毒力极强，又防腐消肿止痛。

【应用】

1. 热病神昏 本品能清心、祛痰、开窍醒神。用治温热病热入心包及卒中、惊风、癫痫等痰热阻闭心窍所致神昏谵语、高热烦躁、口噤、舌蹇、痰涎壅塞等，常与麝香、冰片、朱砂、黄连、栀子等同用，如安宫牛黄丸。

2. 小儿惊风，癫痫 本品入心、肝二经，有清心、凉肝、息风止痉之功。用治小儿急惊风之壮热、神昏及惊厥抽搐等，每与朱砂、全蝎、钩藤等同用；若治痰蒙清窍之癫痫发作，症见突然仆倒，昏不知人，口吐涎沫，四肢抽搐者，可与珍珠、远志、胆南星等同用。

3. 口舌生疮，咽喉肿痛，牙痛，痈疽疔毒 本品清热解毒之力极强，可用治火毒郁结之口舌生疮、咽喉肿痛及牙痛，常与黄芩、雄黄、大黄等同用；若用治咽喉肿痛、溃烂，可与珍珠为末吹喉；治疗痈疽、疔毒、疖肿等，与金银花、甘草同用；亦可用于治乳岩、横痃、痰核、流注、瘰疬、恶疮等，每与麝香、乳香、没药同用。

【用法用量】 入丸、散剂，每次 0.15～0.35g。外用适量，研末敷患处。

【使用注意】 非实热证不宜用；孕妇慎用。

【现代研究】

1. 化学成分：本品含胆红素、胆酸、脱氧胆酸、胆甾醇、麦角甾醇、维生素 D、钠、钙、镁、锌、铁、铜、磷等；尚含类胡萝卜素及丙氨酸、甘氨酸等多种氨基酸；还含黏蛋白、脂肪酸及肽类（SMC）成分。

2. 药理作用：有镇静、抗惊厥、强心、抗心律失常、扩血管、降血压等作用。此外，还有解热、抗炎、止血、镇痛、抗病原微生物、利胆、保肝、降血脂、镇咳、平喘、祛痰等作用。

钩　藤

【原文】 钩藤微寒，疗儿惊痫，手足瘛疭①，抽搐口眼。

【详注】 钩藤性微寒，有清热和平息肝风的作用，善治小儿发高热，肝风内动之惊痫，手足口眼抽搐等痉挛现象；并治成人肝阳上亢的头目眩晕。

注：①瘈疭：经脉拘急曰瘈，筋脉弛张曰疭。泛指手足痉挛之惊风、痫病等。

钩藤为茜草科植物钩藤、大叶钩藤、毛钩藤等的干燥带钩茎枝。本品味甘，性微寒。归肝、心包经。功能息风止痉，清热平肝。本品性凉，主入肝经，既能清肝热，又能平肝阳，用治肝热风动，手足抽搐；本品息风止痉作用和缓，既清肝热，又平肝阳，可治疗小儿急惊风；又可治疗肝火上炎之头目眩晕，头痛。

【应用】

1. 头痛，眩晕　本品既清肝热，又平肝阳，故可用治肝火上攻或肝阳上亢之头胀头痛，眩晕等。属肝火者，常与夏枯草、龙胆草、栀子、黄芩等配伍；属肝阳者，常与天麻、石决明、怀牛膝等同用，如天麻钩藤饮。

2. 肝风内动，惊痫抽搐　本品入肝、心包二经，有和缓的息风止痉作用，又能清泄肝热，故用于热极生风、四肢抽搐及小儿高热惊风证尤为相宜。如用于小儿急惊风之壮热神昏、牙关紧闭、手足抽搐者，可与天麻、全蝎、僵蚕、蝉蜕等同用；用于温热病热极生风，痉挛抽搐，多与羚羊角、白芍、菊花、生地等同用，如羚角钩藤汤；用于诸痫啼叫、痉挛抽搐，可与天竺黄、蝉蜕、黄连、大黄等同用。

此外，本品具有轻清疏泄之性，能清热透邪，故又可用于风热外感，头痛，目赤及斑疹透发不畅之证。与蝉蜕、薄荷同用，可治小儿惊啼、夜啼，有凉肝止惊之效。

【用法用量】煎服，3～12g；入煎剂宜后下。

【现代研究】

1. 化学成分：钩藤含多种吲哚类生物碱，主要有钩藤碱、异钩藤碱、柯诺辛因碱、异柯诺辛因碱、柯楠因碱、二氢柯楠因碱；尚含黄酮类化合物，儿茶素类化合物；含三萜类成分：常春藤苷元、钩藤苷元等。

2. 药理作用：对正常血压和高血压都具有降压作用；水煎剂对小鼠有明显的镇静、抗惊厥、抗苯丙胺依赖、抗脑缺血、保护脑组织作用；可对抗乌头碱、氯化钡、氯化钙诱导的心律失常；此外，钩藤还有抑制血小板聚集及抗血栓、降血脂、抗内毒素血症、平喘、调节平滑肌等作用。

天　麻

【原文】天麻味甘，能驱头眩，小儿惊痫，拘挛瘫痪。

【详注】天麻味甘，有平肝息风、解除痉挛的作用，可治疗肝风引起的头痛眩晕和小儿惊风、昏厥抽搐及四肢拘挛或麻木不能行动的瘫痪等症。

天麻为兰科植物天麻的干燥块茎。味甘，性凉。归肝经。功能息风止痉，平抑肝阳，祛风通络。本品味甘质润，药性平和，用治肝阳上亢，眩晕头痛，惊痫抽搐；又可祛外风，通经络，止痛，治疗风湿肩背作痛，肢体酸痛麻木；亦可治疗中风偏瘫等证。具有平肝阳，息肝风，既息内风，又息外风的特点。

【应用】

1. 肝风内动，惊痫抽搐　本品主入肝经，功能息风止痉，可用治各种病因之肝风内动、惊痫抽搐，不论寒热虚实，皆可配伍应用。如治小儿急惊风，常与羚羊角、钩藤、全蝎等同用；用治小儿脾虚慢惊，则与人参、白术、白僵蚕等药配伍；用治小儿诸惊，可与全蝎、制南星、白僵蚕等药同用；若用治破伤风痉挛抽搐、角弓反张，可与天南星、白附子、防风等药配伍。

2. 眩晕，头痛　本品既息肝风，又平肝阳，为治眩晕、头痛之要药。不论虚证、实证，皆可应用。用治肝阳上亢之眩晕、头痛，常与钩藤、石决明、牛膝等同用，如天麻钩藤饮；用治风痰上扰之眩晕、头痛、痰多胸闷者，常与半夏、陈皮、白术等同用，如半夏白术天麻汤；若头风攻注、偏正头痛、头晕欲倒者，可配等量川芎为丸。

3. 肢体麻木，手足不遂，风湿痹痛　本品又能祛外风，通经络，止痛。用治中风手足不遂，筋骨疼痛等，可与没药、制乌头、麝香等药配伍；用治妇人风痹，手足不遂，可与牛膝、杜仲、附子浸酒服；若治风湿痹痛，关节屈伸不利者，多与秦艽、羌活、桑枝等同用。

【用法用量】煎服，3~9g。研末冲服，每次1~1.5g。

【现代研究】

1. 化学成分：本品含天麻素、天麻苷、天麻苷元、β-甾谷醇和胡萝卜苷、柠檬酸及其单甲酯、棕榈酸、琥珀酸和蔗糖等；尚含天麻多糖、维生素A、多种氨基酸及微量生物碱，还含有多种微量元素，如铬、锰、铁、钴、镍、铜、锌等。

2. 药理作用：有镇静催眠、抗惊厥、改善记忆力、保护神经元、抗焦虑、抗抑郁、扩张血管、降血压、保护心肌细胞、抗凝血、抗血栓、抗血小板聚集、抗炎、镇痛等作用，并能抗衰老、抗氧化、抗缺氧、抗辐射、保肝、保护胃黏膜、兴奋肠管。天麻多糖还有增强机体非特异性免疫和细胞免疫的作用。

地 龙

【原文】蚯蚓气寒，伤寒温病，大热狂言，投之立应。

【详注】地龙性寒清热，善走窜搜风，有清热镇痉息风的作用，能治伤寒病或温热病高热、惊狂乱语和小儿惊风抽搐等，奏效快捷。

地龙为钜蚓科动物参环毛蚓、通俗环毛蚓、威廉环毛蚓或栉盲环毛蚓的干燥体。又名蚯蚓。味咸，性寒。归肝、脾、膀胱经。功能清热息风，平喘通络，利尿。本品善于清热息风，用治热极生风，惊痫抽搐；又可治疗肺热哮喘，亦可治疗热结膀胱，小便不利或尿闭等症；长于通经活络，善治气虚血滞，半身不遂及热痹。

【应用】

1. 高热惊痫，癫狂 本品性寒，既能息风止痉，又善于清热定惊，故适用于热极生风所致的神昏谵语、痉挛抽搐及小儿惊风或癫痫、癫狂等。治小儿急、慢惊风，用本品研末，同朱砂作丸服；治高热抽搐惊痫之证，多与钩藤、牛黄、白僵蚕、全蝎等息风止痉药同用。

2. 气虚血滞，半身不遂 本品性走窜，善于通行经络，常与黄芪、当归、川芎等配伍，治疗中风后气虚血滞、经络不利、半身不遂、口眼㖞斜等，如补阳还五汤。

3. 痹证 本品长于通络止痛，适用于多种原因导致的经络阻滞、血脉不畅，肢节不利之症。性寒清热，尤适用于关节红肿疼痛、屈伸不利之热痹，常与防己、秦艽、忍冬藤、桑枝等配伍；如用治风寒湿痹，肢体关节麻木、疼痛尤甚、屈伸不利等症，则应与川乌、草乌、南星、乳香等配伍，如小活络丹。

4. 肺热哮喘 本品性寒降泄，长于清肺平喘。用治邪热壅肺、肺失肃降之喘息不止，喉中哮鸣有声者，单用研末内服即效；亦可用鲜地龙水煎，加白糖收膏用；或与麻黄、杏仁、黄芩、葶苈子等同用。

5. 小便不利，尿闭不通 本品咸寒走下入肾，能清热结而利水道。用于热结膀胱、小便不通，可单用，或配伍车前子、木通、冬葵子等同用。

此外，本品有降压作用，常用治肝阳上亢型高血压病。

【用法用量】 煎服，5～10g，鲜品 10～20g。研末吞服，每次 1～2g。外用适量。

【现代研究】

1. 化学成分：本品含多种氨基酸；含铁、锌、镁、铜、铬等微量元素；含花生四烯酸、琥珀酸等有机酸。还含蚯蚓解热碱、蚯蚓素、蚯蚓毒素、黄嘌呤、次黄嘌呤、黄色素、胆碱及酶类等成分。

2. 药理作用：有解热、镇静、抗惊厥、抗血栓、抗凝血、降血压、平喘、抗炎、镇痛、抗肝纤维化、抗心律失常、促进创伤愈合、增强免疫、抗肿瘤、抗菌、利尿、兴奋子宫及肠平滑肌作用。

全 蝎

【原文】 全蝎味辛，祛风痰毒，口眼㖞斜，风痫发搐。

【详注】 全蝎味辛，有祛除风痰、止痉挛抽搐的作用，善治中风引起的口眼㖞斜、半身不遂及小儿惊风、痫证等四肢抽搐。本品还有解疮毒的作用，可治痔疮或疮肿发痒等。

全蝎为钳蝎科动物东亚钳蝎的干燥体。味辛，性平。有毒。归肝经。功能息风止痉，解毒散结，通络止痛。本品主入肝经，性善走窜，既平息肝风，又搜风通络，有良好的息风止痉之效，为治痉挛抽搐之要药，用治惊痫抽搐，破伤风；又可治疗中风口眼㖞斜；本品搜风通络止痛之效极强，可治疗顽固性偏头痛，风湿寒痹久治不愈等。还可治疗疮痈肿毒，瘰疬痰核。

【应用】

1. 痉挛抽搐 本品息肝风，又搜风通络，息风止痉，为治痉挛抽搐之要药。如用治小儿急惊风高热、神昏、抽搐，常与羚羊角、钩藤、天麻等同用；用治小儿慢惊风抽搐，常与党参、白术、天麻等同用；用治痰迷癫痫抽搐，可与郁金、白矾等份，研细末服；若治破伤风痉挛抽搐、角弓反张，可与蜈蚣、天南星、蝉蜕等配伍；治疗风中经络，口眼㖞斜，可与僵蚕、白附子等同用，如牵正散。

2. 疮疡肿毒，瘰疬结核 本品有散结、攻毒之功，多作外敷用，治疗诸疮肿毒。近代用本品配伍蜈蚣、地龙各等份，研末或水泛为丸服，以治淋巴结核、骨与关节结核等。亦有单用全蝎，香油炸黄内服，治疗流行性腮腺炎。

3. 风湿顽痹 本品善于通络止痛，对风寒湿痹久治不愈，筋脉拘挛，甚则关节变形之顽痹，作用颇佳。可用全蝎配麝香少许，共为细末，温酒送服，对减轻疼痛有效；临床亦常与川乌、白花蛇、没药等同用。

4. 顽固性偏正头痛 本品搜风通络止痛之效较强，可用治偏正头痛，单味研末吞服即有效；配合天麻、蜈蚣、川芎、僵蚕等同用，则其效更佳。

【用法用量】 煎服，3～6g。研末吞服，每次0.6～1g。外用适量。

【使用注意】 本品有毒，用量不宜过大。孕妇禁用。

【现代研究】

1. 化学成分：本品含蝎毒，一种类似蛇毒神经毒的蛋白质。并含三甲胺、甜菜碱、牛磺酸、棕榈酸、软硬脂酸、胆甾醇、卵磷脂及铵盐等。尚含微量元素。现研究最多的有镇痛活性最强的蝎毒素Ⅲ、抗癫痫肽（AEP）等。

2. 药理作用：有明显的抗癫痫、降压、抑菌作用；对士的宁、烟碱、戊四氮等引起的惊厥有对抗作用；有抑制血栓形成和抗凝作用；对躯体痛或内脏痛均有明显镇痛作用；全蝎水、醇提取物分别对人体肝癌和结肠癌细胞有抑制作用。

蜈 蚣

【原文】 蜈蚣味辛，蛇虺①恶毒，镇惊止痉，堕胎逐瘀。

【详注】 蜈蚣味辛，有解疮毒、蛇毒的作用，能治疗毒蛇咬伤和恶疮肿毒。还有除风邪止痉挛之功，可治小儿惊风和破伤风的痉挛抽搐、口不能张、项背强直等。此外，有去恶血、堕胎的作用。

注：①虺（huǐ）：音悔。毒蛇的意思。

【按语】 蜈蚣为蜈蚣科动物少棘巨蜈蚣的干燥体。味辛，性温。有毒。归肝经。功能息风止痉，解毒散结，通络止痛。本品性温，性善走窜，通达内外，搜风定搐力强，用治急、慢惊风，破伤风等痉挛抽搐证；本品以毒攻毒，味辛散结，又可治疗疮疡肿毒，瘰疬结核；亦可治疗顽固性头痛、风湿痹痛等证。与全蝎类似，但蜈蚣性猛力强于全蝎。

【应用】

1. 痉挛抽搐 本品与全蝎均为息风之要药，两药常同用，用治各种原因引起的痉挛抽搐。若治小儿口撮、手足抽搐，配全蝎、钩藤、僵蚕等同用；用治小儿急惊风，配丹砂、轻粉等份研末，乳汁下；若用治破伤风，角弓反张，配伍天南星、防风等同用。亦可用于癫痫、风中经络、口眼㖞斜等。

2. 疮疡肿毒，瘰疬结核 本品以毒攻毒，味辛散结，同雄黄、猪胆汁配伍制膏，外敷恶疮肿毒，效果颇佳；与茶叶共为细末，敷治瘰疬溃烂，配全蝎、土鳖虫，共研细末内服，可治骨结核；若以本品焙黄，研细末，开水送服，或与黄连、大黄、生甘草等同用，又可治毒蛇咬伤。

3. 风湿顽痹 本品有良好的通络止痛功效，与全蝎相似，故二药常与防风、独活、威灵仙同用，以治风湿痹痛、游走不定、痛势剧烈者。

4. 顽固性头痛 本品搜风，通络止痛，可用治久治不愈之顽固性头痛或偏正头痛，常配天麻、川芎、白僵蚕等同用。

【用法用量】 煎服，3~5g。研末冲服，每次 0.6~1g。外用适量。

【使用注意】 本品有毒，用量不宜过大。孕妇禁用。

【现代研究】

1. 化学成分：本品含有两种类似蜂毒成分，即组胺样物质及溶血性蛋白质。含有脂肪油、胆甾醇、蚁酸及多种氨基酸。尚含糖类、蛋白质及铁、锌、锰等多种微量元素。

2. 药理作用：其水浸剂对结核杆菌及多种皮肤真菌有不同程度的抑制作用；可改善微循环，延长凝血时间，降低血黏度；所含有毒成分具有溶血作用，并能引起过敏反应。还有抗惊厥、抗炎、抗肿瘤、抗心肌缺血、镇痛、抗炎等作用。

僵 蚕

【原文】僵蚕味咸，诸风惊痫，湿痰喉痹，疮毒瘢痕。

【详注】僵蚕味咸，有除风热、息肝风、止抽搐、化痰结的作用，可治惊风和痫症的四肢抽搐及风热头痛、齿痛、目痛、咽喉肿痛等。此外，尚有除湿化痰消疮毒的作用，常用治疗瘰疬痰核和皮肤湿疮、丹毒等。研末外敷又能灭诸疮瘢痕。

【按语】僵蚕为蚕蛾科昆虫家蚕 4~5 龄的幼虫感染（或人工接种）白僵菌而致死的干燥体。味咸、辛，性平。归肝、肺经。功能息风止痉，祛风止痛，化痰散结。本品辛散，入肝、肺二经，有祛外风、散风热、止痛、止痒之功，可用治风热头痛，咽喉肿痛，斑疹痒痛。既能息风止痉，又能化痰定惊，可用治中风口眼喎斜，小儿惊风，痰喘发痉。味咸，能软坚散结，可治疗痰核瘰疬。

【应用】

1. **惊痫抽搐** 本品咸辛平，入肝、肺二经，既能息风止痉，又能化痰定惊，故对惊风、癫痫而夹痰热者尤为适宜。用治高热抽搐者，可与蝉蜕、钩藤、菊花同用；治急惊风，痰喘发痉者，与全蝎、天麻、朱砂、牛黄、胆南星等配伍同用；若用治小儿脾虚久泻，慢惊搐搦者，又当与党参、白术、天麻、全蝎等配伍同用；用治破伤风角弓反张者，可与全蝎、蜈蚣、钩藤等配伍同用。

2. **风中经络，口眼喎斜** 本品味辛行散，能祛风、化痰、通络，常与全蝎、白附子等同用，如牵正散。

3. 风热头痛，目赤，咽痛，风疹瘙痒　本品辛散，有祛外风、散风热、止痛、止痒之功。用治肝经风热上攻之头痛、目赤肿痛、迎风流泪等症，常与桑叶、木贼、荆芥等疏风清热之品配伍；用治风热上攻，咽喉肿痛、声音嘶哑者，可与桔梗、薄荷、荆芥、防风、甘草等同用；用治风疹瘙痒，可单味研末服，或与蝉蜕、薄荷等疏风止痒药同用。

4. 痰核，瘰疬　本品味咸，能软坚散结，兼可化痰，故可用治痰核、瘰疬，可单用为末，或与浙贝母、夏枯草、连翘等同用。亦可用治乳腺炎、流行性腮腺炎、疔疮痈肿等，可与金银花、连翘、板蓝根、黄芩等同用。

【**用法用量**】煎服，5～9g。研末吞服，每次1～1.5g。散风热宜生用，其他多制用。

【**现代研究**】

1. 化学成分：本品主要含蛋白质、脂肪，脂肪中主要有棕榈酸、油酸、亚油酸、少量硬脂酸等。尚含多种氨基酸及铁、锌、铜、锰、铬等微量元素。白僵蚕体表的白粉中含草酸铵。

2. 药理作用：有催眠、镇静、抗惊厥作用；其提取液在体内、外均有较强的抗凝作用；僵蚕粉有较好的降血糖作用；体外试验，对金黄色葡萄球菌、铜绿假单胞菌有轻度的抑菌作用，其醇提取物体外可抑制人体肝癌细胞的呼吸，可用于直肠瘤型息肉的治疗。

【**小结**】

表15-1　平肝息风药简表

药名	性味归经	功效	主治	性能作用特点
石决明	咸，寒。归肝经	平肝潜阳，清肝明目	肝阳上亢，头晕目眩；目赤，翳障，视物昏花	质重性寒，平肝清肝
牡蛎	咸，微寒。归肝、胆、肾经	重镇安神，潜阳补阴，软坚散结	心神失养；肝阳上亢证；痰核、瘰疬；滑脱诸证	味咸软坚，收敛固涩
珍珠	甘、咸，寒。归心、肝经	安神定惊，明目消翳，解毒生肌	心神不宁；惊风癫痫；目赤翳障；口内诸疮	甘寒质重，安神定惊，又泻火解毒

续表

药名	性味归经	功效	主治	性能作用特点
玳瑁	甘、咸，性寒。归心、肝经	清热解毒，定惊	肝阳上亢，肝风内动；热病神昏，惊风抽搐	镇肝息风，清热定惊
紫贝齿	咸，平。归肝经	平肝潜阳，镇惊安神，清肝明目	肝阳上亢；惊悸失眠；目赤翳障，目昏眼花	质重性平，镇肝定惊
代赭石	苦，寒。归肝、心经	平肝潜阳，重镇降逆，凉血止血	肝阳上亢；气机上逆；气火上炎	苦寒沉降，降肺胃气逆，凉血止血
蒺藜	辛、苦，微温。有小毒。归肝经	平肝疏肝，祛风明目	肝阳上亢；肝气郁结；风热上攻；风疹瘙痒	辛散苦泄，平肝疏肝，祛风明目
羚羊角	咸，寒。归肝、心经	平肝息风，清肝明目，散血解毒	肝风内动；肝火上炎；肝阳上亢；壮热神昏	清热力强，清肝明目，清热解毒
牛黄	甘，凉。归心、肝经	化痰开窍，凉肝息风，清热解毒	热病神昏；小儿惊风、癫痫；火毒郁结	清心开窍以豁痰，凉肝息风以解毒
钩藤	甘，凉。归肝、心包经	清热平肝，息风定惊	头痛，眩晕；肝风内动，惊痫抽搐	平肝息风止痉，善清肝之火
天麻	甘，平。归肝经	息风止痉，平抑肝阳，祛风通络	肝风内动；眩晕，头痛；肢体麻木，手足不遂，风湿痹痛	甘润性平，平肝息风，又祛外风，为寒热虚实之痉挛、抽搐之要药
地龙	咸，寒。归肝、脾、膀胱经	清热定惊，通络，平喘，利尿	高热惊痫，癫狂；气虚血滞；肺热哮喘；痹证	咸寒，清肝息风，通络平喘，利尿
全蝎	辛，平。有毒。归肝经	息风止痉，攻毒散结，通络止痛	痉挛抽搐；热毒蕴结；风湿顽痹；头痛	息风祛风，攻毒散结，通络止痛

续表

药名	性味归经	功效	主治	性能作用特点
蜈蚣	辛，温。有毒。归肝经	息风止痉，攻毒散结，通络止痛	痉挛抽搐；热毒蕴结；风湿顽痹；头痛	息风祛风，攻毒散结，通络止痛，作用强于全蝎
僵蚕	咸、辛，平。归肝、肺、胃经	祛风定惊，化痰散结	惊痫抽搐；风中经络；风热上攻	息风祛风，止痉止痛，化痰散结

（于　杰）

第十六章　开窍药

凡以开窍醒神为主要作用，常用于治疗闭证神昏的药物，称开窍药。

本类药气味芳香，善于走窜，性味多偏辛温，主入心经。主要作用是开窍醒神。适用于温热病、中风、惊风、癫痫、中暑及饮食不洁等所致的神志昏迷。本类药物又多兼止痛之功，还常用于胸痹心痛、腹痛、跌仆损伤等病证。

麝　香

【原文】麝香辛温，善通关窍，辟秽①安惊，解毒甚妙。

【详注】麝香辛温，气味芳香，有开窍、辟秽、定惊、解毒、散瘀、活血止痛的作用，可用治神志昏迷、痰厥、中秽恶之气突然昏倒、痈疽恶疮、心腹急痛、血瘀经闭、跌打损伤、历节痹痛等病证。

注：①秽：指秽浊恶气。秽浊，即污秽混浊。多用于形容湿浊或污秽之气及山岚瘴气等。

麝香为鹿科动物林麝、马麝或原麝的成熟雄体香囊中的干燥分泌物。味辛，性温。归心、肝、脾经。功能开窍醒神，活血止痛。本品辛散温通，芳香走窜，为开窍醒神之要药，善辟秽浊恶气，并能定惊，常用于热病神昏、中风痰迷、气厥、惊痫、痰厥及中秽恶之气突然昏倒等闭证。其辛香走窜，还能内彻脏腑，外达皮毛，通行十二经，可行血中之瘀滞，开经络之壅遏，以活血通络、散结止痛，能治疗外科的痈疽疮疡和伤科的跌仆损伤、瘀血作痛等，不论内服、外用均有良效。

【应用】

1. 闭证神昏　本品辛温，芳香走窜之性甚烈，有极强的开窍通闭作用，可用于各种窍闭神昏之证，无论寒闭、热闭，用之皆效。治疗热闭，应与清热解毒、清心开窍、清热化痰药物配伍，如与牛黄、冰片等寒性药物同用；治疗寒闭，应与祛寒、行气药物配伍，如与丁香、檀香、安息香等温性药物同用。

2. 血瘀证　本品辛香走窜，具有活血通经止痛之效，适用于多种瘀血阻滞病证。用治血滞经闭，常配活血通经之品，如与桃仁、红花、川芎等活血祛瘀药配伍；用治癥瘕痞块，可配水蛭、虻虫等破血消癥之品；用治胸痹疼痛不止，可配活血、行气止痛之品，如与桃仁、木香等同用；用治跌打损伤，瘀血肿痛，可配活血消肿止痛之品，如与乳香、没药、红花等同用；用治痹证疼痛，顽固不愈者，常配独活、威灵仙、红花等祛风湿及活血通经之品。

【用法用量】入丸散，每次 0.03 ~ 0.1g；外用适量。不宜入煎剂。

【使用注意】孕妇禁用。

【现代研究】

1. 化学成分：本品含麝香酮、麝香醇、甾族化合物、长链脂肪酸类化合物、蛋白质、多肽、氨基酸、无机盐、尿素、纤维素及蛋白激酶激活剂等成分。

2. 药理作用：能改变血－脑屏障通透性，改善脑循环，对中枢神经系统有双向调节作用，并有强心、增强心肌收缩力、扩血管、升压、增强呼吸、镇痛、兴奋子宫、消炎、促进溃疡愈合、抑制肿瘤细胞等作用。

冰　片

【原文】龙脑味辛，目痛窍闭，狂躁妄语，真为良剂。

【详注】冰片味辛，有开窍醒脑、清热明目、去翳的作用，内服可治热病神昏、惊痫癫狂、狂言乱语等证，外用可治目赤肿痛、翳膜遮睛、咽喉肿痛、牙疳口疮及痈疽疮疡等。

冰片为龙脑香科植物龙脑香树脂的加工品，或龙脑香树的树干、树枝切碎，经蒸馏冷却而得的结晶。又称龙脑冰片，亦称梅片、龙脑。味辛、苦，微寒。归心、肝经。功能开窍醒神，清热止痛。本品辛散苦泄，芳香走窜，内服有开窍醒神的作用，可治痰热内闭的神志昏迷、惊痫癫狂、胡言乱语等。本品苦寒，外用又可清热解毒、消肿止痛，为五官科常用药，可治目赤肿痛、翳膜遮睛和咽喉肿痛、牙疳口疮，以及热毒疮疡、疮溃不敛、久不收口等。

【应用】

1. 闭证神昏　本品开窍醒神，但药力不及麝香。用治闭证神昏，无论寒闭、热闭，常与麝香配伍使用。

2. 目赤肿痛，咽痛口疮，疮疡肿痛，溃后不敛，烧烫伤　本品外用有清热止痛、消肿生肌之功，适用于多种热毒蕴结之证，尤为五官科及外科常用药物。用治目赤肿痛，可单用研极细末点眼，或与炉甘石、熊胆等清热解毒、明目药制成眼药外用；用治咽喉肿痛、口舌生疮，也常与其他清热解毒药同用，如与硼砂、朱砂、玄明粉共研细末，吹敷患处；用治疮疡溃后日久不敛，常配血竭、乳香等消肿生肌之品；用治水火烫伤，可配清热泻火解毒之品制成药膏外用。

【用法用量】　入丸散，每次 0.15～0.3g。不宜入煎剂。外用适量。

【使用注意】　孕妇慎用。

【现代研究】

1. 化学成分：本品含右旋龙脑、左旋龙脑、龙脑、异龙脑，少量桉油精、倍半萜醇等。

2. 药理作用：对中枢神经系统具有兴奋和抑制双重作用，有耐缺氧作用，并改善缺血脑组织能量代谢，减轻脑损伤。还能抗心肌缺血、消炎、抑菌、抗生育、兴奋子宫、镇痛及防腐。并具有促进药物吸收、影响药物分布的作用。

苏合香

【原文】　苏合香甘，祛痰辟秽，蛊毒痫①痓②，梦魇③能去。

【详注】　苏合香气芳香，有开窍、醒脑、辟秽、祛痰的作用，可治突然昏倒或痰厥、癫痫等，并能解除多种虫毒和噩梦惊怕等。此外，本品尚能温经止痛，还可用治寒凝气滞、湿浊中阻、脘腹冷痛满闷之证。

注：①痫：即癫痫。

②痓（zhì）："痉"的误字，作强直解。

③梦魇（yǎn）：睡眠中做一种感到压抑而呼吸困难的梦，多由疲劳过度、消化不良或大脑皮层过度紧张所致。

苏合香为金缕梅科植物苏合香树的树脂。味辛，性温。归心、脾经。功能开窍醒神，散寒止痛。本品辛温行散，芳香开窍，具有开窍辟秽、醒脑、祛痰、止痛的作用，可治痰厥癫痫、卒然昏倒及胸腹冷痛满闷等，并有解蛊毒、除噩梦的作用。

【应用】

1. 闭证神昏 本品开窍醒神，功似冰片而力稍逊，并能温里散寒，化湿浊，主要适用于中风、痫证等属于寒邪、痰浊内闭所致的闭证神昏。常配开窍醒神、温里散寒之品，如苏合香丸，本品与麝香、安息香、檀香等同用。

2. 胸腹冷痛 本品性温，能温里散寒而止痛，适用于寒凝气滞之胸脘痞满、冷痛等证，常与温里散寒、行气止痛之品同用。

【用法用量】入丸剂，0.3~1g，外用适量，不入煎剂。

【使用注意】热闭者忌用；气虚血燥者忌用。

【现代研究】

1. 化学成分：本品主含树脂及油状液体，含萜类化合物（挥发性单萜、倍半萜类化合物和三萜化合物）和挥发油（α-蒎烯、β-蒎烯、芳香醇）等成分。

2. 药理作用：有穿透血-脑屏障、兴奋中枢、抗缺氧等作用，并能对抗心肌梗死、抗血栓形成、改善冠脉血流量、减慢心率、祛痰、抗菌、防腐、促进溃疡与创伤愈合、利胆、止泻等。

安息香

【原文】安息香辛，驱除秽恶①，开窍通关，死胎能落。

【详注】安息香味辛，气味芳香辛散，善能驱除秽恶之气，有开窍醒神和行气活血的作用，可用治突然昏厥或胸膜胀满作痛等，并有堕死胎的作用。

注：①驱除秽恶：即驱除秽恶之气。

安息香为安息香科植物安息香树、越南安息香树干渗出的香树脂。味辛、苦，性平。归心、脾经。功能开窍祛痰，行气活血。本品气味芳香辛散，具有走窜之性，有开窍醒神和行气活血的作用，可治突然昏厥不省人事，气血瘀滞的胸腹胀满作痛及产后血晕等，并有堕死胎作用。

【应用】

1. 神志昏迷　本品有与苏合香相似的开窍醒神、辟秽化浊之功，但较弱。然其辛而不燥，香而不烈，药性平和，故可广泛用于热病神昏、中风痰厥、气厥、癫痫等神昏闭证。

2. 心腹疼痛，产后血晕　本品辛香行散，具有行气活血止痛的作用。用治气滞血瘀卒然心腹闷痛或经年频发之证，可单用研末服，也可配苏合香、青木香、沉香等同用；用治妇人产后血晕，血胀，口噤垂死者，用本品配五灵脂同用，共研细末，姜汤送下。

此外，本品外敷溃疡疮面，有促进愈合的作用。

【用法用量】入丸、散剂，0.6～1.5g。

【使用注意】阴虚火旺者忌用。

【现代研究】

1. 化学成分：主要含苏门树脂酸、松柏醇的肉桂酸酯、肉桂酸等。还含桂皮酸苯丙酯、香荚兰醛等。

2. 药理作用：有刺激性祛痰作用，并能促进溃疡及创伤的愈合。

石菖蒲

【原文】菖蒲性温，开心利窍，去痹除风，出声至妙。

【详注】石菖蒲性温，芳香走窜，有祛痰湿、开心窍的作用，善治痰湿蒙蔽心窍的神识昏糊、癫痫发狂，以及湿浊不化的胸闷不食。并有散风湿的作用，可用治关节疼痛。此外，菖蒲能开窍除痰，对风寒伤肺、肺气不宣、痰饮闭塞的声音不出有较好疗效。

石菖蒲为天南星科植物石菖蒲的根茎。味辛、苦，性温。归心、脾、胃经。功能开窍醒神，化湿和胃，宁心安神。本品辛开苦燥温通，不仅可芳香辟秽，通关开窍，宁心安神，还可豁痰化湿，善治痰湿秽浊蒙闭清窍所致的神志昏乱及健忘、耳鸣、耳聋等证。其又有芳香化湿、醒脾开胃、消痞进食作用，用治湿阻气滞所致胸腹胀闷疼痛及噤口痢证。此外，取本品辛散除湿消痰之功，尚可用治风湿痹证及风寒伤肺、肺气不宣、痰饮闭塞的痰咳失音之证。

【应用】

1. 窍闭神昏　本品开窍醒神之力较弱，又能化湿、豁痰，用治痰湿蒙蔽清窍所致之神昏为宜。若用治痰热蒙蔽之高热、神昏谵语者，常配清热、化痰、开窍之品，如与郁金、栀子、竹沥等同用。

2. 湿阻中焦证　本品气味芳香，善能化湿醒脾、开胃进食，主治湿浊中阻之脘腹胀满、痞塞闷痛之证，常与砂仁、苍术、厚朴等化湿药同用。

3. 失眠，健忘　本品有宁心安神之效，常与茯苓、远志等宁心安神药同用，用于治疗心神不宁之失眠、健忘等。

【用法用量】煎服，5~10g。鲜品加倍。

【使用注意】阴亏血虚者不宜用；滑精、多汗者不宜用。

【现代研究】

1. 化学成分：含细辛醚等挥发油、黄酮类、氨基酸、有机酸、糖类等成分。

2. 药理作用：有镇静、抗惊厥、抗抑郁、抗脑损伤、降温、平喘、祛痰、镇咳、抗血栓、改善血液流变学、抗心肌缺血、促进消化液分泌、缓解肠肌痉挛、增智、改善记忆障碍、体外抗癌等作用。

【小结】

表 16 - 1　开窍药简表

药名	性味归经	功效	主治	性能作用特点
麝香	辛，性温。归心、肝、脾经	开窍醒神，活血止痛	闭证神昏；血瘀证	辛温，芳香走窜之性甚烈，善开窍通闭，又可行血中之瘀滞
冰片	辛，苦，微寒。归心、肝经	开窍醒神，清热止痛	闭证神昏；目赤肿痛，咽痛口疮等证	辛散苦泄，芳香走窜，善开窍醒神，外用又可清热解毒

续表

药名	性味归经	功效	主治	性能作用特点
苏合香	辛，性温。归心、脾经	开窍醒神，散寒止痛	闭证神昏；胸腹冷痛	辛温行散，芳香开窍，善开窍辟秽、醒脑、祛痰、止痛
安息香	辛、苦，性平。归心、脾经	开窍祛痰，行气活血	神志昏迷；心腹疼痛，产后血晕	辛散苦泄，芳香走窜，善开窍醒神，又行气活血止痛
石菖蒲	辛、苦，性温。归心、脾、胃经	开窍醒神，化湿和胃，宁心安神	窍闭神昏；湿阻中焦证；失眠，健忘	辛开苦燥温通，善芳香辟秽，通关开窍，宁心安神，又豁痰化湿

（曲　苗）

第十七章　补虚药

凡能补益正气，增强体质，以提高抗病能力，治疗虚证为主要作用的药物，称为补虚药，亦称补养药或补益药。

本类药物多以味甘为其性能特点。主要作用是补虚扶弱，能够补益人体的气、血、阴、阳。适用于虚证，包括气虚证、血虚证、阴虚证、阳虚证、气血两虚证及阴阳俱虚证等。部分药尚兼有清热、祛寒、生津、润燥、收敛等作用，故又有相应的主治病证。

人　参

【原文】 人参味甘，大补元气，止渴生津，调营养卫。

【详注】 人参味甘，可大补元气，生津止渴，又能外养卫气，内调营血，可用治元气虚脱、肺脾气虚、津伤口渴、营卫虚弱诸证。

人参为五加科植物人参的根。味甘、微苦，性微温。归肺、脾、心经。功能大补元气，补脾益肺，生津，安神益智。本品峻补元气，益气固脱，为拯危救脱要药，可挽元气耗散、体虚欲脱之危候；可补五脏之气，治疗诸脏气虚证，如心气虚心悸不寐，脾气虚倦怠乏力、食少便溏，肺气虚短气喘促、懒言声微，肾气虚腰膝酸软、遗精、滑精、遗尿等。因元气充足则脾胃运化正常，输精微，布津液，故又有生津止渴的功效，用治内热消渴及热病津伤口渴之证。其大补元气兼补五脏之气之功，又可达益气生血之效，故凡气血不足之证，均可应用。此外，借其大补元气之力，又能益气摄血，益气助阳，还用治气不摄血之出血证及元气不足，命门火衰的阳痿、不孕等。

【应用】

1. 元气虚脱证　本品能大补元气，复脉固脱，适用于因大汗、大泻、大失血或大病、久病所致元气虚极欲脱、气短神疲、脉微欲绝的重危证候，单用有效，如独参汤；若气虚欲脱兼见汗出，四肢逆冷者，常配附子同用，以补气固脱，回阳救逆，如参附汤；若气虚欲脱兼见汗出口渴、舌红干燥者，常配麦冬、五味子同用，以补气养阴，敛汗固脱，如生脉散。

2. 脾气不足证 本品补益脾气，为补脾气之要药，可用治脾气虚弱之倦怠乏力、食少便溏等证，常配伍白术、茯苓等同用，如四君子汤；若脾气虚弱，不能统血，导致长期失血者，本品能补气以摄血，常配伍黄芪、白术等同用，如归脾汤。

3. 肺气亏虚证 本品补益肺气，为补肺气之要药，可用治肺气亏虚之短气喘促、懒言声微等证，常配五味子、苏子、杏仁等同用，如补肺汤。

4. 津伤口渴，消渴证 本品能益气生津止渴。用治热伤气津者，常与知母、石膏同用，如白虎加人参汤；用治消渴，常配麦冬、五味子、乌梅、葛根等同用。

5. 心气虚证 本品有补益心气、安神益智之效，可改善心悸怔忡，失眠、多梦、健忘，胸闷气短等证，可单用，亦可配伍养血安神药同用，如天王补心丹。

6. 肾阳虚证 本品能益气以助阳。用治肾阳虚阳痿、宫冷不孕等，常配伍鹿茸、紫河车等补肾阳、益肾精之品；用治肾不纳气之虚喘，常配蛤蚧、五味子、胡桃肉等同用。

此外，本品还常与解表药、攻下药等祛邪药配伍，用于治疗气虚外感或里实热结而邪实正虚之证，有扶正祛邪之效。

【用法用量】 煎服，5～10g；挽救虚脱可用15～30g。宜文火另煎兑服。野山参研末吞服，每次2g，每日2次。

【使用注意】 实证、热证而正气不虚者忌服。不宜与藜芦同用。畏五灵脂。

【现代研究】

1. 化学成分：含多种人参皂苷、挥发油、氨基酸、黄酮类、微量元素及有机酸、糖类、维生素等。

2. 药理作用：抗疲劳、抗衰老、抗心肌缺血、抗脑缺血、抗心律失常、抗休克、促进学习记忆；提高机体免疫功能；促进蛋白质、RNA、DNA的合成；增强下丘脑－垂体－肾上腺皮质轴及下丘脑－垂体－性腺轴功能等；增强器官和系统功能；尚有提升白细胞、抗炎、抗过敏、抗利尿、抗辐射及抗肿瘤等多种作用。人参的药理活性常因机体机能状态不同而呈双向作用。

党 参

【原文】党参甘平，补中益气，止渴生津，邪实者忌。

【详注】党参味甘，性平，有补中益气，生津止渴，养血和营的作用，适用于脾肺气虚轻证。因其补益之力有碍邪之弊，故中满邪实而不虚者不宜使用。

党参为桔梗科植物党参、素花党参或川党参的根。味甘，性平。归脾、肺经。功能益气，养血，生津。本品性味甘平，功效与人参相似，具有补脾气、补肺气、益气生津、益气生血及扶正祛邪之功，唯作用缓和，药力薄弱，可用于脾气虚、肺气虚、津伤口渴、消渴、血虚及气虚邪实之轻证。亦可加大用量代替人参使用。

【应用】

1. 脾肺气虚证　本品性味甘平，主归脾、肺二经，以补脾肺之气为主要作用。功与人参相似而力较弱，临床常用以代替古方中的人参，用治脾肺气虚之声音低微、懒言短气、四肢无力、食欲不佳及血虚萎黄等。

2. 气血两虚证　本品既能补气，又能补血，常用于气虚不能生血或血虚无以化气而见面色苍白或萎黄、乏力、头晕、心悸之气血两虚证。

3. 气津两伤证　本品有补气生津作用，可用治热伤气津之气短口渴证。

此外，本品亦常与解表药、攻下药等祛邪药配伍，用于治疗气虚外感或里实热结而气血亏虚等邪实正虚之证，以扶正祛邪，使攻邪而不伤正。

【用法用量】煎服，10~30g。

【使用注意】本品不宜与藜芦同用。

【现代研究】

1. 化学成分：主要含党参多糖、党参苷、植物甾醇、党参内酯、黄酮类、酚酸类、生物碱、香豆素类、无机元素、氨基酸、微量元素等。

2. 药理作用：调节胃肠运动、抗溃疡；增强免疫、造血功能；强心、调节血压、抗心肌缺血；抗应激、兴奋呼吸中枢；还具有益智抗痴呆、延缓衰老、抗缺氧、抗辐射、降低血糖、调节血脂等作用。

太子参

【原文】太子参凉，补而能清，益气养胃，又可生津。

【详注】太子参味甘，具有补气生津之效及清补之性，可补脾、肺、心三脏之气阴，可治脾、肺、心之气阴两虚证及热病后期气阴两伤证。

太子参为石竹科植物孩儿参的块根。别名孩儿参、童参。味甘、微苦，性平。归脾、肺经。功能补气生津。本品性平力薄，作用平和，力量较缓，属气阴双补之品，具有益脾肺之气，补脾肺之阴，生津止渴之功，用治气阴不足之轻证及热病后期，气阴两亏，倦怠自汗，口干少津而不受温补者，多入复方作辅助药应用。

【应用】

脾肺气阴两虚证 本品性略偏寒凉，属补气药中的清补之品，能补脾肺之气兼养阴生津。用治脾气虚弱、胃阴不足之食少倦怠、口干舌燥，常配益脾气、养胃阴之药。用治气虚津伤之肺虚燥咳，常配沙参、麦冬等养阴生津药。用治气阴两虚的心悸不眠、虚热汗多，宜与五味子、酸枣仁等敛阴安神之品同用。

【用法用量】煎服，10~30g。

【现代研究】

1. 化学成分：含氨基酸、多糖、皂苷、黄酮、鞣质、香豆素、甾醇、三萜及多种微量元素等。

2. 药理作用：增强免疫功能，抗应激，抗疲劳，改善记忆，延长寿命，提高小肠吸收功能，并对脾虚模型有治疗作用。此外，有降血糖、降血脂、止咳、祛痰、抗菌、抗病毒、抗炎等作用。

黄 芪

【原文】黄芪性温，收汗固表，托疮生肌，气虚莫少。

【详注】黄芪性微温，具有补肺固卫的作用，适用于肺气虚或表虚不固之自汗证；又可补气血、托毒生肌，可用治气血亏虚、无力托毒排脓或久不收口生肌的痈疽疮疡诸证，乃补气常用之品。

黄芪为豆科植物蒙古黄芪或膜荚黄芪的根。味甘，性微温。归脾、肺经。功能补气升阳，益卫固表，利水消肿，托毒生肌。本品甘补温升，为补气升阳的要药，善补脾益气之功，兼能升阳举陷，利尿消肿，可用治脾气虚证，及脾虚水湿失运之浮肿尿少，脾虚中气下陷诸证。又可补益肺气，益卫固表，故宜于脾肺气虚，卫气不固之气短神疲，气虚自汗之证。其补益力强，还有益气养血，益气摄血，益气行滞，益气生律的作用，适用于气虚血亏、气虚血脱、气滞血瘀、气津两伤的消渴，以及气血亏虚之疮疡难溃难腐或溃久难敛诸证。

【应用】

1. 脾胃虚弱及中气下陷诸证　本品甘温，入脾、胃经，既补中益气，又善升阳举陷。用治脾气虚弱、倦怠乏力、食少便溏者，宜配伍党参、白术等同用；用治中气下陷之久泻脱肛、内脏下垂等证，宜配伍人参、升麻、柴胡等同用，如补中益气汤。

2. 肺气虚及表虚自汗证　本品入肺经，能补益肺气、益卫固表止汗。用治肺气虚弱、咳喘日久、气短神疲者，常配伍紫菀、款冬花、杏仁等同用；用治诸虚不足，身常汗出之证，常配牡蛎、麻黄根等同用，如牡蛎散；若因卫气不固、表虚自汗而易感风邪者，宜配白术、防风等同用，如玉屏风散。

3. 气虚水肿、尿少　本品既能补脾益气，又能利尿消肿，标本兼治，为治气虚水肿之要药。用治脾虚水湿失运所致水肿、尿少者，常配白术、茯苓等同用。

4. 气血亏虚，疮疡日久不愈证　本品能补气托毒生肌。用治痈疽不溃，常配当归、穿山甲（代用品）、皂角刺等同用，如透脓散；用治溃疡后期、疮口难敛者，常配人参、当归、肉桂等同用，如十全大补汤。

此外，本品能补气以生血，用治气虚血亏之面色萎黄、神倦脉虚等证，常配伍当归同用，如当归补血汤；能补气以摄血，用治脾气虚不能统血所致的崩漏、下血等失血证，常配伍人参、白术等同用，如归脾汤；能补气行血以通痹滞，常配祛风湿、活血、通络药治疗气虚血滞、肢体麻木、关节痹痛、半身不遂等，如补阳还五汤；能补气生津、促进津液的生成与输布而有止渴之效，用治气虚津亏的消渴证，常配山药、天花粉、葛根等同用，如玉液汤。

【用法用量】煎服，10～15g，大剂量30～60g。益气补中宜蜜炙用，余多生用。

【现代研究】

1. 化学成分：含苷类、多糖、黄酮、氨基酸、微量元素等。

2. 药理作用：促进 RNA 和蛋白质合成，使细胞生长旺盛，寿命延长，并能抗疲劳、耐低温、抗流感病毒。对造血功能有保护和促进作用，能保护缺血缺氧心肌；保护肾脏，消除尿蛋白和利尿；并对血压有双向调节作用。此外，有抗衰老、抗辐射、抗炎、降血脂、降血糖、增强免疫、抗肿瘤、保肝等作用。

白 术

【原文】白术甘温，健脾强胃，止泻除湿，兼祛痰痞①。

【详注】白术甘温，有补气健脾，燥湿利水的作用。适用于脾虚失于运化水湿所致之泄泻、水肿、带下及脾虚中阳不振、痰饮内停之胁肋胀满之证。

注：①痞：满而不痛者，为痞；此处指心下痞塞，胸膈满闷之痞满证候。

白术为菊科植物白术的根茎。味甘、苦，性温。归脾、胃经。功能补气健脾，燥湿利水，止汗，安胎。本品甘温补气，苦燥湿浊，既能补气健脾，又能燥湿、利尿，用于脾虚湿滞，症见食少、便溏或泄泻、痰饮、水肿、带下诸证，有标本兼顾之效。适当配伍，可用于脾虚中气下陷、脾不统血及气血两虚等证。又补脾实肌腠，固表止汗，用于卫气虚，肌表不固的自汗证。此外，本品具有安胎之效，因其长于补气健脾以助运化，又利水消肿，故临证常用于脾虚胎元失养之胎动不安，脾虚失运，湿浊中阻之妊娠恶阻，以及脾虚妊娠水肿等证。

【应用】

1. 脾气虚弱证　本品甘苦性温，主归脾、胃经，为补气健脾之要药。用治脾虚气弱、食少便溏或泄泻，常配人参、茯苓等同用，如四君子汤。

2. 脾虚痰饮、水肿证　本品既补气健脾，又燥湿利水，为治痰饮、水肿的要药。用治脾虚中阳不振、痰饮内停者，常与温阳化气、利水渗湿药配伍；用治脾虚水肿等，常配茯苓、桂枝等同用。

3. 气虚自汗证　本品益气固表止汗，作用与黄芪相似而力稍逊。用治脾肺气虚、卫气不固、表虚自汗、易感风邪者，宜配伍黄芪、防风同用，如玉屏风散。

4. 脾虚胎动不安证　本品具有补气健脾、促进水谷运化以安胎之功。

【用法用量】　煎服，10~15g。炒用可增强补气健脾止泻作用。

【使用注意】　本品性偏温燥，热病伤津及阴虚燥渴者不宜使用。

【现代研究】

1. 化学成分：含挥发油，油中主要有苍术酮、苍术醇、苍术醚、杜松脑、苍术内酯等，并含有果糖、菊糖、白术多糖、多种氨基酸、白术三醇及维生素 A 类成分等。

2. 药理作用：对肠管活动有双向调节作用；防治实验性胃溃疡、促进小肠蛋白质的合成、保肝、利胆；提高细胞免疫功能；另有镇咳、祛痰、抗衰老、抑制子宫平滑肌收缩、镇静、利尿、降血糖、抗菌、抗肿瘤等作用。

山　药

【原文】　薯蓣甘温，理脾止泻，益肾补中，诸虚可治。

【详注】　山药味甘，入脾、肺、肾经，具有益气养阴之效，适用于脾虚泄泻、食欲不振、肾虚遗精、带下及肺虚咳喘等。其能补脾肺肾三脏之气阴，可用治诸脏气阴不足之病证。

山药为薯蓣科植物薯蓣的根茎。别名薯蓣。味甘，性平。归脾、肺、肾经。功能益气养阴，补肺脾肾，固精止带。本品甘而质润善补，药性温和，善补脾之气阴，宜用于脾之气阴两虚证。又可补肺气，养肺阴，补土以生金，还能补肾气，滋肾阴以纳气，故治咳喘，不论肺虚所致，还是肺脾两虚、肺肾两虚所伤均可使用。借其补肾气，养肾阴之功，可补后天以助养先天，对肾脾俱虚者尤宜。然其补力较缓，临床亦多入复方。此外，本品亦食亦药，富含多种营养成分，为营养调补之佳品，可作为食品长期服用。

【应用】

1. 脾虚证 本品性味甘平，能补脾益气、滋养脾阴。用治脾气虚弱所致之食少、便溏、消瘦乏力，常配人参、茯苓等同用，如参苓白术散；用治脾虚不运、湿浊下注之妇女带下证，常配党参、白术、车前子等同用，如完带汤。

2. 肺虚证 本品既能补肺气，又能滋肺阴。用治肺虚咳喘，宜配伍太子参、南沙参等同用。

3. 肾虚证 本品能补肾气，又能滋养肾阴。用治肾气虚之腰膝酸软、夜尿频多或遗尿、滑精、早泄等证，如肾气丸；用治妇女带下清稀及肾阴虚之形体消瘦、腰膝酸软、遗精等，如六味地黄丸。

4. 消渴气阴两虚证 本品既补脾肺肾之气，又补脾肺肾之阴，常配伍黄芪、天花粉、知母等同用，如玉液汤。

【用法用量】 煎服，15～30g。麸炒可增强补脾止泻作用。

【现代研究】

1. 化学成分：含薯蓣皂苷元、黏液质、尿囊素、山药素、甘露聚糖、胆碱、淀粉、糖蛋白、游离氨基酸、止杈素、维生素 C、淀粉酶等。

2. 药理作用：对实验大鼠脾虚模型有预防和治疗作用，对离体肠管运动有双向调节作用，促消化，保护胃黏膜损伤；对小鼠细胞免疫和体液免疫功能有较强的促进作用，并有降血糖、抗氧化、抗衰老、降血脂、抗肿瘤、抗刺激、麻醉镇痛、消炎抑菌等作用。

扁　豆

【原文】 扁豆微温，转筋吐泻，下气和中，酒毒能化。

【详注】 扁豆性微温，专入中焦，具有补气健脾，化湿和中的作用，适用于脾虚湿盛、大便溏泄及内伤暑湿、脾胃不和、吐泻转筋之证。又有解毒之效，可解酒毒。

扁豆为豆科植物扁豆的成熟种子。味甘，性微温。归脾、胃经。功能补脾气，化湿。本品既能补气健脾，又兼能化湿，且补脾而不腻，化湿而不燥，故常用治脾虚湿滞之证，但其作用平和，宜入复方使用。性虽偏温，但无温燥助热伤津之弊，借其健脾化湿和中之功，故可用于暑湿吐泻。本品富含营养成分，亦食亦药，故宜用作病后营养不良而脾运不健者之调补药。

【应用】

1. 脾气虚证　本品能补气以健脾，兼能化湿，药性温和，补而不滞，适用于治疗脾虚湿滞、食少、便溏或泄泻，常与白术等补气健脾除湿之品配伍，如参苓白术散。

2. 暑湿吐泻　本品能健脾化湿和中，常用于暑湿证。用治暑月乘凉饮冷，外感于寒、内伤于湿之阴暑，常与散寒解表、化湿行气和中之香薷、厚朴等同用，如香薷散。

【用法用量】煎服，10～15g。炒用健脾止泻作用增强。

【使用注意】本品内含毒性蛋白，生用有毒，加热后毒性可大大减弱，故生用研末服宜慎。

【现代研究】

1. 化学成分：含糖类、蛋白质、脂肪、维生素、微量元素、泛酸、酪氨酸酶、胰蛋白酶抑制物、淀粉酶抑制物、血细胞凝集素 A 和 B 等成分。

2. 药理作用：本品水煎剂对痢疾杆菌有抑制作用，其可渗析及不可渗析的水提物有抗病毒作用，对食物中毒引起的呕吐、急性胃炎等有解毒作用，尚有解酒毒、河豚中毒的作用。另有抗胰蛋白酶活性。白扁豆多糖具有抗氧化、增强免疫的作用。

　　附药：**扁豆衣**

扁豆衣为豆科植物扁豆的干燥种皮。其性能功效与扁豆相似而健脾之力略逊，但无壅滞之弊，偏于化湿。主要用治脾虚有湿或暑湿所致吐泻及脚气浮肿等证。煎服，5～10g。

附药：扁豆花

扁豆花为豆科植物扁豆的花。味甘、淡，性平。归脾、胃经。功能消暑化湿。主要用治暑湿泄泻及湿热带下之证。煎服，5～10g。

甘 草

【原文】 甘草甘温，调和诸药，炙则温中，生则泻火。

【详注】 甘草甘平和缓，具有调和药性的作用，可调和各药的偏性。炙用性偏温，功善温补脾气，可用治脾胃气虚证。生用性偏凉，能泻火解毒、消肿利咽，用治热毒疮疡、咽喉肿痛及药物、食物中毒诸证。

甘草为豆科植物甘草、胀果甘草或光果甘草的根及根茎。别名国老、粉草、甜草。味甘，性平。归心、肺、脾、胃经。功能补脾益气，祛痰止咳，缓急止痛，清热解毒，调和诸药。本品补益脾气之力缓和，但善益心气复脉，适用于心气不足所致脉结代，心动悸。既止咳，又兼祛痰平喘之功，且长于缓急止痛，可用治多种咳喘及脘腹挛急作痛之证。本品生用性微寒，能清解热毒，兼能解药毒、食毒，可用于多种热毒证及药物或河豚等食物中毒。此外，本品还有调和药性，缓和峻烈之性的作用。

【应用】

1. 心气不足之心动悸、脉结代 本品能补益心气、益气复脉，常配人参、阿胶、生地黄等同用，如炙甘草汤。

2. 脾气虚证 本品味甘，入中焦，具有补益脾气之功。因其作用缓和，宜作为辅助药用，常配伍人参、白术、黄芪等同用。

3. 咳嗽气喘 本品止咳，兼具祛痰、平喘作用，随证配伍可用治寒热虚实多种咳喘，有痰、无痰者均宜。

4. 脘腹、四肢挛急疼痛 本品味甘，善于缓急止痛，对脾虚肝旺的脘腹挛急作痛或阴血不足之四肢挛急作痛，常与白芍同用，如芍药甘草汤。随证配伍可用治血虚、血瘀、寒凝等多种原因所致的脘腹、四肢挛急作痛。

5. 热毒疮疡、咽喉肿痛及药物、食物中毒 本品生用药性微寒，可清解热毒，用治热毒疮疡、咽喉肿痛等。对附子等多种药物及食物所致中毒，有一定解毒作用。

6. 药性峻烈或药性不和　本品可缓和、调和药性，降低方中某些药（如附子、大黄）的毒烈之性。

【**用法用量**】煎服，3～10g。生用性微寒，可清热解毒；蜜炙药性微温，并可增强补益心脾之气和润肺止咳作用。

【**使用注意**】不宜与京大戟、芫花、甘遂同用。本品有助湿壅气之弊，湿盛胀满、水肿者不宜用。大剂量久服可导致水钠潴留，引起浮肿。

【**现代研究**】

1. 化学成分：含甘草皂苷、甘草酸、甘草次酸、香豆素、氨基酸、甘草甜素、生物碱、多糖、黄酮类等成分。

2. 药理作用：抗幽门螺杆菌、抗溃疡、抑制胃酸分泌、缓解胃肠平滑肌痉挛及镇痛、促进胰液分泌、降脂、保肝；镇咳、祛痰、平喘；抗心律失常、抗菌、抗病毒、抗炎、抗过敏、解毒、抗利尿，有类似肾上腺皮质激素样作用。

大　枣

【**原文**】大枣味甘，调和百药，益气养脾，中满休嚼。

【**详注**】大枣味甘，专入中焦，能保护胃气、缓和药物的毒烈药性。并有补脾益气的作用，可用治脾胃虚弱、食少便溏之证。本品甘腻，易助湿生痰，故痰湿所致脘腹胀满者，不宜服用。

大枣为鼠李科植物枣的成熟果实。别名红枣、干枣。味甘，性温。归脾、胃经。功能补中益气，养血安神，缓和药性。本品补气之力较为平和，用于脾气虚弱，倦怠乏力，便溏之脾气虚证。又有安神之功，用治心神无主的脏躁失眠证，或虚劳烦闷不得眠之证。此外，本品内服还有保护胃气，缓和部分药物的毒烈药性之效。

【**应用**】

1. 脾虚证　本品甘温，能补脾益气。用治脾气虚弱，消瘦、倦怠乏力、便溏等证。单用有效。若气虚乏力较甚，宜配伍人参、白术等同用。

2. 脏躁及失眠证　本品能养心安神，为治疗心失充养及心神无主之脏躁证之要药，常配伍小麦、甘草同用，如甘麦大枣汤。

此外，本品与部分药性峻烈或有毒的药物同用，有保护胃气、缓和其毒烈药性之功，如十枣汤。

【用法用量】擘破煎服，10～30g，或3～12枚。

【现代研究】

1. 化学成分：含有机酸、三萜苷类、皂苷类、生物碱类、黄酮类、糖类、维生素类、氨基酸、挥发油、微量元素等。

2. 药理作用：增强肌力、增加体重、增强耐力、抗疲劳；改善肠道环境，减少肠道黏膜接触有毒物质和其他有害物质；提高机体免疫力、抗变态反应、保肝、抑制肿瘤、抗突变、延缓衰老、抗氧化、降血压、抗过敏、抗炎、降血脂、镇静、催眠、镇痛及镇咳、祛痰等。

饴 糖

【原文】饴糖味甘，和脾润肺，止咳消痰，中满休食。

【详注】饴糖味甘，能补脾益气、润肺止咳，适用于中焦虚寒、脘腹冷痛、肺燥咳嗽等。本品甘温，能助湿生热、令人中满，故中满吐逆者不宜服用。

饴糖为糯米或粳米磨粉煮熟，加入麦芽（搅匀），微火煎熬而成。别名麦芽糖、胶饴。味甘，性温。归脾、胃、肺经。功能补脾益气，缓急止痛，润肺止咳。本品味甘性温质润，善入中焦及肺经，既能补脾益气，又能温中缓急止痛，且可润肺止咳，善治中焦虚寒，里急腹痛及肺虚久咳、肺燥干咳等证。

【应用】

1. 脾气虚证 本品甘温能补，可入脾经而具有补脾益气之功。用治脾胃虚弱、劳倦乏力、纳食减少，常配黄芪、党参、炙甘草等同用。

2. 中虚里急，脘腹疼痛 本品性温，入中焦而温中缓急止痛。善治中焦虚寒之里急腹痛、喜温喜按、得食痛减、恶寒、便溏，可与桂枝、芍药、甘草等同用，如小建中汤；气虚甚者加黄芪，如黄芪建中汤。

3. 肺虚燥咳 本品质润入肺，可润肺止咳。用治肺虚燥咳，可与止咳平喘之杏仁、百部等同用。

【用法用量】烊化冲服，30~60g。也可熬成膏或为丸服。

【使用注意】因本品甘温质润，可助湿生热，令人中满，故湿热内郁、中满吐逆、痰热咳嗽者不宜服。

【现代研究】

1. 化学成分：含麦芽糖、蛋白质、脂肪、维生素 B_2、维生素 C 及烟酸等成分。

2. 药理作用：本品具有麦芽糖的一般作用，临床观察有滋养、止咳、止腹绞痛等作用。

石　蜜

【原文】石蜜甘平，入药炼熟，益气补中，润燥解毒。

【详注】石蜜甘平质润，具有补中缓急、润燥解毒的作用，适用于中虚腹痛、肺燥干咳、肠燥便秘及乌头类药物中毒、疮疡肿毒诸证。

石蜜为蜜蜂科昆虫中华蜜蜂或意大利蜜蜂等所酿成的蜜。别名蜂蜜、食蜂等。味甘，性平。归脾、胃、肺、大肠经。功能补脾肺气，润肺止咳，缓急止痛，通便，解毒。本品味甘善补，质润性平，亦食亦药，功可补益脾气，兼能缓急止痛，宜作为脾气虚弱、营养不良者营养调补药，亦治中虚脘腹疼痛，有标本兼顾之效。能补益肺气，润肺止咳，补土生金，宜用于虚劳咳嗽或燥咳痰少之证。又润肠通便，适用于肠燥便秘证。此外，可降低乌头类药物的毒性，有解毒消疮，防腐生肌之效。

【应用】

1. 脾胃虚弱，中虚脘腹疼痛　本品具有补益脾气，缓急止痛之功，可用治脾胃虚弱、手足厥冷、倦怠食少、脘腹作痛及寒疝腹痛。可单味服用，或与白芍、甘草等补中缓急止痛之品同用。常用作滋补丸剂、膏剂的赋形剂，或作炮炙补脾益气药的辅料使用，如蜜炙甘草、黄芪，可增补益及缓和药性之效。

2. 肺虚久咳及肺燥干咳　本品质润入肺，可补肺润肺止咳，用治肺虚久咳、肺燥干咳之证。另可蜜炙其他化痰止咳药，如蜜炙紫菀、款冬花、百部、枇杷叶，以增润肺化痰止咳之效。

3. 津枯肠燥便秘 本品质润入大肠，功可润肠通便，适用于治疗津枯肠燥便秘之证，可单用冲服，或随证与生地黄、当归、火麻仁等滋阴、生津、养血、润肠通便之品配伍。

此外，还有解毒作用，可外敷疮疡、烫伤。内服可解乌头、附子毒。

【用法用量】冲服，15～30g。或入丸剂、膏剂。外用适量敷患处。

【使用注意】本品能助湿，令人中满，且可滑肠，故湿热痰滞、湿阻中满及便溏、泄泻者忌服。

【现代研究】

1. 化学成分：含糖类、挥发油、糊精、蜡质、有机酸、花粉粒、泛酸、烟酸、乙酰胆碱、多种维生素、抑菌素、酶类、微量元素等成分。

2. 药理作用：可加速肉芽组织生长，促进创伤组织愈合；能促进小肠推进运动，缩短排便时间而具有轻泻作用。此外，还有抑菌、解毒、增强体液免疫功能、保肝、降血糖、降血脂、降血压、抗肿瘤等作用。

陈仓米

【原文】陈仓谷米，调和脾胃，解渴除烦，能止泻痢。

【详注】陈仓米有补养脾胃、除烦止渴的作用，可治病后脾胃虚弱、食少胀满、烦渴或泄泻、痢疾等。

陈仓米为储存年久的粳米。味甘、淡，性平。归脾、胃经。功能益胃和中，除烦止渴。本品药力平和，虽补但无壅滞之弊，善入中焦脾胃。可益胃和中，又具除烦止渴之功，常用治脾虚证，暑月吐泻、吐痢后大渴饮饮及噤口痢诸证。

【应用】

1. 脾虚证 本品善入中焦，功可益胃和中。用治吐痢病后脾胃虚弱、纳食不佳、反胃者，可用本品煮粥，每日食用，或与白术、山药、莱菔子、麦芽、砂仁等配伍同用；用治胃反膈气、饮食难下，用本品配伍少量沉香为末，米汤调下。

2. 吐痢后大渴饮饮，噤口痢 本品甘淡渗泄，具有除烦止渴之功。用治暑月吐泻，可与麦芽、黄连同蒸熟为丸服；用治吐痢后大渴、饮水不止，可以本品煎汤代茶饮；用治噤口痢，可与黄连配伍同用。

【用法用量】煎服，50～100g。或入丸、散。

【现代研究】

1. 化学成分：含淀粉、蛋白质、脂肪。尚含有少量 B 族维生素及乙酸、延胡索酸、琥珀酸、甘醇酸、柠檬酸和苹果酸等多种有机酸，葡萄糖、果糖、麦芽糖等单糖。

2. 药理作用：抗肿瘤作用。

鹿 茸

【原文】鹿茸甘温，益气补阳，泄精尿血，崩带堪尝。

【详注】鹿茸甘温主补，咸而入肾，又入血分，有壮肾阳、益精血的作用。适用于肾阳不足的阳痿、遗精，女子崩中带下，及腰膝寒冷、下肢软弱无力、遗尿或小便带血、阳虚精亏等一切虚损病。

鹿茸为脊椎动物鹿科梅花鹿或马鹿等雄鹿头上尚未骨化而带茸毛的幼角。味甘、咸，性温。归肾、肝经。功能补肾阳，益精血，强筋骨，调冲任，托疮毒。本品甘温化阳，温补肾阳；甘咸滋肾，禀纯阳之性，具生发之气，故能壮肾阳，益精血。用治肾阳虚、精血不足之遗精滑泄、宫冷不孕；又可治疗小儿五迟五软、肾虚骨弱、腰膝无力；亦可治疗妇女崩漏下血不止、白带过多。本品补阳气、益精血而温补托毒，治疗疮疡日久，溃后不敛等证。

【应用】

1. 肾阳虚衰，精血不足证 本品能壮肾阳、益精血。用治肾阳虚、精血不足之畏寒肢冷、阳痿早泄、宫冷不孕、小便频数、腰膝酸痛、头晕耳鸣、精神疲乏等，可以单用或配伍人参、黄芪、当归等同用，如参茸固本丸。

2. 肾虚骨弱，腰膝无力或小儿五迟 本品补肾阳、益精血、强筋骨，常配伍五加皮、熟地黄、山茱萸等同用，如加味地黄丸。

3. 妇女冲任虚寒，崩漏带下 本品补肾阳、益精血而固冲任、止带。

用治崩漏不止、虚损羸瘦，常配乌贼骨、龙骨、川断等同用，如鹿茸散；用治白带过多，常配狗脊、白蔹等同用。

4. 疮疡久溃不敛，阴疽内陷等证　本品补阳气、益精血而有温补内托之功，常配伍当归、肉桂等同用。

【用法用量】研末吞服，每日 1～2g，或入丸、散。

【使用注意】服用本品宜从小量开始，缓缓增加，不可骤用大量，以免阳升风动，头晕目赤，或伤阴动血。凡发热者均当忌服。

【现代研究】

1. 化学成分：主含蛋白类：胶原蛋白、角蛋白等；多肽类：表皮生长因子、神经生长因子等；氨基酸类成分；雌二醇、雌三醇、雌酮等。还含矿物质、生物碱、生物胺、多糖、脂肪酸、磷脂、胆固醇等。灰分中含钙、磷、镁，水浸出物中含多量胶质。

2. 药理作用：具性激素样作用，可促进生长发育、促进核酸和蛋白质的合成，增强造血功能，增强机体免疫力，减轻心肌细胞损伤、扩张冠状动脉、增加心排血量、促进心肌功能恢复。还有抗应激、抗溃疡、抗氧化、抗衰老、降血压、抗诱变、抗炎、保肝、抑制酶、抗肿瘤等作用。

鹿角胶

【原文】鹿角胶温，吐衄虚羸，跌仆伤损，崩带安胎。

【详注】鹿角胶性温，有温补精血的作用，并能止血安胎，适用于虚寒性吐血、鼻出血和虚损瘦弱、崩中带下等。此外，亦可治跌仆损伤及虚寒性疮疡等。

鹿角胶为鹿角煎熬浓缩而成的胶状物。味甘咸，性温。归肝、肾经。功能补肝肾，益精血。本品功效不及鹿茸之峻猛，但比鹿角为佳，并有良好的止血作用。适用于肾阳不足，精血亏虚，虚劳羸瘦，吐衄便血、崩漏之偏于虚寒者，以及阴疽内陷等证。

【应用】

1. 精血不足证　本品温补精血，用治精血不足、真髓内亏所致之腰酸腿软、耳聋目花、自汗、盗汗、阴虚发热、虚劳羸瘦等证，常配伍龟板胶、牛膝、菟丝子、熟地、山药等药同用。

2. 崩漏下血，宫冷不孕 本品补肝肾，固冲任，用治冲任虚损、崩漏失血、宫冷不孕之证，可配伍紫河车、龟板胶、五味子等同用。

3. 阴疽，流注 用治阴疽、流注及正气亏虚者，常配伍肉桂、熟地、白芥子、姜炭、生甘草等同用。

【用法用量】3~6g，用开水或黄酒加温烊化服，或入丸、散及膏剂。

【使用注意】阴虚阳亢及火热内蕴之出血、咳嗽、疮疡者禁服。

【现代研究】

1. 化学成分：含胶质、磷酸钙、碳酸钙、磷酸镁、氨基酸及氮化物等。

2. 药理作用：对人体的淋巴母细胞转化有促进作用，效果较大肠菌脂多糖强；能促进周围血液中的红细胞、白细胞、血小板的再生；促进钙的吸收和体内的潴留，使血中钙略有增高，这种钙质载运作用可能与其所含甘氨酸有关，钙能降低毛细血管通透性，使渗出减少，有消炎、消肿和抗过敏作用。

附药：鹿角

鹿角为梅花鹿或马鹿等雄鹿的老角。味咸，性温。入肝、肾经。功能温补肝肾，强筋骨，活血消肿。用于肾阳不足，畏寒肢冷，阳痿遗精，腰膝酸软等证；亦可用于阴证疮疡及乳痈初起等。煎服，6~15g。阴虚火旺者忌服。

附药：鹿角霜

鹿角霜为鹿角熬膏所存残渣。味咸，性温。归肝、肾经。功能补肾助阳，似鹿角而力较弱，但具收敛之性，有涩精、止血、敛疮之功。内服治崩漏、遗精，外用治创伤出血及疮疡久溃不敛。煎服，9~15g，先煎。外用适量。阴虚火旺者忌服。

巴戟天

【原文】巴戟辛甘，大补虚损，精滑梦遗，强筋固本。

【详注】巴戟天味辛、甘，有补肾壮阳、强筋健骨和祛风湿的作用，可治虚损病，如肾虚阳痿、梦遗滑精、腰背酸痛、足膝痿软、宫冷不孕、经期小腹冷痛，以及风湿关节痛等。

巴戟天为茜草科植物巴戟天的根。味辛、甘，性微温。归肾、肝经。功能补肾阳，强筋骨，祛风湿。本品甘润不燥，补益肾阳，治疗肾阳虚阳痿，不育，宫冷不孕，小便不禁；辛温之性，补肾阳，强筋骨，祛风湿，通经络，治疗风湿腰膝疼痛，又可治疗肾虚腰膝软弱无力。

【应用】

1. 肾阳虚阳痿、宫冷不孕、小便频数　本品甘温不燥，能补肾助阳，用治肾阳虚弱、命门火衰所致阳痿不育，配牛膝、淫羊藿、仙茅、枸杞子等；若配伍肉桂、吴茱萸、高良姜，可用治下元虚冷、宫冷不孕、月经不调、少腹冷痛；又常与桑螵蛸、益智仁、菟丝子等同用，治疗小便不禁。

2. 风湿腰膝疼痛及肾虚腰膝酸软无力　本品补肾阳、强筋骨、祛风湿，用治肾阳虚兼风湿之证最为适宜，常配杜仲、羌活等同用。

【用法用量】煎服，10～15g。

【使用注意】阴虚火旺及有热者不宜服。

【现代研究】

1. 化学成分：含环烯醚萜类、糖类、黄酮类化合物、氨基酸，尚含小量的蒽醌类及维生素 C。

2. 药理作用：对精子的膜结构和功能具有明显的保护作用，并改善精子的运动功能和穿透功能。还具有抗菌、抗炎、降血压、抗抑郁、抗癌、延缓衰老、抗疲劳、抗缺氧、提高机体免疫力、调整内分泌功能、促进造血功能等作用。

淫羊藿

【原文】淫羊藿辛，阴起阳兴，坚筋益骨，志强力增。

【详注】淫羊藿味辛，有补肾益精，壮阳起痿的作用，能治疗肾虚精亏的阳痿和子宫寒冷的不孕症。并能强筋骨、祛风湿，可治腰膝无力、筋骨酸痛或四肢拘挛、麻木不仁。此外，还有强志治健忘之功。

淫羊藿为小檗科植物淫羊藿和箭叶淫羊藿或柔毛淫羊藿等的全草。又名仙灵脾、羊藿叶。味辛、甘，性温。归肾、肝经。功能补肾壮阳，祛风除湿。本品补肾阳，强筋骨，祛风湿，用治阳痿遗精，筋骨痿软，风湿痹痛，麻木拘挛；辛温燥烈，善于补益肾阳，用治肾阳虚衰证及肾气不固之小便频数。

【应用】

1. 肾阳虚衰，阳痿尿频，腰膝无力　本品辛甘性温燥烈，长于补肾壮阳，单用有效，亦常配肉苁蓉、巴戟天、杜仲等同用。

2. 风寒湿痹，肢体麻木　本品辛温散寒，祛风胜湿，入肝肾又强筋骨，可用治风湿痹痛，筋骨不利及肢体麻木等，常配威灵仙、川芎等同用。

此外，现代用于肾阳虚之喘咳及妇女更年期高血压，有较好疗效。

【用法用量】煎服，5～10g。

【使用注意】阴虚火旺者不宜服。

【现代研究】

1. 化学成分：含黄酮类化合物、淫羊藿苷、多糖、生物碱、挥发油、维生素 E 等。

2. 药理作用：能增强动物的性功能，增强下丘脑－垂体－性腺轴及肾上腺皮质轴、胸腺轴等内分泌系统的分泌功能；促进阳虚动物的核酸、蛋白质合成，并具有雄激素样作用，减少生殖细胞凋亡，增强免疫功能；降血压、强心、抗心律失常；镇咳、祛痰、平喘、抗炎；降血糖、降血脂、抗辐射、抗肿瘤、改善学习记忆力、预防骨质疏松、抗缺氧等。

仙　茅

【原文】仙茅味辛，腰足挛痹，虚损劳伤，阳道兴起。

【详注】仙茅味辛，有补肾壮阳，散寒除痹的作用，可治肾虚的腰膝筋脉拘急、肌肤麻木、关节不利、行动困难等虚损劳伤病；亦可治肾虚的阳痿、性欲减退等，可起兴阳之功。

仙茅为石蒜科植物仙茅的根茎。味辛，性热。有毒。归肾、肝经。功能温肾壮阳，祛寒除湿。本品温肾助阳，可治疗阳痿精冷，小便失禁，崩漏，心腹冷痛，腰脚冷痹，疝瘕，瘰疬，阳虚冷泻。补肝肾，治疗肝肾不足之视物昏花，须发早白等。

【应用】

1. 肾阳不足，命门火衰之阳痿精冷、小便频数 本品辛热燥烈，善补命门之火而助阳，常与淫羊藿、巴戟天、金樱子等同用，用治命门火衰，阳痿早泄及精寒不育。

2. 腰膝冷痛，筋骨痿软无力 本品辛散燥烈，补肾阳兼有散寒湿、强筋骨之功，常与杜仲、独活、附子等同用。

此外，本品培补肝肾，用治肝肾亏虚，须发早白，目昏目暗，常与枸杞子、车前子、生熟地等同用。

【用法用量】煎服，5～15g。或酒浸服，亦入丸、散。

【使用注意】阴虚火旺者忌服。燥烈有毒，不宜久服。

【现代研究】

1. 化学成分：主含多种环木菠萝烷型三萜及其糖、甲基苯酚及氯代甲基苯酚等多糖类，尚含有含氮类化合物、醇、生物碱类、脂肪类化合物及黄酮醇等。

2. 药理作用：可延长实验动物的平均存活时间；水煎液可明显增加大鼠垂体前叶、卵巢和子宫重量，使卵巢 HCG/LH 受体特异结合力明显提高；醇浸剂有镇定、抗惊厥、延长小鼠睡眠时间作用。

补骨脂

【原文】破故纸温，腰膝酸痛，兴阳固精，盐酒炒用。

【详注】补骨脂性大温，有温补肾阳的作用，可以兴阳固精、缩尿、止泻、纳气平喘，常用治肾阳虚阳痿遗精、腰膝酸痛、小便频数及脾肾虚寒的泄泻、肾不纳气的虚喘等。先用酒浸，晒干后再用盐水炒，可增强本品补肾温阳的作用。

补骨脂为豆科植物补骨脂的成熟果实。又名破故纸。味苦、辛，性温。归肾、脾经。功能补肾壮阳，固精缩尿，温脾止泻，纳气平喘。本品温补肾阳，善治肾阳虚衰，腰膝酸冷等证；性涩有收敛之性，可固经缩尿，善治肾虚遗精滑泄、遗尿；温脾肾之阳，治疗脾肾阳虚之泄泻；补肾纳气，治疗肾不纳气之虚性喘咳。

【应用】

1. 肾虚阳痿、腰膝冷痛 本品苦辛温燥，善温壮肾阳，常用治肾虚阳衰、风冷侵袭之腰膝冷痛等，常配菟丝子、杜仲等同用。

2. 肾虚遗精、遗尿、尿频 本品兼有涩性，善补肾助阳，固精缩尿，常用治滑精、小儿遗尿、小便无度等，可随证配伍他药。

3. 脾肾阳虚五更泄泻 本品能壮肾阳、温脾阳以止泻，善治五更泄，常配肉豆蔻、吴茱萸、五味子等同用，如四神丸。

4. 肾不纳气之虚喘 本品补肾助阳、纳气平喘，可用治虚寒性喘咳，常配伍人参、沉香等同用。

【用法用量】煎服，5～15g。

【使用注意】本品性质温燥，能伤阴助火，故阴虚火旺及大便秘结者忌服。

【现代研究】

1. 化学成分：含香豆素类、黄酮类及单萜酚类等。还含有豆固醇、谷固醇、葡萄糖苷等。

2. 药理作用：有雌激素样作用，能增强阴道角化，增强子宫重量；扩张冠状动脉、增强心肌收缩力、收缩子宫、缩短凝血时间、舒张支气管平滑肌。还具有增强免疫、升高白细胞、抗衰老、抗肿瘤、抑菌、杀虫、致光敏等作用。

益智仁

【原文】益智辛温，安神益气，遗溺遗精，呕逆皆治。

【详注】益智仁辛温，有安心神、补肾气的作用，可用治肾气虚寒的遗尿或小便频数及遗精；又能温脾，可治脾寒的恶心呕吐及唾涎多等。

益智仁为姜科植物益智的成熟果实。味辛，性温。归肾、脾经。功能暖肾固精缩尿，温脾止泻摄唾。本品辛温，补肾阳，补中又有收涩之性，暖肾固精缩尿，治疗下焦虚寒之小便频数；温脾阳，有止泻摄唾之功，可治疗脾胃虚寒之泄泻，小儿口多涎唾或流涎不禁。

【应用】

1. 下元虚寒之遗精、遗尿、小便频数　本品暖肾固精缩尿，可用治下焦虚寒、小便频数，常配乌药等份为末，山药糊丸，如缩泉丸。

2. 脾胃虚寒，腹痛吐泻及口多涎唾　本品有温脾止泻摄唾之效，可用治脾胃虚寒泄泻，常配温中健脾药等同用；治口多涎唾或小儿流涎不禁，可与健脾燥湿药同用。

【用法用量】煎服，3 ~ 10g。

【现代研究】

1. 化学成分：含挥发油类、二苯基庚烷类成分，尚含微量元素、维生素、脂肪酸、氨基酸等。

2. 药理作用：有减少唾液分泌、健胃、抗利尿、抗溃疡、抑制中枢、镇痛、抗过敏、抗应激、抗疲劳、延缓衰老、消除自由基、抗氧化、抗肿瘤、增强心肌收缩力、提高免疫功能等作用。

杜　仲

【原文】杜仲甘温，腰痛脚弱，阳痿尿频，安胎良药。

【详注】杜仲甘温，有补肝肾，壮筋骨，安胎的作用，常用治肾虚腰痛、足膝无力、筋骨痿软及阳痿、尿频、头晕、目眩等。又可用治肾脏虚寒、胎动不安、腰痛胎漏及习惯性流产等，效果良好。

杜仲为杜仲科植物杜仲的树皮。味甘，性温。归肝、肾经。功能补肝肾，强筋骨，安胎。本品甘温化阳，补肝肾，强筋骨，强腰膝，治疗肾虚腰痛及妇女经期腰痛，为治疗腰痛之要药；又能补肝肾，固冲任，治疗肝肾不足，冲任不固之胎动不安。

【应用】

1. 肾虚腰痛及各种腰痛　本品补肝肾、强筋骨，用治肾虚腰痛尤宜。其他腰痛用之，均有扶正固本之效。常与胡桃肉、补骨脂同用，以治肾虚腰痛或足膝痿弱；与独活、寄生、细辛等同用，可用治风湿腰痛冷重；与川芎、桂心、丹参等同用，可用治外伤腰痛；与当归、川芎、芍药等同用，可用治妇女经期腰痛；与鹿茸、山萸肉、菟丝子等同用，可用治肾虚阳痿、精冷不固、小便频数。

2. 肝肾亏虚，胎动不安 本品补肝肾固冲任安胎，单用有效，亦可配伍桑寄生、续断、阿胶、菟丝子等同用；单用本品为末，枣肉为丸，可用治胎动不安；与续断、山药同用，可用治习惯性堕胎。

此外，近年来单用或配入复方用于治疗高血压病有较好疗效，多与夏枯草、桑寄生、菊花等同用。

【用法用量】煎服，10～15g。

【使用注意】炒用破坏其胶质有利于有效成分煎出，故比生用效果好。本品为温补之品，阴虚火旺者慎用。

【现代研究】

1. 化学成分：含松脂醇二葡萄糖苷、桃叶珊瑚苷、京尼平、京尼平苷、京尼平苷酸、鞣质、黄酮类化合物等。

2. 药理作用：有利于骨折愈合，对骨质疏松症有预防或延缓作用；另有降血压、扩张血管、增强免疫、镇静、镇痛、抗应激、利尿、延缓衰老、保肝、抗肿瘤、抗病毒、抗紫外线损伤等作用。

续 断

【原文】续断味辛，接骨续筋，跌仆折损，且固遗精。

【详注】续断味苦辛，有补肝肾，强筋骨的作用，可用治肝肾不足的腰痛脚弱、关节不利、行动困难及跌仆筋骨折伤疼痛等。此外，本品还能益肾固精、止崩带，可用治遗精、妇女血崩或胎漏和带下等。

续断为川续断科植物川续断的干燥根。味苦、辛，性微温。归肝、肾经。功能补益肝肾，强筋健骨，止血安胎，疗伤续折。本品甘温助阳，辛温散寒，用治肾阳不足，下元虚冷，阳痿不举、遗精滑泄、遗尿尿频等证；甘温化阳，辛温散瘀通利血脉，用治跌打损伤、筋伤骨折、寒湿痹痛；补肝肾，固冲任治疗崩中漏下、胎动不安。

【应用】

1. 阳痿不举，遗精遗尿 本品甘温助阳，辛温散寒。可用治肾阳不足、下元虚冷、阳痿不举、遗精滑泄、遗尿尿频等，常配鹿茸、肉苁蓉、菟丝子等同用。

2. 腰膝酸痛，寒湿痹痛 本品有补益肝肾、强健壮骨、通利血脉之功。可用治肝肾不足、腰膝酸痛及寒湿痹痛，常配伍杜仲、牛膝、川乌等同用。

3. 崩漏下血，胎动不安 本品补益肝肾，调理冲任，有固本安胎之功。用治肝肾不足，崩漏下血、胎动不安等，常配伍桑寄生、阿胶等同用，如寿胎丸。

4. 跌打损伤，筋伤骨折 本品具辛温行散之性，善能活血祛瘀，甘温补益，又能壮骨强筋，而有续筋接骨、疗伤止痛之功。用治跌打损伤、瘀血肿痛、筋伤骨折，常配桃仁、红花等同用。

【用法用量】煎服，10~15g。外用适量研末敷。崩漏下血宜炒用。

【使用注意】风湿热痹者忌服。

【现代研究】

1. 化学成分：含三萜皂苷类、生物碱类、萜类、黄酮类、甾醇、挥发油等成分。

2. 药理作用：能促进去卵巢小鼠子宫的生长发育，有促进组织再生、抗炎、抗衰老、抗氧化、抗骨质疏松症、抗维生素 E 缺乏症等作用。

肉苁蓉

【原文】苁蓉味甘，峻补精血，若骤用之，更动便滑。

【详注】肉苁蓉甘温，有较强的补精养血作用，并可助阳。临床常用治肾虚阳痿、腰膝无力、软弱冷痛等。此外，本品甘而质润，还可润肠通便，常用治血虚、肠燥津枯的大便秘结。但脾虚便溏及阳盛阴虚、遗精滑泄者不宜服。

肉苁蓉为列当科植物肉苁蓉带鳞叶的肉质茎。别名苁蓉、寸芸、淡大芸。味甘、咸，性温。归肾、大肠经。功能补肾阳，益精血，润肠通便。本品甘能补益，甘温助阳，可补肾助阳，益精血，治疗肾阳亏虚，精血不足之遗精滑泄、宫冷不孕、腰膝酸软无力；甘咸质润，主入大肠，有润肠通便之效，治疗肾气虚弱，大便不通等证。

【应用】

1. 肾阳亏虚，精血不足之阳痿早泄、宫冷不孕、腰膝酸痛、痿软无力
本品味甘能补，甘温助阳，质润滋养，咸以入肾，为补肾阳、益精血之良
药。可用治男子五劳七伤、阳痿不起、小便余沥，常配伍菟丝子、续断、
杜仲等同用。

2. 肠燥津枯便秘 本品甘咸质润，入大肠经，润肠通便，可用治肾气
虚弱、大便不通、小便清长、腰酸背冷，常配当归、牛膝等同用，如济川
煎；用治发汗、津液耗伤而致大便秘结，常配沉香、麻子仁等同用。

【用法用量】煎服，10～15g。

【使用注意】本品能助阳、滑肠，故阴虚火旺及大便泄泻者不宜服。
肠胃实热、大便秘结亦不宜服。

【现代研究】

1. 化学成分：含松果菊苷、毛蕊花糖苷、表马钱子酸、松脂醇及生物
碱、糖类、糖醇、固醇、多种微量元素等。

2. 药理作用：有激活肾上腺、释放皮质激素的作用，能显著抑制组织
匀浆过氧化脂质的生成。另有降血压、抗动脉粥样硬化、增强记忆力、强
身、抗衰老、通便等作用。

锁 阳

【原文】锁阳甘温，壮阳补精，润燥通便，强骨养筋。

【详注】锁阳甘温，质滋润，有壮阳补精、养筋健骨、润燥滑肠的作
用，适用于肾虚的阳痿遗精、筋骨痿弱、腰膝无力及肠燥便秘等。

锁阳为锁阳科植物锁阳的肉质茎。味甘，性温。归肝、肾、大肠经。
功能补肾助阳，润肠通便。本品补肾阳，益精血，治疗肾虚阳痿，腰膝无
力；味甘质润，润肠滑肠，用治肠燥便秘。

【应用】

1. 肾阳亏虚，精血不足之阳痿、不孕、下肢痿软、筋骨无力 本品甘
温，补助肾阳，又益精血。用于治疗阳痿、不孕等，常与肉苁蓉、鹿茸、

菟丝子等同用；用治肾虚骨瘦、筋骨痿弱、行步艰难，可与熟地黄、牛膝等同用。

2. 血虚津亏肠燥便秘 本品味甘质润，润肠通便，可单用熬膏服，或与肉苁蓉、火麻仁、生地黄等同用，宜于精血亏虚之肠燥便秘。

【用法用量】煎服，10~15g。

【使用注意】阴虚阳亢、脾虚泄泻、实热便秘均忌服。

【现代研究】

1. 化学成分：本品含黄酮、有机酸、三萜皂苷、花色苷、鞣质、糖和糖苷类、淀粉、蛋白质、脂肪、还原糖、挥发油等。

2. 药理作用：有促进动物性成熟作用；对糖皮质激素具有双向调节作用，增强肠蠕动，缩短通便时间，显著抑制应激性溃疡，促进唾液分泌。此外还具有降低血压、防治骨质疏松、抗氧化、抗衰老等作用。

菟丝子

【原文】菟丝甘平，梦遗滑精，腰痛膝冷，添髓壮筋。

【详注】菟丝子甘平，有补肝肾、益精髓、壮筋骨的作用，可治肾虚的阳痿、遗精、滑精及肝肾两虚的腰膝冷痛、软弱无力、小便不禁等。

菟丝子为旋花科植物菟丝子的成熟种子。味辛、甘，性平。归肾、肝、脾经。功能补肾益精，养肝明目，止泻，安胎。本品辛以润燥，甘以补虚，为平补肝肾阴阳之品，治阳痿遗精、小便过多或失禁；益精血而养肝明目，用治肝肾不足，目暗不明；补肾健脾而治疗腹泻便溏；补肝肾，固冲任安胎。

【应用】

1. 肾虚腰痛、阳痿遗精、尿频及宫冷不孕 本品能补肾阳、益肾精以固精缩尿，可治疗阳痿遗精、小便过多或失禁。用治遗精、白浊、尿有余沥，常配杜仲、覆盆子等同用。

2. 肝肾不足，目暗不明 本品滋补肝肾精血而明目，常配熟地黄、车前子等同用，如驻景丸。

3. 脾肾阳虚，便溏泄泻 本品能补肾益脾止泻，用治脾虚便溏、脾肾虚泄泻，常配人参、白术、补骨脂等同用。

4. 肾虚胎动不安 本品能补肝肾安胎，用治肾虚胎元不固、胎动不安、滑胎，常配续断、桑寄生、阿胶等同用，如寿胎丸。

此外，本品亦可治肾虚消渴。

【用法用量】煎服，10～20g。

【使用注意】阴虚火旺、大便燥结、小便短赤者不宜服。

【现代研究】

1. 化学成分：含金丝桃苷、菟丝子苷、绿原酸、胆甾醇、菜油甾醇、β-谷甾醇、豆甾醇、树脂、糖类、氨基酸及钙、钾、磷等微量元素。

2. 药理作用：有延缓衰老、强心、降低胆固醇、软化血管、促进造血功能、抑制肠运动、延缓大鼠半乳糖性白内障的发展、降血压、兴奋子宫、保肝、明目、抗应激、抑菌、抗癌等作用，尚有类似雌激素样作用。

沙苑子

【原文】沙苑子温，补肾固精，养肝明目，并治尿频。

【详注】沙苑子性温，有补肾固精和养肝明目的作用，适用于治疗肝肾不足的遗精早泄、腰膝酸痛、头晕目花及小便频数等。

沙苑子为豆科植物扁茎黄芪的成熟种子。别名潼蒺藜、沙苑蒺藜。味甘，性温。归肝、肾经。功能补肾固精，养肝明目。本品甘温补阳，又以收涩之性见长，可补肾固涩止遗，用治肾虚腰痛及遗精滑泄，带下；补肾养肝，治疗目暗昏花、头晕等。

【应用】

1. 肾虚腰痛、阳痿遗精、遗尿尿频、白带过多 本品甘温补益，兼具涩性，功能补肾固精缩尿，似菟丝子平补肝肾而以收涩见长，可用治肾虚腰痛、遗精遗尿、带下。

2. 目暗不明、头昏目花 本品补肝肾而明目，常配伍枸杞子、菟丝子、菊花等同用。

【用法用量】煎服，10～20g。

【使用注意】本品为温补固涩之品，阴虚火旺及小便不利者忌服。

【现代研究】

1. 化学成分：含氨基酸、多肽、蛋白质、酚类、鞣质、甾醇和三萜类、生物碱、黄酮类等成分。

2. 药理作用：增强机体的非特异性和特异性免疫功能；另有保肝、抗肝纤维化、抗癌、延缓衰老、抗疲劳、降血压、降低血清胆固醇和甘油三酯、增加脑血流量、改善血液流变学指标等作用。

蛤　蚧

【原文】蛤蚧味咸，肺痿血咯，传尸劳疰，服之可却。

【详注】蛤蚧味咸，有补益肺肾，定喘止嗽的作用，善治肺痿及肺痨之气喘咳嗽和痰中带血等。尤其对于肺肾两虚、肾不纳气的虚喘有较好的疗效。

蛤蚧为脊椎动物壁虎科动物蛤蚧除去内脏的干燥体。味咸，性平。归肺、肾经。功能助肾阳，益精血，补肺气，定喘嗽。本品味咸入肾可助肾阳，治疗肾阳虚，肾不纳气之虚喘证；质润不燥，可补肾阳，益精血，治疗肾虚阳痿，有固本培元之功。

【应用】

1. 肺虚咳嗽，肾虚作喘，虚劳喘咳　本品兼入肺、肾二经，长于补肺气、助肾阳、定喘咳，为治多种虚证喘咳之佳品。常配人参、贝母、杏仁等同用，如人参蛤蚧散。

2. 肾虚阳痿　本品质润不燥，补肾助阳兼能益精养血，有固本培元之功。单用浸酒服即效，或配伍益智仁、巴戟天、补骨脂等同用。

【用法用量】研末服，每次 1 ~ 2g，日服 3 次。亦可浸酒服，或入丸、散。

【使用注意】风寒或实热咳喘忌服。

【现代研究】

1. 化学成分：含磷脂类、脂肪酸类、蛋白质、丰富的微量元素和氨基酸等。

2. 药理作用：增强机体免疫力、抗低温、抗高温、抗缺氧、抗衰老、抗肿瘤、解痉平喘、抗炎、降血糖，有促肾上腺皮质激素样作用及性激素样作用。

胡桃肉

【原文】 胡桃肉甘，补肾黑发，多食生痰，动气之物。

【详注】 胡桃肉味甘，有补肾乌须黑发的作用，可治肾虚腰痛脚弱和须发早白。但多食能助湿生痰，并能使气行不畅而引起胀满。

胡桃为胡桃科植物胡桃果实的核仁。味甘，性温。归肾、肺、大肠经。功能补肾温肺，润肠通便。本品温补肾阳，可治疗肾亏腰酸，头晕耳鸣等证。但其补阳之力较弱，善于补肺肾、定喘咳，常用治肺肾气虚，气不归根之虚喘证，久咳不止等。

【应用】

1. 肾阳虚衰，腰痛脚弱，小便频数 本品温补肾阳，其力较弱。常与杜仲、补骨脂、大蒜等同用，用治肾亏腰酸、头晕耳鸣、尿有余沥；或与杜仲、补骨脂、萆薢等同用，用治肾虚腰膝酸痛、两足痿弱。

2. 肺肾不足之虚寒喘咳，肺虚久咳、气喘 本品长于补肺肾、定喘咳，常与人参、生姜同用，可用治肺肾不足、肾不纳气所致的虚喘证；用治久嗽不止，可与人参、胡桃、杏仁同用为丸服。

3. 肠燥便秘 本品质润滑肠，可单独服用，亦可与火麻仁、肉苁蓉、当归等同用。

【用法用量】 煎服，10～30g。

【使用注意】 阴虚火旺、痰热咳嗽及便溏者不宜服用。

【现代研究】

1. 化学成分：主含脂肪油，油的主要成分是亚油酸甘油酯，又含有蛋白质、糖类、钙、磷等。

2. 药理作用：可能影响胆固醇的体内合成及其氧化排泄；有延缓衰老、镇咳等作用。

冬虫夏草

【原文】冬虫夏草，味甘性温，虚劳咳血，阳痿遗精。

【详注】冬虫夏草味甘，性温，有补肺益肾，止血化痰，止嗽定喘的作用，可治肺肾不足之久咳虚喘、劳嗽咳血和肾阳不足、精血亏虚之阳痿、遗精、腰膝酸痛及病后体弱、自汗畏寒、头晕等。

冬虫夏草为麦角菌科植物冬虫夏草菌的子座及其寄生蝙蝠蛾科昆虫绿蝙蝠蛾幼虫的尸体的复合体。味甘，性温。归肾、肺经。功能补肾壮阳，益肺平喘，止血化痰。本品甘温之性，补肾阳，益肾精，用治阳痿，遗精，腰膝酸软等症；可补益肺肾，为平补肺肾之品，用治久咳虚喘及劳嗽咳血等；亦是食疗佳品，用于治疗肺虚咳喘，劳嗽痰血，自汗，盗汗，肾虚阳痿，遗精，腰膝酸痛，病后体弱等症。

【应用】

1. 阳痿遗精，腰膝酸痛 本品补肾益精，有兴阳起痿之功。用治肾阳不足、精血亏虚之阳痿遗精、腰膝酸痛等，可单用浸酒服，或配淫羊藿、杜仲、巴戟天等同用。

2. 久咳虚喘，劳嗽痰血 本品味甘，功能补肾益肺、止血化痰、止咳平喘，尤为劳嗽痰血多用。可单用，或配沙参、川贝母、麦冬等同用。

此外，还可用于病后体虚不复或自汗畏寒，可以本品与鸡、鸭、猪肉等炖服，有补肾固本、补肺益卫之功。

【用法用量】煎服，5~10g；或入丸、散。

【使用注意】有表邪者不宜用。

【现代研究】

1. 化学成分：含人体必需氨基酸、糖类、维生素、甾醇类、脂肪酸、蛋白质及钙、钾、铬、镍、锰、铁、铜、锌等微量元素。

2. 药理作用：提高机体免疫力，调节内分泌系统，扩张外周和冠脉血管，降低胆固醇及甘油三酯，祛痰，平喘，保护肾脏，延缓衰老，抗癌，抗病毒，抗放射等。

紫河车

【原文】紫河车甘，疗诸虚损，劳瘵骨蒸，滋培根本。

【详注】紫河车甘温主补，有补气血、益肾精等培本之功，善于治疗男女一切虚损劳伤病，如劳热骨蒸、盗汗、咳嗽气喘、吐血、咯血等。

紫河车为健康产妇的胎盘。别名胎盘、人胞。味甘、咸，性温。归肺、肝、肾经。功能补肾益精，益气养血。本品为血肉有情之品，补肝肾，益精血，用治肾阳虚衰，精血不足的阳痿遗精、腰酸耳鸣；补益气血，治疗产后乳汁不足、面黄消瘦、倦怠无力等证；补肺气，益肾精，治疗肾不纳气，肺气不足之虚喘证。

【应用】

1. 阳痿遗精，腰酸耳鸣 本品补肾阳，益精血。用治肾阳不足、精血衰少诸证，单用有效，亦可与补益药同用。

2. 气血不足诸证 本品补益气血。用治气血不足、产后乳汁缺少、面色萎黄、消瘦、体倦乏力等，可单用本品研粉服，或用鲜品煮烂食之，或配人参、黄芪、当归、熟地黄等同用。

3. 肺肾两虚之咳喘 本品补肺气，益肾精，纳气平喘，单用有效，亦可配人参、蛤蚧、冬虫夏草、五味子等同用。

【用法用量】研末装胶囊服，每次 1.5～3g，每日 2～3 次，或入丸、散。如用鲜胎盘，每次半个至一个，水煮服食，1 周 2～3 次。

【使用注意】阴虚火旺不宜单独应用。

【现代研究】

1. 化学成分：含蛋白质、氨基酸，尚含促性腺激素 A 和 B、雌酮等多种激素，溶菌酶及激肽酶等多种酶，多种抗体，多种干扰素，细胞生成素，多糖，微量元素等。

2. 药理作用：有雌激素样作用，增强机体免疫力，促进乳腺和女性生殖器官发育，减轻疲劳、改善睡眠，增强红细胞新生，促进伤口、骨折的愈合，提高耐缺氧能力，强心，抗肿瘤，抗过敏，延缓衰老等。

附药：脐带

脐带即胎儿脐带。系将新鲜脐带洗净，用金银花、甘草及黄酒同煮，烘干入药。味甘、咸，温。归肾经。功能补肾，纳气，敛汗。用治肾虚喘咳、盗汗等症。可单用炖服，或研末冲服。煎服，1~2 条；研末服，每次 1.5~3g，每日 2~3 次。

胡芦巴

【原文】胡芦巴温，逐冷壮阳，寒疝腹痛，脚气宜尝。

【详注】胡芦巴性温，有温肾壮阳，散寒止痛的作用，可治肾虚阳痿，寒凝气滞的胸胁胀痛、寒疝少腹痛及肾虚寒泻等。此外，寒湿脚气亦可用之。

胡芦巴为豆科植物胡芦巴的成熟种子。味苦，性温。归肾经。功能温肾助阳，散寒止痛。本品温通肾阳，温通肝脉，用治寒凝肝脉，气滞血凝所致的寒疝腹痛，胁肋胀痛；苦温，可温肾阳，散筋骨寒湿，用治足膝冷痛，脚气转筋等；助肾阳，治肾阳虚衰所致之阳痿精冷，阴囊潮湿，头晕目眩。

【应用】

1. 寒疝腹痛，胸胁胀痛　本品温肾助阳，温经止痛，可用治肾阳不足、寒凝肝脉、气血凝滞所致诸证。常与吴茱萸、川楝子、巴戟天等配伍，用治寒疝腹痛，痛引睾丸；或与附子、硫黄同用，用治肾脏虚冷、胁胀腹痛；亦可与当归、乌药等同用，用治经寒腹痛。

2. 足膝冷痛，寒湿脚气　本品苦温之性，温肾阳，散筋骨寒湿，用治阳虚气化不行、寒湿下注，足膝冷痛，常与木瓜、补骨脂同用。

3. 阳痿滑泄，精冷囊湿　本品补肾助阳，用治肾阳不足，命门火衰之阳痿不用、滑泄精冷、头晕目眩等，常与附子、巴戟天等同用。

【用法用量】煎服，3~10g；或入丸、散。

【使用注意】阴虚火旺者忌用。

【现代研究】

1. 化学成分：本品含龙胆宁碱、番木瓜碱、胆碱、胡芦巴碱。还含皂苷、脂肪油、蛋白质、糖类及维生素 B_1。

2. 药理作用：有降低血糖、利尿、抗炎、降血压等作用。其提取物有刺激毛发生长的作用。

韭

【原文】韭味辛温，祛除胃寒，汁清血瘀，子医梦泄。

【详注】韭味辛，性温，有通胃气，散寒邪的作用，可治胃寒气滞、胀闷作痛。韭菜汁能活血散瘀；韭菜子能温肾助阳，可治梦遗滑精。

韭为百合科多年生草本植物的全草。味甘、辛，性温。无毒。归胃、肝、肾经。功能温胃散寒，温补肝肾。本品辛温之性，温经散寒，用治脘腹冷痛，可单用韭菜生研服，下肠中瘀血，韭汁冷饮效佳；温肾补肝，治疗肝肾不足的筋骨痿软、腰膝酸痛。

【应用】

1. 脘腹冷痛，胀闷不舒 本品辛散寒邪，温通经脉，治疗寒邪入胃、寒凝气滞，胀闷冷痛等，可用韭研汁服。

2. 肝肾不足，腰膝痿软 本品温补肝肾，强筋壮骨，可用治肝肾不足，筋骨痿软、步履艰难、屈伸不利等。可以单用，或配伍仙茅、巴戟天、枸杞子等同用。

【用法用量】煎服，3~9g；或研汁服。

【使用注意】阴虚火旺者忌服。

【现代研究】

1. 化学成分：含有生物碱、皂苷、挥发油及硫化物、蛋白质、脂肪、糖类、维生素 B、维生素 C 等。

2. 药理作用：韭汁对痢疾杆菌、伤寒杆菌、大肠埃希菌、葡萄球菌均有抑制作用。另外，还有祛痰作用。

附药：韭菜子

韭菜子为百合科植物韭菜的干燥成熟种子。味辛、甘，性温。归肾、肝经。功能温补肝肾，壮阳固精。用于肾虚阳痿、腰膝冷痛，可以单用，也可配仙茅、淫羊藿、巴戟天等药使用。用治梦遗滑精，可与熟地、菟丝子、补骨脂等同用。若治膀胱虚冷、遗尿尿频，可配益智仁、鹿角霜、龙骨等同用。煎服，5~10g。

阳起石

【原文】阳起石甘，肾气乏绝，阳痿不起，其效甚捷。

【详注】阳起石味甘，有温肾壮阳，强阳起痿的作用，可用治肾阳虚的男子阳痿、遗精和女子宫寒不孕诸证，起效快捷。

阳起石为硅酸盐类矿物阳起石或阳起石石棉的矿石。味咸，性温。归肾经。功能温肾壮阳。本品味咸入肾，温肾助阳，用治肾阳不足引起的腰膝酸软冷痛，遗精滑精，阳痿早泄；亦可治疗妇女下焦虚寒，宫冷不孕，月经不调等。

【应用】

1. 阳痿不举，宫冷不孕 本品温肾壮阳，强阳起痿，可用治男子阳痿遗精，女子宫冷不孕、崩中漏下和腰膝冷痛等。单用本品煅后研末，空心盐汤送服，用治阳痿阴汗。

2. 精滑不禁，便溏足冷 用本品煅后，与钟乳石等份为细末，加酒煮附子末，面糊为丸，空腹米汤送下，用治下元虚冷，精滑不禁、便溏足冷；或与鹿茸、菟丝子、肉苁蓉等配伍，用治精清精冷无子。

【用法用量】煎服，3~6g，或入丸、散服。

【使用注意】阴虚火旺者忌用。不宜久服。

【现代研究】

化学成分：本品主要成分是 Ca_2（Mg、Fe）$[Si_4O_{11}]$ $[OH]_2$。

紫石英

【原文】紫石英温，镇心养肝，惊悸怔忡，子宫虚寒。

【详注】紫石英性温，质重沉降，温而去寒，有镇心定惊，养肝益血，温暖子宫的作用，适用于治疗心神不安、肝血不足的心悸怔忡、惊痫眩晕及妇女宫冷不孕等。

紫石英为卤化物类矿物紫石英的矿石。味甘，性温。归心、肺、肾经。功能温肾助阳，镇心安神，温肺平喘。本品甘温能补，温助肾阳，暖胞宫，用治宫冷不孕，崩漏带下；质重重镇，镇心安神，用治心悸怔忡、失眠等症。又温肺化饮，散肺寒，止喘咳，治疗肺寒饮停，痰多咳喘症。

【应用】

1. 肾阳亏虚，宫冷不孕、崩漏带下　本品甘温，能助肾阳，暖胞宫，调冲任，常用治元阳衰惫、血海虚寒，宫冷不孕、崩漏带下诸证。多与当归、熟地黄、川芎、香附、白术等配伍。

2. 心悸怔忡，虚烦不眠　本品甘温能补，质重能镇，为温润镇怯之品。用治心悸怔忡、虚烦失眠，常与酸枣仁、柏子仁、当归等养血补心之品同用；用治心经痰热、惊痫抽搐，常与龙骨、寒水石、大黄等重镇清热之品同用。

3. 肺寒气逆，痰多咳喘　本品温肺寒，止喘嗽，可单用火煅，花椒泡汤，用治肺寒气逆、痰多喘咳证；或与五味子、款冬花、桑白皮、人参等配伍，用治肺气不足，短气喘乏、口出如含冰雪及语言不出者。

【用法用量】煎服，9~15g。打碎先煎。

【使用注意】阴虚火旺而不能摄精之不孕证及肺热气喘者忌用。

【现代研究】

1. 化学成分：本品主含氟化钙（CaF_2），纯品含钙51.2%，氟48.8%及氧化铁等。

2. 药理作用：有兴奋中枢神经，促进卵巢分泌的作用。

石钟乳

【原文】石钟乳甘，气乃剽悍，益气固精，治目昏暗。

【详注】石钟乳味甘，其药力峻烈，有补气固精的作用，并能明目，可用治肺气虚的咳嗽气喘和肾虚的阳痿、遗精及两目昏暗。

石钟乳为碳酸盐类矿物钟乳石的矿石。又名钟乳石、鹅管石。味甘，性温。归肺、肾、胃经。功能温肺，助阳，平喘，制酸，通乳。用治肺虚劳嗽、咳痰喘急，冷哮痰喘等；亦可用于肾虚阳痿，遗精及视物昏花；又可治疗产后气血亏虚，乳汁不下。

【应用】

1. 虚劳咳喘，寒嗽 本品甘温助阳，补益肺肾。

2. 肾虚阳痿，腰脚冷痹 本品温补肾阳。

3. 乳汁不通 本品可温经通乳。

此外，亦可治疗伤食纳少、疮疽痔瘘等。

【用法用量】煎服，3～9g。打碎先煎。

【使用注意】阴虚火旺肺热咳嗽者忌服。

【现代研究】

化学成分：主要为碳酸钙（$CaCO_3$），又含微量元素铁、铜、钾、锌、锰、镉。

海狗肾

【原文】腽肭脐热，补益元阳，固精起痿，痃癖劳伤。

【详注】海狗肾性大热，有暖肾壮阳，补益精气的作用。主要用治阳痿和腰膝寒冷软弱无力等肾阳虚弱证；亦可治寒痰结聚、胁腹作痛的"痃癖"和阳虚劳伤病。

海狗肾为海狗科动物海狗或海豹科动物海豹的雄性外生殖器。又名腽肭脐。味咸，性热。归肾经。功能暖肾壮阳，益精补髓。本品咸以入肾，性热壮阳，又为血肉有情之品，有补肾阳，益精血之功，用治阳痿不举，精冷不育，腹中冷痛等症；大热之品，可温补肾阳，治疗肾阳虚衰，下焦虚冷所致的心腹冷痛等。

【应用】

1. 阳痿精冷，精少不育 本品性热壮阳，咸以入肾，有补肾壮阳、益精补髓之功。用治肾阳亏虚，腰膝痿弱、阳痿不举、精寒不育、尿频便溏、腹中冷痛等，常与人参、鹿茸、附子等药同用，以增强壮阳散寒、暖肾益精之效；或配伍鹿茸、紫河车、人参同用，用治精少不育之证。

2. 肾阳衰微，心腹冷痛 本品长于补肾壮阳，可用治肾阳衰微、下元久冷，常配伍吴茱萸、甘松、高良姜等同用，共收补阳散寒之功。

【用法用量】研末服，每次 1～3g，每日 2～3 次；入丸、散或泡酒服。

【使用注意】阴虚火旺及骨蒸劳嗽等忌用。

【现代研究】

1. 化学成分：含有雄性激素、蛋白质及脂肪等。

2. 药理作用：有雄性激素样作用。

当　归

【原文】当归甘温，生血补心，扶虚益损，逐瘀生新。

【详注】当归甘温，补血之功较佳，且能逐瘀血、生新血，善活血调经，广泛用于血虚所致的面色萎黄或苍白、精神不振、皮肤干燥、毛发枯焦、心悸、失眠等，或血虚兼有瘀滞之月经不调、痛经、闭经、产后瘀阻腹痛等，为妇科之要药。

当归为伞形科植物当归的根。味甘、辛，性温。归肝、心、脾经。功能补血调经，活血止痛，润肠通便。本品为补血要药，临床广泛用于血虚诸证。如血虚心失所养之惊悸怔忡、心烦、失眠、多梦、健忘等证，以及肝失所养之眩晕、耳鸣、两目干涩、视力减退、雀盲、肢体麻木、拘急、震颤、月经愆期、量少色淡、经闭等证，均常用本品。因其既能补血，又能调经，还能活血、止痛，可用于血虚或血虚兼有瘀滞之月经不调、痛经、经闭腹痛等证，为妇科要药。临床还广泛用于跌打损伤，胸腹胁肋瘀滞疼痛、肢体经脉瘀滞疼痛、麻木、半身不遂、痹证、癥瘕积聚，疮痈等证。本品还能润肠通便，可用于肠燥便秘。以其长于补血，尤宜于血虚肠燥便秘证。此外，有一定的平喘作用，可用于肺气壅遏之喘咳气急者。

【应用】

1. 血虚诸证　本品甘温质润，长于补血，为补血之圣药。若气血两虚，常配黄芪、人参补气生血，如当归补血汤、人参养荣汤；若用治血虚萎黄、心悸失眠，常配伍熟地黄、白芍、川芎等同用，如四物汤。

2. 血虚或兼有瘀滞之月经不调、经闭、痛经等　本品补血活血、调经止痛，常配伍其他补血调经药同用，如四物汤，既为补血之要剂，亦为妇科调经的基础方。若用治兼气虚者，可配人参、黄芪；若用治兼气滞者，可配香附、延胡索；若用治兼血热者，可配牡丹皮、赤芍；若用治血瘀经闭不通者，可配桃仁、红花；若用治血虚寒滞者可配阿胶、艾叶等。

3. 虚寒性腹痛，跌打损伤，痈疽疮疡，风寒痹痛等 本品辛行温通，善补血活血止痛，又能散寒。用治血虚血瘀寒凝之腹痛，常配桂枝、芍药、生姜等同用，如当归生姜羊肉汤、当归建中汤；用治跌打损伤、瘀血作痛，常配乳香、没药、桃仁、红花等同用，如复元活血汤、活络效灵丹；用治疮疡初起红肿疼痛，常配金银花、赤芍等同用，如仙方活命饮；用治痈疽溃后不敛，常配黄芪、人参等同用，如十全大补汤；用治脱疽溃烂，阴血伤败，亦可配金银花等同用；若风寒痹痛、肢体麻木，常配羌活、防风、黄芪等同用。

4. 血虚肠燥便秘 本品补血以润肠通便，用治血虚肠燥便秘，常配伍肉苁蓉、牛膝、升麻等同用，如济川煎。

【用法用量】煎服，5~15g。一般生用，为加强活血则酒炒用。又通常补血用当归身，活血用当归尾，和血（补血活血）用全当归。

【使用注意】湿盛中满、大便泄泻者忌服。

【现代研究】

1. 化学成分：含β-蒎烯、α-蒎烯、莰烯等中性油成分。另含对-甲基苯甲醇、5-甲氧基-2,3-二甲苯酚等酸性油成分及有机酸、糖类、维生素、氨基酸等。

2. 药理作用：提高机体免疫力、抗肝损伤、降血脂、抗炎、镇痛；扩张冠状动脉、增加冠脉血流量、降低心肌氧耗量、抗心肌缺血、抗心律失常、抗血小板聚集、抗血栓形成、改善微循环、促进造血功能；对子宫有双向调节作用等。

熟地黄

【原文】熟地微温，滋肾补血，益髓填精，乌须黑发。

【详注】熟地黄微温，质润气厚，既能补血，又善滋阴，且能生精益髓，为补益肝肾、培元固本之要药。常用治血虚所致的面色萎黄、头昏目眩、心悸怔忡、失眠、月经不调等及肝肾阴虚、精血不足所致的腰膝酸软、骨蒸潮热、盗汗、遗精、消渴等。能乌须黑发，用治阴血亏虚之须发早白。

熟地黄为玄参科植物地黄的块根，经加工炮制而成。味甘，性微温。归肝、肾经。功能补血养阴，填精益髓。本品亦为补血要药，适用于血虚诸证，补血常与当归相须为用。本品又能滋阴，长于滋肾阴，兼能养肝阴，可广泛用于肝肾阴虚诸证，为补阴要药，在滋阴剂中常居主药地位。还能补益肾精，适用于肾精亏虚所致小儿生长发育迟缓及成人早衰诸证。

地黄始见于《神农本草经》，现临床使用有鲜、生、熟三种。均有养阴生津之功，用治阴虚津亏诸证。鲜地黄甘苦大寒，滋阴之力虽弱，但长于清热凉血，泻火除烦，多用于血热邪盛，阴虚津亏证；生（干）地黄甘寒质润，凉血之力稍逊，但长于养心肾之阴，故血热阴伤及阴虚发热者宜之；熟地黄性味甘温，入肝肾而功专养血滋阴，填精益髓，凡真阴不足，精髓亏虚者，皆可用之。

【应用】

1. 血虚诸证　本品甘温质润，补阴益精以生血，为养血补虚之要药。用治血虚萎黄、眩晕、心悸、失眠及月经不调、崩中漏下等，常配伍当归、白芍、川芎同用，如四物汤。

2. 肝肾阴虚证　本品质润入肾，善滋补肾阴，填精益髓，为补肾阴之要药。用治肝肾阴虚，腰膝酸软、遗精、盗汗、耳鸣、耳聋及消渴等，常配伍山药、山茱萸等同用，如六味地黄丸。

此外，熟地黄炭能止血，可用于崩漏等血虚出血证。

【用法用量】煎服，10～30g。

【使用注意】本品性质黏腻，有碍消化，凡气滞痰多、脘腹胀痛、食少便溏者忌服。

【现代研究】

1. 化学成分：含毛蕊花糖苷、梓醇、地黄素、甘露醇、维生素A类物质、糖类及氨基酸等。

2. 药理作用：提高机体免疫功能；增强造血功能；强心、利尿、降血压、降低胆固醇；改善学习记忆力、抗衰老、防止骨质疏松、改善脑血流量、镇静、抑制甲状腺功能亢进、抗炎、降血糖、止血等。

白 芍

【原文】白芍酸寒，能收能补，泻痢腹痛，虚寒勿与。

【详注】白芍味酸，性微寒，具有养血敛阴，柔肝止痛，平抑肝阳的作用。常用治血虚或阴虚有热之月经不调、痛经、崩漏等证及肝阴血不足，肝气不舒或肝阳偏亢之头痛、眩晕、胁痛、四肢脘腹拘挛疼痛、痢疾腹痛等。因其性寒，虚寒之证不宜用。

白芍为毛茛科植物芍药的根。味苦、酸、甘，性微寒。归肝、脾经。功能养血敛阴，柔肝止痛，平抑肝阳。本品滋养生血之功虽远不及当归、熟地黄等药，但却是临床治疗血虚心肝失养诸证的常用之品。对血虚肝阳上亢眩晕者，兼能平抑肝阳；血虚筋脉失养而拘急疼痛者，既能补血以柔肝，又能缓急而止痛。本品有一定止汗作用，适用于阴虚盗汗，及营卫不和之表虚自汗证。

白芍与赤芍《神农本草经》未分，通称芍药，唐末宋初，始将二者区分。二者虽同出一物而性微寒，但前人谓"白补赤泻，白收赤散"，一语而道破二者的主要区别。白芍多为栽培，而赤芍多为野生。白芍以养血敛阴柔肝为主，用于血虚阴亏，肝阳偏亢诸证；赤芍以泻火凉血，化瘀活血为主，主治血热、血瘀、肝火诸证。两者虽都有较好的止痛作用，但白芍柔肝缓急止痛，赤芍活血化瘀止痛。

【应用】

1. 肝血亏虚及阴亏血虚之月经不调、崩漏等 本品味酸，收敛肝阴以养血，用治肝血亏虚，面色苍白、眩晕心悸或月经不调、崩中漏下等，常配伍熟地黄、当归等同用，如四物汤。

2. 肝脾不和之胸胁脘腹疼痛或四肢挛急疼痛 本品酸敛肝阴，养血柔肝而止痛。用治血虚肝郁，胁肋疼痛，常配柴胡、当归等同用，如逍遥散；用治脾虚肝旺，腹痛泄泻，常配白术、陈皮等同用，如痛泻要方；用治阴血虚筋脉失养而致手足挛急作痛，常配甘草缓急止痛，如芍药甘草汤。

3. 肝阳上亢之头痛眩晕 本品养血敛阴，平抑肝阳，常配牛膝、代赭石等同用，如镇肝熄风汤。

此外本品敛阴，有止汗之功。用治外感风寒，营卫不和之汗出恶风及阴虚盗汗等。

【用法用量】煎服，5~15g；大剂量15~30g。

【使用注意】阳衰虚寒之证不宜用。反藜芦。

【现代研究】

1. 化学成分：含芍药苷、牡丹酚、芍药花苷、芍药内酯、苯甲酸等，尚含挥发油、脂肪油、树脂、糖、淀粉、黏液质、蛋白质和三萜类成分。

2. 药理作用：增加心肌血流量、扩张血管、轻度降压、抗血小板聚集和抗血栓形成、镇静、抗惊厥、镇痛、抗炎、抗抑郁、抗肾损伤、免疫调节、保肝、抑制胃酸分泌等，对子宫和胃肠平滑肌均有抑制作用。

何首乌

【原文】何首乌甘，添精种子，黑发悦颜，强身延纪。

【详注】何首乌味甘，长于补肝肾、益精血。滋阴补血之力不及熟地黄、阿胶，但不腻不燥，主治肝肾阴虚、精血不足之腰膝酸软、头昏眼花、耳鸣、须发早白等。善于乌黑须发，使皮肤润泽，并有强身、养生延年的作用。

何首乌为蓼科植物何首乌的块根。削去两端，洗净，切片，晒干或微烘，称生首乌；若以黑豆煮汁拌蒸，晒后变为黑色，称制首乌。味苦、甘、涩，性微温。归肝、肾经。功能补益精血，固肾乌须。本品制用有补血之功，主要用于血虚心肝失养之失眠、视力减退、筋脉拘急等证。既能补血，又能益精，性质温和，不燥不腻，临床常用于肝肾精亏血虚所致早衰诸证。其中，尤以延缓衰老以保持须发乌黑见长。制首乌、生首乌均能截疟，以治久疟气血耗伤者见长。生首乌内服、外用均可解毒以消痈散结，适用于痈疽、瘰疬及皮肤瘙痒等证。生首乌还能缓下通便，适用于肠燥便秘证。近年还用治高血压、高血脂及动脉硬化症等。

【应用】

1. 精血亏虚证 本品制用功善补肝肾、益精血、强筋骨、乌须发。用治精血亏虚，头晕眼花、须发早白、腰膝酸软、遗精、崩带，常配当归、枸杞子、菟丝子等同用，如七宝美髯丹。

2. 久疟，痈疽，瘰疬，肠燥便秘等 本品生用有截疟、解毒、润肠通便之功。用治疟疾日久，气血虚弱，可配人参、当归等同用；用治痈疽瘰疬，可配伍金银花、夏枯草等同用；若用治老年人精血亏虚肠燥便秘，常配肉苁蓉、当归、火麻仁等同用。

【用法用量】 煎服，10~30g。

【使用注意】 大便溏泄及湿痰较重者不宜用。

【现代研究】

1. 化学成分：含蒽醌类化合物，主要成分为大黄酚和大黄素、二苯乙烯苷类成分；尚含卵磷脂、粗脂肪等。

2. 药理作用：健脑益智、抗衰老、强心、扩张冠状动脉、抗心肌缺血、降低胆固醇、防止动脉硬化、减慢心率、促进肾上腺皮质功能、促进红细胞生长、保肝、增强免疫功能、激活网状内皮系统等；制首乌尚可降压，生首乌有促进肠蠕动和轻度泻下的作用。

附药：鲜何首乌

鲜何首乌为蓼科植物何首乌的新鲜块根。味甘、苦，平。归心、肝、大肠经。功能解毒，截疟，润肠通便。其补益力弱，主要用治津亏便秘，体虚久疟，疮痈、瘰疬等证。煎服，10~30g。

阿 胶

【原文】 阿胶甘平，止咳脓血，吐血胎崩，虚羸可嗳。

【详注】 阿胶味甘、性平，长于补肝血、滋肾阴、润肺燥，为补血滋阴止血之要药。主要用治血虚眩晕、萎黄及吐血、咳血、便血、崩漏等多种出血证。

阿胶为马科动物驴的皮，经漂泡去毛后熬制而成的胶块。古时以产于山东省东阿县而得名。别名驴皮胶。味甘，性平。归肺、肝、肾经。功能补血，止血，滋阴，润肺。本品亦为补血要药，适用于血虚诸证。因其长于止血、滋阴，故尤宜于失血所致血虚证与阴血俱虚者。其滋养生血之功，有助于养胎，止血又可治胎漏下血，故不少安胎方中都用有本品。本品能滋养肺心肝肾之阴，用于肺心肝肾阴虚证，而尤以滋阴润肺见长。常用治阴虚肺燥，干咳痰少、痰中带血或无痰者。亦可滋润肠燥，用于阴血亏虚，大肠失濡之便秘证。此外，本品还可用于阴虚小便不利。

从历史上看，阿胶原是以牛皮为原料，后来发展为用驴皮。现代用牛皮熬制的胶也作入药应用，称黄明胶。其养血、滋阴、润燥之力均不及阿胶，但止血效果较好，又兼可活血解毒。另有猪皮胶，称新阿胶，其成分与驴皮胶相似，具有补益精血、延缓衰老、保健美容等作用。

【应用】

1. 血虚证　本品为血肉有情之品，甘平质润，为补血之要药，多用治血虚诸证，而尤以治疗出血而致的血虚为佳。单用本品即效；亦常配熟地黄、当归、芍药等同用，如阿胶四物汤。

2. 出血证　本品味甘质黏，为止血之要药。用治妊娠尿血，可单味炒黄为末服；用治阴虚血热吐衄，常配伍蒲黄、生地黄等同用；用治血虚血寒之崩漏下血，常配熟地黄、当归等同用，如胶艾汤；若用治脾气虚寒便血或吐血等，常配白术、伏龙肝等同用，如黄土汤。

3. 肺阴虚燥咳　本品滋阴润肺。用治肺阴虚之燥咳痰少、咽喉干燥、痰中带血等，常配牛蒡子、杏仁等同用；用治燥邪伤肺，干咳无痰、心烦口渴、鼻燥咽干等，常配桑叶、杏仁、麦冬等同用，如清燥救肺汤。

4. 阴虚证　本品养阴以滋肾水。用治热病伤阴、肾水亏而心火亢，心烦不得眠等，常配黄连、白芍等同用，如黄连阿胶汤。尚可用治温热病后期真阴欲竭、阴虚风动，手足瘛疭等。

【用法用量】5～15g。入汤剂宜烊化冲服。本品入丸、散剂不易粉碎，用蛤粉烫成珠后，便于粉碎，并可克服腻胃的不良反应。

【使用注意】本品黏腻，有碍消化，故脾胃虚弱者慎用。

【现代研究】

1. 化学成分：主含骨胶原、蛋白及肽类成分，经水解后得到多种氨基酸。

2. 药理作用：具有较好的补血作用，疗效优于铁剂；提高机体免疫力、提高造血功能、降低血液黏度、抗肺损伤；并具有强身、抗缺氧、抗疲劳、耐冷、抗休克、抗辐射、抗炎、抗肿瘤、促进钙吸收和在体内存留、扩张血管等作用。

龙眼肉

【原文】龙眼味甘，归脾益智，健忘怔忡，聪明广记。

【详注】龙眼肉味甘，具有补益心脾、养血安神的作用，为滋补佳品。常用治心脾两虚、气血不足之少气倦怠、心悸怔忡、失眠健忘等。

龙眼肉为无患子科植物龙眼的假种皮。别名桂圆肉。味甘，性温。归心、脾经。功能补益心脾，养血安神。本品为具营养作用的补血药。其补血作用主要用于血虚心失其养所致之心悸怔忡、心烦、失眠、健忘等。兼心脾气虚，心神不安者，又能补益心脾之气、安神。可作食品常服以调补气血，用于病后或年老体弱，气血不足者。

【应用】

心脾虚损，气血不足的心悸、失眠、健忘等　本品能补益心脾、养血安神。用治思虑过度、劳伤心脾之惊悸怔忡、失眠健忘、食少体倦及脾虚气弱之便血崩漏等，常配伍人参、当归、酸枣仁等同用，如归脾汤；用治气血亏虚证，可单用本品加白糖蒸熟，开水冲服，名玉灵膏（代参膏），能补益气血。

【用法用量】煎服，10～15g；大剂量30～60g。

【使用注意】湿盛中满或有停饮、痰、火者忌服。

【现代研究】

1. 化学成分：含葡萄糖、果糖、蔗糖、腺嘌呤、胆碱、蛋白质、脂肪，以及维生素 B_1、B_2、P、C 等。

2. 药理作用：延长小鼠常压耐缺氧存活时间，降低低温下死亡率；促进造血、抗应激、抗焦虑、抗菌、抗衰老、促进生长、增强体质、镇静、健胃等。

楮实子

【原文】 楮实味甘，壮筋明目，益气补虚，阳痿当服。

【详注】 楮实子味甘具有补肾、壮筋骨、明目的作用，可治肾虚筋骨软弱、腰膝无力及两目昏暗、视物模糊等。本品有益气补虚的作用，亦可用治肾虚阳痿。

楮实子为桑科植物构树的干燥成熟果实。又名楮实。味甘，性寒。归肝、肾经。功能滋肾，清肝，明目，利尿。本品善补肝肾之阴，常用治肝肾不足之腰膝酸软、骨蒸、盗汗、遗精、阳痿等证。具有明目之功，用治肝经有热，目生翳障，或风热上攻，目翳流泪，视物昏花等。入肾经，能补肾阴，助生肾气，用治气化不利之鼓胀、小便不利等证。

【应用】

1. 腰膝酸软，虚劳骨蒸，头晕目昏 本品有养阴作用，善补肝肾之阴，可用治肝肾不足之腰膝酸软、虚劳骨蒸、盗汗、遗精、头晕目昏等，常配枸杞子、黑豆等同用。

2. 目翳昏花 本品具有明目作用。用治肝经有热，目生翳障之证，可单用研末，蜜汤调服；若用治风热上攻，目翳流泪、眼目昏花，可配荆芥穗、地骨皮等同用。

3. 水肿胀满 本品入肾经，补肾阴，助生肾气，用治气化不利所致水液停滞之鼓胀、小便不利等，常配丁香、茯苓等同用。

此外，本品能清热解毒，去腐生肌，外用捣敷，可用治痈疽金疮。

【用法用量】 煎服，6~9g，或入丸、散。外用捣敷。

【使用注意】 虚寒证患者慎用。

【现代研究】

1. 化学成分：其果实中含皂苷、B 族维生素和油脂；种子中含有皂化物、饱和脂肪酸及油酸等。

2. 药理作用：对毛发癣菌有抑制作用。

沙 参

【原文】沙参味甘，消肿排脓，补肝益肺，退热除风。

【详注】沙参味甘，具有消肿排脓、补肝养肺、退热祛风的作用，可用治肺燥咳嗽、肺痨痰中带血、阴虚胁痛、潮热盗汗、口咽干燥等。

沙参又分为南沙参及北沙参。北沙参为伞形科植物珊瑚菜的根。味甘、微苦，性微寒。归肺、胃经。功能养阴清肺，益胃生津。南沙参为桔梗科植物轮叶沙参或沙参的根。味甘，性微寒。归肺、胃经。功能养阴清肺，化痰益气。本品有养肺阴而润肺燥，兼清肺热的作用，并能消肿排脓，治肺中有热，两胁作痛，劳嗽咯血之肺痈和肺虚有热的咳嗽。此外，还有养胃阴，清胃热，生津止渴的作用，用于热病伤阴或胃阴不足之口渴咽干、食少不饥等证。二者比较，北沙参清养肺胃作用稍强，肺胃阴虚有热之证较为多用。而南沙参尚兼益气及祛痰作用，较宜于气阴两伤及燥痰咳嗽者。

【应用】

1. 肺阴虚证 本品甘润而偏于苦寒，能补肺阴，兼能清肺热。用治阴虚肺燥有热之干咳少痰、咳血或咽干音哑等，常配麦冬、杏仁等同用。

2. 胃阴虚证 本品能益胃阴，生津止渴，兼能清胃热。用治胃阴虚有热之口干多饮、饥不欲食、大便干结、舌苔光剥或舌红少津及胃痛、胃胀、干呕等，常配石斛、玉竹、山药等同用。

【用法用量】煎服，10～15g。

【使用注意】不宜与藜芦同用。

【现代研究】

1. 化学成分：北沙参主含多糖、香豆素、香豆素苷、聚炔类、黄酮类、脂肪酸等成分。南沙参含三萜类、甾醇类，还含生物碱类、黄酮类、多糖、鞣质等成分。

2. 药理作用：二者均有抑制免疫功能、抑制排异反应、抗肿瘤、解热、镇痛、强心、祛痰、升高血压、保肝等作用。另外，北沙参有降血糖、镇静作用；南沙参有抗辐射、延缓衰老、增强记忆力的作用。

百 合

【原文】百合味甘，安心定胆，止嗽消浮，痈疽①可啖。

【详注】百合味甘，能宁心安神、润肺止咳，常用于治疗肺热燥咳、劳嗽痰血、虚烦惊悸、失眠多梦等。本品又能利尿泄热，可用治小便不利、脚气水肿及邪热蕴结所致的痈疽疮毒等。

注：①痈疽：痈，指皮肤、皮下组织的局部化脓性炎症；疽，指疮面深而凹（深入于骨肉之间）的化脓性炎症。

百合为百合科植物百合或细叶百合的肉质鳞叶。味甘，性微寒。归肺、心经。功能养阴润肺止咳，清心安神。本品甘能养阴补心，微寒清热，故有养阴清心安神的作用，可治热病之后，余热未清，扰乱心神之神志恍惚、虚烦不安、失眠多梦、莫名所苦者。又有养阴润燥、清肺止咳作用，用于治疗肺热久咳、劳嗽咯血者。此外，古人认为本品还有利大小便、除浮肿及消诸疮肿的作用，可用于浮肿肿胀、痈疽等证。

【应用】

1. 肺阴虚证　本品微寒，作用平和，能补肺阴，兼能清肺热。用治阴虚肺燥有热之干咳少痰、咳血或咽干音哑等，常配生地黄、桔梗、川贝母等同用，如百合固金汤。

2. 阴虚有热之失眠心悸及百合病心肺阴虚内热证　本品能养阴清心，宁心安神。用治虚热上扰，失眠、心悸，常配麦冬、酸枣仁、丹参等同用；用治神志恍惚、情绪不能自主、口苦、小便赤、脉微数等为主的百合病心肺阴虚内热证，常配生地黄、知母等同用。

此外，本品还能养胃阴、清胃热，亦可用治胃阴虚有热之胃脘疼痛证。

【用法用量】煎服，10～30g。蜜炙可增强润肺作用。

【使用注意】风寒痰嗽者忌服；中寒便溏者忌服。

【现代研究】

1. 化学成分：主含秋水仙碱等多种生物碱，尚含甾体皂苷类、淀粉、蛋白质、脂肪、氨基酸、钙、磷、铁等。

2. 药理作用：止咳、祛痰、抑菌、抗癌、抗过敏、抗氧化、抗疲劳、增强免疫、镇静等作用。

麦 冬

【原文】麦门甘寒，解渴祛烦，补心清肺，虚热自安。

【详注】麦冬甘寒，能益胃生津，养阴润肺，清心除烦，可用治热病津伤、咽干口燥、肺燥干咳、虚烦劳热、消渴、津亏便秘等。

麦冬为百合科植物麦冬的块根。味甘、微苦，性寒。归心、肺、胃经。功能养阴润肺、益胃生津、清心除烦。本品味甘柔润、苦寒清热，善滋阴除烦热。常用于内热扰心之心烦不寐、高热口渴、发斑舌绛等证；对阴虚肺燥的干咳、燥咳等证也有疗效；还可治疗胃阴不足的口干口渴、纳呆不饥等证。此外，还可治疗阴虚肠燥，大便秘结。

【应用】

1. 肺阴虚证 本品善养肺阴，清肺热。用治阴虚肺燥有热的鼻燥咽干、干咳痰少、咳血、咽痛音哑等，常配阿胶、石膏、桑叶等同用，如清燥救肺汤。

2. 胃阴虚证 本品味甘柔润，性偏苦寒，长于滋养胃阴，生津止渴，兼清胃热。用治热伤胃阴，口干舌燥，常配生地黄、玉竹、沙参等同用；尚可用治胃阴不足之呕吐、热邪伤津之便秘等。

3. 心阴虚证 本品入心经，能养心阴、清心热，并略具除烦安神作用。用治心阴虚有热之心烦、失眠多梦、健忘、心悸怔忡等，常配生地黄、酸枣仁、柏子仁等同用，如天王补心丹；用治热伤心营、神烦少寐者，常配黄连、生地黄等同用，如清营汤。

【用法用量】煎服，10～15g。

【使用注意】脾胃虚寒泄泻者忌服；胃有痰饮湿浊者忌服；暴感风寒咳嗽者忌服。

【现代研究】

1. 化学成分：含多种甾体皂苷、β-谷甾醇、豆甾醇、高异黄酮类化合物、多种氨基酸、各种类型的多聚糖、维生素A样物质、铜、锌、铁、钾等。

2. 药理作用：升高外周白细胞、增强网状内皮系统吞噬功能、提高免疫功能、增强垂体-肾上腺皮质系统功能；抗心律失常、升压、增加冠脉流量、提高耐缺氧能力、保护心肌缺血、强心、抗休克、镇静；降血糖、利尿、抗菌、祛痰镇咳等。

天 冬

【原文】天门甘寒，肺痿肺痈，消痰止嗽，喘热有功。

【详注】天冬味甘寒，有养阴润燥，清火生津的作用，常用于治疗肺痈、肺痿，肺阴渐伤及阴虚燥咳、内热消渴、便秘等，对热喘亦有一定的治疗作用。

天冬为百合科植物天冬的块根。味甘、苦，性寒。归肺、胃经。功能养阴润肺，清火生津。本品善治肺肾阴虚火旺之燥咳痰黏，劳嗽咯血及热病伤津烦渴，肠燥便秘等。此外，还能滋肾阴，降虚火，用治阴虚火旺的盗汗、遗精等证。

【应用】

1. 肺阴虚证　本品甘润苦寒之性较强，能养阴清肺润燥。用治阴虚肺燥有热之干咳痰少、咳血、咽痛音哑及肺阴不足，燥热内盛之咳嗽、咯痰不利等，常配麦冬、沙参、川贝母等同用。

2. 肾阴虚证　本品能滋肾阴，兼能降虚火。用治肾阴亏虚，眩晕耳鸣、腰膝酸痛，常配熟地黄、枸杞子、牛膝等同用；尚可用治阴虚火旺，骨蒸潮热及肾阴久亏，内热消渴证；亦可用治肺肾阴虚之咳嗽咯血。

【用法用量】煎服，10～15g。

【使用注意】本品甘寒滋腻之性较强，脾虚泄泻、痰湿内盛者忌用。

【现代研究】

1. 化学成分：含天门冬素（天冬酰胺）、黏液质、β-谷甾醇及5-甲氧基甲基糠醛、甾体皂苷、多种氨基酸、新酮糖、寡糖及多糖等。

2. 药理作用：镇咳、祛痰、平喘、抗菌；扩张外周血管、降血压、降血糖、抗肝纤维化活性、增强心肌收缩力、减慢心率；升高外周白细胞数量、增强网状内皮系统吞噬功能及体液免疫功能、促进抗体生成、抗肿瘤等。

石 斛

【原文】石斛味甘，却惊定志，壮骨补虚，善驱冷痹①。

【详注】石斛甘寒，主要能滋养胃阴、生津液，适用于治疗热性病津液受伤或阴虚内热及舌光无苔、少津等胃阴不足证。本品又善滋肾补虚，可治筋骨痿软、腰膝无力及目暗不明等，但有实邪或湿温病尚未化燥伤津时不能用。原文"善驱冷痹"疑有误，待考。

注：①冷痹：指寒性关节痛。

石斛为兰科植物环草石斛、马鞭石斛、黄草石斛等的茎。味甘，性寒。归胃、肾经。功能养阴清热，益胃生津。本品善于养阴益胃、清热生津，可治热邪伤津或阴虚津亏引起的虚热不退及舌光无苔、少津等胃阴不足证。又有补肝肾、强筋骨及明目的作用，可治肾虚痿痹、腰脚软弱和肝肾不足之目暗不明、视力减退及内障、雀目等证。

【应用】

1. 胃阴虚及热病伤津证 本品长于滋养胃阴、生津止渴，兼能清胃热。用治胃热阴虚之胃脘疼痛、牙龈肿痛、口舌生疮等，常配生地黄、麦冬、黄芩等同用；用治热病伤津、烦渴，常配天花粉、麦冬等同用。

2. 肾阴虚证 本品能滋肾阴，兼可降虚火。用治肾阴亏虚、目暗不明者，常配枸杞子、熟地黄、菟丝子等同用，如石斛夜光丸；尚可用治肾阴亏虚、筋骨痿软及肾虚火旺、骨蒸劳热等。

【用法用量】煎服，10～15g。鲜用15～30g。

【使用注意】有敛邪助湿之弊，故温热病不宜早用；湿温尚未化燥者忌服。

【现代研究】

1. 化学成分：含石斛碱、石斛酮碱、石斛酚、毛兰菲、毛兰素、石斛胺、石斛次胺、石斛星碱、石斛因碱及黏液质、淀粉等。

2. 药理作用：提高巨噬细胞吞噬功能、促进胃酸和胃蛋白酶的分泌、降低白内障晶状体的浑浊度、抗氧化、促进淋巴细胞有丝分裂、抗肿瘤、抑制血栓形成、降血糖、解热、镇痛、减慢心率、降血压等。

附药：鲜石斛

鲜石斛为兰科植物环草石斛、马鞭石斛、黄草石斛等的新鲜茎。味甘、微苦，性寒。鲜石斛偏于清热生津，一般热病津伤多用鲜石斛，阴虚舌干多用干石斛。

玉　竹

【原文】玉竹微寒，养阴生津，燥热咳嗽，烦渴皆平。

【详注】玉竹甘寒养阴，质润除燥，有生津止渴的作用，凡肺热燥咳及胃热烦渴之证，服之皆有良效。

玉竹为百合科植物玉竹的根茎。味甘，性微寒。归肺、胃经。功能养阴润肺，生津止咳。本品药性甘润，能养阴润肺而治燥咳；又能益胃生津，并治内热消渴。此外，尚可用治阴虚外感之证。

【应用】

1. 肺阴虚证　本品药性甘润，能养肺阴，略能清肺热。用治阴虚肺燥有热之干咳少痰、咳血、声音嘶哑等证，常配沙参、麦冬等同用，如沙参麦冬汤。

2. 胃阴虚证　本品能养胃阴，清胃热。用治燥伤胃阴、口干舌燥、食欲不振，常配麦冬、沙参等同用；用治胃热津伤之消渴证，常配石膏、知母、麦冬、天花粉等同用。

此外，本品滋阴而不恋邪，可用治阴虚之体外感风热。

【用法用量】煎服，10～15g。

【使用注意】胃有痰湿气滞者忌服。

【现代研究】

1. 化学成分：含甾体皂苷（铃兰苦苷、铃兰苷等）、黄酮及其糖苷（槲皮素苷等）、微量元素、氨基酸及其他含氮化合物、黏液质、白屈菜酸、维生素 A 样物质。

2. 药理作用：扩张血管、抗心肌缺血、降血压、降血脂、抗动脉粥样硬化；增强免疫，抗肿瘤，抗氧化，降低 SOD 及 MDA，减轻对机体组织损伤，延缓衰老，降血糖；有类似肾上腺皮质激素样作用。

黄　精

【原文】黄精味甘，能安脏腑，五劳七伤^①，此药大补。

【详注】黄精味甘，有滋肾润肺，补脾益气的作用，可治脏腑虚损的劳伤病，如脾胃虚弱、肺虚咳嗽及精亏消渴等。

注：①五劳七伤：五劳指肝劳、心劳、脾劳、肺劳、肾劳。七伤指大饱伤脾、大怒气逆伤肝、强力举重久坐湿地伤肾、形寒饮冷伤肺、忧愁思虑伤心、风雨寒暑伤形、大恐惧不节伤志。

黄精为百合科植物黄精、滇黄精或多花黄精的根茎。味甘，性平。归脾、肺、肾经。功能滋肾润肺，补脾益气。本品有滋阴润肺、补肾益精及补脾气、益脾阴的作用，可治肺虚燥咳，肾虚精亏的腰酸、头晕，脾胃气虚之倦怠无力、食欲不振等脏腑虚损的劳伤病。

【应用】

1. 阴虚肺燥，干咳少痰及肺肾阴虚的劳嗽久咳　本品甘平，能养肺阴，益肺气，常配沙参、川贝母、熟地黄等同用。

2. 脾胃虚弱　本品能补益脾气，又养脾阴。用治脾脏气阴两虚之面色萎黄、困倦乏力、口干食少、大便干燥等，可单用或配补气健脾药同用。

3. 肾精亏虚　本品能补肾益精。用治肾精亏虚之头晕耳鸣、腰膝酸软、须发早白等，可单用本品熬膏服，亦可配枸杞子、何首乌等同用。

【用法用量】煎服，10~30g。

【使用注意】本品性质黏腻，易助湿滞气，凡脾虚湿阻、痰湿壅滞、气滞腹满者慎用。

【现代研究】

1. 化学成分：含黄精多糖、黄精皂苷、芹菜黄素、低聚糖、黏液质、淀粉及多种氨基酸等（囊丝黄精还含多种蒽醌类化合物）。

2. 药理作用：提高机体免疫功能，促进DNA、RNA及蛋白质的合成，抗衰老、抗结核，抗菌，抗白细胞及血小板减少，增加冠脉血流量，抗冠状动脉粥样硬化，降血压，降血脂，降血糖等。

枸杞子

【原文】枸杞甘平，添精补髓，明目祛风，阴兴阳起①。

【详注】枸杞子甘平，有滋肾补髓，养肝明目和祛风的作用，所以临床常用于肾虚的阳痿遗精、腰膝酸软和肝肾阴虚的头晕目眩、视物模糊等。因本品既能补精壮阳，又能滋肾养肝，所以有"阴兴阳起"的功效。

注：①阴兴阳起：本品能滋肾养肝，补精壮阳，增强性功能。

枸杞子为茄科植物宁夏枸杞的成熟果实。味甘，性平。归肝、肾经。功能补肝肾，明目。本品性味甘平而善补，又专于补肝肾，常用于肾虚之遗精、阳痿早泄、腰背酸痛、头晕耳鸣和肝肾阴虚之目暗、视物不清或云翳遮睛等证。

【应用】

肝肾阴虚证　本品能滋肝肾之阴，为平补肝肾精血之品。用治肝肾亏虚、精血不足所致的视力减退、内障目昏、头晕目眩、腰膝酸软、遗精滑泄、耳聋、牙齿松动、须发早白、失眠多梦、潮热盗汗、消渴等，可单用或配补肝肾、益精补血之品同用。

【用法用量】煎服，10～15g。

【使用注意】脾虚便溏者不宜服用。

【现代研究】

1. 化学成分：含枸杞子多糖、莨菪亭、甜菜碱、多糖、粗脂肪、粗蛋白、硫胺素、核黄素、烟酸、胡萝卜素、抗坏血酸、尼克酸、β-谷甾醇、亚油酸、微量元素及氨基酸等。

2. 药理作用：调节免疫、提高巨噬细胞吞噬能力、抗衰老、促进造血功能、抗突变、抗肿瘤、降血脂、保肝及降血糖、降血压、抑菌等。

墨旱莲

【原文】旱莲草甘，生须黑发，赤痢①堪止，血流可截。

【详注】墨旱莲甘酸养阴，寒能清热，有补肝肾阴，生须黑发的作用，可治肾阴不足之须发脱落及须发早白。又能清热凉血止血，可止赤痢及便血。

注：①赤痢：又称血痢，指痢下夹血或下纯血者。因热毒入大肠，伤及血络所致。

墨旱莲为菊科植物鳢肠的地上部分。别名旱莲草。味甘、酸，性寒。归肝、肾经。功能补肝肾阴，凉血止血。本品甘寒益肾滋肾，酸寒凉血止血，有补肾滋阴、生须黑发、清热凉血止血的作用，可治肾阴不足之须发脱落、须发早白等证；亦可治疗赤痢便血。

【应用】

1. 肝肾阴虚证 本品甘酸性寒，功善滋补肝肾之阴，多用治肝肾阴虚所致头晕目眩、视物昏花、须发早白、腰膝酸软等，常与女贞子同用，如二至丸。

2. 出血证 本品性质寒凉，既滋阴清热，又凉血止血，常用于血热或阴虚血热所致的各种出血证。单用有效，亦可与生地、阿胶、白茅根、蒲黄等滋阴凉血止血之品配伍。鲜品捣烂外敷，止外伤出血。

【用法用量】煎服，10～30g。外用适量。

【使用注意】脾胃虚寒及肾阳不足者忌服。

【现代研究】

1. 化学成分：本品含黄酮类、香豆素类、生物碱、硫化物、皂苷、烟酸、鞣质、鳢肠素、维生素A、蛋白质、氨基酸等。

2. 药理作用：粉末外敷有良好止血作用。另有增强免疫力、抗突变、保肝、促进肝细胞再生、增加冠状动脉血流量、抗炎、镇痛、乌发、抗菌、抗癌等作用。

女贞子

【原文】女贞子苦，黑发乌须，强筋壮力，去风补虚。

【详注】女贞子味苦，补中兼清，有补益肝肾阴血和清虚热的作用，能黑发乌须、明目和强筋健骨。用治须发早白、腰膝筋骨酸软无力及肾阴不足、肝风上扰之头目眩晕等。

女贞子为木犀科植物女贞的成熟果实。别名冬青子。味甘、苦,性凉。归肝、肾经。功能补肝肾阴,乌须明目。本品能补肝肾之阴,用治肝肾阴虚之腰膝酸软、头昏目眩、须发早白及阴虚发热、烦热骨蒸等证。又具明目之功,亦可用治肝肾阴虚之视力减退、视物昏花、目暗不明等。

【应用】

肝肾阴虚证 本品性偏寒凉,能补益肝肾之阴。用治肝肾阴虚所致的目暗不明、视力减退、须发早白、眩晕耳鸣、失眠多梦、腰膝酸软、遗精、消渴及阴虚内热之潮热、心烦等,常配伍墨旱莲同用,如二至丸。

【用法用量】煎服,10～15g。

【使用注意】本品性质寒滑,脾胃虚寒、大便溏泄者及阳虚者慎用。

【现代研究】

1. 化学成分:含齐墩果酸、乙酰齐墩果酸、熊果酸、甘露醇、葡萄糖、特女贞苷、红景天苷、槲皮素、右旋花旗松素、棕榈酸、硬脂酸、油酸、亚油酸等。

2. 药理作用:增强免疫功能、保肝、强心、抗动脉粥样硬化、降血脂、降血糖、抗炎、抗菌、抗肿瘤、利尿、抗骨质疏松、抗衰老等。

桑 椹

【原文】 桑椹子甘,解金石燥[1],清除热渴,染须发皓[2]。

【详注】 桑椹味甘,有养阴润燥和补血的作用,并可解除矿物金石药之燥性,且能治疗阴虚有热的口渴;能乌须发,可治须发早白。

注:[1]解金石燥:指可缓解金石类药物的燥烈之性。

[2]染须发皓:指能使须发早白变黑。皓,即洁白之意。

桑椹为桑科落叶灌木桑的果穗。味甘,性寒。归肝、肾经。功能滋阴补血,生津润肠。本品甘寒清润,有滋阴养血的作用,可治肝肾不足、精血亏虚之头晕目暗、耳鸣失眠、遗精、须发早白。并能滋阴以生津止渴,治津伤口渴或阴虚内热消渴。且能滋阴养血而润肠，治阴血亏虚之肠燥便秘。

【应用】

1. 肝肾阴虚诸证 本品能补益肝肾之阴，适用于肝肾阴虚之头晕耳鸣、目暗昏花、关节不利、失眠、须发早白等。对肝肾阴虚兼血虚血不养肝者，兼能补血养肝。其作用平和，宜熬膏常服，或与生地黄、菟丝子、何首乌等滋阴、益精、补血之品同用。

2. 津伤口渴，内热消渴及肠燥便秘等证 本品又能生津止渴，润肠通便。兼阴血亏虚者，又能补阴养血。治津伤口渴、内热消渴及肠燥便秘等，鲜品大量食用有效，亦可随证配伍。

【用法用量】 煎服，10～15g。

【使用注意】 脾胃虚寒，便溏者忌服之。

【现代研究】

1. 化学成分：本品含糖类，脂肪酸，鞣酸，苹果酸，维生素 B_1、B_2、C，胡萝卜素，蛋白质，黄酮类，芸香苷，挥发油等成分。

2. 药理作用：具有促进淋巴细胞转化，抗氧化，抗白细胞减少，抗畸变，促进体液免疫的功能。

黑芝麻

【原文】 胡麻仁甘，疗肿恶疮，熟补虚损，筋壮力强。

【详注】 黑芝麻味甘，性平。生用外敷治疗肿毒恶疮；熟用内服有补肝肾、益精血的作用，能治肝肾不足、腰膝酸软，可使筋骨坚强而有力。

黑芝麻为脂麻科一年生草本植物脂麻的成熟种子。别名胡麻仁。味甘，性平。归肝、肾、大肠经。本品既能补肝肾、益精血，又能润燥、滑肠通便，可治精血不足之头晕目花、须发早白，肝肾不足之腰膝酸软，以及老人、产后血虚津枯之肠燥便秘等。

【应用】

1. 精亏血虚诸证 本品为具营养作用的益精养血药。其性平和，甘香可口，为食疗佳品。古方多用于精亏血虚，肝肾不足所致之头晕眼花、须发早白、四肢无力等证。可单用，亦可配伍桑叶或熟地黄、女贞子等同用。

2. 肠燥便秘 本品富含油脂，能润肠通便，适用于精亏血虚之肠燥便秘，可单用，或与肉苁蓉、女贞子、火麻仁等润肠通便之品同用。

此外，本品外用可治疮疡痛痒及诸虫咬伤。

【用法用量】煎服，10~30g；或炒熟入丸、膏剂。

【使用注意】大便溏泄者忌用。

【现代研究】

1. 化学成分：含脂肪油类（油中含油酸、亚油酸等）、植物蛋白类、叶酸、烟酸、蔗糖及多量的钙等。

2. 药理作用：能抗衰老、降血脂、降血糖；脂肪油有润燥滑肠缓下的作用，榨油后的饼对家畜有毒。

龟 甲

【原文】龟甲味甘，滋阴补肾，止血续筋，更医颅囟①。

【详注】龟甲甘寒润养清补，主要有滋阴补肾的作用，并能强筋健骨、潜阳息风。可治阴虚发热或阴虚风动及肾虚的筋骨不健、腰腿软弱无力及小儿囟门不合等。

注：①颅囟：指囟门。

龟甲为龟科动物乌龟的腹甲及背甲。味甘、咸，性寒。归肝、肾、心经。功能滋阴潜阳，益肾健骨，固精止血，养血补心。本品咸而入血，甘寒润养清补，既能滋补肾阴而清退虚热，又能补肝阴以潜阳息风，可治阴虚火旺之骨蒸潮热、盗汗遗精，或肝肾阴虚、肝阳上亢之头晕目眩、头痛耳鸣，或热病后期、真阴亏损、虚风内动之手足蠕动、神倦脉虚等证。还有强筋健骨的作用，常用于肾虚的筋骨不健、腰腿软弱无力及小儿的囟门不合等证。此外，尚可滋阴清热、固经止血，能治阴虚血热、冲任不固之崩漏、月经过多等证。

【应用】

1. 阴虚阳亢，阴虚内热，虚风内动 本品长于滋补肾阴，兼能滋养肝阴，故适用于肝肾阴虚证。用治阴虚阳亢、头目眩晕之证，常配天冬、白芍、牡蛎等同用，如镇肝熄风汤；用治阴虚内热、骨蒸潮热、盗汗遗精者，常配熟地黄、知母、黄柏等同用，如大补阴丸；用治阴虚风动、神倦瘛疭者，宜配伍阿胶、鳖甲、生地黄等同用，如大定风珠。

2. 肾虚骨痿，囟门不合 本品长于滋肾养肝，又能健骨，故多用于肾虚之筋骨不健、腰膝酸软、步履乏力及小儿鸡胸、龟背、囟门不合等，常配熟地黄、知母、黄柏等同用，如虎潜丸。

3. 阴血亏虚，惊悸、失眠、健忘 本品入心、肾经，养血补心，安神定志。用治阴血不足、心肾失养之惊悸、失眠、健忘等证，常配石菖蒲、远志、龙骨等同用。

4. 阴虚血热，冲任不固之崩漏、月经过多 本品滋养肝肾，固经止血，常配生地黄、黄芩、地榆等同用。

【用法用量】煎服，15~30g。宜打碎先煎。

【使用注意】脾胃虚寒者忌服。孕妇慎用。

【现代研究】

1. 化学成分：含动物胶、角蛋白、脂肪、骨胶原、胆固醇、18种氨基酸、钙、磷、锶、锌、铜等多种常量及微量元素。

2. 药理作用：增强免疫功能、促进肾上腺皮质增长、促进生长发育、抗骨质疏松、双向调节DNA合成率、补血、解热、镇静、抗凝血、兴奋子宫、增加冠脉血流量、提高耐缺氧能力等。

附药：龟甲胶

龟甲胶为龟甲壳煎熬而成的胶块。味甘、咸，性平。归心经。功能滋阴，补血，止血。本品用于阴虚血亏，劳热骨蒸，吐血，衄血，烦热惊悸，肾虚腰痛，脚膝痿弱，崩漏，带下。内服烊化，5~15g。胃有寒湿者禁服。

鳖 甲

【原文】鳖甲咸平，劳嗽[①]骨蒸，散瘀消肿，去痞除癥。

【详注】鳖甲味咸，入阴分，性能潜降，有滋阴潜阳，清热除蒸，通利血脉，软坚散结，消痞除癥的作用。善治阴虚火旺、肝风内动或虚劳咳嗽、骨蒸盗汗和瘀血停滞的月经不通、痞块癥瘕等。

注：①劳嗽：指久嗽成痨或劳极伤肺致嗽者。

鳖甲为鳖科动物鳖的背甲。味咸，性寒。归肝、肾经。功能滋阴潜阳，软坚散结。本品可用于阴虚火旺、肝风内动或虚劳咳嗽、骨蒸盗汗等。此外，还有软坚散结、散瘀消肿、消痞除癥之效，用于瘀血停滞的月经不通、痞块癥瘕及痈肿而有瘀血等证。

【应用】

1. 肝肾阴虚证　本品能滋养肝肾之阴，用治肝肾阴虚所致阴虚内热、阴虚风动、阴虚阳亢诸证。用治温病后期，阴液耗伤，邪伏阴分，夜热早凉，热退无汗者，常配牡丹皮、生地黄、青蒿等同用，如青蒿鳖甲汤；用治阴虚风动，手足瘈疭者，常配阿胶、生地黄、麦冬等同用，如大定风珠。

2. 癥瘕积聚　本品味咸，长于软坚散结。用治癥瘕积聚，常配牡丹皮、桃仁、土鳖虫等同用，如鳖甲煎丸。

【用法用量】煎服，15~30g。宜打碎先煎。

【使用注意】脾胃虚寒者忌服。孕妇慎用。

【现代研究】

1. 化学成分：含动物胶、骨胶原、角蛋白、17种氨基酸、碳酸钙、磷酸钙、碘、维生素D及锌、铜、锰等微量元素。

2. 药理作用：降低血浆cAMP含量、提高淋巴母细胞转化率、延长抗体存在时间即增强免疫功能；保护肾上腺皮质功能；促进造血系统功能、提高血红蛋白含量；抑制结缔组织增生、抗突变、抗肝损伤及肝纤维化、降血脂、抗氧化、抗疲劳、镇静等。

鸡子黄

【原文】鸡子黄甘，善补阴虚，除烦止呕，疗疮熬涂。

【详注】鸡子黄味甘，主要有滋补肾阴，养血息风，宁心安神的作用。能治热病伤阴、心烦不寐、热邪久羁、真阴欲竭、虚风内动及胃逆呕吐、虚劳吐血。此外，还可用治热疮湿疹等。

鸡子黄为雉科动物家鸡的蛋黄。味甘，性平。归心、肾经。功能滋阴润燥，养血息风。本品乃血肉有情之品，能治疗真阴欲竭，虚风内动之热病痉厥等证；亦能宁心安神，故可用治热邪久羁之心烦不得眠。此外，尚可治疗下利，胎漏下血，烫伤，热疮，湿疹，小儿消化不良等。

【应用】

1. 热病痉厥 本品味甘滋润，能滋阴润燥，养血息风。善治真阴耗竭，虚风内动之热病痉厥，常与阿胶、龟板等同用。

2. 心烦不得眠 本品有宁心安神的作用，可治心烦不得眠，常与黄连、黄芩、芍药、阿胶等同用。

此外，本品尚可治疗虚劳吐血、呕逆、下利、胎漏下血、烫伤、热疮、湿疹、小儿消化不良。

【用法用量】生服、煮食或以药汁冲服。外用调药涂或煮熟熬油涂敷。

【使用注意】不宜多食。

【现代研究】

化学成分：本品含蛋白质（卵黄磷蛋白、卵黄球蛋白）、脂类、糖类、钙、磷、铁、维生素、硫胺素、核黄素、对氨基苯甲酸和微量尼克酸。

【小结】

表 17 – 1 补虚药简表

分类	药名	性味归经	功效	主治	性能作用特点
补气药	人参	甘、微苦，性微温。归肺、脾、心经	大补元气，补脾益肺生津，安神益智	元气虚脱证；脏气不足证；津伤口渴，消渴证；肾阳虚证	补气力强，大补元气，补脾肺之气，又生津止渴，安神增智
	党参	甘，性平。归脾、肺经	益气，养血生津	脾肺气虚证；气血两虚证；气津两伤证	力缓平和，补脾肺气，生津，养血

分类	药名	性味归经	功效	主治	性能作用特点
补气药	太子参	甘、微苦，性平。归脾、肺经	补气生津	脾肺气阴两虚证	性平力薄，清补之品，益气养阴
	黄芪	甘，性微温。归脾、肺经	补气升阳，益卫固表，利水消肿，托毒生肌	气虚下陷证；肺气虚及表虚自汗；气虚水肿、尿少；气血亏虚，疮疡日久不愈	力缓不峻，补脾肺气升阳固表，又利水消肿，托毒生肌
	白术	甘、苦，性温。归脾、胃经	补气健脾，燥湿利水止汗，安胎	脾虚证；脾虚痰饮、水肿；气虚自汗证；脾虚胎动不安	善补脾胃之气，又燥湿利水，固表止汗，安胎
	山药	甘，性平。归脾、肺、肾经	益气养阴，补脾肺肾，固精止带	脾虚证；肺虚证；肾虚证；消渴气阴两虚证	补肺脾肾之气，又养阴生津
	扁豆	甘，性微温。归脾、胃经	补脾气，化湿	脾气虚证；暑湿吐泻	补脾和中，化湿
	甘草	甘，性平。归心、肺、脾、胃经	补脾益气，祛痰止咳，缓急止痛，清热解毒，调和诸药	心动悸、脉结代；脾胃虚证；咳喘；脘腹、四肢挛痛；热毒证及药食物中毒；药性峻烈或药性不和	补心脾之气，又润肺止咳，解毒，缓急止痛，调和药性
	大枣	甘，性温。归脾、胃经	补中益气，养血安神，缓和药性	脾虚证；脏躁及失眠证	补脾气，养血安神，缓和药性
	饴糖	甘，性温。归脾、胃、肺经	补脾益气，缓急止痛，润肺止咳	脾气虚证；中虚里急；肺虚燥咳	甘温质润，补脾益气，缓急止痛，润肺止咳

分类	药名	性味归经	功效	主治	性能作用特点
补气药	石蜜	甘，性平。归脾、胃、肺、大肠经	补中缓急，润肺止咳，滑肠通便解毒	脾胃虚弱证；肺虚久咳及肺燥干咳；肠燥便秘	补中，润燥，解毒
	陈仓米	甘、淡，性平。归脾、胃经	益胃和中，除烦止渴	脾虚证；暑月吐泻、吐痢后大渴饮饮；噤口痢	药力平和，善入中焦，益胃和中，除烦止渴
补阳药	鹿茸	甘、咸，性温。归肾、肝经	补肾阳，益精血，强筋骨，调冲任，托疮毒	精血不足证；崩漏带下；疮疡久溃不敛，阴疽内陷	甘温补阳，甘咸滋肾，禀纯阳之性，具生发之气
	鹿角胶	甘、咸，性温。归肝、肾经	补肝肾，益精血	精血不足证；崩漏下血，宫冷不孕；阴疽，流注	功效不及鹿茸之峻猛，但比鹿角为佳，并有良好的止血作用
	巴戟天	辛、甘，性微温。归肾、肝经	补肾阳，强筋骨，祛风湿	阳痿，宫冷不孕，小便频数；风湿腰膝疼痛	甘润不燥，补益肾阳，辛温之性祛风湿，通经络
	淫羊藿	辛、甘，性温。归肾、肝经	补肾壮阳，祛风除湿	肾阳虚衰，阳痿尿频，腰膝无力；风寒湿痹，肢体麻木	补肾阳，强筋骨，祛风湿
	仙茅	辛，性热。有毒。归肾、肝经	温肾壮阳，祛寒除湿	阳痿精冷，小便频数；腰膝冷痛，筋骨痿软无力	善补命门而助阳，强筋骨，兼有散寒湿之功

分类	药名	性味归经	功效	主治	性能作用特点
补阳药	补骨脂	苦、辛，性温。归肾、脾经	补肾壮阳，固精缩尿，温脾止泻，纳气平喘	阳痿，腰膝冷痛；遗精、遗尿，尿频；五更泄泻；虚喘	苦辛温燥兼有涩性，温脾肾之阳，纳气平喘
	益智仁	辛，性温。归肾、脾经	暖肾固精缩尿，温脾止泻摄唾	遗精、遗尿，小便频数；腹痛吐泻及口多涎唾	温补脾肾之阳，补中兼涩
	杜仲	甘，性温。归肝、肾经	补肝肾，强筋骨，安胎	肾虚腰痛及各种腰痛；肝肾亏虚，胎动不安	甘温化阳，补肝肾之阳，固冲任
	续断	苦、辛，性微温。归肝、肾经	补益肝肾，强筋健骨，止血安胎，疗伤续折	阳痿不举，遗精遗尿；寒湿痹痛；崩漏下血，胎动不安；跌打损伤	甘温助阳，辛温散寒，补益肝肾，散瘀通利血脉
	肉苁蓉	甘、咸，性温。归肾、大肠经	补肾阳，益精血，润肠通便	阳痿早泄，宫冷不孕，腰膝酸痛，痿软无力；便秘	甘温助阳，质润滋养，咸以入肾，为补肾阳、益精血之良药
	锁阳	甘，性温。归肝、肾、大肠经	补肾助阳，润肠通便	阳痿，不孕，下肢痿软，筋骨无力；血虚津亏肠燥便秘	补肾阳，益精血，味甘质润，润肠通便
	菟丝子	辛、甘，性平。归肾、肝、脾经	补肾益精，养肝明目，止泻，安胎	肾虚腰痛，阳痿遗精，尿频及宫冷不孕；目暗不明；便溏泄泻；胎动不安	辛以润燥，甘以补虚，为平补肝肾阴阳之品

分类	药名	性味归经	功效	主治	性能作用特点
补阳药	沙苑子	甘，性温。归肝、肾经	补肾固精，养肝明目	肾虚腰痛，阳痿遗精，遗尿尿频，白带过多；目暗不明，头昏目花	甘温补益，兼具涩性，功能补肾固精缩尿，补肝肾而明目
	蛤蚧	咸，性平。归肺、肾经	助肾阳，益精血，补肺气，定喘嗽	肺虚咳嗽，肾虚作喘；肾虚阳痿	入肺肾，长于补肺气，助肾阳，定喘咳，又益精养血
	胡桃肉	甘，性温。归肾、肺、大肠经	补肾温肺，润肠通便	腰痛脚弱，小便频数；久咳，气喘	温补肾阳，但其补阳之力较弱，补肺肾，定喘咳
	冬虫夏草	甘，性温。归肾、肺经	补肾壮阳，益肺平喘，止血化痰	阳痿遗精，腰膝酸痛；久咳虚喘，劳嗽痰血	补肾益精，为平补肺肾之佳品
	紫河车	甘、咸，性温。归肺、肝、肾经	补肾益精，益气养血	阳痿遗精，腰酸耳鸣；气血不足诸证；咳喘	为血肉有情之品，补肝肾，益精血
	胡芦巴	苦，性温。归肾经	温肾助阳，散寒止痛	寒疝腹痛，胸胁胀痛，足膝冷痛；阳痿滑泄，精冷囊湿	可温肝肾之阳，散筋骨寒湿
	韭	甘、辛，性温。无毒。归胃、肝、肾经	温胃散寒，温补肝肾	脘腹冷痛，胀闷不舒；腰膝酸软	辛温之性，温经散寒，温肾补肝
	阳起石	咸，性温。归肾经	温肾壮阳	阳痿不举，宫冷不孕；精滑不禁，便溏足冷	温肾壮阳，强阳起痿

分类	药名	性味归经	功效	主治	性能作用特点
补阳药	紫石英	甘，性温。归心、肺、肾经	温肾助阳，镇心安神，温肺平喘	宫冷不孕，崩漏带下；心悸怔忡，虚烦不眠；痰多咳喘	甘温能补，温助肾阳，暖胞宫
	石钟乳	甘，性温。归肺、肾、胃经	温肺，助阳，平喘，制酸，通乳	虚劳喘咳、寒嗽；阳痿、腰脚冷痹；乳汁不通	药力猛烈，善补肾固精
	海狗肾	咸，性热。归肾经	暖肾壮阳，益精补髓	阳痿精冷，精少不育；心腹冷痛	咸以入肾，性热壮阳，又为血肉有情之品，益精血
补血药	当归	甘、辛，性温。归肝、心、脾经	补血调经，活血止痛，润肠通便	血虚诸证；月经不调，经闭，痛经；虚寒性腹痛，跌打损伤，痈疽疮疡，风寒痹痛；肠燥便秘	补血活血，善调经，妇科要药
	熟地黄	甘，性微温。归肝、肾经	补血养阴，填精益髓	血虚诸证；肝肾阴虚证	补血滋阴要药
	白芍	苦、酸、甘，性微寒。归肝、脾经	养血敛阴，柔肝止痛，平抑肝阳	月经不调，崩漏；胸胁脘腹疼痛或四肢挛急疼痛；头痛眩晕	补肝血，养肝阴，柔肝急，平肝阳
	何首乌	苦、甘、涩，性微温。归肝、肾经	补益精血，固肾乌须	精血亏虚证；久疟，痈疽，瘰疬，肠燥便秘	既能补血，又能益精，性质温和，不燥不腻
	阿胶	甘，性平。归肺、肝、肾经	补血，止血，滋阴，润肺	血虚证；出血证；肺阴虚燥咳；阴虚证	补血要药，长于止血、滋阴

分类	药名	性味归经	功效	主治	性能作用特点
补血药	龙眼肉	甘，性温。归心、脾经	补益心脾，养血安神	心脾虚损，气血不足的心悸、失眠、健忘	补血又益气，调补气血之佳品
	楮实子	甘，性寒。归肝、肾经	滋肾，清肝，明目，利尿	腰膝酸软，虚劳骨蒸，头晕目昏；目翳昏花；水肿胀满	善补肝肾之阴
补阴药	沙参	甘、微苦，性微寒。归肺、胃经	养阴清肺，益胃生津，化痰益气	肺、胃阴虚证	甘润，能养肺阴而润肺燥，益胃阴，北沙参善清养肺胃，而南沙参善益气祛痰
	百合	甘，性微寒。归肺、心经	养阴润肺止咳，清心安神	肺阴虚证；失眠心悸及百合病心肺阴虚内热证	甘能养阴补心，微寒清热，故能养阴清心安神，又可润燥清肺
	麦冬	甘、微苦，性寒。归心、肺、胃经	养阴润肺，益胃生津，清心除烦	肺、胃、心阴虚证	味甘柔润，善养肺阴，滋胃阴，养心阴
	天冬	甘、苦，性寒。归肺、胃经	养阴润肺，清火生津	肺、肾阴虚证	甘润苦寒，能养阴清肺润燥，又滋肾阴，兼降虚火
	石斛	甘，性寒。归胃、肾经	养阴清热，益胃生津	胃阴虚及热病伤津证；肾阴虚证	甘寒养阴，滋养胃阴，生津液，又善滋肾补虚

续表

分类	药名	性味归经	功效	主治	性能作用特点
补阴药	玉竹	甘，性微寒。归肺、胃经	养阴润肺，生津止咳	肺、胃阴虚证	性甘润，能养阴润肺而治燥咳，又能益胃生津
	黄精	甘，性平。归脾、肺、肾经	滋肾润肺，补脾益气	干咳少痰及劳嗽久咳；脾胃虚弱；肾精亏虚	甘平，能养肺阴，益肺气，又补脾益气，补肾益精
	枸杞子	甘，性平。归肝、肾经	补肝肾，明目	肝肾阴虚证	能滋肝肾之阴，为平补肝肾精血之品
	墨旱莲	甘、酸，性寒。归肝、肾经	补肝肾阴，凉血止血	肝肾阴虚证；出血证	甘酸养阴，寒能清热，善滋补肝肾之阴，又凉血止血
	女贞子	甘、苦，性凉。归肝、肾经	补肝肾阴，乌须明目	肝肾阴虚证	甘而能补，微寒清热，补中兼清，可补益肝肾阴血，又清虚热
	桑椹	甘，性寒。归肝、肾经	滋阴补血，生津润肠	肝肾阴虚诸证；津伤口渴，内热消渴及肠燥便秘等证	甘寒清润，能补益肝肾之阴，又生津止渴，润肠通便
	黑芝麻	甘，性平。归肝、肾、大肠经	补肝肾，益精血，润燥，滑肠通便	精亏血虚诸证；肠燥便秘	其性平和，甘香可口，为具营养作用的益精养血药，善润肠通便

分类	药名	性味归经	功效	主治	性能作用特点
补阴药	龟甲	甘、咸，性寒。归肝、肾、心经	滋阴潜阳，益肾健骨，固精止血，养血补心	阴虚阳亢；肾虚骨痿；阴血亏虚；崩漏、月经过多等证	咸而入血，甘寒润养清补，主要有滋阴补肾的作用，又强筋健骨，潜阳息风
	鳖甲	咸，性寒。归肝、肾经	滋阴潜阳，软坚散结	肝肾阴虚证；癥瘕积聚	咸入阴分，性能潜降，滋阴潜阳，清热除蒸，又软坚散结
	鸡子黄	甘，性平。归心、肾经	滋阴润燥，养血息风	热病痉厥；心烦不得眠	为血肉有情之品，味甘滋润，能滋阴润燥，又宁心安神

（于 杰）

第十八章　收涩药

凡以收敛固涩为主要作用的药物，称为收涩药，又称固涩药。

本类药物味多酸涩，性温或平，主入肺、脾、肾、大肠经。分别具有固表止汗、敛肺止咳、涩肠止泻、固精缩尿、收敛止血、止带等作用。适用于久病体虚、正气不固、脏腑功能衰退所致的自汗、盗汗、久咳虚喘、久泻、久痢、遗精、滑精、遗尿、尿频、崩带不止等滑脱不禁的病证。

小　麦

【原文】小麦甘凉，除烦养心，浮麦止汗，兼治骨蒸。

【详注】小麦味甘而补心阴，微寒能清热，有养心除烦的作用，常用治妇女心阴不足、精神失常、悲伤欲哭的脏躁证。

小麦为禾本科植物小麦的种子或其面粉。味甘，性凉。归心、脾、肾经。功能养心，益肾，除热，止渴。善治脏躁，烦热，消渴，泄利，痈肿，外伤出血，烫伤等。

【应用】

脏躁证　本品养心除烦，用治妇女心阴不足，精神失常之脏躁证，常与大枣、甘草同用，如甘麦大枣汤。

【用法用量】煎服，30～60g。

【现代研究】

化学成分：种子含淀粉53%～70%，蛋白质约11%，糖类2%～7%，糊精2%～10%，脂肪约1.6%，粗纤维约2%。脂肪油主要为油酸、亚油酸、棕榈酸、硬脂酸的甘油酯。尚含少量谷甾醇、卵磷脂、尿囊素、精氨酸、淀粉酶、麦芽糖酶、蛋白质酶及B族维生素等。麦胚含植物凝集素。

附药：浮小麦

为禾本科一年生草本植物小麦未成熟的颖果。味甘，性凉。功能敛

汗、益气、除热。主治自汗、盗汗，骨蒸劳热之证。煎服，15～30g。因
有收敛作用，故有表邪汗出者须忌服。

五味子

【原文】 五味酸温，生津止渴，久嗽虚劳，肺肾枯竭。

【详注】 五味子味酸善收敛，性温而质润，上能敛肺气，下能滋肾阴。
有滋肾补肺，生津止渴的作用。可治肺肾不足的劳嗽气喘。

五味子为木兰科植物五味子或华中五味子的成熟果实。味酸、甘，性
温。归肺、心、肾经。功能收敛固涩，益气生津，补肾宁心。本品可收敛
肺气，善治肺虚久咳、自汗、盗汗；涩精止遗，又可治疗滑脱不禁证；补
益心肾，交通心肾，可治疗心肾不交之心悸、失眠、多梦等。

【应用】

1. 久咳虚喘 本品味酸收敛，甘温而润，能上敛肺气，下滋肾阴，为
治疗久咳虚喘之要药。治肺虚久咳，可与罂粟壳同用；治肺肾两虚喘咳，
常与山茱萸、熟地、山药等同用；本品长于敛肺止咳，配伍麻黄、细辛、
干姜等，可用治寒饮咳喘证，如小青龙汤。

2. 自汗，盗汗 本品五味俱全，以酸为主，善能敛肺止汗。治自汗、
盗汗者，可与麻黄根、牡蛎等同用。

3. 遗精，滑精 本品甘温而涩，入肾，能补肾涩精止遗，为治肾虚精
关不固遗精、滑精之常用药。治滑精者，可与桑螵蛸、附子、龙骨等同
用；治梦遗者，常与麦冬、山茱萸、熟地、山药等同用。

4. 久泻不止 本品味酸涩性收敛，能涩肠止泻。治脾肾虚寒久泻不
止，可与吴茱萸同炒香研末，米汤送服；或与补骨脂、肉豆蔻、吴茱萸同
用，如四神丸。

5. 津伤口渴，消渴 本品甘以益气，酸能生津，具有益气生津止
渴之功。治热伤气阴，汗多口渴者，常与人参、麦冬同用，如生脉散；
治阴虚内热，口渴多饮之消渴证，多与山药、知母、天花粉、黄芪等
同用。

6. 心悸，失眠，多梦 本品既能补益心肾，又能宁心安神。治阴血亏

损，心神失养，或心肾不交之虚烦心悸、失眠多梦，常与麦冬、丹参、生地、酸枣仁等同用。

【用法用量】煎服，3~6g；研末服，1~3g。

【使用注意】凡表邪未解，内有实热，咳嗽初起，麻疹初期，均不宜用。

【现代研究】

1. 化学成分：北五味子主含挥发油、木质素类、糖类、氨基酸、有机酸、鞣质、维生素及树脂等。种子挥发油中的主要成分为五味子素。

2. 药理作用：本品对神经系统各级中枢均有兴奋作用；对呼吸系统有兴奋作用、镇咳和祛痰作用；能降低血压；能利胆，降低血清转氨酶，对肝细胞有保护作用；能增强机体对非特异性刺激的防御能力；具有提高免疫、抗氧化、抗衰老作用；对金黄色葡萄球菌、肺炎杆菌、肠道沙门菌、铜绿假单胞菌等均有抑制作用。

乌 梅

【原文】乌梅酸温，收敛肺气，止渴生津，能安泻痢。

【详注】乌梅味酸能收敛，又可生津，故有收敛肺气，生津止渴的作用，能治肺气虚的久咳不止和津液不足的消渴证；并能涩肠止泻，用于久泻久痢。

乌梅为蔷薇科植物梅的近成熟果实。味酸、涩，性平。归肝、脾、肺、大肠经。功能敛肺止咳，涩肠止泻，安蛔止痛，生津止渴。本品味涩敛肺涩肠，味酸安蛔生津，对于蛔厥引起的腹痛、呕吐有较好疗效。善治肺虚久咳，久痢滑脱。又可治疗大便下血不止、妇人崩漏不止等出血症。

【应用】

1. 肺虚久咳 本品味酸而涩，其性收敛，入肺经能敛肺气，止咳嗽。适用于肺虚久咳少痰或干咳无痰之证，可与罂粟壳、杏仁等同用。

2. 久泻，久痢 本品酸涩入大肠经，有良好的涩肠止泻痢作用，为治疗久泻、久痢之常用药，可与罂粟壳、诃子等同用。取其涩肠止痢之功，配伍解毒止痢之黄连，亦可用于湿热泻痢便脓血者。

3. 蛔厥腹痛，呕吐 本品极酸，具有安蛔止痛、和胃止呕之功，为安蛔之良药。用于蛔虫所致腹痛、呕吐、四肢厥冷的蛔厥病证，常配伍细辛、川椒、黄连、附子等同用，如乌梅丸。

4. 虚热消渴 本品味酸性平，善生津液，止烦渴。治虚热消渴，可单用煎服，或与天花粉、麦冬、人参等同用。

此外，本品炒炭后，涩重于酸，收敛力强，能固冲止漏，可用于崩漏不止，便血等；外敷能消疮毒，可治胬肉外突，头疮等。

【用法用量】煎服，3~10g，大剂量可用至30g。外用适量，捣烂或炒炭研末外敷。止泻止血宜炒炭用。

【使用注意】外有表邪或内有实热积滞者均不宜服。

【现代研究】

1. 化学成分：主含枸橼酸、柠檬酸、苹果酸、琥珀酸、酒石酸、熊果酸、芦丁、糖类、谷甾醇、蜡样物质及齐墩果酸样物质。

2. 药理作用：本品水煎剂在体外对多种致病性细菌及皮肤真菌有抑制作用；有轻度收缩胆囊作用，能促进胆汁分泌；在体外对蛔虫的活动有抑制作用；对豚鼠的蛋白质过敏性休克及组胺性休克有对抗作用，但对组胺性哮喘无对抗作用；可减少浓氨水引咳小鼠的咳嗽次数，抗番泻叶致小鼠腹泻，能增强机体免疫功能。

五倍子

【原文】五倍苦酸，疗齿疳䘌，痔痛疮脓，兼除风热。

【详注】五倍子味苦酸，外用有收敛、杀虫的作用，可以治疗牙龈发痒、溃烂出血及痔疮、痈疽湿疮溃烂流脓滋水、久不收口等。此外，还兼除风热。

注：①齿疳䘌（nì）：䘌，音匿。是齿龈腐烂发痒的牙病。

五倍子为漆树科植物盐肤木青麸杨或红麸杨叶上的虫瘿，主要由五倍子蚜寄生而形成。本品味酸、涩，性寒。归肺、大肠、肾经。功能敛肺降火，止咳止汗，涩肠止泻，固精止遗，收敛止血，收湿敛疮。用治泻痢不止，久泻脱肛，甚至便血者；可治疗肺气不足，久咳虚喘；亦可治疗下焦虚损，遗精，尿频，妇女月经过多，崩漏，带下。

【应用】

1. 咳嗽，咯血　本品酸涩收敛，性寒清降，入于肺经，既能敛肺止咳，又能清肺降火，适用于久咳及肺热咳嗽。又能止血，故尤宜用于咳嗽咯血者。治肺虚久咳，常与五味子、罂粟壳等药同用；治肺热痰嗽，可与瓜蒌、黄芩、贝母等药同用；治热灼肺络咳嗽咯血，常与藕节、白及等药同用。

2. 自汗，盗汗　本品功能敛肺止汗。治自汗、盗汗，可单用研末，与荞面等份做饼，煨熟食之；或研末水调敷肚脐处。

3. 久泻，久痢　本品酸涩入大肠经，有涩肠止泻之功。用治久泻久痢，可与诃子、五味子同用。

4. 遗精，滑精　本品入肾，又能涩精止遗。治肾虚精关不固之遗精、滑精者，常与龙骨、茯苓等同用。

5. 崩漏，便血，痔血　本品有收敛止血作用。治崩漏，可单用，或与棕榈炭、血余炭等同用；治便血、痔血，可与槐花、地榆等同用，或煎汤熏洗患处。

6. 湿疮，肿毒　本品外用能收湿敛疮，且有解毒消肿之功。治湿疮流水、溃疡不敛、疮疖肿毒、肛脱不收、子宫下垂等，可单味或配合枯矾研末外敷或煎汤熏洗。

【用法用量】煎服，3～9g；入丸、散服，每次1～1.5g。外用适量，研末外敷或煎汤熏洗。

【使用注意】湿热泻痢者忌用。

【现代研究】

1. 化学成分：本品主含没食子鞣质60%～70%，没食子酸2%～4%，以及树脂、脂肪、蜡质、淀粉等。

2. 药理作用：对小肠有收敛作用，可减轻肠道炎症，制止腹泻。此外，有微弱的局部麻醉作用，对金黄色葡萄球菌、链球菌、肺炎球菌及伤寒杆菌、副伤寒杆菌、痢疾杆菌、炭疽杆菌、白喉杆菌、铜绿假单胞菌均有抑制作用。

附药：百药煎

百药煎为五倍子的制剂，是用五倍粉、红茶汁、酒糟三物发酵制成。功效近似五倍子而长于清肺、生津止渴。

罂粟壳

【原文】粟壳性涩，泄痢嗽怯，劫病如神，杀人如剑。

【详注】粟壳味酸涩，性微寒，有毒。有涩肠止泻和敛肺止咳的作用，可治久泻久痢和肺虚久咳，本品用于虚性病疗效较佳。如果咳、痢初起，寒热未净，误用本品，会使外邪滞留不解，为害极大，甚至不治。

罂粟壳为罂粟科植物罂粟成熟蒴果的外壳。又名御米壳、米壳、粟壳。味酸、涩，性平。有毒。归肺、大肠、肾经。功能涩肠止泻，敛肺止咳，止痛。本品收敛肺气，用治肺虚久咳不止；收敛止泻，用治久痢不止，水泻不止。此外，还可治疗胃痛、腹痛、筋骨肌肉疼痛。

【应用】

1. 久泻，久痢　本品味酸涩，性平和，能固肠道，涩滑脱，《本草纲目》曰其"为涩肠止泻之圣药"，适用于久泻、久痢而无邪滞者。治脾虚久泻不止者，常与诃子、陈皮、砂仁等同用；治脾虚中寒久痢不止者，常与肉豆蔻等同用，如真人养脏汤；若配苍术、人参、乌梅、肉豆蔻等，可治脾肾两虚，久泻不止，如固肠丸。

2. 肺虚久咳　本品酸收，主入肺经，具有较强的敛肺气止咳逆作用，适用于肺虚久咳不止之证。可单用蜜炙研末冲服，或配伍乌梅肉同用。

3. 胃痛，腹痛，筋骨疼痛　本品有良好的止痛作用，可用治胃痛、腹痛、筋骨疼痛较剧者。单用有效，或配入复方使用。

【用法用量】煎服，3～6g。止咳蜜炙用，止血止痛醋炒用。

【使用注意】本品过量或持续服用易成瘾。咳嗽或泻痢初起邪实者忌用。

【现代研究】

1. 化学成分：本品含多种生物碱，如吗啡、可待因、那可汀、那碎因、罂粟碱、罂粟壳碱等；另含有多糖、内消旋肌醇、赤癣醇等。

2. 药理作用：其所含的吗啡、可待因等有显著的镇痛、镇咳作用，能使胃肠道及其括约肌的张力提高，消化液分泌减少，便意迟钝而起止泻作用。

诃 子

【原文】诃子味苦，涩肠止痢，痰嗽喘急，降火敛肺。

【详注】诃子味苦能泻火，酸可敛涩，有涩大肠，止久痢，治久泻、肛门下脱的作用。又治有痰的久咳、气喘、失音，可起到敛肺降火的作用，但咳嗽和泻痢初起，外邪未清者不宜使用。

诃子为使君子科植物诃子的成熟果实。又名诃黎勒。味酸、涩，性平。归肺、大肠经。功能涩肠止泻，敛肺止咳，利咽开音。用治久泻久痢，失音，妇女崩漏，带下。

【应用】

1. 久泻，久痢 本品酸涩性收，入于大肠，善涩肠止泻，为治疗久泻、久痢之常用药物。可单用。若久泻、久痢属虚寒者，常与干姜、罂粟壳、陈皮配伍；配伍人参、黄芪、升麻等药，可用于泻痢日久、中气下陷之脱肛；若配伍防风、秦艽、白芷等药，可治肠风证。

2. 久咳，失音 本品酸涩而苦，既能敛肺下气止咳，又能清肺利咽开音，为治失音之要药。治肺虚久咳、失音者，可与人参、五味子等同用；治痰热郁肺，久咳失音者，常与桔梗、甘草同用；治久咳失音、咽喉肿痛者，常与硼酸、青黛、冰片等蜜丸噙化。

【用法用量】煎服，3～10g。涩肠止泻宜煨用，敛肺清热利咽开音宜生用。

【使用注意】凡外有表邪、内有湿热积滞者忌用。

【现代研究】

1. 化学成分：本品含大量鞣质（可达20%～40%），其主要成分为诃子酸、原诃子酸等。尚含诃子素、鞣酸酶、番泻苷A等。

2. 药理作用：诃子所含鞣质有收敛、止泻作用，除鞣质外，还含有致泻成分，故与大黄相似，先致泻而后收敛。除对痢疾杆菌有效外，且对铜绿假单胞菌、白喉杆菌作用较强，对金黄色葡萄球菌、大肠埃希菌、肺炎球菌、溶血性链球菌、变形杆菌、鼠伤寒杆菌均有抑制作用。此外，还具有强心、降糖、抗氧化、抗肿瘤、改善血液流变性等作用。

石榴皮

【原文】石榴皮酸，能禁精漏，止痢涩肠，染须尤妙。

【详注】石榴皮味酸，有固精涩肠的作用，可治梦遗滑精或精液自流、久痢、久泻、下血等滑脱证。又能染须发，可使须发由白变黑。

石榴皮为石榴科植物石榴的果皮。味酸、涩，性温。归大肠经。功能涩肠止泻，杀虫，收敛止血。本品酸性收涩，主入大肠经，可涩肠止泻，用治久泻久痢或脱肛等症。又可杀虫，用治蛔虫、蛲虫、绦虫等虫积腹痛；又因其有收涩之性，入血分可收敛止血，用治崩漏或妊娠下血证。又可涩精止遗，止带等。

【应用】

1. 久泻，久痢　本品酸涩收敛，入大肠经，能涩肠止泻痢，为治疗久泻久痢之常用药物。可单用煎服，或研末冲服；亦可配肉豆蔻、诃子等药同用。

2. 虫积腹痛　本品有杀虫作用，治疗蛔虫、蛲虫、绦虫等虫积腹痛，常与槟榔、使君子等同用。

3. 崩漏，便血　本品能收敛止血。治崩漏及妊娠下血不止者，常与当归、阿胶、艾叶炭等同用；治便血，可单用煎服，或配伍地榆、槐花等药同用。

此外，本品尚有涩精、止带作用，亦可用于遗精、带下等。

【用法用量】煎服，3～10g。入汤剂生用，入丸、散多炒用，止血多炒炭用。

【使用注意】本品酸涩收敛，内有实火者不宜使用。

【现代研究】

1. 化学成分：含鞣质10.4%～21.3%，还含石榴皮碱、伪石榴皮碱、异石榴皮碱、N–甲基异石榴皮碱、没食子酸、苹果酸、熊果酸、异槲皮苷、树脂、甘露醇、糖类等。

2. **药理作用**：所含鞣质具有收敛、杀绦虫、抗氧化、保肝、调节免疫、抑制胃酸分泌、抗胃溃疡等作用。此外，果皮煎剂有抗菌、抗病毒作用。

附药：石榴根皮

石榴根皮为石榴科石榴属植物石榴的根、茎皮入药。味酸、涩，性温。功能收敛止泻，杀虫。用于虚寒久泻，肠炎，痢疾，便血，脱肛，血崩，绦虫病及蛔虫病；外用治稻田皮炎。煎服，3~10g。

肉豆蔻

【原文】肉蔻辛温，脾胃虚冷，泻痢不休，功可立等。

【详注】肉豆蔻味辛，性温。有温中行气，涩肠止泻的作用，能治脾胃虚寒、食欲不振、脘腹作痛、久泻久痢等，起效快捷。

肉豆蔻为肉豆蔻科植物肉豆蔻的成熟种仁。味辛，性温。归脾、胃、大肠经。功能涩肠止泻，温中行气。本品辛温之性，可暖脾胃，收涩之性，可涩肠止泻，用治虚寒性的泻痢不止、脘腹冷痛等症；辛散通行，可温中理脾、行气止痛，用治胃寒腹痛，胀气不舒、食少呕恶等症。

【应用】

1. **虚泻，冷痢** 本品辛温而涩，入中焦，能暖脾胃，固大肠，止泻痢，为治疗虚寒性泻痢之要药。治脾胃虚寒之久泻、久痢者，常与肉桂、干姜、党参、白术、诃子等药同用；若配补骨脂、五味子、吴茱萸，可治脾肾阳虚，五更泄泻者。

2. **胃寒胀痛，食少呕吐** 本品辛香温燥，能温中理脾、行气止痛。治胃寒气滞，脘腹胀痛、食少呕吐等，常与木香、干姜、半夏等药同用。

【用法用量】煎服，3~9g；入丸、散服，每次0.5~1g。内服须煨熟去油用。

【使用注意】湿热泻痢者忌用。

【现代研究】

1. **化学成分**：肉豆蔻含挥发油5%~15%（去氢二异丁香酚、香桧烯、α-蒎烯等)。另含肉豆蔻醚、丁香酚、异丁香酚及多种萜烯类化合物。

2. 药理作用：肉豆蔻所含挥发油，少量能促进胃液的分泌及胃肠蠕动，而有开胃和促进食欲，消胀止痛的功效；但大量服用则有抑制作用，且有较显著的麻醉作用；挥发油中的萜类成分对细菌和霉菌均有抑制作用。肉豆蔻醚对正常人有致幻、抗炎作用。

赤石脂

【原文】赤石脂温，保固肠胃，溃疡生肌，涩精泻痢。

【详注】赤石脂甘温调中，酸涩收敛，有涩肠止泻、固虚脱的作用。对于泄泻痢疾经久不止、滑脱不禁者有良效。痈疽疮疡，穿破后久不收口者，以之外敷，可生肌敛疮。此外，还能涩精，用治遗精滑精。

赤石脂为硅酸盐类矿物多水高岭石族多水高岭石，主含含水硅酸铝。味甘、涩，性温。归大肠、胃经。功能涩肠止泻，收敛止血，敛疮生肌。本品味涩质重，甘温调中，主入大肠经，善于涩肠止泻，尚可止血，故可治疗久泻久痢，下利脓血；又可收敛止血，善治崩漏、便血等；外用可收湿敛疮生肌，用治湿疮、外伤出血等。

【应用】

1. 久泻，久痢 本品入于胃肠，长于涩肠止泻，尚可止血，为久泻久痢、下利脓血之常用药物。治泻痢日久、滑脱不禁、脱肛等，常与禹余粮相须为用；若虚寒下利、便脓血不止者，常与干姜、粳米同用。

2. 崩漏，便血 本品味涩能收敛止血，质重入于下焦，而以崩漏、便血者为多用。治崩漏，常与海螵蛸、侧柏叶等同用；治便血、痔疮出血，常与禹余粮、龙骨、地榆等药同用。本品温涩，既可固冲，又可止带，配伍鹿角霜、芡实等药，可用于妇女肾虚带脉失约日久而赤白带下者。

3. 疮疡久溃 本品外用有收湿敛疮生肌之功。治疮疡久溃不敛，可与龙骨、乳香、没药、血竭等同用，研细末，掺于疮口。此外，外用亦治湿疮流水、外伤出血等。

【用法用量】煎服，10~20g。外用适量，研细末撒患处或调敷。

【使用注意】湿热积滞泻痢者忌服。孕妇慎用。畏官桂。

【现代研究】

1. 化学成分：本品主含含水硅酸铝，尚含相当多的氧化铁等物质。

2. 药理作用：有吸附作用。能吸附消化道内的有毒物质、细菌毒素及代谢产物，减少对肠道黏膜的刺激，而呈止泻作用。对胃肠黏膜有保护作用，能制止胃肠道出血。

禹余粮

【原文】禹余粮平，止泻止血，固涩下焦，泻痢最宜。

【详注】禹余粮性平，有涩肠止泻，收敛止血的作用，能治肠滑不收、经久不止的泻痢便血和崩漏、赤白带下等，有固涩下焦之功。

禹余粮为氢氧化物类矿物褐铁矿，主含碱式氧化铁。味甘、涩，性平。归胃经。功能涩肠止泻，收敛止血，止带。本品味涩性平，可收敛固涩，用治泻痢不止；味涩质重又可收敛止血，治疗下焦出血证，如崩漏、便血等；又可收涩止带，治疗肾虚所致之带下清稀。

【应用】

1. 久泻，久痢　本品甘涩性平，能涩肠止泻。治久泻、久痢者，常与赤石脂相须而用。

2. 崩漏，便血　本品质重味涩，能收敛止血，主下焦出血证。治崩漏，常与海螵蛸、赤石脂、龙骨等同用；若配人参、白术、棕榈炭等药，可用于气虚失摄之便血者。

3. 带下　本品入下焦，能固涩止带。治肾虚带脉不固之带下清稀者，常与海螵蛸、煅牡蛎、白果等药同用。

【用法用量】煎服，10～20g。

【使用注意】孕妇慎用。

【现代研究】

1. 化学成分：本品含碱式氧化铁及磷酸盐，尚有铝、钙、镁、钾和黏土杂质。

2. 药理作用：生品禹余粮能明显缩短凝血时间和出血时间，而煅品则出现延长作用。据报道禹余粮能促进胸腺增生，提高细胞免疫功能。

山茱萸

【原文】山茱性温，涩精益髓，肾虚耳鸣，腰膝痛止。

【详注】山茱萸味酸，性温。酸能收敛养阴，温可助阳，有补肾益髓涩精的作用，可治肾虚的遗精、耳鸣、小便频数。凡腰膝酸痛，由肾虚所致者，均可使用。

山茱萸为山茱萸科植物山茱萸的成熟果肉。味酸、涩，性微温。归肝、肾经。功能补益肝肾，收敛固涩。本品温而不燥，补而不峻，补肝肾之阳，又可益精血，为平补阴阳之品，用治腰膝酸软、头晕耳鸣、遗精滑泄、遗尿尿频；入下焦，补肝肾，固冲任，用治崩漏、月经过多；酸收之性，又可收敛止汗，用治元气虚脱之大汗淋漓、体虚欲脱。

【应用】

1. 腰膝酸软，头晕耳鸣，阳痿 本品味酸微温质润，其性温而不燥，补而不峻，补益肝肾，既能益精，又可助阳，为平补阴阳之要药。治肝肾阴虚之头晕目眩、腰酸耳鸣者，常与熟地黄、山药等配伍；治命门火衰，腰膝冷痛，小便不利者，常与肉桂、附子等同用；治肾阳虚阳痿者，多与鹿茸、补骨脂、巴戟天、淫羊藿等配伍，以补肾助阳。

2. 遗精滑精，遗尿尿频 本品既能补肾益精，又能固精缩尿，于补益之中又具封藏之功，为固精止遗之要药。治肾虚精关不固之遗精、滑精者，常与熟地、山药等同用；治肾虚膀胱失约之遗尿、尿频者，常与覆盆子、金樱子、沙苑子、桑螵蛸等药同用。

3. 崩漏，月经过多 本品入于下焦，能补肝肾、固冲任以止血。治妇女肝肾亏损、冲任不固之崩漏及月经过多者，常与熟地黄、白芍、当归等同用；若脾气虚弱、冲任不固而漏下不止者，常与龙骨、黄芪、白术、五味子等同用。

4. 大汗不止，体虚欲脱 本品酸涩性温，能收敛止汗，固涩滑脱，为防止元气虚脱之要药。治大汗欲脱或久病虚脱者，常与人参、附子、龙骨等同用。

此外，本品亦治消渴证，多与生地黄、天花粉等同用。

【用法用量】煎服，5～10g，急救固脱 20～30g。

【使用注意】素有湿热而致小便淋涩者，不宜应用。

【现代研究】

1. 化学成分：果实含山茱萸苷、莫诺苷、乌索酸、莫罗忍冬苷、7－O－甲基莫罗忍冬苷、獐牙菜苷、番木鳖苷、熊果酸、马钱苷、山茱萸鞣质等。

2. 药理作用：果实煎剂在体外对痢疾杆菌、金黄色葡萄球菌及堇毛癣菌、流感病毒等有不同程度抑制作用。山茱萸注射液能强心、升压，并能抑制血小板聚集，抗血栓形成。此外，能降血糖、利尿、升白细胞，体外实验证明有抑制腹水癌细胞等作用。

覆盆子

【原文】覆盆子甘，肾损精竭，黑须明眸，补虚续绝。

【详注】覆盆子甘温而补，酸以收敛，故有补肝肾，固精气的作用。用治肾虚精关不固之遗精、滑精、小便频数，并能明目、黑须发，为治肾虚之良药。

覆盆子为蔷薇科植物华东覆盆子的未成熟果实。味甘、酸，性微温。入肝、肾经。功能固精缩尿，益肝肾明目。本品甘温益肾，补肾阳，益肾精，用治肾阳虚，肾精不足所致的遗精、滑精、阳痿等症；又可补益肝肾，治疗肝肾不足，视物不明等症。

【应用】

1. **遗精滑精，遗尿尿频** 本品甘酸微温，主入肝、肾经，既能收涩固精缩尿，又能补益肝肾。治肾虚遗精、滑精、阳痿、不育不孕者，常与枸杞子、菟丝子、五味子等同用；治肾虚遗尿、尿频者，常与桑螵蛸、益智仁、补骨脂等药同用。

2. **肝肾不足，目暗不明** 本品能益肝肾、明目。治疗肝肾不足、目暗不明者，可单用久服，或与枸杞子、桑椹、菟丝子等药同用。

【用法用量】煎服，5～10g。

【现代研究】

1. 化学成分：含有机酸（覆盆子酸、鞣花酸等）、黄酮类、山柰酚、糖类及少量维生素 C，果实中还含有三萜成分、β - 谷甾醇。

2. 药理作用：覆盆子对葡萄球菌、霍乱弧菌有抑制作用；有雌激素样作用；可改善学习记忆能力、延缓衰老、抗诱变、促进淋巴细胞增殖等。

桑螵蛸

【原文】 桑螵蛸咸，淋浊精泄，除疝腰疼，虚损莫缺。

【详注】 桑螵蛸味咸，有补肾助阳、固精缩尿的作用，可治肾虚引起的小便频数、遗尿、淋浊和白带经久不止、梦遗滑精等；并能治疝气，腰痛。为治肝肾虚损不可或缺之品。

桑螵蛸为螳螂科昆虫大刀螂、小刀螂或巨斧螳螂的卵鞘。分别习称团螵蛸、长螵蛸、黑螵蛸。味甘、咸，性平。归肝、肾经。功能固精缩尿，补肾助阳。本品味甘补益肾精，味咸入肾，有收敛之性，用治肾虚不固之遗精滑泄、遗尿尿频；可补肾助阳，用治肾阳虚所致之阳痿。

【应用】

1. 遗精滑精，遗尿尿频，白浊 本品甘能补益，咸以入肾，性收敛，能补肾气，固精关，缩小便。为治疗肾虚不固之遗精滑精、遗尿尿频、白浊之良药。治肾虚遗精、滑精，常与龙骨、五味子、制附子等同用；治小儿遗尿，可单用为末，米汤送服；治心神恍惚、小便频数、遗尿、白浊，可与远志、龙骨、石菖蒲等配伍。

2. 阳痿 本品有补肾助阳之功。可治肾虚阳痿，常与鹿茸、肉苁蓉、菟丝子等药同用。

【用法用量】 煎服，6～10g。

【使用注意】 本品助阳固涩，故阴虚多火，膀胱有热而小便频数者忌用。

【现代研究】

1. 化学成分：含蛋白质、脂肪、粗纤维、氨基酸，并有铁、钙及胡萝卜素样的色素。

2. 药理作用：具有抗缺氧、抗疲劳、轻微抗利尿及敛汗作用；有促进消化液分泌、降低肝组织丙二醛含量、降血糖、降血脂及抑制癌症作用。

海螵蛸

【原文】海螵蛸咸，漏下赤白，癥瘕疝气，阴肿可得。

【详注】海螵蛸味咸能入血，温涩收敛，有收敛止血，制酸止带的作用。善治妇女崩漏下血和吐血、鼻衄、便血、赤白带下及胃痛吐酸等。

海螵蛸为乌鲗科动物无针乌贼或金乌贼的内壳。又名乌贼骨。味咸、涩，性微温。归肝、肾经。功能固精止带，收敛止血，制酸止痛，收湿敛疮。本品性涩收敛，有固精止带之功，用治遗精、白带清稀或赤白带下；又可收敛止血，用治崩漏、吐血、衄血及外伤出血；酸涩制酸止痛，善治胃酸分泌过多；亦可收湿敛疮，用治湿疹、湿疮。

【应用】

1. 遗精，带下 本品温涩收敛，有固精止带之功。治肾失固藏之遗精、滑精，常与山茱萸、菟丝子、沙苑子等药同用；治肾虚带脉不固之带下清稀者，常与山药、芡实等药同用；如为赤白带下，则配伍白芷、血余炭同用。

2. 崩漏，吐血，便血及外伤出血 本品能收敛止血。治崩漏，常与茜草、棕榈炭、五倍子等同用；治吐血、便血者，常与白及等份为末服；治外伤出血，可单用研末外敷。

3. 胃痛吐酸 本品味咸而涩，能制酸止痛，为治疗胃脘痛、胃酸过多之佳品。常与延胡索、白及、贝母、瓦楞子等药同用。

4. 湿疮，湿疹，溃疡不敛 本品外用能收湿敛疮。治湿疮、湿疹，配黄柏、青黛、煅石膏等药研末外敷；治溃疡多脓久不愈合者，可单用研末外敷，或配煅石膏、枯矾、冰片等药共研细末，撒敷患处。

【用法用量】煎服，6~12g。散剂酌减。外用适量。

【现代研究】

1. 化学成分：主要含碳酸钙、壳角质、黏液质。尚含多种微量元素，其中含大量的钙，少量钠、锶、镁、铁，以及微量硅、铝、钛、锰、钡、铜。

2. 药理作用：具有中和胃酸、抗消化性溃疡、抗肿瘤、抗放射及接骨作用。

金樱子

【原文】金樱子涩，梦遗精滑，禁止遗尿，寸白虫杀。

【详注】金樱子味涩，有补肾固精的作用，善治肾虚精关不固的梦遗滑精和肾虚遗尿或小便频数、白带过多等。本品还有涩肠止泻之功，可用治久泻久痢。

金樱子为蔷薇科植物金樱子的成熟果实。味酸、涩，性平。归肾、膀胱、大肠经。功能固精缩尿止带，涩肠止泻。本品味酸涩，有收敛固精、缩尿止遗，止带的作用，用治肾虚精关不固之遗精滑精、尿频尿数、带下过多等症；收涩之性，入大肠经，可涩肠止泻，用治久泻、久痢。亦可治疗崩漏、脱肛、子宫脱垂。

【应用】

1. 遗精滑精，遗尿尿频，带下 本品味酸而涩，功专固敛，具有固精、缩尿、止带作用。适用于肾虚精关不固之遗精滑精、膀胱失约之遗尿尿频、带脉不束之带下过多，常与芡实相须而用，或配伍菟丝子、补骨脂、海螵蛸等补肾固涩之品同用。

2. 久泻，久痢 本品入大肠，能涩肠止泻。治脾虚久泻、久痢，可单用浓煎服，或配伍党参、白术、芡实、五味子等同用。

此外，取其收涩固敛之功，还可用于崩漏、脱肛、子宫脱垂等。

【用法用量】煎服，6～12g。

【现代研究】

1. 化学成分：金樱子含苹果酸、枸橼酸（柠檬酸）、鞣酸及树脂，尚含皂苷、多糖、黄酮类、维生素C。

2. 药理作用：具有收敛、止泻作用；煎液对金黄色葡萄球菌、大肠埃希菌、铜绿假单胞菌、破伤风杆菌、钩端螺旋体及流感病毒均有抑制作用；有增强非特异性免疫、体液免疫、细胞免疫，抗动脉粥样硬化作用。

附药：金樱花

金樱花为蔷薇科植物金樱子的花。味酸、涩，性平。无毒。归肺、肾、大肠经。功能涩肠，固精，缩尿，止带，杀虫。主治久泻久痢，遗精，尿频，带下，须发早白，绦虫病，蛔虫病，蛲虫病等。煎服，3~9g。

石莲子

【原文】 石莲子苦，疗噤口痢，白浊遗精，清心良剂。

【详注】 石莲子味苦，性寒。善治不能饮食的噤口痢疾，并治小便浑浊如米泔水的白浊和遗精。此外，苦寒又能清除烦热，是清心的良药。

石莲子为睡莲科植物莲老熟的果实。味甘、涩、微苦，性寒。归脾、胃、心、肺经。功能清湿热，开胃进食，清心宁神，涩精止泄。本品苦寒，可清湿热，用治湿热痢、噤口痢；又可交通心肾，涩精止遗，止带，用治遗精滑精、白浊、夜不能寐等。

【应用】

1. 噤口痢，呕吐不食 本品可清湿热，开胃气，用于噤口痢，饮食不入，常单味研末，陈米饮调服。或以橘皮末、姜、枣佐之，以调脾胃，服之便觉思食。若噤口痢湿热内盛、脾胃两伤、胃失和降、呕恶不纳，配人参、黄连煎服，可奏清湿热、益脾胃、止吐止痢之功。

2. 遗精，尿浊，带下 本品可交通心肾，涩精止泄，用治心火妄动、肾阴亏虚、心肾不交、遗精、白浊、夜不安寐等；若心有虚热，小便赤浊者，用本品配炙甘草、黄连等同用，以清心火。

【用法用量】 煎汤，9~12g。清湿热生用，清心宁神连心用。

【使用注意】 虚寒久痢禁服。

【现代研究】

化学成分：含淀粉和蛋白质。

莲 子

【原文】 莲子味甘，健脾理胃，止泻涩精，清心养气。

【详注】莲子味甘，有补脾胃、止泄泻、益肾涩精和补养心气的作用，适用于脾虚久泻久痢、肾虚梦遗滑精、白带及心悸失眠等。

莲子为睡莲科植物莲的成熟种子。味甘、涩，性平。归脾、肾、心经。功能固精止带，补脾止泻，益肾养心。本品味甘涩，益肾固精，用治肾精不固之遗精滑精；补益脾肾，补涩兼施，用治脾虚带下清稀、腰膝软弱者；又可健脾涩肠止泻，治疗脾虚久泻；入心肾经，交通心肾，安神定志，用治虚烦不眠、心悸。

【应用】

1. 遗精，滑精 本品味甘而涩，入肾经而能益肾固精。治肾虚精关不固之遗精、滑精，常与芡实、龙骨等同用。

2. 带下 本品既补脾益肾，又固涩止带，其补涩兼施，为治疗脾虚、肾虚带下常用之品。治脾虚带下者，常与茯苓、白术等药同用；治脾肾两虚，带下清稀、腰膝酸软者，可与山茱萸、山药、芡实等药同用。

3. 脾虚泄泻 本品甘可补脾，涩能止泻，既可补益脾气，又能涩肠止泻。治脾虚久泻、食欲不振者，常与党参、茯苓、白术等同用。

4. 心悸，失眠 本品甘平，入于心肾，能养心血、益肾气、交通心肾而有安神之功。治心肾不交之虚烦、心悸、失眠者，常与酸枣仁、茯神、远志等药同用。

【用法用量】煎服，10～15g。去心打碎用。

【现代研究】

1. 化学成分：本品主含淀粉、蛋白质、脂肪、棉子糖、钙、磷、铁等。

2. 药理作用：抗氧化、延缓衰老、增强免疫，还有显著的强心作用，能扩张外周血管，降低血压；有助于睡眠。

附药：莲子心

莲子心为莲子中的青嫩胚芽。味苦，性寒。功能清心安神，交通心肾，涩精止血。主治热入心包，神昏谵语；心肾不交，失眠遗精；血热吐血。煎服，2～5g。

莲 须

【原文】莲须味甘，益肾乌须，涩精固髓，悦颜补虚。

【详注】莲须味甘涩，补肾固精，并能乌黑须发，常用于肾虚精关不固的遗精、滑精和吐血崩漏。此外，又能润泽皮肤。

莲须为睡莲科植物莲的雄蕊。味甘、涩，性平。功能入心、肾经。本品味甘涩，性收敛，可涩精止遗，收敛止血，用治遗精滑精、带下、崩漏等症。

【应用】

1. 遗精，遗尿，带下 本品味甘涩，性收敛，可固精止遗，收敛止带，用治梦遗、尿频、遗尿、带下清稀等，可与龙骨、牡蛎、芡实等同用。

2. 崩漏，吐血 本品能收敛止血。治崩漏、吐血，常与茜草、棕榈炭、五倍子等同用。

【用法用量】煎服，3～5g。

【现代研究】

化学成分：含槲皮素、木犀草素、异槲皮苷、木犀草素葡萄糖苷；又含生物碱。

荷 叶

【原文】荷叶苦平，暑热能除，升清治泻，止血散瘀。

【详注】荷叶味苦，性平，有清除暑热和升发脾胃清阳的作用，适用于暑湿泻痢及脾虚清阳下陷的泄泻等。此外，又有止血散瘀的功效，可治吐血及子宫出血等。

荷叶为睡莲科植物莲的干燥叶。味苦、微涩，性平。归心、肝、脾经。功能消暑利湿，健脾升阳，散瘀止血。本品可清解暑热之邪，用治暑湿泄泻；又可收敛止血，用治子宫出血、吐血等。

【应用】

1. 暑湿泄痢 本品味苦，可清泻暑热湿邪，用治暑湿泄痢及脾虚清阳下陷的泄泻等。

2. 子宫出血，吐血 本品味涩，可收敛止血，又可散瘀，用治吐血及子宫出血。

【用法用量】煎服，6～10g，鲜品 15～30g；或入丸、散。外用适量，捣敷，研末掺或煎水洗。

【现代研究】

化学成分：本品含有莲碱、原荷叶碱和荷叶碱等多种生物碱及维生素 C。

附药：荷梗

荷梗为莲的叶柄及花柄。味苦，性平。归脾、胃经。功能消暑利湿，通气宽胸，和胃安胎。主治外感暑湿，胸闷不舒、泄泻痢疾及妊娠呕吐、胎动不安等。煎服，10～15g。

芡　实

【原文】芡实味甘，能益精气，腰膝酸疼，皆主湿痹。

【详注】芡实味甘，有补肾益精的作用，并能化湿，可治肾虚的腰膝酸痛及湿痹关节痛等。

芡实为睡莲科植物芡的成熟种仁。味甘、涩，性平。归脾、肾经。功能益肾固精，健脾止泻，除湿止带。本品甘涩收敛，可补肾固精，收敛止泻，固涩止带，用治遗精滑精，腰膝酸软，脾虚泄泻，带下证等。

【应用】

1. 遗精，滑精 本品甘涩收敛，善能益肾固精。治肾虚不固之腰膝酸软、遗精滑精者，常与金樱子相须而用，亦可与莲子、莲须、牡蛎等配伍。

2. 脾虚久泻 本品既能健脾除湿，又能收敛止泻。可用治脾虚湿盛，久泻不愈者，常与白术、茯苓、扁豆等药同用。

3. 带下 本品能益肾健脾、收敛固涩、除湿止带，为治疗带下证之佳品。治脾肾两虚之带下清稀，常与党参、白术、山药等药同用；若治湿热带下，则配伍清热利湿之黄柏、车前子等同用。

【用法用量】煎服，10~15g。

【现代研究】

1. 化学成分：本品主含淀粉、蛋白质、脂肪、钙、磷、铁、硫胺素、核黄素、尼古酸、抗坏血酸等。

2. 药理作用：有较强的抗氧化和清除自由基能力；减轻心脏缺血再灌注。

刺猬皮

【原文】刺猬皮苦，主医五痔，阴肿疝痛，能开胃气。

【详注】刺猬皮味苦以降泄，主治各种痔疮肿痛、便血和睾丸肿痛连及少腹的疝气痛，有行气散瘀血的作用。并能化瘀止痛，用治胃痛日久、气痛入络、气血瘀滞者。

刺猬皮为刺猬科动物刺猬或短刺猬的皮。味苦、涩，性平。归肾、胃、大肠经。功能固精缩尿，收敛止血，化瘀止痛。本品可收敛止血，善治下焦出血证，如便血、痔血；入肾经，固精缩尿止遗，又可治疗遗精滑精，遗尿尿频；可活血化瘀，用治气滞血瘀的胃痛、呕吐。

【应用】

1. 遗精滑精，遗尿尿频　本品味苦涩，性收敛，主入肾经，长于固精缩尿。适用于肾虚精关不固之遗精、滑精及肾虚膀胱失约之遗尿、尿频者，可单用炒炙研末服，或配伍益智仁、龙骨、金樱子等药同用。

2. 便血，痔血　本品功能收敛止血，入于胃肠经而善治下焦出血证。治肠风，常与木贼同用；治痔漏，常与槐角同用。

3. 胃痛，呕吐　本品能化瘀止痛。治胃痛日久、气血瘀滞兼呕吐者，可单用焙干研末黄酒送服，或与延胡索、香附等药同用。

【用法用量】煎服，3~10g；研末服1.5~3g。

【现代研究】

1. 化学成分：上层的刺，主要由角蛋白所组成；下层的真皮层，主要为胶原与其他蛋白质如弹性硬蛋白之类和脂肪等组成。

2. 药理作用：具有收敛止血的作用。

臭椿皮

【原文】 樗根味苦，泻痢带崩，肠风痔漏，燥湿涩精。

【详注】 臭椿皮味苦、涩，能清热燥湿，涩肠止泻，止血。可用治久泻久痢、白带、子宫大出血、大便下血、痔漏出血等；并可涩精，治遗精滑精。

臭椿皮为苦木科植物臭椿（樗）的根皮或树皮。别名椿皮、樗根白皮。味苦、涩，性寒。归大肠、肝经。功能清热燥湿，收敛止带，止泻，止血。本品苦可燥湿，寒以清热，涩能收敛。用治湿热带下，赤白带；又可涩肠止泻，用治湿热泻痢；收敛止血，清热泻火，用治血热引起的崩漏、月经过多、便血痔血。

【应用】

1. 赤白带下 本品既可清热燥湿，又能收敛止带，为止带之常用药物。治疗湿热下注，带脉失约而致赤白带下者，常与黄柏等同用。

2. 久泻久痢，湿热泻痢 本品收涩止泻，清热燥湿。治久泻久痢，常与诃子、母丁香同用；治湿热泻痢，常与地榆同用。

3. 崩漏经多，便血痔血 本品善能收敛止血，因其性寒，尤宜用于血热崩漏、便血者。治崩漏、月经过多者，常与黄柏、黄芩、白芍、龟甲等同用；治便血痔血，可单用本品为丸服，或与侧柏叶、升麻、白芍等同用。

此外，本品尚有杀虫功效，内服治蛔虫腹痛；外洗治疥癣瘙痒。

【用法用量】 煎服，6~9g。外用适量。

【使用注意】 脾胃虚寒者慎用。

【现代研究】

1. 化学成分：根皮含苦楝素、鞣质、赭朴酚，根及树干含苦木素。树皮含臭椿苦酮、臭椿苦内酯、乙酰臭椿苦内酯、苦木素、新苦木素等。

2. 药理作用：椿皮有抗菌、抗原虫及抗肿瘤作用。椿皮煎剂在体外对福氏痢疾杆菌、宋氏痢疾杆菌和大肠埃希菌有抑制作用，臭椿苦酮对阿米巴原虫有强烈的抑制作用。

【小结】

表 18 – 1　收涩药简表

分类	药名	性味归经	功效	主治	性能作用特点
敛肺涩肠药	小麦	甘，性凉。归心、脾、肾经	养心，益肾，除热，止渴	脏躁烦热；消渴；泄痢；痈肿；外伤出血	甘而补心阴，微寒能清心热
	五味子	酸、甘，性温。归肺、心、肾经	收敛固涩，益气生津，补肾宁心	久咳虚喘；遗精；久泻不止；心悸失眠，多梦	收敛肺气，补益心肾，交通心肾
	乌梅	酸、涩，性平。归肝、脾、肺、大肠经	敛肺止咳，涩肠止泻，安蛔止痛，生津止渴	久咳；久泻，久痢；蛔厥腹痛，呕吐；消渴	味涩敛肺涩肠，味酸安蛔生津
	五倍子	酸、涩，性寒。归肺、大肠、肾经	敛肺降火，止咳止汗，涩肠止泻，固精止遗，收敛止血，收湿敛疮	咳嗽，咯血；自汗，盗汗；久泻，久痢；遗精，滑精；崩漏，便血，痔血	有收敛、杀虫的作用
	罂粟壳	酸、涩，性平。有毒。归肺、大肠、肾经	涩肠止泻，敛肺止咳，止痛	久泻，久痢；久咳；胃痛，腹痛，筋骨疼痛	味酸涩，性平和，能固肠道，涩滑脱，为涩肠止泻之圣药
	诃子	酸、涩，性平。归肺、大肠经	涩肠止泻，敛肺止咳，利咽开音	久泻，久痢；久咳，失音	涩大肠，止久痢，既能敛肺下气止咳，又能清肺利咽开音，为治失音之要药
	石榴皮	酸、涩，性温。归大肠经	涩肠止泻，杀虫收敛止血	久泻，久痢；虫积腹痛；崩漏，便血	涩肠道，止泻痢

续表

分类	药名	性味归经	功效	主治	性能作用特点
敛肺涩肠药	肉豆蔻	辛，性温。归脾、胃、大肠经	涩肠止泻，温中行气	虚泻，冷痢；胃寒胀痛，食少呕吐	可暖脾胃，涩肠止泻
	赤石脂	甘、涩，性温。归大肠、胃经	涩肠止泻，收敛止血，敛疮生肌	久泻，久痢；崩漏，便血；疮疡久溃	长于涩肠止泻，又可收敛止血
	禹余粮	甘、涩，性平。归胃经	涩肠止泻，收敛止血，止带	久泻，久痢；崩漏，便血；带下	善治久泻、久痢
固精缩尿止带药	山茱萸	酸、涩，性微温。归肝、肾经	补益肝肾，收敛固涩	腰膝酸软，头晕耳鸣，阳痿，遗精，遗尿；崩漏；大汗不止	性温而不燥，补而不峻，补益肝肾，既能益精，又可助阳，为平补阴阳之要药
	覆盆子	甘、酸，性微温。入肝、肾经	固精缩尿，益肝肾明目	遗精滑精，遗尿尿频；目暗不明	甘温益肾，补肾阳，益肾精
	桑螵蛸	甘、咸，性平。归肝、肾经	固精缩尿，补肾助阳	遗精滑精，遗尿尿频，白浊；阳痿	甘能补益，咸以入肾，性收敛，能补肾气，固精关
	海螵蛸	咸、涩，性微温。归肝、肾经	固精止带，收敛止血，制酸止痛，收湿敛疮	崩漏，吐血，便血；胃痛吐酸，遗精，带下	咸能入血，温涩收敛，有收敛止血、制酸止带的作用
	金樱子	酸、涩，性平。归肾、膀胱、大肠经	固精缩尿止带，涩肠止泻	遗精滑精，遗尿尿频，带下；久泻，久痢	味酸涩，收敛固精，缩尿止遗，止带

续表

分类	药名	性味归经	功效	主治	性能作用特点
固精缩尿止带药	石莲子	甘、涩、微苦，性寒。归脾、胃、心、肺经	清湿热，开胃进食，清心宁神，涩精止泻	噤口痢，呕吐不食；遗精，尿浊，带下	清湿热，善交通心肾，涩精止遗，止带
	莲子	甘、涩，性平。归脾、肾、心经	固精止带，补脾止泻，益肾养心	遗精，滑精；带下；脾虚泄泻；心悸，失眠	补涩兼施，性平和，可益肾涩精和补养心气
	莲须	甘、涩，性平。归心、肾经	清心，益肾，涩精，止血	遗精，遗尿，带下；崩漏，吐血	涩精止遗，收敛止血，药性平和
	荷叶	苦、微涩，性平。归心、肝、脾经	消暑利湿，健脾升阳，散瘀止血	暑湿泄痢；子宫出血，吐血	清除暑热，升发脾胃清阳
	芡实	甘、涩，性平。归脾、肾经	益肾固精，健脾止泻，除湿止带	遗精，滑精；脾虚久泻；带下	甘涩收敛，善能益肾固精，收敛止泻，除湿止带
	刺猬皮	苦、涩，性平。归肾、胃、大肠经	固精缩尿，收敛止血，化瘀止痛	遗精滑精，遗尿尿频；便血，痔血；胃痛，呕吐	可收敛止血，善治下焦出血证
	臭椿皮	苦、涩，性寒。归大肠、肝经	清热燥湿，收敛止带，止泻，止血	赤白带下；久泻久痢，湿热泄痢；崩漏经多，便血痔血	苦可燥湿，寒以清热，涩能收敛

（米宏图）

第十九章　涌吐药

凡以诱发呕吐为主要作用的药物，称为涌吐药，又称催吐药。

本类药物多酸苦，具有涌吐毒物、宿食、痰涎的作用。适用于治疗误食毒物，停留胃中，未被吸收，或宿食停滞不化，尚未入肠，脘部胀痛，或痰涎壅盛，阻于胸膈或咽喉，呼吸急促及癫痫发狂等。

常　山

【原文】常山苦寒，截疟除痰，解伤寒热，水胀能宽。

【详注】常山味苦、性寒，能清热截疟、涌吐痰涎，治疗疟疾寒热往来、胸中痰饮积聚、痞满腹胀等证。

常山为虎耳草科落叶小灌木植物常山的根。味辛、苦，性寒。有毒。归肺、胃、肝经。功能涌吐痰涎，截疟。本品善祛痰而截疟，为治疟之要药，善治疟疾、休息痢。其辛开苦泄，善开郁散结，其性上行，能引吐胸中痰饮，可治疗胸中痰饮积聚证。

【应用】

1. 胸中痰饮证　本品善开泄痰结，其性上行，能引吐胸中痰饮，适用于痰饮停聚，胸膈壅塞、不欲饮食，欲吐而不能吐者。常以本品配甘草，水煎和蜜温服。然此法今已少用。

2. 疟疾　古有"无痰不成疟"之说。本品善祛痰而截疟，为治疟之要药。适用于各种疟疾，尤以治间日疟、三日疟为佳。古方常单用本品浸酒或煎服治疟，每获良效。临证亦可配伍运用。

【用法用量】煎服，5~9g；入丸、散酌减。涌吐可生用，截疟宜酒制。治疟宜在病发作前半天或 2 小时服用，并配伍陈皮、半夏等减轻其致吐的不良反应。

【使用注意】本品有毒，且能催吐，故用量不宜过大。孕妇及体虚者慎用。

【现代研究】

1. 化学成分：主要含常山碱甲、常山碱乙、常山碱丙，三者为互变异构体，是抗疟的有效成分，总称常山碱。另含常山次碱、4-喹唑酮及伞形花内酯等成分。

2. 药理作用：常山的水煎剂及醇提液对疟疾有显著的疗效，常山碱甲、常山碱乙、常山碱丙还能通过刺激胃肠的迷走与交感神经末梢而反射性地引起呕吐。此外，本品尚能降血压、兴奋子宫、抗肿瘤、抗流感病毒、抗阿米巴原虫、消炎、促进伤口愈合等。

瓜 蒂

【原文】瓜蒂苦寒，善能吐痰，消身肿胀，并治黄疸。

【详注】瓜蒂味苦、性寒，能吐风痰宿食、泻水湿停饮，可用治风痰宿食内滞所致胸脘痞闷胀满、恶心欲吐及水湿内停之肢体肿胀，湿热黄疸等病证。

瓜蒂为葫芦科一年生草质藤本植物甜瓜的瓜蒂。味苦，性寒。有毒。归胃经。功能涌吐痰食，祛湿退黄。本品味苦涌泄，性寒泄热，又可祛湿退黄。用治风痰、宿食停滞及食物中毒证，又可治疗湿热黄疸。

【应用】

1. 风痰、宿食停滞及食物中毒诸证 本品味苦涌泄，能催吐其壅塞之痰或未化之食及误食之毒物。凡宿食停滞胃脘，胸脘痞硬，气逆上冲者，或误食毒物不久，尚停留于胃者，皆可单用本品取吐，或与赤小豆为散，用香豉煎汁和服，共奏酸苦涌吐之效；若风痰内扰，上蒙清窍，发为癫痫，发狂欲走者，或痰涎涌喉，喉痹喘息者，亦可单用本品为末取吐。

2. 湿热黄疸 本品能祛湿退黄，用于湿热黄疸，多单用本品研末吹鼻，令鼻中黄水出而达祛湿退黄之效。也可内服治疗诸黄。

【用法用量】煎服，2.5~5g；入丸、散服，每次0.3~1g。外用适量，研末吹鼻，待鼻中流出黄水即可停药。

【使用注意】孕妇、体虚、心脏病、吐血、咯血、胃弱及上部无实邪者忌用。

【现代研究】

1. 化学成分：含三萜类成分：葫芦素B、葫芦素E（即甜瓜素或甜瓜毒素）、葫芦素D、异葫芦素B及葫芦素B苷，尚含喷瓜素。其中以葫芦素B的含量最高（1.4%），其次为葫芦素B苷。还含皂苷、氨基酸等。

2. 药理作用：甜瓜素能刺激胃感觉神经，反射性地兴奋呕吐中枢而致吐；对肝脏的病理损害有一定的保护作用，能增强细胞免疫功能；尚能抗肿瘤、降压、抑制心肌收缩力、减慢心率、退黄疸等。

藜 芦

【原文】藜芦味辛，最能发吐，肠澼泻痢，杀虫消蛊。

【详注】藜芦味苦、辛，善于涌吐风痰，杀虫消蛊，用于治疗泄泻、痢疾、便血及虫毒积聚所致的腹中胀满积块等病证。

藜芦为百合科植物黑藜芦的根及根茎。味苦、辛，性寒。有毒。归胃、肝经。功能催吐，祛痰，杀虫。本品味苦涌吐，善治中风痰壅、癫痫、喉痹等；外用治疗癣、恶疮。

【应用】

1. 风痰壅盛证 本品味苦涌吐，可治风痰壅盛所致之呼吸困难，也可治中风、癫痫、喉痹等，可单服藜芦末以催吐痰涎。久疟不愈，欲吐不吐，不能饮食者，亦可用本品研末温水调服催吐。

2. 湿热黄疸 本品能祛湿退黄，用于湿热黄疸，多炮制至其色黄，捣研为末，水调服。

3. 头痛，鼻塞，脑闷 本品与黄连为末，少许吹鼻；头痛，痛不可忍者，捣研为散，加少许麝香吹鼻。

【用法用量】内服研末，0.3~0.6g；或入丸剂。外用研末，吹鼻或调敷。

【使用注意】体虚者及孕妇禁用。不宜与人参、党参、西洋参、南沙参、北沙参、丹参、玄参、苦参、细辛、白芍、赤芍同用。因其治疗量与中毒量接近，内服易产生毒性反应，故现代临床已很少作为涌吐药使用，而主要作为农作物及蚊蝇的杀虫剂。

【现代研究】

1. 化学成分：含原藜芦碱、藜芦碱、介芬胺、假介芬胺、玉红介芬胺、秋水仙碱、计明胺及藜芦酰棋盘花碱等生物碱。

2. 药理作用：强力催吐剂；可降压，并伴有心跳减慢、呼吸抑制；抑菌；对家蝇有强大的毒杀效力。

胆 矾

【原文】胆矾酸寒，涌吐风痰，癫痫喉痹，烂眼牙疳。

【详注】胆矾味酸、性寒，内服有涌吐风热痰涎的作用，可用于风痰癫痫、咽喉肿痛、痰涎壅塞及误食毒物等症。外用有燥湿收敛之功，泡汤洗眼，可治风眼赤烂；研末外敷，用治牙疳肿痛。

胆矾为天然的硫酸盐类矿物胆矾的晶体，或为人工制成的含水硫酸铜。味酸、涩、辛，性寒。有毒。归肝、胆经。功能涌吐痰涎，解毒收湿，祛腐蚀疮。本品具有较强的涌吐作用，能够涌吐风痰及毒物，常用治癫痫及咽喉肿痛、痰涎壅塞等证；外用可治风眼赤烂、牙疳肿痛。

【应用】

1. 喉痹，癫痫，误食毒物 本品味酸涩而辛，其性上行，具有较强的涌吐作用，能够涌吐风痰及毒物。用治喉痹、喉间痰壅闭塞，可与僵蚕共为末，吹喉，使痰涎吐出而喉痹开；用治风痰癫痫，单用本品研末，温醋调下，服后吐出痰涎便醒；若误食毒物，可单用本品取吐，以排出胃中毒物。

2. 风眼赤烂，口疮，牙疳 本品少量外用，有解毒收湿之功，临床以外用治疗口、眼诸窍火热之证为宜。用本品煅研，泡汤洗眼，治风眼赤烂；以之与蟾皮共研末，外敷患处，治口疮；以本品研末，加麝香少许和匀，外敷，治牙疳。

3. 胬肉，疮疡不溃 本品外用，有祛腐蚀疮作用。临床以外用治疗皮肤疮疡为主。用本品煅研外敷，治胬肉疼痛；以之与雀屎同用，研末点疮，治肿毒不溃。

【用法用量】温水化服，0.3～0.6g。外用适量，研末撒或调敷，或以水溶化后外洗。

【使用注意】孕妇及体虚者禁用。

【现代研究】

1. 化学成分：主含含水硫酸铜。

2. 药理作用：可催吐，促进胆汁分泌，腐蚀黏膜，提高痛阈；退翳；对化脓性球菌、肠道伤寒杆菌、副伤寒杆菌、痢疾杆菌和沙门菌等均有较强的抑制作用。

食　盐

【原文】食盐味咸，能吐中痰，心腹卒痛，过多损颜。

【详注】食盐味咸，有催吐的作用，能涌吐留滞脘腹的食积及胸中痰积，而治心腹卒痛之证。过多服用，能耗伤气血，损害颜面皮肤。

食盐为海水或盐井、盐池、盐泉中的盐水经煎、晒而成的结晶体。味咸，性寒。归胃、肾、小肠经。功能涌吐，降火，凉血，解毒。善治宿食、痰饮积滞证。

【应用】

1. 宿食及痰饮积滞证　本品可用于宿食留滞引起的脘腹胀闷疼痛，用浓盐汤热饮，并探吐，诸症可得吐而解。若痰饮停积、厥气上冲之头痛及痰湿内盛之喜呕不止，亦可用浓盐汤热饮探吐。

2. 咽喉、牙龈肿痛　用淡盐水漱口或饮服。

3. 目赤肿痛，目生翳膜　用淡盐水洗眼或滴眼。

【用法用量】内服，温水化服，1～3g。外用适量，以水溶化后外洗。

【使用注意】咳嗽、口渴、水肿者慎用或忌用。

【现代研究】

1. 化学成分：以氯化钠为主要成分。

2. 药理作用：可预防和治疗低钠综合征，包括全身虚弱、精神倦怠、肌肉阵挛和循环障碍等。

【小结】

表 19 – 1　涌吐药简表

药名	性味归经	功效	主治	性能作用特点
常山	苦、辛，寒。有毒。归肺、胃、肝经	涌吐痰涎，截疟	胸中痰饮；疟疾	苦寒峻烈，涌吐力强，又可截疟
瓜蒂	苦，寒。有毒。归胃经	涌吐痰湿，祛湿退黄	中风痰壅；癫痫；疟疾；疥癣；恶疮	味苦涌泄，性寒泄热，又祛湿退黄
藜芦	苦、辛，寒。有毒。归胃、肝经	涌吐风痰，清热解毒，杀虫	风痰壅盛；湿热黄疸；头痛，鼻塞，脑闷	涌吐力强，毒性较大，又治疥癣疮疡
胆矾	酸、涩、辛，寒。有毒。归肝、胆经	涌吐痰涎，解毒收湿，祛腐蚀疮	喉痹，癫痫，误食毒物；风眼赤烂，口疮，牙疳；胬肉，疮疡	内服涌吐痰涎，外敷燥湿收敛
食盐	咸，寒。归胃、肾、大肠、小肠经	涌吐，降火，凉血，解毒	宿食及痰饮停滞；咽喉、牙龈肿痛；目赤肿痛	催吐腹中食积及胸中痰积，又可清火解毒

（王玉莹）

第二十章　解毒杀虫燥湿止痒药

凡以解毒疗疮、攻毒杀虫、燥湿止痒为主要作用的药物，称为解毒杀虫燥湿止痒药。

本类药多具有一定毒性，以外用为主，有些兼可内服。主要作用是攻毒消肿、杀虫止痒。适用于治疗疥癣、湿疹、痈疮疔毒、麻风、梅毒、毒蛇咬伤等病证。

雄　黄

【原文】 雄黄苦辛，辟邪解毒，更治蛇虺，喉风息肉。

【详注】 雄黄味辛，解毒杀虫疗疮之效佳，可治痈疽肿毒、疥癣湿疮、喉风喉痹、痰涎壅塞及蛇虫咬伤等毒邪为患之证。

雄黄为硫化物类矿物雄黄的矿石。味辛，性温。有毒。归肝、胃、大肠经。功能解毒，杀虫。本品辛散温燥，且有毒性，有良好的解毒杀虫疗疮之效，又祛风邪，燥湿浊，适用于痈肿疔疮、喉风喉痹、双蛾肿痛及疥癣等；借其杀虫之功，可用于蛔虫等肠道寄生虫引起的虫积腹痛。

【应用】

1. 痈肿疔疮　湿疹疥癣，蛇虫咬伤 本品温燥有毒，外用或内服均可以毒攻毒，而解毒杀虫疗疮。用治痈肿疔毒，可单用为末涂患处；或配白矾等份，名二味拔毒散；或配伍乳香、没药、麝香为丸，如醒消丸。用治疥癣，可与黄连、松脂、发灰为末，猪脂为膏外涂。用治蛇虫咬伤，可单用本品香油调涂患处。

2. 蛔虫、蛲虫病 本品具有杀虫作用，用治虫积腹痛，可与牵牛子、槟榔等同用，如牵牛丸。

此外，古方中有用本品内服以祛痰截疟，治疗癫痫、哮喘、疟疾等。

【用法用量】 外用适量，研末敷，香油调搽或烟熏。内服 0.05 ~ 0.1g，入丸、散用。

【使用注意】内服宜慎，不可久服；切忌火煅；外用不宜大面积涂擦及长期持续使用；孕妇禁用。

【现代研究】

1. 化学成分：含二硫化二砷（As_2S_2）。约含砷75％，硫24.5％，并有少量硅、铅、铁、钙、镁等杂质。

2. 药理作用：抗血吸虫、抗疟原虫、抗肿瘤。此外，对金黄色葡萄球菌、大肠埃希菌、结核杆菌、耻垢杆菌及堇色毛癣菌等多种致病性皮肤真菌有不同程度抑制作用。

硫　黄

【原文】硫黄性热，扫除疥疮，壮阳逐冷，寒邪敢当。

【详注】硫黄性温热，外用具有杀虫攻毒、燥湿止痒之功，尤擅治疥疮。内服能大补命门真火而助元阳，驱寒逐冷，适用于阳痿、腰膝冷痛及下焦虚冷便秘等阳虚证。

硫黄为自然元素类矿物硫族自然硫。味酸，性温。有毒。归肾、大肠经。功能解毒杀虫止痒，补火助阳通便。本品酸温有毒，外用能解毒杀虫、收敛疗疮、燥湿止痒，故常用于疥癣湿疮、湿疹瘙痒及痈疽恶疮等皮肤病，尤为治疗疥疮的要药。其性温热，善入下焦而助元阳，补命门火，暖脏腑化阴气而祛寒，属纯阳之品，善治肾虚寒喘、阳痿精冷及虚寒便秘等阳虚证。

【应用】

1. 疥癣，秃疮，湿疹　本品性温而燥，外用能杀虫攻毒，燥湿止痒，尤长于杀疥虫，为治疥疮之要药。用治疥疮，可单取为末，麻油调敷患处；或与其他杀疥虫药如大风子、轻粉等同用；用治顽癣瘙痒，可配伍其他疗癣药如铅丹、石灰等同用，共研细粉调敷患处；用治湿疹瘙痒，可单用，或配伍蛇床子、明矾、青黛等同用。

2. 寒喘，阳痿，虚寒便秘　本品乃纯阳之品，内服具有补火助阳的作用，用治肾阳衰微、下元虚冷诸证。用治肾阳虚而肾不纳气之寒喘者，常配伍附子、肉桂、黑锡、沉香等补肾纳气药同用；用治肾阳虚阳痿、小便频数者，可配伍鹿茸、补骨脂等同用；用治肾阳不足、虚寒便秘者，常伍以半夏，如半硫丸。

【用法用量】外用适量，研末敷或香油调敷患处。内服 1.5～3g，炮制后入丸散。

【使用注意】本品有毒，孕妇慎用；不宜与芒硝、玄明粉同用；阴虚火旺者忌服。

【现代研究】

1. 化学成分：含硫（S），另杂有砷、硒、铁、碲等成分。

2. 药理作用：可溶解角质、脱毛、抗菌、杀疥虫、增加肠壁蠕动及缓泻。此外，对动物实验性炎症有治疗作用，能使支气管慢性炎症细胞浸润减轻，并可促进支气管分泌增加而祛痰。

白　矾

【原文】白矾味酸，化痰解毒，治症多能，难以尽述。

【详注】白矾味酸涩，外用能解毒杀虫、燥湿止痒，可治湿疮疥癣等皮肤病；内服可化痰、止血、止泻，用治因痰引起的癫痫、黄疸等。其功效广泛，临床治证颇多。

白矾为硫酸盐类矿物明矾石经加工提炼制成的结晶，主含含水硫酸铝钾。味酸、涩，性寒。归肺、脾、肝、大肠经。外用解毒杀虫，燥湿止痒；内服止血，止泻，化痰，退黄。本品性燥，外用善燥湿止痒收湿，又可攻毒杀虫，为疗顽癣、止瘙痒之品，尤宜于湿疹湿疮溃烂瘙痒者。借其酸涩之性，入大肠经及肝经血分，能涩肠止泻、收敛止血，可治久泻久痢及各种出血证。其性躁急，能化一切痰涎，具有清热化痰、开窍启闭、祛湿退黄之效，用治中风痰厥、癫痫及湿热黄疸等。

【应用】

1. 湿疹瘙痒，疮疡疥癣　本品善收湿止痒，尤宜治疮面湿烂或瘙痒者。治痈疽，常配朴硝研末外用，如二仙散；可单用，或配伍硫黄、乳香等治疗口疮、聤耳、鼻息肉、酒渣鼻。

2. 便血，吐衄，崩漏　本品性涩，能入肝经血分，有收敛止血作用，可用治多种出血证。治衄血不止，以枯矾研末吹鼻；治崩漏，配五倍子、地榆同用；治金疮出血，用生白矾、煅白矾配松香研末，外敷伤处。

3. 久泻久痢　本品有涩肠止泻作用，配煨诃子肉为散，粥饮调下治之，如诃黎勒散。

4. 痰厥，癫痫，发狂　本品酸苦涌泄而能祛除风痰，配郁金为末，薄荷糊丸服，治痰壅心窍癫痫发狂，如白金丸。

5. 湿热黄疸　本品有祛湿退黄之功，可与硝石配伍，治女劳疸，如硝石散。

【用法用量】外用适量，研末撒布、调敷或化水洗患处。内服0.6～1.5g，入丸、散服。

【使用注意】体虚胃弱及无湿热痰火者应忌服。

【现代研究】

1. 化学成分：含水硫酸铝钾，枯矾为脱水白矾。

2. 药理作用：可凝固蛋白、抗菌、抗阴道滴虫、利胆、降脂、催吐。此外，白矾经尿道灌注有止血作用，并能促进溃疡愈合，净化混浊生水。

蛇床子

【原文】蛇床辛苦，下气温中，恶疮疥癞，逐瘀祛风。

【详注】蛇床子味辛、苦，外用有燥湿杀虫止痒之功，适用于湿疹、疥癣、阴痒带下等；性温入肾，内服可温肾助阳，可治肾脏虚寒的阳痿及宫冷不孕；又辛散祛风，温燥祛寒燥湿，可治寒湿痹痛。

蛇床子为伞形科植物蛇床的成熟果实。味辛、苦，性温。归肾经。功能杀虫止痒，温肾壮阳。本品辛苦温燥，有祛风燥湿、杀虫止痒之功，为皮肤及妇科瘙痒性疾病常用药；其性温热，可助阳散寒，辛苦又具燥湿祛风之功，可治带下、腰痛、久痹，尤宜于寒湿兼肾虚所致者；其温肾壮阳之功佳，可入肾经而温润肾气，用治阳痿、不孕属肾阳虚衰者。

【应用】

1. 阴部湿痒，湿疹，疥癣　本品外用有燥湿杀虫止痒之功，善治瘙痒性疾病。用治妇女阴痒、男子阴囊湿痒，可单用，或配伍白矾、苦参、黄柏等同用，煎汤熏洗；用治湿疹、疥癣，可单用煎汤熏洗，或研末外掺或制成油膏搽敷，亦可配伍枯矾、苦参、黄柏、硼砂等研末，油调外涂。

2. 阳痿，不孕 本品性温入肾，内服可温肾暖宫、壮阳起痿，适用于肾阳衰微、下元虚寒所致阳痿、宫冷不孕等，常配伍熟地、菟丝子、肉桂、五味子等同用。

此外，本品尚有散寒祛风燥湿之功，可用于寒湿带下、湿痹腰痛等证。

【用法用量】煎汤外洗，15～30g；或适量研末外搽；或制成油膏、软膏、栓剂外用。煎服，3～10g。

【使用注意】阴虚火旺或下焦有湿热者不宜内服。

【现代研究】

1. 化学成分：含挥发油和香豆精类如蛇床明素、花椒毒素等成分。种子含香柑内酯、欧山芹素等。

2. 药理作用：有性激素样作用，可增加子宫及卵巢肿瘤；抗滴虫、抗菌、抗心律失常、抗炎、抗过敏、镇痛、抗变态反应及局部麻醉。此外，还有降低血压，祛痰平喘，延缓衰老，促进记忆，抗诱变，抗骨质疏松等作用。

蟾蜍

【原文】蟾蜍气凉，杀疳①蚀癖，瘟疫②能辟，疮毒可祛。

【详注】蟾蜍性凉，具有杀虫消积、清热解毒的作用，适用于疳积、疮疡肿毒等病证。

注：①疳：由脾胃运化失常所引起的慢性营养障碍性病证。

②瘟疫：指感受疫疠之气，造成流行性急性传染病的总称。

蟾蜍为蟾蜍科动物中华大蟾蜍或黑眶蟾蜍、花背蟾蜍等的全体。别名瘟蛤蟆。味辛，性凉。有毒。归脾、胃、肝、肺经。功能清热解毒，利水消肿，杀虫消积。本品有消积杀虫的作用，可治小儿形瘦腹大、消化不良的疳积、虫积病。外用能消肿解毒，可治恶疮肿毒。还有一定的利水消肿作用，可治水湿内停诸证。

【应用】

1. 疮疡，痈疽，瘰疬 本品善清热解毒，用治痈疽肿毒初起未化脓，可用本品烧存性研末敷。若久溃不敛者，可与肉桂、硫黄、鹿茸等制成膏剂摊贴。用治口舌生疮，可炙蟾蜍与胆矾研末外敷。

2. 水肿，小便不利 本品具有利水消肿的作用，可与茯苓、泽泻、薏苡仁等同用，用治脾虚不运、水湿内停所致鼓胀。

3. 疥癣，小儿疳积 本品可杀虫消积，用治疥癣，可烧灰与猪脂调涂；用治小儿疳积，每与山楂等健脾消积药同用。

此外，本品具有一定的抗癌作用，可用治胃癌、食管癌、膀胱癌等，可用本品制丸内服或以黄酒煎服。

【用法用量】内服，煎汤，1 只；烧存性研末服，1～3g。外用适量，烧存性研末调敷或熬膏摊贴。

【使用注意】本品有毒，故内服不可过量，只可暂服，不可久服；有严重胃溃疡、胃炎、心血管疾患者及孕妇忌用。

【现代研究】

1. 化学成分：主要含甾族化合物，总名叫蟾蜍二烯内酯。

2. 药理作用：有中枢性呼吸兴奋作用及镇静、祛痰、抗炎、抗肿瘤等作用。蟾蜍毒有洋地黄样作用。

附药：蟾酥

蟾酥为蟾蜍科动物中华大蟾蜍或黑眶蟾蜍的耳后腺及皮肤腺分泌的白色浆液，经加工干燥而成。味辛，性温。有毒。归心经。功能解毒，止痛，开窍醒神。主要用治痈疽疔疮、瘰疬、咽喉肿痛、牙痛及痧胀腹痛、神昏吐泻之证。内服 0.015～0.03g，研细，多入丸、散剂；外用适量。因本品有毒，内服慎勿过量；外用不可入目。孕妇慎用。

樟　脑

【原文】樟脑辛热，开窍杀虫，理气辟浊，除痒止疼。

【详注】樟脑味辛、性热，其气芳香，内服有开窍辟秽化浊的作用，可治闭证神昏、痧胀腹痛；外用能除湿止痒杀虫、止痛，用于疥癣、湿疮瘙痒等皮肤病及跌打损伤诸痛。

樟脑为樟科植物樟的枝、干、叶及根部，经提炼制得的颗粒状结晶。味辛，性热。有毒。归心、脾经。功能除湿杀虫，消肿止痛，开窍辟秽。本品内服有类似冰片的芳香开窍、辟秽化浊的作用，可用治中恶、猝昏或闭证神昏等。借其辛散燥烈之性，外用可祛湿杀虫止痒、消肿止痛，故适用于疥癣痒疮及跌打损伤等。

【应用】

1. 疥癣瘙痒，湿疮溃烂　本品辛热燥烈，外用除湿杀虫、消肿止痒。治癣，可与土槿皮、川椒、白矾等同用；若与枯矾、轻粉共为细末，湿则干掺，干则油调敷，可治臁疮；若与雄黄等份为末，用时先以荆芥煎汤洗患处，再用麻油调涂，可治瘰疬溃烂。

2. 跌打伤痛，牙痛　本品辛烈行散，可借其消肿止痛之力以取效。治跌打伤痛，肌肤完好者，可泡酒外擦；治龋齿牙痛，与黄丹、皂角（去皮、核）各等份为末，蜜丸，塞孔中。

3. 痧胀腹痛，吐泻神昏　本品辛香走窜，有开窍醒神、辟秽化浊、温散止痛之功。与没药、乳香（1∶2∶3）为细末，每次以茶水调服0.1g，可治感受秽浊疫疬或暑湿之邪而致腹痛闷乱、吐泻昏厥诸症。

【用法用量】外用适量，研末撒布或调敷；内服0.1～0.2g，入散剂或用酒溶化服。

【使用注意】气虚阴亏有热及孕妇忌服。

【现代研究】

1. 化学成分：主要含一种双环萜酮（$C_{10}H_{16}O$）物质。

2. 药理作用：外用具有防腐、轻微刺激皮肤、局部麻醉、镇痛和止痒作用；口服有驱风、祛痰、兴奋中枢神经、强心、升血压和兴奋呼吸作用。此外，大剂量可引起癫痫样惊厥。

木鳖子

【原文】木鳖甘寒，能追疮毒，乳痈腰疼，消肿最速。

【详注】木鳖子味甘，性寒凉，具有清解疮毒、散结消肿止痛之效，可治疮痈肿痛诸证，尤宜于肝气郁结、胃热壅滞之乳痈；又能温经通络、散寒止痛，亦可治寒湿痹证、腰膝冷痛之证。

木鳖子为葫芦科植物木鳖的成熟种子。味苦、微甘，性凉。有毒。归肝、脾、胃经。功能攻毒疗疮，消肿散结。本品性散疏利，善能通行经络，消肿散结，可用治疮痈肿痛、痰核瘰疬诸证；因其入肝，又走脾胃，故善治肝气郁滞、胃热炽盛，局部红肿热痛之乳痈；亦用于寒湿痹痛、鹤膝风之筋脉拘挛。

【应用】

1. 疮疡肿毒，瘰疬，乳痈，痔疮肿痛，干癣，秃疮 本品能散结消肿、攻毒疗疮，并有生肌、止痛作用，故可治上述病证，单用本品，以醋磨汁外涂或研末醋调敷于患处。用治痈肿诸毒，亦可与草乌、半夏等炒焦研细，水调外敷；治痔疮肿痛，配伍荆芥、朴硝等份煎汤，熏洗；治瘰疬痰核，可以本品研碎入鸡蛋内蒸熟食之；若治跌打损伤、瘀肿疼痛，可配肉桂、丁香等研末，生姜汁煮米粥调糊外敷。

2. 筋脉拘挛 本品亦能疏通经络，而治痹痛、瘫痪。可配乳香为末，清油、黄蜡为膏，取少许搓擦患处，不住手以极热为度，如木鳖子膏。

【用法用量】外用适量，研末，用油或醋调涂患处；内服 0.6～1.2g，多入丸、散用。

【使用注意】孕妇及体虚者忌服。

【现代研究】

1. 化学成分：含木鳖子皂苷、木鳖子酸、木鳖子素、齐墩果酸、甾醇、氨基酸及蛋白质、海藻糖等成分。

2. 药理作用：可抗炎、溶血、降血压。此外，还能抑制离体蛙心和离体兔十二指肠。

木槿皮

【原文】木槿皮凉，疥癣能愈，杀虫止痒，浸汁外涂。

【详注】木槿皮味辛，有杀虫止痒之效，多外用，尤善疗癣，用治各种皮肤疥癣及湿疹瘙痒等。

木槿皮为松科植物金钱松的根皮或近根树皮。又名川槿皮、土槿皮。味辛，性温。有毒。归肺、脾经。功能杀虫，止痒。本品善杀虫疗癣，并可祛湿止痒，用治各种癣及湿疹、湿疮等皮肤瘙痒性疾病，一般只供外用。

【应用】

1. 体癣、手足癣、头癣等多种癣病　本品有较好的杀虫疗癣、祛湿止痒作用。以外用治癣为主，可单用浸酒涂擦或研末加醋调敷。现多制成10%～50% 土槿皮酊，或配合水杨酸、苯甲酸等制成复方土槿皮酊外用，如鹅掌风药水。

2. 湿疹，皮炎，皮肤瘙痒　可单用浸酒外擦，或配苦参、白鲜皮、黄柏等同用。

【用法用量】外用适量，酒或醋浸涂擦，或研末调涂患处。

【使用注意】只供外用，不可内服。

【现代研究】

1. 化学成分：含土荆皮酸、β－谷甾醇、鞣质、挥发油、多糖等成分。

2. 药理作用：有抗癌细胞、抗早孕、抗中孕、止血等作用。此外，对我国常见的 10 种致病性皮肤真菌和白色念珠菌均有一定的抗菌作用。

大风子

【原文】大风子热，善治麻风，疥疮梅毒，燥湿杀虫。

【详注】大风子性热，有祛风燥湿、攻毒杀虫的作用，为治麻风病之要药，亦用于梅毒、疥癣等皮肤病。

大风子为大风科常绿乔木植物大风子的成熟种子。味辛，性热。有毒。归肝、脾、肾经。功能攻毒杀虫，祛风燥湿。本品善能攻毒祛风，为专治麻风之要药；又祛风燥湿、杀虫疗癣，可用治杨梅疮、疥癣、瘾疹瘙痒等。

【应用】

1. 麻风，梅毒　本品辛热有毒，作用强烈，有祛风攻毒之效，多外用治疗麻风、梅毒恶疮等。用治麻风及杨梅恶疮，可以大风子煅用存性，加轻粉研末，麻油调涂。

2. 疥癣瘙痒　本品祛风燥湿、杀虫止痒，故用治疥疮、顽癣、皮肤瘙痒，可配伍硫黄、雄黄、枯矾，研末油调涂治癣痒诸疮。

【用法用量】入丸、散，0.3～1g；外用适量，捣敷或烧煅存性研末调敷。

【使用注意】本品毒性烈，内服宜慎，不可过量或持续服用，以免中毒。孕妇、体虚及肝肾功能不全者忌用。

【现代研究】

1. 化学成分：含大风子油酸、次大风子油酸、大风子烯酸、少量油酸甘油酯等成分。

2. 药理作用：具有抗菌作用。

蜂　房

【原文】蜂房咸苦，惊痫瘛疭①，牙疼肿毒，瘰疬乳痈。

【详注】蜂房有祛风解毒杀虫的作用，且善走表达里，消壅滞，适用于痈疽肿疔疮、疥癣风疹、乳痈瘰疬、诸虫毒为患者及风邪虫蛀之牙齿作痛等。

注：①瘛疭：筋脉拘急曰瘛，筋脉弛张曰疭。

蜂房为胡蜂科昆虫果马蜂、日本长脚胡蜂或异腹胡蜂的巢。别名露蜂房。味甘，性平。归胃经。功能攻毒杀虫，祛风止痛。本品味甘，其质轻扬，能祛风邪、攻疮毒、消壅滞，适用于痈疽疥疮、瘾疹瘙痒、瘰疬痰核等，为外科常用之品；又性善走窜，通经入骨，能祛风杀虫、除痹止痛，用治风湿之邪滞留关节之痹痛、风邪虫蛀之牙痛。

【应用】

1. 疮疡肿毒，乳痈，瘰疬，顽癣瘙痒，癌肿　本品能攻毒杀虫、攻坚破积，为外科常用之品。治疮肿初发，与生南星、生草乌、白矾、赤小豆共为细末，淡醋调涂。若与蛇蜕、黄芪、黄丹、玄参等为膏外用，可治瘰疬。亦可以此为末，调猪脂涂擦，治头上癣疮。治癌肿可与莪术、全蝎、僵蚕等配用。

2. 风湿痹痛，牙痛，风疹瘙痒 本品质轻且性善走窜，能祛风止痛、止痒而奏效。若与川乌、草乌同用，乙醇浸泡外涂痛处可治风湿痹痛；或配全蝎、蜈蚣、土鳖虫各等份，研末为丸服，治关节炎、骨髓炎；治牙痛，可配细辛水煎漱口用；治风疹瘙痒，常与蝉蜕等同用。

此外，本品还可用治阳痿、喉痹及蛔虫、绦虫病等。

【用法用量】外用适量，研末用油调敷或煎水漱口，或熏洗患处；煎服，3~5g。

【使用注意】气血虚弱者慎用；肾功能不全者忌用。

【现代研究】

1. 化学成分：含挥发油（露蜂房油）、蜂蜡、树脂、蛋白质、铁、钙、糖类、维生素和无机盐等成分。

2. 药理作用：可抗炎、镇痛、抗菌、驱虫、降温、抗肿瘤。此外，还有促凝血、利尿、降压、扩张血管及强心等作用。

石　灰

【原文】石灰味辛，性烈有毒，辟虫立死，堕胎甚速。

【详注】石灰味辛，有毒。其性猛烈，杀虫力大，可使虫体立即死亡。又有堕胎之效，其效甚速。

石灰为石灰岩类矿物煅烧而成，称生石灰。生石灰吸收水分成粉末状物，称熟石灰。味辛、苦、涩，性温。有毒。归肝、脾经。功能杀虫止痒，腐蚀恶肉，消肿敛疮，止血。本品性燥烈，现不内服，只作外用。入药以陈久者为佳。常用于治疗疮疡、疥癣、息肉等病症。又具燥湿、收敛止血之功，可治湿疮、刀伤出血等。

【应用】

1. 疮痈肿毒 本品性峻烈，具有较强的消肿敛疮的作用。用治疗疮肿痛，可与马齿苋同捣，以鸡子白和敷；用治痄腮肿痛，可以陈石灰醋调患处；用治痰核瘰疬，可与白果肉同捣烂，以蜜调敷；用治烧烫伤，可以生石灰加水，搅拌沉淀，取其上清液，与等量香油混合涂敷患处。

2. 疣，痣，鸡眼　本品有较强的腐蚀作用，古方腐蚀赘疣多用。如以桑柴灰煎水淋生石灰，取汁熬膏，局部涂敷。

3. 创伤出血　本品有止血之效，治外伤出血，可以陈石灰与生大黄同炒，至石灰呈桃红色，去大黄，将石灰研末外掺，如桃花散。

4. 疥癣，湿疹瘙痒　本品功可杀虫止痒，亦适用于疥癣、湿疹瘙痒等。

【用法用量】外用适量，不作内服。腐蚀宜用生石灰；止血宜用熟石灰。

【使用注意】孕妇忌用。

【现代研究】

1. 化学成分：含碳酸钙，常见夹杂物为硅酸、铁、铝、镁等成分。

2. 药理作用：生石灰具吸水性，可作干燥剂；石灰水具碱性，可制液碱、漂白粉等，有抑菌、消毒、杀虫、去污等作用。

松　香

【原文】松脂味甘，滋阴补阳，驱风安脏，膏可贴疮。

【详注】松香味甘，有滋阴补阳、安五脏的作用，内服可以强壮身体；又能祛风燥湿，熬膏外贴，可用治疮痈肿毒及疥癣等。

松香为松科植物马尾松和松油或其同属植物树干中取得的油树脂，经蒸馏除去挥发油后的遗留物。别名松脂、沥青。味苦、甘，性温。归肝、脾经。功能拔毒排脓，祛风燥湿，生肌止痛。本品善拔毒消肿、生肌敛疮，适用于痈疽、疖肿、疔毒等；又可燥湿杀虫，常用治疥癣湿疹等皮肤瘙痒性疾病。

【应用】

1. 痈疽，疖肿，疔疮　本品功可拔毒排脓、生肌止痛，用治痈疽未溃者，可用本品研粉，乙醇溶化后擦患处；痈疽肿毒溃破、脓水淋漓，可与乳香、没药、樟脑共研细末，掺入患处。

2. 疥癣瘙痒，白秃　本品具有祛风燥湿的作用，可用治疥癣瘙痒等。用治疥癣，每与大黄、樟脑、水银等共研细，调和为丸，摩擦患处；若治小儿白秃，可与黄丹、轻粉共研细末，菜油调涂。

3. 牙痛　本品具有止痛之功，可研细末热水泡化，漱口。

【用法用量】内服，入丸、散，0.5g~1g；外用适量，研末撒或调敷。

【使用注意】本品为温热之品，故内热实火者忌用。

【现代研究】

1. 化学成分：含松香酸酐及松香酸、树脂烃、挥发油及微量苦味物质。

2. 药理作用：可延长出血、凝血的时间，亦延长血浆凝血酶原时间、白陶土部分凝血活酶时间，使血小板数量明显减少。

蓖麻子

【原文】蓖麻子辛，吸出滞物①，涂顶肠收，涂足胎出。

【详注】蓖麻子味辛，能润下通滞，导有形积滞外出，用治大便燥结之证。

注：①滞物：指燥结于肠中之大便。

蓖麻子为大戟科植物蓖麻的种子。别名蓖麻仁。味甘、辛，性平。有毒。归大肠、肺经。功能消肿拔毒，泻下通滞。本品善走善散，能追脓取毒，拔毒外出，又能除有形之滞物，可治痈疽肿毒、瘰疬、疥癣及大便燥结等。古人有将其研烂涂在头顶部，可治脱肛和子宫下垂；捣烂涂敷于足心，治难产及胎衣不下，近代已不多用。

【应用】

1. 痈疽疔疮，水火烫伤　本品功可消肿拔毒，可用治痈疽肿毒初起、乳痈及瘰疬未成脓、臁疮久不收口等，可去壳取仁和食盐少许捣烂敷患处；亦可配伍松香、巴豆、乳香、没药等捶捣成膏药外贴；用治水火烫伤，可与蛤粉研膏调涂。

2. 大便秘结　本品富含油脂，入大肠经，可润滑大肠而发挥泻下通便之效，用治肠燥便秘，可单用本品炒熟内服。

此外，本品还可用治胃下垂、子宫脱垂、脱肛等，常用本品捣烂敷百会穴。

【用法用量】内服，炒熟研末，5～15g；或入丸、散。外用适量。

【使用注意】本品有毒，生品不宜服用，炒熟后可使其所含蓖麻毒蛋白破坏，毒性减低。孕妇及大便滑泄者忌服。

【现代研究】

1. 化学成分：含脂肪油、蓖麻碱、蓖麻毒蛋白－D、酸性蓖麻毒蛋白、碱性蓖麻毒蛋白及脂肪酶等成分。

2. 药理作用：具有泻下作用，对小肠有刺激性，引起肠蠕动增强，且作为泻剂相对较为安全。

麻 油

【原文】麻油性冷，善解诸毒，百病能治，功难悉述。

【详注】麻油性凉，善解各种食物及药物引起的中毒，适用于多种毒邪为患者。

麻油为胡麻科植物胡麻的种子榨取之脂肪油。别名胡麻油、脂麻油。味甘，性凉。归胃、大肠经。功能润燥，解毒，消痈，生肌。本品性油润，甘寒而滑利，功善润肠通便，消痈生肌，适用于肠燥便秘及痈肿疮毒、头癣、秃疮等。另具有解毒之效，常用治药物、食物等中毒。

【应用】

1. 肠燥便秘　本品性润滑，入大肠经，具有较好的润燥通便作用，单用即效，或配伍润肠通便之蜂蜜煎沸服。

2. 口服砒霜、河豚、药物等中毒　本品功善解毒，可促使胃中毒物吐出或延缓其消化吸收。

3. 肿毒癣疮　用治肿毒初起，可与葱同熬，取油涂患处。若治头癣、秃疮，可用本品煎沸，猪胆汁沥入和匀，涂患处。

此外，本品尚有安蛔止痛的作用，亦可用治蛔虫性腹痛。

【用法用量】内服，30～60ml，生服或熬熟服；外用适量，涂搽。

【使用注意】脾虚便溏者慎服。

【现代研究】

1. 化学成分：含α－亚麻酸、亚油酸、油酸及棕榈酸、硬脂酸。此外，还含多种甾类、三萜类、氰苷类、蛋白质、维生素 E、卵磷脂等成分。

2. 药理作用：有降血脂、抗血凝、软化血管、降血压、抑制血小板聚集、提高免疫力及美容等作用。

大 蒜

【原文】大蒜辛温，化肉消谷，解毒散痈，多用伤目。

【详注】大蒜味辛、性温，具有解毒杀虫、散痈消肿的作用，适用于疮痈肿毒、疥癣疮疹及虫积腹痛等；又暖胃健脾，可治脾胃虚寒、饮食不消。因其气熏烈，宿有眼疾者慎用。

大蒜为百合科植物大蒜的鳞茎。味辛，性温。归脾、胃、肺经。功能解毒杀虫，消肿，止痢。本品辛散温通，功可散痈消肿、杀虫，可用于痈肿疔毒、癣疮瘙痒及虫积腹痛等；又入中焦，能温胃健脾、行气消滞、解毒止泻痢，用于痢疾、泄泻；其善杀痨虫、止顿咳，亦可治痨虫犯肺，骨蒸潮热之肺痨咳嗽。

【应用】

1. 痈肿疔毒，疥癣 本品外用或内服均有良好的解毒、杀虫、消肿作用。治疮疖初发可用独头蒜切片贴肿处。民间亦常用大蒜切片外擦或捣烂外敷，治疗皮肤或头癣瘙痒。

2. 痢疾，泄泻，肺痨，顿咳 本品可单独或配伍入复方中用。如验方以大蒜煮粥送服白及粉治肺痨咯血。治泻痢，或单用，或以 10% 大蒜浸液保留灌肠。大蒜还可防治流行性感冒、流行性脑脊髓膜炎、乙型脑炎等流行性传染病。

3. 钩虫、蛲虫病 本品治蛲虫病，可将大蒜捣烂，加茶油少许，睡前涂于肛门周围。

此外，大蒜还能健脾温胃而用治脘腹冷痛、食欲减退或饮食不消。

【用法用量】外用适量，捣敷、切片擦或隔蒜灸；内服 5～10g，或生食，或制成糖浆服。

【使用注意】外敷可引起皮肤发红、灼热甚至起疱，故不可敷之过久。

阴虚火旺及有目、舌、喉、口齿诸疾不宜服用。孕妇忌灌肠用。

【现代研究】

1. 化学成分：含大蒜油（挥发油）、大蒜素、硫化亚磺酸脂类、S－烷（烯）－L－半胱氨酸衍生物、γ－L－谷氨酸多肽、苷类、多糖、脂类及多种酶等成分。

2. 药理作用：有广谱抗菌、降血脂、预防动脉粥样硬化、抗血小板聚集、增加纤维蛋白溶解活性、保肝等作用。此外，还有不同程度的抗炎、增强免疫力、抗氧化、延缓衰老、抗肿瘤、抗突变、降血压、利尿、护肝、降血糖、驱铅及阻断亚硝酸铵合成等作用。

【小结】

表20－1　解毒杀虫燥湿止痒药简表

药名	性味归经	功效	主治	性能作用特点
雄黄	辛，性温。有毒。归肝、胃、大肠经	解毒，杀虫	痈肿疔疮，湿疹疥癣，蛇虫咬伤；蛔虫、蛲虫证	辛散温燥，解毒杀虫疗疮效佳，又祛风邪，燥湿浊
硫黄	酸，性温。有毒。归肾、大肠经	解毒杀虫止痒，补火助阳通便	疥癣，秃疮，湿疹；寒喘，阳痿，虚寒便秘	解毒，善疗疥疮，补火助阳
白矾	酸、涩，性寒。归肺、脾、肝、大肠经	外用解毒杀虫，燥湿止痒；内服止血止泻，化痰退黄	湿疹，疥疮；出血诸证；久泻久痢；痰厥，癫狂痫；湿热黄疸	酸涩收敛，燥湿止痒，攻毒杀虫，涩肠止泻，收敛止血，又化痰开窍，退黄
蛇床子	辛、苦，性温。归肾经	杀虫止痒，温肾壮阳	阴部湿痒，湿疹疥癣；阳痿，不孕	燥湿杀虫止痒，温肾壮阳
蟾蜍	辛，性凉。有毒。归脾、胃、肝、肺经	清热解毒，利水消肿，杀虫消积	疮痈，瘰疬；水肿，小便不利；疥癣，小儿疳积	善解毒消肿，又消积杀虫，利水

药名	性味归经	功效	主治	性能作用特点
樟脑	辛，性热。有毒。归心、脾经	除湿杀虫，消肿止痛，开窍辟秽	疥癣，湿疮；跌打伤痛，牙痛；痧胀腹痛，吐泻神昏	芳香开窍辟秽，温燥祛湿杀虫，又消肿止痛
木鳖子	苦、微甘，性凉。有毒。归肝、脾、胃经	攻毒疗疮，消肿散结	疮疡肿毒，瘰疬，乳痈，干癣，秃疮；筋脉拘挛	性散疏利，善通经络，攻毒疗疮，消肿散结
木槿皮	辛，性温。有毒。归肺、脾经	杀虫，止痒	诸癣病；湿疹瘙痒	善杀虫疗癣，又祛湿止痒
大风子	辛，性热。有毒。归肝、脾、肾经	攻毒杀虫，祛风燥湿	麻风，梅毒；疥癣瘙痒	善攻毒祛风，又燥湿杀虫疗癣
蜂房	甘，性平。归胃经	攻毒杀虫，祛风止痛	疮疡肿毒，乳痈，瘰疬，顽癣，癌肿；风湿痹痛，牙痛，风疹瘙痒	性善走窜，攻毒杀虫，祛风止痛
石灰	辛、苦、涩，性温。有毒。归肝、脾经	杀虫止痒，腐蚀恶肉，消肿敛疮止血	疮痈肿毒；疣痣、鸡眼；创伤出血；疥癣，湿疹瘙痒	性燥烈，善消肿敛疮，腐蚀力强，杀虫，止血
松香	苦、甘，性温。归肝、脾经	拔毒排脓，祛风燥湿，生肌止痛	痈疽疔毒；疥癣，白秃；牙痛	善拔毒消肿，生肌敛疮，又燥湿杀虫
蓖麻子	甘、辛，性平。有毒。归大肠、肺经	消肿拔毒，泻下通滞	痈疽疔毒，水火烫伤；大便秘结	善走善散，追脓取毒，又泻下通滞

续表

药名	性味归经	功效	主治	性能作用特点
麻油	甘，性凉。归胃、大肠经	润燥，解毒，消痈，生肌	肠燥便秘；肿毒癣疮；食药中毒证	油润滑利，善润肠通便，消痈生肌，解毒
大蒜	辛，性温。归脾、胃、肺经	解毒杀虫消肿，止痢	痈肿疔毒，疥癣；痢疾，泄泻，肺痨，顿咳；钩虫、蛲虫证	解毒杀虫，善杀痨虫，止顿咳，又消肿，止痢

（王晓迪）

第二十一章 拔毒化腐生肌药

凡以拔毒化腐，生肌敛疮为主要作用的药物，称拔毒化腐生肌药。

本类药物多为矿石重金属类药物，多具剧毒，以外用为主。主要适用于痈疽疮疡溃后脓出不畅或溃后腐肉不去、伤口难以生肌愈合之证。此外，某些药物亦兼能解毒明目退翳，用治目赤肿痛、目生翳膜等。

轻　粉

【原文】轻粉性燥，外科要药，杨梅诸疮，杀虫可托。

【详注】轻粉性寒而燥，乃外科之要药。常用于疥癣湿疮、恶疮等，可发挥杀虫攻毒的作用。内服具有下痰、逐水、通便之功，可治痰涎积滞实性水肿、鼓胀、便秘尿闭等。

轻粉为水银、白矾（或胆矾）、食盐等用升华法制成的氯化亚汞结晶性粉末。本品味辛，性寒。有毒。归大肠、小肠经。外用攻毒杀虫，敛疮；内服逐水通便。治疗疮疡肿痛、溃烂、久不愈合；又可治疗二便不利、水肿胀满。

【应用】

1. 疮疡溃烂，疥癣瘙痒，湿疹，酒渣鼻，梅毒下疳　本品辛寒燥烈，有较强的攻毒杀虫止痒及生肌敛疮作用。治黄水疮痒痛，可配黄柏、蛤粉、煅石膏共为细末，凉水或麻油调涂；如配黄连末，猪胆汁调涂，治臁疮不合；或配风化石灰、铅丹、硫黄为细末，生油调涂，用治干湿癣；亦可配大黄、硫黄，凉水调涂，用治酒渣鼻、痤疮。

2. 水肿胀满，二便不利　本品内服能通利二便，逐水退肿。常配伍大黄、甘遂、大戟等同用，治水肿便秘实证，如舟车丸。

【用法用量】外用适量，研末掺敷患处，或制膏外贴。内服每次 0.1~0.2g，每日 1~2 次，多入丸剂或装胶囊服。服后及时漱口，以免口腔糜烂。

【使用注意】本品有毒，不可过量或久服；内服宜慎；孕妇禁服。

【现代研究】

1. 化学成分：主要含氯化亚汞（Hg_2Cl_2），即甘汞。

2. 药理作用：有广谱抑菌作用，对多种革兰阳性与阴性菌及致病性皮肤真菌有良好抑菌效果。口服有一定泻下和利尿作用。

砒　霜

【原文】砒霜大毒，风痰可吐，截疟除哮，能消沉痼。

【详注】砒霜有大毒，内服具有祛除寒痰和截疟止喘的作用，可治疟疾和肺有寒邪的气喘。对喉中有痰声、呼吸急促、不能平卧、经久不治之哮喘病，疗效较好。

砒霜为矿物砷华的矿石，或毒砂（硫砷铁矿）、雄黄等含砷矿物的加工品。又名信石。味辛，性大热。有大毒。归肺、肝经。功能外用攻毒杀虫，蚀疮去腐；内服劫痰平喘，截疟。本品外用具攻毒杀虫，蚀死肌，去腐肉之功，用治痔疮、瘰疬、痈疽疔毒诸证；内服可治寒痰内盛，气逆喘息之证，但不可过量，只宜暂用。

【应用】

1. 腐肉不脱之恶疮，瘰疬，顽癣，牙疳，痔疮　本品外用具攻毒杀虫、蚀死肌、去腐肉之功。虽可单用贴敷，因易中毒且引起剧烈疼痛，故多配其他药物以轻其剂、缓其毒。若治恶疮日久，可配硫黄、苦参、附子、蜡同用，调油为膏，柳枝煎汤洗疮后外涂；若配白矾、雄黄、乳香为细末，可治瘰疬、疔疮等。

2. 寒痰哮喘　本品味辛大热，内服能祛寒劫痰平喘。主治寒痰喘咳，久治不愈，可配淡豆豉为丸服。

此外，古方还用治疟疾，现已少用。

【用法用量】外用适量，研末撒敷，宜作复方散剂或入膏药、药捻用；内服每次 0.002～0.004g，入丸、散服。

【使用注意】本品剧毒，内服宜慎；外用亦应注意，以防局部吸收中毒；不可作酒剂服；忌火煅。孕妇禁用。

【现代研究】

1. 化学成分：白砒和砒霜主要成分为三氧化二砷（As_2O_3），红砒尚含少量硫化砷（As_2S）等成分。

2. 药理作用：有杀灭疟原虫及阿米巴原虫作用。对癌细胞有特定的毒性，主要通过诱导细胞凋亡杀伤白血病细胞，对急性早幼粒性白血病细胞有诱导分化作用，三氧化二砷（As_2O_3）还能诱导人肝癌细胞凋亡和明显抑制肝癌细胞增殖，也可诱导多发性骨髓癌细胞凋亡。小量可促进蛋白质合成，活跃骨髓造血功能，促使红细胞及血红蛋白新生。另外，还有抗组胺及平喘作用。

铅 丹

【原文】 铅丹微寒，解毒生肌，疮疡溃烂，外敷颇宜。

【详注】 铅丹性微寒，有毒，外用有拔毒生肌的作用，并为制膏药的主要原料，用治疮疡溃烂；内服有坠痰截疟的作用，可治癫痫、疟疾等。

铅丹为纯铅加工制成的铅的氧化物（Pb_3O_4）。又名黄丹。味辛，性微寒。有毒。归心、肝经。功能拔毒生肌，杀虫止痒。用治疮疡溃烂，久不收口；又可治疗疟疾。亦可治疗痰热所致之惊悸、癫狂。

【应用】

疮疡溃烂，湿疹瘙痒，疥癣，狐臭，酒渣鼻 本品辛寒，具拔毒化腐生肌、收湿杀虫止痒之功。配黄明胶，治疮疡初起红肿或脓成未溃者；配煅石膏、轻粉、冰片研细末，外掺疮上，治痈疽溃后不敛。铅丹又为制备外用膏药的原料，常与植物油及相关解毒、活血、生肌药熬制成外贴膏药应用。

此外，本品内服，可治惊痫癫狂、疟疾。因其有毒，现已很少应用。

【用法用量】 外用适量，研末撒布或熬膏贴敷；内服每次 0.3 ~ 0.6g，入丸、散服。

【使用注意】 本品有毒，用之不当可引起铅中毒，宜慎用；亦不可持续使用，以防蓄积中毒。孕妇禁用。

【现代研究】

1. 化学成分：主要含四氧化三铅（Pb_3O_4）。

2. 药理作用：能直接杀灭细菌、寄生虫，并有抑制黏膜分泌的作用。

炉甘石

【原文】 炉甘石平，去翳明目，生肌敛疮，燥湿解毒。

【详注】 炉甘石性平，有明目去翳、生肌敛疮的作用，多用于目赤目翳及疮疡溃后久不收口等。此外，还可用于湿疮瘙痒，有燥湿止痒之功。

炉甘石为碳酸盐类矿物菱锌矿石，主含碳酸锌（$ZnCO_3$）。味甘，性平。归肝、胃经。功能解毒明目退翳，收湿止痒敛疮。用治目赤肿痛、眼缘赤烂、翳膜胬肉及疮疡不敛、脓水淋漓。

【应用】

1. 目赤翳障 本品甘平，可解毒明目退翳，收湿止痒，为眼科外用常用药。与玄明粉各等份为末点眼，用治目赤暴肿；若与海螵蛸、冰片为细末点眼，可治风眼流泪。

2. 溃疡不敛，湿疮，湿疹，眼睑溃烂 本品有生肌敛疮、收湿止痒、解毒之功。常配煅石膏、龙骨、青黛、黄连等同用，以提高药效。如治疮疡不敛，配龙骨同用，研极细末，干掺患处的平肌散。若配黄连、冰片，可治眼眶破烂、畏日羞明。

【用法用量】 外用适量，研末撒布或调敷。水飞点眼、吹喉。

【使用注意】 本品专供外用，不作内服。

【现代研究】

1. 化学成分：主要成分为碳酸锌（$ZnCO_3$），尚含铁、钙、镁、锰的碳酸盐。煅炉甘石的主要成分是氧化锌。

2. 药理作用：本品所含的碳酸锌不溶于水，外用能部分吸收创面的分泌液，有防腐、收敛、消炎、止痒及保护创面作用，并能抑制局部葡萄球菌的生长。

硼　砂

【原文】硼砂味辛，疗喉肿痛，膈上热痰，噙化立中。

【详注】硼砂味辛，为口腔病和喉科的主要用药。有清热解毒化痰的作用，可治咽喉肿痛、齿龈腐烂、口舌生疮等；并能清除胸膈以上的热痰，放口中含化，起效快捷。

硼砂为天然矿物硼砂的矿石，经提炼精制而成的结晶体。又名月石、蓬砂。味甘、咸，性凉。归肺、胃经。功能外用清热解毒，内服清肺化痰。本品能清热解毒、消肿防腐，用治肺胃郁火，口舌生疮、咽喉肿烂；亦可点眼，治疗目赤肿痛、目生翳膜；内服可用治痰火内盛证。

【应用】

1. 咽喉肿痛，口舌生疮，目赤翳障　本品能清热解毒、消肿防腐，为喉科及眼科常用药，且较多外用。若配伍冰片、玄明粉、朱砂同用，可治咽喉、口齿肿痛，如冰硼散；若配冰片、炉甘石、玄明粉共为细末点眼，可治火眼及翳障胬肉；若配冰片、珍珠、炉甘石、熊胆为细末点眼，可治火眼及目翳。

2. 痰热咳嗽　本品性寒凉，内服可清肺化痰，较宜于痰热咳嗽并有咽喉肿痛者，可与沙参、玄参、贝母、瓜蒌、黄芩等同用。

【用法用量】外用适量，研极细末干撒或调敷患处，或化水含漱；内服多入丸、散，每次 $1.5\sim3g$。

【使用注意】本品以外用为主，内服宜慎。

【现代研究】

1. 化学成分：主要含四硼酸钠（$Na_2B_4O_7\cdot10H_2O$），另含少量铅、铝、铜、钙、铁、镁、硅等杂质。

2. 药理作用：对多种革兰阳性与阴性菌、浅部皮肤真菌及白色念珠菌均有不同程度抑制作用，略有防腐作用。另外，对皮肤和黏膜还具有收敛和保护作用，并能抗电惊厥和戊四氮阵挛性惊厥，减轻机体氟负荷，调整体内微量元素平衡，增加尿氟排出，但不能动员骨氟的移出。减少氟在骨骼中的沉积，缓解氟中毒。

密陀僧

【原文】 密陀僧咸，止痢医痔，能除白癜，诸疮可治。

【详注】 密陀僧味咸，有收敛的作用。内服可治久痢；外用可疗痔疮、白癜风及疥癣湿疮、瘙痒流水等。

密陀僧由方铅矿氧化而成。味咸、辛，性平。有毒。功能燥湿，杀虫，敛疮。用治湿疹、疥癣、腋下狐臭及疮疡溃破久不收口。

【应用】

湿疹，皮肤糜烂，黄水浸淫 本品有燥湿、杀虫、敛疮之功。用治湿疹、湿疮，与黄柏、枯矾、冰片研末外掺，或用香油调涂；治疗足癣溃烂，常与轻粉、炉甘石、龙骨、冰片等制成软膏用；若疮疡溃烂久不收口，可单用本品研末，香油调敷患处；口舌生疮，每与黄柏、黄药子、蒲黄研末涂敷；狐臭，以之研末，与大蒜头共捣如泥，摊纱布上，贴于腋下。

【用法用量】 外用适量。

【使用注意】 本品以外用为主，内服宜慎。

【现代研究】

1. 化学成分：主含氧化铅（PbO）。

2. 药理作用：密佗僧膏2%浓度时，在试管中对共心性毛癣菌、菫色毛癣菌、红色毛癣菌及铁锈色小芽孢菌呈抑制作用；在4%浓度时，对絮状表皮癣菌、石膏样毛癣菌、足趾毛癣菌等均呈抑制作用。水浸剂(1:3)在试管内对多种皮肤真菌也有不同程度的抑制作用。能与蛋白质结合而成蛋白铅，有收敛局部黏膜血管、庇护溃疡面和减少黏液分泌的作用。

水 银

【原文】 水银性寒，治疥杀虫，断绝胎孕，催生立通。

【详注】 水银性寒，有杀虫攻毒作用，适用于疥癣恶疮等皮肤病。本品毒性大，有催生堕胎作用。

水银为一种液态金属，主要由辰砂矿炼出，少数取自自然汞。通常用辰砂矿石砸碎，置炉中通空气（或加石炭及铁质）加热蒸馏，再经过滤而得。自然汞不甚多见。味辛，性寒，有毒。归心、肝、肾经。功能杀虫，攻毒。用治疥癣、梅毒、恶疮、痔瘘。

【应用】

1. 疥疮 本品可杀虫，治疗疥疮，与大风子、硫黄等配成软膏用。

2. 恶疮肿毒，梅毒恶疮 本品可攻毒散结，与油脂调成水银软膏或同铅粉研敷患处；亦可用治痔瘘。

【用法用量】适量外用。

【使用注意】本品为大毒之品，不宜内服；外用不可过量或久用，以免中毒。孕妇禁用。

【现代研究】

1. 化学成分：主含氧化汞（HgO）。

2. 药理作用：水银在体外对金黄色葡萄球菌、乙型溶血性链球菌、铜绿假单胞菌、大肠埃希菌等有很强的杀菌作用。

硇 砂

【原文】硇砂有毒，溃痈烂肉，除翳生肌，破癥消毒。

【详注】硇砂有毒，可溃破痈肿、腐蚀烂肉、生肌解毒、行瘀破癥。外用可治息肉恶疮、痈肿疔毒（未化脓时可使其消散，已化脓时使其早日穿溃）、瘰疬、翳障胬肉等；内服常用治癥瘕积聚、噎膈反胃、咳嗽痰多等。

硇砂药用包括紫硇砂、白硇砂两种。紫硇砂又名红硇砂，为紫色石盐矿石，从盐矿中炼得；白硇砂又名淡硇砂，为含氯化铵类的一种矿石。味咸、苦、辛，性温。有毒。归肝、肺、脾、胃经。功能破瘀消积，软坚化痰。用治各种痰瘀互结证。

【应用】

1. 癥瘕积聚 本品有破癥散结的作用，用治由气血瘀滞或痰凝食积所致之癥瘕积聚，可与活血、利气、化痰、消食之品同用。

2. 噎膈反胃 本品有降逆气的作用，用治噎膈反胃，可研末服，或配附子、槟榔、丁香、木香等研末作饼咽服。

3. 咳嗽痰稠 本品辛散行气，清泄肺热。用治咳嗽痰稠，可与杏仁、贝母、苏子、莱菔子等止咳化痰药同用；痰热喉痹、红肿热痛者，可配朱砂、沙参、玄参、丹参等为丸含化，或与熊胆、煅石膏等同研细末吹喉。

4. 痈疽肿毒 本品有破癥散结、解毒消肿之功。治疗疮未溃者，可与雄黄研末，蜂蜜调敷；已溃者，则配白芷、雄黄、苍耳子、甘草研末，蟾酥汁和为锭子插入疮口。

5. 眼生胬肉，鼻中息肉 本品有溃破痈肿、腐蚀烂肉、生肌解毒之效，用治眼生胬肉、鼻中息肉，可与琥珀、珍珠粉、海螵蛸研末点涂，或与轻粉、冰片、雄黄研末点涂。

【**用法用量**】内服入、丸散，每次 0.3～1g，每日不超过 2g，不入煎剂。外用适量，点、掺、调敷，或入膏药中。

【**使用注意**】内服宜慎。体虚者及孕妇禁服。

【**现代研究**】

化学成分：主要成分为 NH_4Cl，含少量溴和碘。

【**小结**】

表 21 – 1　拔毒化腐生肌药简表

药名	性味归经	功效	主治	性能作用特点
轻粉	辛，寒。有毒。归大肠、小肠经	外用攻毒杀虫，敛疮；内服逐水通便	疮疡溃烂，疥癣瘙痒，湿疹等；水肿胀满，二便不利	外用以毒攻毒，内服通利二便
砒霜	辛，大热。有大毒。归肺、肝经	外用攻毒杀虫，蚀疮去腐；内服劫痰平喘，截疟	腐肉不脱之恶疮，瘰疬，顽癣，牙疳，痔疮；寒痰哮喘	蚀疮去腐力强，善治皮肤顽疾
铅丹	辛，微寒。有毒。归心、肝经	拔毒生肌，杀虫止痒	疮疡溃烂，湿疹瘙痒，疥癣，狐臭，酒渣鼻	拔毒化腐之力强，外科之要药

续表

药名	性味归经	功效	主治	性能作用特点
炉甘石	甘，平。归肝、胃经	解毒明目退翳，收湿止痒敛疮	目赤翳障；溃疡不敛，湿疮，湿疹，眼睑溃烂	善治目疾，解毒敛疮
硼砂	甘、咸，凉。归肺、胃经	外用清热解毒，内服清肺化痰	咽喉肿痛，口舌生疮，目赤翳障；痰热咳嗽	喉科及眼科常用药，多外用
密陀僧	咸、辛，平。有毒。归肝、脾经	燥湿，杀虫，敛疮	湿疹，疥癣，腋下狐臭，疮疡溃破久不收口	善治疮疡溃破久不收口
水银	辛，寒。有毒。归心、肝、肾经	杀虫，攻毒	疥癣，梅毒，恶疮，痔瘘	善治疥癣，恶疮
硇砂	咸、苦、辛，温。有毒。归肝、肺、脾、胃经	破瘀消积，软坚化痰	痰瘀互结证	咸能软坚，消癥化痰

（徐　畅）

《药性歌括四百味》（原文辑录）

诸药之性，各有其功，温凉寒热，补泻宜通。

君臣佐使，运用于衷，相反畏恶，立见吉凶。

人参味甘，大补元气，止渴生津，调营养卫。

黄芪性温，收汗固表，托疮生肌，气虚莫少。

白术甘温，健脾强胃，止泻除湿，兼祛痰痞。

茯苓味淡，渗湿利窍，白化痰涎，赤通水道。

甘草甘温，调和诸药，炙则温中，生则泻火。

白芍酸寒，能收能补，泻痢腹痛，虚寒勿与。

赤芍酸寒，能泻能散，破血通经，产后勿犯。

生地微寒，能消温热，骨蒸烦劳，养阴凉血。

熟地微温，滋肾补血，益髓填精，乌须黑发。

麦门甘寒，解渴祛烦，补心清肺，虚热自安。

天门甘寒，肺痿肺痈，消痰止嗽，喘热有功。

黄连味苦，泻心除痞，清热明眸，厚肠止痢。

黄芩苦寒，枯泻肺火，子清大肠，湿热皆可。

黄柏苦寒，降火滋阴，骨蒸湿热，下血堪任。

栀子性寒，解郁除烦，吐衄胃痛，火降小便。

连翘苦寒，能消痈毒，气聚血凝，湿热堪逐。

石膏大寒，能泻胃火，发渴头疼，解肌立妥。

滑石沉寒，滑能利窍，解渴除烦，湿热可疗。

贝母微寒，止嗽化痰，肺痈肺痿，开郁除烦。

大黄苦寒，实热积聚，蠲痰逐水，疏通便闭。

柴胡味苦，能泻肝火，寒热往来，疟疾均可。

前胡微寒，宁嗽化痰，寒热头痛，痞闷能安。

升麻性寒，清胃解毒，升提下陷，牙痛可逐。

桔梗味苦，疗咽肿痛，载药上升，开胸利壅。

紫苏叶辛，风寒发表，梗下诸气，消除胀满。

麻黄味辛，解表出汗，身热头痛，风寒发散。

葛根味甘，祛风发散，温疟往来，止渴解酒。

薄荷味辛，最清头目，祛风散热，骨蒸宜服。

防风甘温，能除头晕，骨节痹疼，诸风口噤。

荆芥味辛，能清头目，表汗祛风，治疮消瘀。

细辛辛温，少阴头痛，利窍通关，风湿皆用。

羌活微温，祛风除湿，身痛头疼，舒筋活络。

独活辛苦，颈项难舒，两足湿痹，诸风能除。

知母味苦，热渴能除，骨蒸有汗，痰咳皆舒。

白芷辛温，阳明头痛，风热瘙痒，排脓通用。

藁本气温，除头颠顶，寒湿可祛，风邪可屏。

香附味甘，快气开郁，止痛调经，更消宿食。

乌药辛温，心腹胀痛，小便滑数，顺气通用。

枳实味苦，消食除痞，破积化痰，冲墙倒壁。

枳壳微寒，快气宽肠，胸中气结，胀满堪尝。

白蔻辛温，能祛瘴翳，温中行气，止呕和胃。

青皮苦温，能攻气滞，削坚平肝，安胃下食。

陈皮辛温，顺气宽膈，留白和胃，消痰去白。

苍术苦温，健脾燥湿，发汗宽中，更去瘴翳。

厚朴苦温，消胀泄满，痰气泻痢，其功不缓。

南星性热，能治风痰，破伤强直，风搐自安。

半夏味辛，健脾燥湿，痰厥头疼，嗽呕堪入。

藿香辛温，能止呕吐，发散风寒，霍乱为主。

槟榔辛温，破气杀虫，祛痰逐水，专除后重。

腹皮微温，能下膈气，安胃健脾，浮肿消去。

香薷味辛，伤暑便涩，霍乱水肿，除烦解热。

猪苓味淡，利水通淋，消肿除湿，多服损肾。

扁豆微温，转筋吐泻，下气和中，酒毒能化。

泽泻甘寒，消肿止渴，除湿通淋，阴汗自遏。

木通性寒，小肠热闭，利窍通经，最能导滞。

车前子寒，溺涩眼赤，小便能通，大便能实。

地骨皮寒，解肌退热，有汗骨蒸，强阴凉血。

木瓜味酸，湿肿脚气，霍乱转筋，足膝无力。

威灵苦温，腰膝冷痛，消痰痃癖，风湿皆用。

牡丹苦寒，破血通经，血分有热，无汗骨蒸。

玄参苦寒，清无根火，消肿骨蒸，补肾亦可。

沙参味甘，消肿提脓，补肝益肺，退热除风。

丹参味苦，破积调经，生新去恶，祛除带崩。

苦参味苦，痈肿疮疥，下血肠风，眉脱赤癞。

龙胆苦寒，疗眼赤疼，下焦湿肿，肝经热烦。

五加皮温，祛痛风痹，健步坚筋，益精止沥。

防己气寒，风湿脚疼，热积膀胱，消痈散肿。

地榆沉温，血热堪用，血痢带崩，金疮止痛。

茯神补心，善镇惊悸，恍惚健忘，兼除怒恚。

远志气温，能驱惊悸，安神镇心，令人多记。

酸枣味酸，敛汗驱烦，多眠用生，不眠用炒。

菖蒲性温，开心利窍，去痹除风，出声至妙。

柏子味甘，补心益气，敛汗润肠，更疗惊悸。

益智辛温，安神益气，遗溺遗精，呕逆皆治。

甘松味香，善除恶气，治体香肌，心腹痛已。

小茴性温，能除疝气，腹痛腰疼，调中暖胃。

大茴味辛，疝气脚气，肿痛膀胱，止呕开胃。

干姜味辛，表解风寒，炮苦逐冷，虚寒尤堪。

附子辛热，性走不守，四肢厥冷，回阳功有。

川乌大热，搜风入骨，湿痹寒疼，破积之物。

木香微温，散滞和胃，诸风能调，行肝泻肺。

沉香降气，暖胃追邪，通天彻地，气逆为佳。

丁香辛热，能除寒呕，心腹疼痛，温胃可晓。

砂仁性温，养胃进食，止痛安胎，行气破滞。

荜澄茄辛，除胀化食，消痰止哕，能逐寒气。

肉桂辛热，善通血脉，腹痛虚寒，温补可得。

桂枝小梗，横行手臂，止汗舒筋，治手足痹。

吴萸辛热，能调疝气，脐腹寒疼，酸水能治。

延胡气温，心腹卒痛，通经活血，跌仆血崩。

薏苡味甘，专除湿痹，筋节拘挛，肺痈肺痿。

肉蔻辛温，脾胃虚冷，泻痢不休，功可立等。

草蔻辛温，治寒犯胃，作痛呕吐，不食能食。

诃子味苦，涩肠止痢，痰嗽喘急，降火敛肺。

草果味辛，消食除胀，截疟逐痰，解瘟辟瘴。

常山苦寒，截疟除痰，解伤寒热，水胀能宽。

良姜性热，下气温中，转筋霍乱，酒食能攻。

山楂味甘，磨消肉食，疗疝催疮，消膨健胃。

神曲味甘，开胃进食，破积逐痰，调中下气。

麦芽甘温，能消宿食，心腹膨胀，行血散滞。

苏子味辛，驱痰降气，止咳定喘，更润心肺。

白芥子辛，专化胁痰，疟蒸癖块，服之能安。

甘遂苦寒，破癥消痰，面浮蛊胀，利水能安。

大戟甘寒，消水利便，腹胀癥坚，其功瞑眩。

芫花寒苦，能消胀蛊，利水泻湿，止咳痰吐。

商陆苦寒，赤白各异，赤者消风，白利水气。

海藻咸寒，消瘿散疬，除胀破癥，利水通闭。

牵牛苦寒，利水消肿，蛊胀痃癖，散滞除壅。

葶苈辛苦，利水消肿，痰咳癥瘕，治喘肺痈。

瞿麦苦寒，专治淋病，且能堕胎，通经立应。

三棱味苦，利血消癖，气滞作痛，虚者当忌。

五灵味甘，血滞腹痛，止血用炒，行血用生。

莪术温苦，善破痃癖，止痛消瘀，通经最宜。

干漆辛温，通经破瘕，追积杀虫，效如奔马。

蒲黄味甘，逐瘀止崩，止血须炒，破血用生。

苏木甘咸，能行积血，产后血经，兼医仆跌。

桃仁甘平，能润大肠，通经破瘀，血瘕堪尝。

姜黄味辛，消痈破血，心腹结痛，下气最捷。

郁金味苦，破血行气，血淋溺血，郁结能舒。

金银花甘，疗痈无对，未成则散，已成则溃。

漏芦性寒，祛恶疮毒，止血排脓，生肌长肉。

蒺藜味苦，疗疮瘙痒，白癜头疮，翳除目朗。

白及味苦，功专收敛，肿毒疮疡，外科最善。

蛇床辛苦，下气温中，恶疮疥癞，逐瘀祛风。

天麻味甘，能驱头眩，小儿惊痫，拘挛瘫痪。

白附辛温，治面百病，血痹风疮，中风痰症。

全蝎味辛，祛风痰毒，口眼㖞斜，风痫发搐。

蝉蜕甘寒，消风定惊，杀疳除热，退翳侵睛。

僵蚕味咸，诸风惊痫，湿痰喉痹，疮毒瘢痕。

蜈蚣味辛，蛇虺恶毒，镇惊止痉，堕胎逐瘀。

木鳖甘寒，能追疮毒，乳痈腰疼，消肿最速。

蜂房咸苦，惊痫瘛疭，牙疼肿毒，瘰疬乳痈。

花蛇温毒，瘫痪㖞斜，大风疥癞，诸毒称佳。

蛇蜕咸平，能除翳膜，肠痔蛊毒，惊痫搐搦。

槐花味苦，痔漏肠风，大肠热痢，更杀蛔虫。

鼠黏子辛，能除疮毒，瘾疹风热，咽疼可逐。

茵陈味苦，退疸除黄，泻湿利水，清热为凉。

红花辛温，最消瘀热，多则通经，少则养血。

蔓荆子苦，头疼能医，拘挛湿痹，泪眼堪除。

兜铃苦寒，能熏痔漏，定喘消痰，肺热久嗽。

百合味甘，安心定胆，止嗽消浮，痈疽可啖。

秦艽微寒，除湿荣筋，肢节风痛，下血骨蒸。

紫菀苦辛，痰喘咳逆，肺痈吐脓，寒热并济。

款花甘温，理肺消痰，肺痈咳喘，补劳除烦。

金沸草温，消痰止嗽，明目祛风，逐水尤妙。

桑皮甘辛，止嗽定喘，泻肺火邪，其功不浅。

杏仁温苦，风寒喘嗽，大肠气闭，便难切要。

乌梅酸温，收敛肺气，止渴生津，能安泻痢。

天花粉寒，止渴祛烦，排脓消毒，善除热痰。

瓜蒌仁寒，宁嗽化痰，伤寒结胸，解渴止烦。

密蒙花甘，主能明目，虚翳青盲，服之效速。

菊花味甘，除热祛风，头晕目赤，收泪殊功。

木贼味甘，祛风退翳，能止月经，更消积聚。

决明子甘，能祛肝热，目疼收泪，仍止鼻血。

犀角酸寒，化毒辟邪，解热止血，消肿毒蛇。

羚羊角寒，明目清肝，祛惊解毒，神志能安。

龟甲味甘，滋阴补肾，止血续筋，更医颅囟。

鳖甲咸平，劳嗽骨蒸，散瘀消肿，去痞除崩。

海蛤壳咸，软坚散结，清肺化痰，利尿止血。

桑上寄生，风湿腰痛，止漏安胎，疮疡亦用。

火麻味甘，下乳催生，润肠通结，小水能行。

山豆根苦，疗咽肿痛，敷蛇虫伤，可救急用。

益母草苦，女科为主，产后胎前，生新祛瘀。

紫草咸寒，能通九窍，利水消膨，痘疹最要。

紫葳味酸，调经止痛，崩中带下，癥瘕通用。

地肤子寒，去膀胱热，皮肤瘙痒，除热甚捷。

楝根性寒，能追诸虫，疼痛立止，积聚立通。

樗根味苦，泻痢带崩，肠风痔漏，燥湿涩精。

泽兰甘苦，痈肿能消，打仆伤损，肢体虚浮。

牙皂味辛，通关利窍，敷肿痛消，吐风痰妙。

芜荑味辛，驱邪杀虫，痔瘘癣疥，化食除风。

雷丸味苦，善杀诸虫，癫痫蛊毒，治儿有功。

胡麻仁甘，疗肿恶疮，熟补虚损，筋壮力强。

苍耳子苦，疥癣细疮，驱风湿痹，瘙痒堪尝。

蕤仁味甘，风肿烂弦，热胀胬肉，眼泪立痊。

青葙子苦，肝脏热毒，暴发赤障，青盲可服。

谷精草辛，牙齿风痛，口疮咽痹，眼翳通用。

白薇大寒，疗风治疟，人事不知，昏厥堪却。

白蔹微寒，儿疟惊痫，女阴肿痛，痈疔可啖。

青蒿气寒，童便熬膏，虚热盗汗，除骨蒸劳。

茅根味甘，通关逐瘀，止吐衄血，客热可去。

大小蓟苦，消肿破血，吐衄咯唾，崩漏可啜。

枇杷叶苦，偏理肺脏，吐秽不止，解酒清上。

木律大寒，口齿圣药，瘰疬能治，心烦可却。

射干味苦，逐瘀通经，喉痹口臭，痈毒堪凭。

鬼箭羽苦，通经堕胎，杀虫祛结，驱邪除乖。

夏枯草苦，瘰疬瘿瘤，破癥散结，湿痹能瘳。

卷柏味辛，癥瘕血闭，风眩痿躄，更驱鬼疰。

马鞭味苦，破血通经，癥瘕癣块，服之最灵。

鹤虱味苦，杀虫追毒，心腹卒痛，蛔虫堪逐。

白头翁寒，散癥逐血，瘿疬疟疝，止痛百节。

旱莲草甘，生须黑发，赤痢堪止，血流可截。

慈菇辛苦，疔肿痈疽，恶疮瘾疹，蛇虺并施。

榆皮味甘，通水除淋，能利关节，敷肿痛定。

钩藤微寒，疗儿惊痫，手足瘈疭，抽搐口眼。

豨莶草苦，追风除湿，聪耳明目，乌须黑发。

葵花味甘，带痢两功，赤治赤者，白治白同。

辛夷味辛，鼻塞流涕，香臭不闻，通窍之剂。

续随子辛，恶疮蛊毒，通经消积，不可过服。

海桐皮苦，霍乱久痢，疳蜃疥癣，牙痛亦治。

石楠味辛，肾衰脚弱，风淫湿痹，堪为妙药。

鬼臼有毒，辟瘟除恶，虫毒鬼疰，风邪可却。

大青气寒，伤寒热毒，黄汗黄疸，时疫宜服。

侧柏叶苦，吐衄崩痢，能生须眉，除湿之剂。

槐实味苦，阴疮湿痒，五痔肿痛，止血极莽。

瓦楞子咸，妇人血块，男子痰癖，癥瘕可瘥。

棕榈子苦，禁泄涩痢，带下崩中，肠风堪治。

冬葵子寒，滑胎易产，癃利小便，善通乳难。

淫羊藿辛，阴起阳兴，坚筋益骨，志强力增。

松脂味甘，滋阴补阳，驱风安脏，膏可贴疮。

覆盆子甘，肾损精竭，黑须明眸，补虚续绝。

合欢味甘，利人心志，安脏明目，快乐无虑。

金樱子涩，梦遗精滑，禁止遗尿，寸白虫杀。

楮实味甘，壮筋明目，益气补虚，阳痿当服。

郁李仁酸，破血润燥，消肿利便，关格通导。

没食子苦，益血生精，染发最妙，禁痢极灵。

空青气寒，治眼通灵，青盲赤肿，去暗回明。

密陀僧咸，止痢医痔，能除白癜，诸疮可治。

伏龙肝温，治疫安胎，吐血咳逆，心烦妙哉。

石灰味辛，性烈有毒，辟虫立死，堕胎甚速。

穿山甲毒，痔癖恶疮，吹奶肿痛，通络散风。

蚯蚓气寒，伤寒温病，大热狂言，投之立应。

蜘蛛气寒，狐疝偏痛，蛇虺咬涂，疔肿敷用。

蟾蜍气凉，杀疳蚀癖，瘟疫能辟，疮毒可祛。

刺猬皮苦，主医五痔，阴肿疝痛，能开胃气。

蛤蚧味咸，肺痿血咯，传尸劳疰，服之可却。

蝼蛄味咸，治十水肿，上下左右，效不旋踵。

蜗牛味咸，口眼㖞僻，惊痫拘挛，脱肛咸治。

桑螵蛸咸，淋浊精泄，除疝腰疼，虚损莫缺。

田螺性冷，利大小便，消肿除热，醒酒立见。

象牙气平，杂物刺喉，能通小便，诸疮可疗。

水蛭味咸，除积瘀坚，通经堕产，折伤可痊。

贝子味咸，解肌散结，利水消肿，目翳清洁。

蛤蜊肉冷，能止消渴，酒毒堪除，开胃顿豁。

海粉味咸，大治顽痰，妇人白带，咸能软坚。

石蟹味咸，点睛肿翳，解蛊肿毒，催生落地。

海螵蛸咸，漏下赤白，癥瘕疝气，阴肿可得。

无名异甘，金疮折损，去瘀止痛，生肌有准。

青礞石寒，硝煅金色，坠痰消食，疗效莫测。

磁石味咸，专杀铁毒，若误吞针，系线即出。

花蕊石寒，善止诸血，金疮血流，产后血涌。

代赭石寒，下胎崩带，儿疳泻痢，惊痫呕噫。

黑铅味甘，止呕反胃，瘰疬外敷，安神定志。

银屑味辛，谵语恍惚，定志养神，镇心明目。

金屑味甘，善安魂魄，癫狂惊痫，调和血脉。

狗脊味甘，酒蒸入剂，腰背膝痛，风寒湿痹。

骨碎补温，折伤骨节，风血积疼，最能破血。

茜草味苦，便衄吐血，经带崩漏，损伤虚热。

预知子贵，缀衣领中，遇毒声作，诛蛊杀虫。

王不留行，调经催产，除风痹痛，乳痈当啖。

狼毒味辛，破积瘕癥，恶疮鼠瘘，止心腹疼。

藜芦味辛，最能发吐，肠澼泻痢，杀虫消蛊。

蓖麻子辛，吸出滞物，涂顶肠收，涂足胎出。

荜茇味辛，温中下气，痃癖阴疝，霍乱泻痢。

百部味甘，骨蒸劳瘵，杀疳蛔虫，久嗽功大。

京墨味辛，吐衄下血，产后崩中，止血甚捷。

黄荆子苦，善治咳逆，骨节寒热，能下肺气。

女贞子苦，黑发乌须，强筋壮力，去风补虚。

瓜蒂苦寒，善能吐痰，消身肿胀，并治黄疸。

粟壳性涩，泄痢嗽怯，劫病如神，杀人如剑。

巴豆辛热，除胃寒积，破癥消痰，大能通利。

夜明砂粪，能下死胎，小儿无辜，瘰疬堪裁。

斑蝥有毒，破血通经，诸疮瘰疬，水道能行。

蚕沙性温，湿痹瘾疹，瘫风肠鸣，消渴可饮。

胡黄连苦，治劳骨蒸，小儿疳痢，盗汗虚惊。

使君曰温，消疳消浊，泻痢诸虫，总能除却。

赤石脂温，保固肠胃，溃疡生肌，涩精泻痢。

青黛味咸，能平肝木，惊痫疳痢，兼除热毒。

阿胶甘平，止咳脓血，吐血胎崩，虚羸可啜。

白矾味酸，化痰解毒，治症多能，难以尽述。

五倍苦酸，疗齿疳䘌，痔痢疮脓，兼除风热。

玄明粉辛，能蠲宿垢，化积消痰，诸热可疗。

通草味甘，善治膀胱，消痈散肿，能医乳房。

枸杞甘平，添精补髓，明目祛风，阴兴阳起。

黄精味甘，能安脏腑，五劳七伤，此药大补。

何首乌甘，添精种子，黑发悦颜，强身延纪。

五味酸温，生津止渴，久嗽虚劳，肺肾枯竭。

山茱性温，涩精益髓，肾虚耳鸣，腰膝痛止。

石斛味甘，却惊定志，壮骨补虚，善驱冷痹。

破故纸温，腰膝酸痛，兴阳固精，盐酒炒用。

薯蓣甘温，理脾止泻，益肾补中，诸虚可治。

苁蓉味甘，峻补精血，若骤用之，更动便滑。

菟丝甘平，梦遗滑精，腰痛膝冷，添髓壮筋。

牛膝味苦，除湿痹痿，腰膝酸疼，小便淋沥。

巴戟辛甘，大补虚损，精滑梦遗，强筋固本。

仙茅味辛，腰足挛痹，虚损劳伤，阳道兴起。

牡蛎微寒，涩精止汗，崩带胁痛，老痰祛散。

楝子苦寒，膀胱疝气，中湿伤寒，利水之剂。

萆薢甘苦，风寒湿痹，腰背冷痛，添精益气。

寄生甘苦，腰痛顽麻，续筋壮骨，风湿尤佳。

续断味辛，接骨续筋，跌仆折损，且固遗精。

龙骨味甘，梦遗精泄，崩带肠痈，惊痫风热。

人之头发，补阴甚捷，吐衄血晕，风惊痫热。

天灵盖咸，传尸劳瘵，温疟血崩，投之立愈。

雀卵气温，善扶阳痿，可致壮强，当能固闭。

鹿茸甘温，益气补阳，泄精尿血，崩带堪尝。

鹿角胶温，吐衄虚羸，跌仆伤损，崩带安胎。

腽肭脐热，补益元阳，固精起痿，疬癖劳伤。

紫河车甘，疗诸虚损，劳瘵骨蒸，滋培根本。

枫香味辛，外科要药，瘙痒瘾疹，齿痛亦可。

檀香味辛，开胃进食，霍乱腹痛，中恶秽气。

安息香辛，驱除秽恶，开窍通关，死胎能落。

苏合香甘，祛痰辟秽，蛊毒痫痓，梦魇能去。

熊胆味苦，热蒸黄疸，恶疮虫痔，五疳惊厥。

硇砂有毒，溃痈烂肉，除翳生肌，破癥消毒。

硼砂味辛，疗喉肿痛，膈上热痰，噙化立中。

朱砂味甘，镇心养神，祛邪解毒，定魄安魂。

硫黄性热，扫除疥疮，壮阳逐冷，寒邪敢当。

龙脑味辛，目痛窍闭，狂躁妄语，真为良剂。

芦荟气寒，杀虫消疳，癫痫惊搐，服之立安。

天竺黄甘，急慢惊风，镇心解热，化痰有功。

麝香辛温，善通关窍，辟秽安惊，解毒甚妙。

乳香辛苦，疗诸恶疮，生肌止痛，心腹尤良。

没药温平，治疮止痛，跌打损伤，破血通用。

阿魏性温，除癥破结，止痛杀虫，传尸可灭。

水银性寒，治疥杀虫，断绝胎孕，催生立通。

轻粉性燥，外科要药，杨梅诸疮，杀虫可托。

灵砂性温，能通血脉，杀鬼辟邪，安魂定魄。

砒霜大毒，风痰可吐，截疟除哮，能消沉痼。

雄黄苦辛，辟邪解毒，更治蛇虺，喉风息肉。

珍珠气寒，镇惊除痫，开聋磨翳，止渴坠痰。

牛黄味苦，大治风痰，定魄安魂，惊痫灵丹。

琥珀味甘，安魂定魄，破瘀消癥，利水通涩。

血竭味咸，跌仆伤损，恶毒疮痈，破血有准。

石钟乳甘，气乃剽悍，益气固精，治目昏暗。

阳起石甘，肾气乏绝，阳痿不起，其效甚捷。

桑椹子甘，解金石燥，清除热渴，染须发皓。

蒲公英苦，溃坚消肿，结核能除，食毒堪用。

石韦味苦，通利膀胱，遗尿或淋，发背疮疡。

萹蓄味苦，疥瘙疽痔，小儿蛔虫，女人阴蚀。

赤箭味苦，原号定风，杀鬼蛊毒，除疝疗痫。

鸡内金寒，溺遗精泄，禁痢漏崩，更除烦热。

鳗鲡鱼甘，劳瘵杀虫，痔漏疮疹，崩疾有功。

螃蟹味咸，散血解结，益气养精，除雄烦热。

马肉味辛，堪强腰脊，自死老死，并弃勿食。

白鸽肉平，解诸药毒，能除疥疮，味胜猪肉。

兔肉味辛，补中益气，止渴健脾，孕妇勿食。

牛肉属土，补脾胃弱，乳养虚羸，善滋血涸。

猪肉味甘，量食补虚，动风痰物，多食虚肥。

羊肉味甘，专补虚羸，开胃补肾，不致阳痿。

雄鸡味甘，动风助火，补虚温中，血漏亦可。

鸭肉散寒，补虚劳怯，消水肿胀，退惊痫热。

鲤鱼味甘，消水肿满，下气安胎，其功不缓。

驴肉微寒，安心解烦，能去瘤疾，以动风淫。

鳝鱼味甘，益智补中，能去狐臭，善散湿风。

白鹅肉甘，大补腹脏，最发疮毒，痼疾勿与。

犬肉性温，益气壮阳，炙食作渴，阴虚禁尝。

鳖肉性冷，凉血补阴，癥瘕无食，孕妇勿侵。

芡实味甘，能益精气，腰膝酸疼，皆主湿痹。

石莲子苦，疗噤口痢，白浊遗精，清心良剂。

藕味甘寒，解酒清热，消烦逐瘀，止吐衄血。

龙眼味甘，归脾益智，健忘怔忡，聪明广记。

莲须味甘，益肾乌须，涩精固髓，悦颜补虚。

柿子气寒，能润心肺，止渴化痰，涩肠止痢。

石榴皮酸，能禁精漏，止痢涩肠，染须尤妙。

陈仓谷米，调和脾胃，解渴除烦，能止泻痢。

莱菔子辛，喘咳下气，倒壁冲墙，胀满消去。

芥菜味辛，除邪通鼻，能利九窍，多食通气。

浆水味酸，酷热当茶，除烦消食，泻痢堪夸。

砂糖味甘，润肺和中，多食损齿，湿热生虫。

饴糖味甘，和脾润肺，止渴消痰，中满休食。

麻油性冷，善解诸毒，百病能除，功难悉述。

白果甘苦，喘嗽白浊，点茶压酒，不可多嚼。

胡桃肉甘，补肾黑发，多食生痰，动气之物。

梨味甘酸，解酒除渴，止嗽消痰，善驱烦热。

樃实味甘，主疗五痔，蛊毒三虫，不可多食。

竹茹止呕，能除寒热，胃热咳哕，不寐安歇。

竹叶味甘，退热安眠，化痰定喘，止渴消烦。

竹沥味甘，阴虚痰火，汗热渴烦，效如开锁。

莱菔根甘，下气消谷，痰癖咳嗽，兼解面毒。

灯草味甘，运利小便，癃闭成淋，湿肿为最。

艾叶温平，温经散寒，漏血安胎，心痛即安。

绿豆气寒，能解百毒，止渴除烦，诸热可服。

川椒辛热，祛邪逐寒，明目杀虫，温而不猛。

胡椒味辛，心腹冷痛，下气温中，跌仆堪用。

石蜜甘平，入药炼熟，益气补中，润燥解毒。

马齿苋寒，青盲白翳，利便杀虫，癥痫咸治。

葱白辛温，发表出汗，伤寒头痛，肿痛皆散。

胡荽味辛，上止头痛，内消谷食，痘疹发生。

韭味辛温，祛除胃寒，汁清血瘀，子医梦泄。

大蒜辛温，化肉消谷，解毒散痈，多用伤目。

食盐味咸，能吐中痰，心腹卒痛，过多损颜。

茶茗性苦，热渴能济，上清头目，下消食气。

酒通血脉，消愁遣兴，少饮壮神，过多损命。

醋消肿毒，积瘕可去，产后金疮，血晕皆治。

乌梅酸温，收敛肺气，止渴生津，能安泻痢。

淡豆豉寒，能除懊憹，伤寒头痛，兼理瘴气。

莲子味甘，健脾理胃，止泻涩精，清心养气。

大枣味甘，调和百药，益气养脾，中满休嚼。

人乳味甘，补阴益阳，悦颜明目，羸劣仙方。

童便味凉，打仆瘀血，虚劳骨蒸，热嗽尤捷。

生姜性温，通畅神明，痰嗽呕吐，开胃极灵。

药共四百，精制不同，生熟新久，炮煅炙烘。

汤丸膏散，各起疲癃，合宜而用，乃是良工。

云林歌括，可以训蒙，略陈梗概，以候明公。

理加斫削，济世无穷。

附录　药名笔画索引

六画

七画

八画

九画